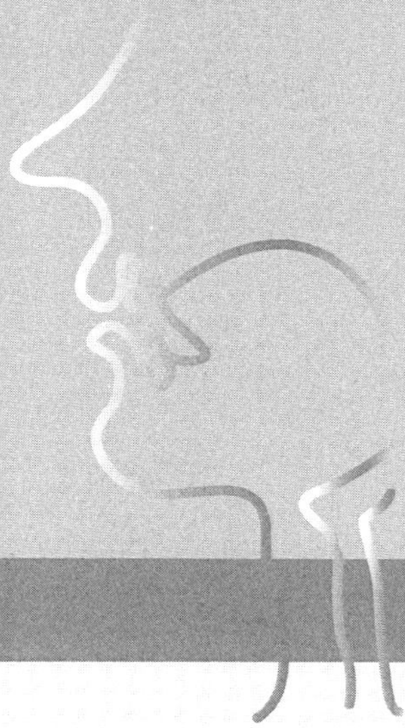

삼킴장애의 평가와 치료

Jeri A. Logemann 저
권미선 · 김종성 공역

Evaluation and Treatment of Swallowing Disorders -2e-

학지사

Evaluation and Treatment of Swallowing Disorders -2e-
by Jeri A. Logemann

역자 서문

삼킴장애(dysphagia)가 하나의 전문 분야로 자리를 잡기 시작한 것은 우리나라에서는 물론이고 선진국에서도 비교적 최근의 일이다. 정상적인 삼킴기능은 인간의 가장 기본적인 욕구 중 하나인 식욕을 해결하는 동시에 기도를 보호하는 기능도 가지고 있다. 이 기능에 문제가 생길 경우 일반적으로 사람들이 생각하는 것보다 심각한 삶의 질(quality of life)의 문제를 초래하며 심지어는 생명을 잃기도 한다. 그럼에도 불구하고 아직 많은 임상가가 삼킴장애의 심각성에 대해 잘 인식하지 못하고 있는 것 같다.

신경과 의사로서 매일같이 환자를 진료하는 역자 중 한 명도 삼킴장애의 진단과 치료에 대해, 그리고 삼킴장애의 심각성에 대해 제대로 인식하지 못하고 평소 환자를 진료했음을 이 책을 읽으면서 비로소 알게 되었다. 또한 삼킴장애와 관련된 신경, 두경부의 해부 및 생리학적 기전을 새롭게 알게 되어 이런 지식을 좀 더 많은 임상의사와 함께 나누고 싶다는 생각을 갖게 되었다.

언어병리학을 전공한 또 다른 역자가 삼킴장애를 처음 접했던 것은 1990년, 일본에서 언어병리학을 공부할 때였다. 당시만 해도 '연하곤란' 이라는 일본식 한 자용어를 사용하여 이 분야가 낯설게 느껴지기도 했거니와, 왜 언어병리학에서 이 분야를 다루어야 하는지 언뜻 이해하기가 어려웠다. 물론 이는 음식을 먹는 일에 대한 치료적 접근이란 뇌성마비 아동의 식사를 돕기 위한 보조기구의 제작이 전부라고 알고 있었던 역자의 무지함 탓이기도 했다. 그 후 미국에서 본격적으로 삼킴장애에 대한 수업과 임상실습을 하게 되면서 비로소 이 분야의 진면목을 알게 되었는데, 그때 교과서로 사용했던 것이 바로 이 책이었다. 1998년 이 책의 개정판이 나오면서 내용이 더 알차게 보강되었고, 현재까지도 미국 각 대학의 언어병리학 대학원에서 삼킴장애의 기본 교과서로 가장 널리 사용되고 있는 책이다.

이제는 우리나라에도 삼킴장애에 대한 관심과 인식이 폭넓게 확산되고 있고 여러 대학에서 언어병리학을 전공하는 학생이 점점 증가하여 언어치료가 새로운 전문 분야로 각광을 받고 있지만, 세부 전공 분야로서의 삼킴장애가 아직 확고히 자리 잡지는 못한 실정이다. 특히 신경과, 소화기/호흡기내과, 이비인후과, 재활의학과 등 임상 분야에 종사하는 사람에게 삼킴장애의 중요성은 더 강조되어야 할 부분이다. 언어병리학을 전공하는 많은 학생이 삼킴장애에 대해 좀 더 쉽게 이해하고, 언어/삼킴임상가로서의 임무와 역할을 수행하는 데 도움이 되고자 했던 것이 바로 이 책을 번역하게 된 계기다. 또한 임상에 종사하는 다른 전문가에게 삼킴장애의 기전과 치료방법을 이해시킴으로써 환자의 진료에 실질적인 도움을 줄 뿐만 아니라, 여러 관련 전문 분야 간의 의사소통을 원활하게 하고, 협력 체계를 이루는 기초가 되었으면 하는 것이 우리의 바람이다.

이 책을 번역하는 데 가장 어려웠던 문제는 전문 용어에 대한 것이었다. 아직 각 전문 분야 간에 혹은 전문 분야 내에서 일관되게 사용하고 있는 통일된 한글용어가 없기 때문이다. 이 책에 사용된 대부분의 의학용어는 대한의사협회 홈페이지(www.kma.org)에서 제공하는 의학용어 웹사전을 참고하였다. 기타 삼킴장애에 관련된 용어는 기존의 한글로 번역된 자료를 참고했지만, 일관되게 사용되지 않는 용어에 대해서는 가능한 한 원래의 용어에 충실하게 번역하였다. 또한 책 뒤에 용어 정리를 추가하여 참고하기 쉽도록 하였다.

이 책의 번역을 흔쾌히 허락하고, 용어의 사용이나 원본의 오류에 대한 토의도 마다하지 않아 더 정확한 번역서가 나오도록 도와준 저자 Jeri A. Logemann 교수님과 교정과정에서 도움을 준 정유진, 김민영 님에게 감사를 드린다.

끝으로 이 책의 출판을 맡아 주신 학지사 김진한 사장님과 좋은 책이 되도록 열성을 다해 주신 편집부 관계자 여러분께도 지면을 빌려 감사의 마음을 전한다.

2007년 1월

권미선 · 김종성

저자 서문

1983년 이 책의 초판이 발간되었을 당시 정상 혹은 비정상적인 삼킴의 생리, 그리고 구강인두 삼킴장애의 진단 및 치료 방법에 대한 지식은 유아기 수준이었던 것으로 생각된다. 그 당시 대부분의 문헌에서 구강인두 삼킴은, 다양한 음식물의 특성 그리고 여러 상황에 따라 다양하게 이루어지는 수의적 조절의 체계적인 변화에 관해 인식하지 못한 채 그저 단순한 행동인 것처럼 기술되었다. 구강인두 삼킴을 평가하는 방법 역시 비교적 단순한 프로토콜을 활용한 방사선촬영 검사를 주로 사용했다. 다양한 신경학적 혹은 구조적 손상의 위치 혹은 두경부암의 다양한 치료에 따른 특정한 구강인두 삼킴장애에 관한 우리의 지식은 초보적인 수준이었다. 신경학적 손상이나 두경부암 혹은 그러한 질환으로 치료를 받은 삼킴장애 환자에 대한 많은 연구는 환자의 회복이나 퇴행의 단계가 서로 다른 그리고 구조적 혹은 신경학적 손상의 위치가 서로 다른 이질적인 환자 집단을 대상으로 한 것이었다.

지난 14년 동안 정상적인 삼킴 생리에 관한 지식, 그리고 구강 삼킴의 병태생리에 관한 지식의 기반은 넓고 깊어졌다. 정상적인 삼킴기능, 삼킴장애 그리고 그것으로 인한 후유증에 대한 이해 정도를 고려할 때 이 분야는 이제 청소년기에 접어들었다고도 할 수 있다. 삼켜야 하는 음식의 특성에 따라서, 그리고 여기에 가해지는 수의적인 조절에 따라서 정상적인 삼킴 생리가 체계적으로 다양하게 변한다는 사실을 이제 우리가 깨달았다고 해도, 존재하는 예측 가능한 모든 변수를 모두 이해하고 있는 것은 아니다. 특히 음식물의 맛, 그리고 개인의 의식 상태에 따른 영향과 같은 중요한 변수의 영향을 우리는 아직 잘 모르고 있다. 이런 제한된 지식은 우리가 삼킴장애 환자를 치료하는 데 그리고 그들이 호소하는 바를 이해하는 데 한계를 느끼게 한다.

지난 14년 동안 구강인두 삼킴장애에 대한 선별검사 기법, 진단기술 그리고 치료전략은 계속 발달해 왔다. 그러나 다양한 환자에게 최적의 진단과 치료 방법을 적용하기 위해서는 아직도 더 많은 연구가 필요하다. 삼킴의 메커니즘에 대한 모든 정상적인 혹은 비정상적인 삼킴의 생리학적 측면, 그리고 이들과 호흡의 조절 및 말 산출(speech production)과의 관계에 관련한 중요한 많은 문제가 아직 의문으로 남아 있다.

나의 친구들과 동료들은 오래전부터 나에게 이 책의 개정판을 내라고 격려했었다. 개정판이 이처럼 늦어진 이유는 내가 바빴기 때문만이 아니라, 삼킴장애의 진단과 치료에 대한 지식의 기반이 급격하게 발전하고 있다는 나의 강한 믿음 때문이었다. 나는 개정판이 그동안 이루어진 중요한 변화 그리고 증가한 지식의 기반을 반영하기를 원했고, 실제로 그렇게 되었다고 믿고 있다. 나는 또한 이제는 잠시 멈추어 서서, 현재 우리가 어디에 와 있고 앞으로 나아가야 할 방향이 어디인지를 가늠해 볼 수 있을 만큼 충분히 많은 양의 정보를 얻을 수 있게 되었다고 믿는다.

이 책은 학생들에게 삼킴장애에 대한 효과적인 임상적 의사결정을 하는 데 필요한 지식 기반을 제공하고, 경험이 있는 임상가에게는 환자의 진단과 치료에 대한 새로운 아이디어를 통해 자극이 되도록 하기 위한 교과서 및 임상적 참고문헌으로 기획되었다. 이 책은 구강삼킴장애 환자의 진단 및 치료에 관한 전문 지식이 어떻게 이루어져 왔고, 어떤 방향으로 나아가고 있으며 또한 어디로 가야만 하는가와 관련하여, 삼킴장애에 관한 현재의 지식을 종합하고 재검토하고자 하였다. 이 책의 초판은 5,000명의 삼킴장애 환자에 대한 나의 경험을 바탕으로 하였고, 개정판은 2만 명 이상의 삼킴장애 환자에 대한 경험을 바탕으로 쓰인 것이다.

1983년의 초판과 비교하여 적어도 이 책의 50%는 새로운 지식으로 채워져 있다. 삼킴의 평가방법 그리고 삼킴장애의 치료에 대한 임상적 의사결정에 관한 몇 개의 장을 추가하였고, 자발적인 여러 삼킴기법이 삼킴장애에 미치는 영향에 대한 정보, 뇌손상 및 치매가 삼킴기능에 미치는 영향, 그리고 이외의 여러 주제를 새롭게 포함시켰다. 이처럼 새로 추가된 부분도 있고, 정상적인 삼킴생리, 삼킴을 진단하기 위한 새로운 영상기법, 새로운 치료방법과 같이 완전히 다시 쓴 장도 있다. 치료기법처럼 1983년 책의 적절한 내용을 그대로 놔 둔 부분도 있지만 1983년 이후 비교적 새롭게 알려진 영역에 대해서는 그 지식을 추가하고 확장하였다.

이 책은 상부 호흡소화관(aerodigestive tract)의 전반적인 신경운동 조절이라는 주제하에, 삼킴장애의 진단 및 치료에 관심이 있는 임상가를 위해 기획되었다. 예를 들어 호흡과 삼킴의 관계는 중요하지만, 최근 들어서야 연구 및 임상에서 고려되기 시작하였다. 나는 이런 관계를 파악할 수 있는 여러 방법을 이 책에 포함시켰다.

또한 나는 이 책이 학교 등과 같이 다양한 현장에서 사용될 수 있는 평가 및 치료 책략을 임상가에게 제공하고 있다고 믿는다. 삼킴장애에 대한 인식이 증대됨에 따라 삼킴장애가 있는 아동이나 성인 환자가 여러 다양한 기관에서 치료를 받고 있다. 이런 현상은 종합건강관리와 같은 보건의료 시스템에서 일어나고 있는 변화와 학교 시스템 내에 병이 있는 아동을 포함하는 경우가 증가하는 등 최근의 여러 변화에 의해 더욱 촉진되고 있다.

이 책을 통해 나는 임상가와 환자 모두에게 안전을 유지하는 것이 매우 중요하다는 점을 계속 강조해 왔다. 이와 같은 나의 기본적인 철학에는 변함이 없다. 삼킴장애의 진단 및 치료 과정에서 영양실조나 흡인의 위험성을 높이는 등 환자를 위험에 처하게 하는 일은 용납되어서는 안 된다.

이 책의 내용과 임상적 참고자료가 임상가에게 삼킴장애 환자에 대한 진단과 치료 전략을 넓히는 데 도움이 되고 또한 임상적 문제를 성공적이고 효과적으로 해결하는 데 필요한 지식의 근거를 제공했으면 하는 것이 나의 진정한 소망이다. 삼킴장애에 대한 '요리책' 은 없으며, 모든 환자에게 효과적인 단 하나의 책략은 존재하지 않는다. 성공을 위한 비법에는 각 환자 개인에 따른 세밀한 정보수집, 사려 깊은 평가, 적극적인 치료 등이 모두 포함된다. 이 모든 것은 정상 삼킴의 해부 및 생리, 그리고 환자의 비정상적인 삼킴의 해부 및 생리에 대한 명확한 이해를 근거로 하여 이루어져야 한다.

책의 출간 및 이 책에 수록된 연구결과와 임상데이터를 수집하는 데 도움을 준 여러분에게 감사드린다. 시카고 대학의 여러 동료, 특히 책을 발간하는 동안 내내 나를 도와준 Cathy Lazarus와 Sharon Veis에게 감사한다. 나의 비서인 Mary Malooly와 Mary Smessaert, 그리고 나의 실험실 직원들, 특히 고된 노동을 했을 뿐 아니라 나의 변덕에도 불구하고 책을 발간하는 동안 지속적으로 도움을 준 Christina Smith에게 감사한다. 나의 스승이며 오랜 친구이기도 한 Hilda Fisher, 나의 친구며 동료인 JoAnne Robbins와 Peter Kahrilas, 이분들에게는 그들의 끊임없는 인내와 함께 삼킴장애의 진단과 치료에 대한 접근법을 구체화하는 과정에서 보여 준 관심과 조언에 대해 특별한 감사를 표한다. 마지막으로 나로 하여금 처음부터 현재까지 줄곧 이 분야에 대해 관심을 갖도록 자극해 주고 임상적인 경험을 쌓도록 해 준 모든 환자 분에게 고마운 마음을 전한다.

저자 Jeri A. Logemann

차 례

- 역자 서문 / 3
- 저자 서문 / 7

1장

머리말: 삼킴장애의 정의 및 평가와 치료의 기초원리 — 17

1. 삼킴장애의 징후 및 증상 ➝ 20
2. 선별 검사: 구강인두 삼킴장애의 고위험 환자 판별 ➝ 21
3. 삼킴장애 합병증 ➝ 23
4. 여러 전문 분야적 접근 ➝ 23
5. 환자의 안전 ➝ 24
6. 이 책의 초점 ➝ 26

▶ 참고문헌 ➝ 27

2장

정상 삼킴의 해부와 생리 — 33

1. 해부학적 구조 ➝ 33
2. 생리학 ➝ 45
3. 튜브와 밸브세트의 메커니즘 ➝ 60

4. 나이에 따른 변화 ›› 62
5. 정상 삼킴의 다양성 ›› 71
▶ 참고문헌 ›› 75

3장 삼킴의 기기적 평가 83

1. 영상 검사 ›› 84
2. 비영상 검사 ›› 94
3. 도구의 선택 ›› 101
▶ 참고문헌 ›› 101

4장 삼킴장애 107

1. 측면촬영상 ›› 112
2. 뒤-앞면 촬영상 ›› 156
▶ 부록 4A ›› 162
▶ 참고문헌 ›› 174

5장 삼킴장애의 평가 177

1. 선별 검사 방법 ›› 177
2. 병상 혹은 임상 검사 ›› 182
3. 비디오투시조영 검사-수정된 바륨삼킴 검사 ›› 220
▶ 참고문헌 ›› 242

6장

∘ 구강인두 삼킴장애 환자를 위한 치료 251

1. 치료계획 → 252
2. 구강 대 비구강 식사 → 255
3. 보상적 치료방법 → 258
4. 범주에 따른 치료방법 → 269
5. 특정 삼킴장애의 치료와 관리 → 291
6. 삼킴치료에 관한 기타 논의 → 308
7. 다양한 기관에서의 삼킴장애 관리에 대한 문제 → 316
8. 요 약 → 323

▶ 참고문헌 → 323

7장

∘ 구강암과 구강인두암 치료 후의 삼킴장애 331

1. 치료 전 치과 검사 → 333
2. 종양의 단계 → 334
3. 전형적인 종양의 위치와 구강절제술 → 335
4. 절제 후 재건술의 유형 → 341
5. 구강암 환자에 대한 재활치료의 필요와 방법 → 346
6. 구강인두암 환자에 대한 재활치료의 필요와 방법 → 347
7. 최적의 재활치료 계획 → 348
8. 특정 절제술 및 재건술 방법과 관련된 삼킴장애 → 353
9. 구강과 구강인두 방사선치료 후의 삼킴장애 → 360
10. 구강암 환자의 삼킴치료에 대한 일반 원리 → 362

▶ 참고문헌 → 364

8장
∘ 후두암 치료 후의 삼킴장애 — 369

1. 후두암 관리의 원리 → 370
2. 전형적인 종양의 위치 및 후두절제와 관련된 삼킴장애 → 373
3. 방사선치료 → 388
4. 후두암 환자에 대한 삼킴치료의 일반 원리 → 389
▶ 참고문헌 → 391

9,10장의 서론
∘ 신경학적 장애로 인해 발생한 삼킴장애 — 397

1. 신경학적 장애로 인한 삼킴장애 환자관리에 대한 일반적 고찰 → 398
2. 중환자실 신경학적 환자의 평가 → 399
▶ 참고문헌 → 401

9장
∘ 어느 정도 회복을 예측할 수 있는 신경학적 손상으로 인한 삼킴장애 — 403

1. 뇌졸중 후의 삼킴장애 → 403
2. 폐쇄머리외상 후의 삼킴장애 → 414
3. 경부 척수손상 후의 삼킴장애 → 419
4. 뇌줄기 그리고/또는 뇌신경에 영향을 미치는 신경외과치료 후의 삼킴장애 → 423
5. 회색질척수염으로 인한 삼킴장애 → 425
6. 길랭-바레 증후군과 관련된 삼킴장애 → 425
7. 뇌성마비와 관련된 삼킴장애 → 426
8. 자율신경기능이상(릴리-데이 증후군)과 관련된 삼킴장애 → 428
▶ 참고문헌 → 429

10장 퇴행성 질환과 관련된 삼킴장애 — 435

1. 신경학적 질환 혹은 신경근육 질환과 관련된 삼킴장애 ➝ 436
2. 삼킴장애를 일으키는 다른 퇴행성 질환 ➝ 451
▶ 참고문헌 ➝ 453

11장 삼킴장애의 의학적 치료 — 457

1. 특정 삼킴장애를 위한 치료기법 ➝ 457
2. 지속적인 흡인을 조절하기 위한 방법 ➝ 463
3. 비구강식사 방법 ➝ 465
4. 약물치료 ➝ 470
▶ 참고문헌 ➝ 471

12장 임상적 의사결정 — 477

1. 올바른 의사결정을 위한 필수조건 ➝ 477
2. 임상적 결정 ➝ 478
3. 올바른 임상적 의사결정과 관련된 윤리적인 문제 ➝ 483
▶ 참고문헌 ➝ 484

13장 삼킴장애를 위한 협력 접근 — 485

1. 전문 분야 협력팀의 구성원 ➝ 486
2. 방사선촬영 검사 설립 ➝ 489

3. 팀 구성원 간의 의사소통 방법 ··· 490
4. 전문 분야 협력 치료의 효과 ··· 490
5. 삼킴장애팀에 의한 직원교육 ··· 491
▶ 참고문헌 ··· 492

14장 삼킴기능과 치료효과의 측정: 미래 ——— 495

1. 삼킴기능의 측정 ··· 495
2. 치료효과의 측정 기준 ··· 497
3. 임상가의 역할 ··· 499
4. 미 래 ··· 499
▶ 참고문헌 ··· 500

이 책에 사용된 용어 / 503
찾아보기 / 513

|1장|

머리말: 삼킴장애의 정의 및 평가와 치료의 기초원리

삼킴장애(dysphagia)에 대한 정의는 다양하다. 그중 가장 흔히 사용되는 것은 음식을 입에서부터 위장으로 옮기는 일에서의 어려움이다. 최근 일부 삼킴치료전문가는 삼킴장애에 관한 또 다른 정의를 사용하는데, 이는 삼킴장애의 의미를 삼키는 것에 관련된 모든 행위와 감각, 그리고 삼킴 준비를 위한 예비행동으로까지 확장한 것이다. 여기에는 음식을 먹게 될 상황에 대한 인지적 자각, 음식에 대한 시각적 인식, 그리고 침의 분비 등을 포함한 음식의 형태와 냄새에 대한 모든 생리학적 반응이 포함된다(Leopold & Kagel, 1996).

삼킴장애는 신생아부터 노인까지 모든 연령대에서 발생할 수 있고 다양한 선천적인 기형이나 구조적인 손상 혹은 의학적 상태의 결과로 초래될 수 있다. 삼킴장애는 뇌혈관질환(cerebrovascular accident, CVA)의 경우에서와 같이 급성기에 갑자기 나타날 수도 있으나 퇴행성 신경질환이나 인두 종양과 같이 시간이 지남에 따라 서서히 악화되어 가기도 한다(Lazarus & Logemann, 1987; Logemann, 1989; Veis & Logemann, 1985). 삼킴장애 환자는 발병 초기에 자신의 문제를 알아차리고 삼킴치료전문가에게 자세한 부분까지 설명할 수도 있고, 문제를 전혀 감지하지 못할 수도 있다. 구강이나 인두 영역에서의 삼킴장애를 호소하는 환자의 대부분은 문제점이나 그 위치를 정확히 지적해 낸다(Kirchner, 1967; Logemann, 1983). 반면 식도에서의 문제를 보이는 환자는 자신의 증상이나 증상의 위치에 대한 보고가 부정확한 경우가 많다. 이런 환자는 실제로 문제가 있는 생리학적 혹은 해부적인 수준의 증상을 보일 수도 있고 혹은 그보다 윗부분의 위장관(gastrointestinal tract)에 관련된 증상을 보일 수도 있다. 왜냐하면 환자가 실제로 문제가 되는 부분보다 위쪽에 음식이 얹혀 있다고 느낄 수 있기 때문이다. 식도의 문제를 갖고 있는 일부 환자는 심지어 인두 부분의 증세를 호소하기도 한다.

이 책은 삼킴의 구강준비단계(preparatory stage), 구강단계(oral stage) 그리고 인두단계(pharyngeal stage)에서 발생할 수 있는 문제에 대해 심도 깊게 논의하고자 한다. 식도단계(esophageal stage)의 삼킴장애에 대해서도 언급은 하였으나, 이는 대부분 약물치료나 수술을 필요로 하며 일반적인 삼킴장애 치료방법은 적용되기 어려운 경우가 많아 자세하게 논의하지는 않았다.

삼킴 혹은 연하에 관한 문헌은 세 가지로 분류할 수 있다. 많은 연구가 정상적인 삼킴의 생리학(physiology)에 집중되어 있는데, 여기에는 삼킴의 구강단계, 인두단계의 유발(triggering of the pharyngeal phase) 그리고 인두, 식도단계에 대한 측정과 논의가 포함된다(Ardran & Kemp, 1951, 1956, 1967; Bosma, 1957, 1973; Dellow, 1976; Jacob, Kahrilas, Logemann, Shah, & Ha, 1989; Kahrilas, Dodds, Dent, Logemann, & Shaker, 1988; Kahrilas, Lin, Logemann, Ergun, & Facchini, 1993; Kahrilas, Logemann, Lin, & Ergun, 1992; Logemann, Kahrilas, Cheng, et al., 1992; Miller, 1972; Robbins, Hamilton, Lof, & Kempster, 1992; Tracy et al., 1989).

지난 10년간 또 하나의 커다란 연구 분야가 되었던 것은 다양한 의학적인 문제로 발생한 삼킴의 생리학적 변화다(Lazarus & Logemann, 1987; Veis & Logemann, 1985). 이런 연구 중 일부는 구강단계에서의 혀 움직임이나 인두단계에서의 기도폐쇄와 같은 삼킴의 특정 신경근육적 측면에 초점을 두고 있다(Bisch, Logemann, Rademaker, Kahrilas, & Lazarus, 1994; Fujiu, Logemann, & Pauloski, 1995; Linde &

Westover, 1962; Logemann, Rademaker, Pauloski, Kahrilas, et al., 1994; Sloan, 1977). 다른 연구는 각각의 다양한 질환이 있는 소수환자에 대해 세밀히 조사하고, 이 하위 그룹 간의 삼킴 생리학에 대해 광범위하게 혹은 특정 부분에 대해 비교하고 있다(Conley, 1960; Lazarus, Logemann, Rademaker, et al., 1993; Logemann & Bytell, 1979). 지금까지도 반후두절제술(hemilaryngectomy)이나 성문위 후두절제술(supraglottic laryngectomy)을 받은 환자 혹은 숨뇌 회색질척수염(bulbar polio), 근육긴장퇴행위축(myotonic dystrophy), 눈인두퇴행위축(oculopharyngeal dystrophy) 등과 같은 특정 질환그룹 환자의 삼킴 생리에 관한 연구가 지속되고 있다 (Duranceau, Letendre, Clermont, Levisque, & Barbeau, 1978; Kaplan, 1951; Lazarus & Logemann, 1987; Lazarus et al., 1996; Leopold & Kagel, 1996; Logemann & Kahrilas, 1990; Logemann, 1989; Logemann, Rademaker, Pauloski, et al., 1994; Logemann, Shanahan, et al., 1993; Margulies, Brunt, Donner, & Silbiger, 1968; Pauloski et al., 1993; Rademaker et al., 1993).

마지막으로 삼킴장애 환자에 대한 선별검사와 진단 및 치료에 대한 방법론을 다루는 분야의 문헌이 있다(Aguilar, Olson, & Shedd, 1979; Dobie, 1978; Gaffney & Campbell, 1974; Kirchner, 1967; Lazarus, Logemann, & Gibbons, 1993; Lazarus, Logemann, Rademaker et al., 1993; Linden & Siebens, 1980; Logemann, 1993, 1997; Logemann, Pauloski, et al., 1995; Pauloski et al., 1993; Pauloske, et al., 1994; Rasley et al., 1993). 이 영역의 논문은 크게 둘로 나누어 볼 수 있다. 삼키기 전 준비단계에서 음식을 조작하고 구강 내에서 음식을 운반하는 과정을 포함하는 삼킴의 구강단계를 향상시키기 위한 방법을 설명한 것(Davis, Lazarus, Logemann, & Hurst, 1987; Logemann, 1989; Logemann, Kahrilas, Hurst, Davis, & Krugler, 1989), 그리고 구강 조작의 준비단계, 구강단계와 더불어 삼킴의 유발과 인두단계를 향상시키는 기법에 대한 논의다(Lazarus & Logemann, 1987; Lazarus, Logemann, & Gibbons, 1993; Lazzara, Lazarus, & Logemann, 1986; Logemann, Kahrilas, Kobara, & Vakil, 1989). 전자에 해당하는 논문은 일반적으로 **섭식기법**(feeding techniques)이라고

할 수 있는 방법에 대한 설명인 반면, 후자의 경우는 **삼킴치료**(swallowing therapy)의 방법론에 대해 기술하고 있다.

일반적으로 **섭식**(feeding)이라는 용어는 입 안에 음식을 넣는 것, 씹기를 포함한 삼킴이 시작되기 전 음식의 조작, 구강단계에서 혀로 음식덩이(bolus)를 뒤로 밀어 넘기는 시점에 국한된 표현이다. 섭식 기능을 향상시키기 위한 치료 방법은 ① 입 안에 음식을 위치시키는 것, ② 입 안에서 혀로 음식을 조절하는 것, ③ 다양한 농도/형태의 음식덩이를 씹는 것, ④ 구강단계가 시작되기 전 음식덩이를 응집된 덩어리로 다시 모으는 것, ⑤ 음식덩이를 뒤로 넘기는 혀의 동작을 체계화하는 것을 목표로 한다. 그러므로 섭식 기법은 인두 삼킴(pharyngeal swallow)이 유발되기 전까지의 삼킴의 구강준비단계와 구강단계를 다루는 것이다.

반면 **삼킴**(swallowing)치료에서 사용되는 방법들은 삼킴의 구강준비단계 및 구강단계에서의 기능을 향상시키는 모든 기법뿐만 아니라 인두삼킴의 유발이 지연되는 것을 감소시키고, 인두통과시간(pharyngeal transit time)을 향상시키며, 삼킴의 인두단계를 구성하는 각각의 신경근육 활동을 향상시키는 기법을 포함한다. 그러므로 삼킴이라는 용어는 입 안에 음식물이 들어가면서부터 삼킴의 구강, 인두, 식도단계를 거쳐 위식도 경계(gastroesophageal junction)를 통해 음식물이 위장으로 내려갈 때까지의 전반적인 활동을 지칭한다. 이 책에서는 섭식이라는 용어보다는 삼킴이라는 용어를 사용할 것이며, 식도단계를 제외한 삼킴의 각 단계에서의 장애들을 완화시키기 위한 기법에 대해 논의할 것이다.

1. 삼킴장애의 징후 및 증상

삼키기 어려움 혹은 삼킴장애의 징후(sign)에는 다음과 같은 것이 포함되지만, 반드시 이에 국한되는 것은 아니다. 즉, 음식물을 인식하지 못하는 것, 입 안에 음식물을 넣지 못하는 것, 입 안에서 음식물이나 침을 조절하지 못하는 것, 삼킴 전이나 삼킴 도중 혹은 삼킴 후의 기침, 식사가 끝나 갈 무렵이나 식사 직후의 잦은 기침, 폐렴의 재발, 이유를 알 수 없는 체중감소, 식사를 마칠 무렵이나 식사 후 혹은 삼킴 후에 가슴이나 인두 부근의 분비물의 증가나 가릉거리는 음성(gurgly voice), 그리고 삼키기 어렵다는 환자의 호소다. 삼킴치료전문가(swallowing therapist)의 첫번째 업무는 구강인두 삼킴장애(oropharyngeal dysphagia)를 보일 수 있는 위험성이 높은 환자를 발견해 내는 것이다. 이는 주로 환자의 진료기록 검토와 환자에 대한 짧은 관찰로 구성되는 10~15분 정도의 선별 검사(screening) 과정을 통해 이루어진다.

2. 선별 검사: 구강인두 삼킴장애의 고위험 환자 판별

선별 검사는 구강인두 삼킴장애의 위험성이 높은 환자의 징후(signs)와 증상(symptoms)을 발견해 내는 것이다. 선별 검사는 반드시 구강인두 삼킴장애의 위험성이 높은 환자를 찾아내어, 환자의 삼킴 메커니즘에 관한 좀 더 자세한 생리학적 평가를 받을 수 있도록 하고, 장애의 원인이 되는 해부학적 혹은 생리학적 이상을 판별함으로써 삼킴치료전문가가 효과적인 치료를 계획하고 실행할 수 있도록 해야 하며, 동시에 신속하고 효율적이며 비용 효과적이고 안전한 것이어야 한다.

선별검사 과정은 구강인두 삼킴장애의 징후와 증상을 찾아내는 것으로 이를 통해서 구강인두의 해부나 생리를 알 수는 없다. 선별 검사가 진단 검사와 어떻게 다른가를 구분하기 위해, 삼킴치료전문가는 '이 검사가 나에게 어떤 정보를 제공해 주는가?' 라는 질문을 해 보아야 한다. 만일 검사를 통해 삼킴장애의 증상 유무, 즉 흡인(aspiration)이나 구강 혹은 인두에 남아 있는 음식물과 같은 비효율적인 삼킴 혹은 식사 중의 기침이나 가릉거리는 음성과 같은 증상이 있는지의 여부에 대한 정보를 얻는다면, 그것은 선별 검사다. 하지만 생리학적인 자료, 즉 인두 삼킴 유발(triggering the pharyngeal swallow)의 지연, 후두상승이나 앞쪽 운동의 저하, 혀의 기저부(tongue base)의 뒤쪽 운동의 저하 등을 확인하거나 측정한 것에 대한 정보를 얻게 된다면 그것은 진단 검사 절차다. 대부분의 삼킴장애 환자는 초기 선별 검사를 통해 발견되는데, 만일 인두단계에서의 증상이 확인된다면 더욱 심도 깊은 생리학적 진단 절차가 필요하다. 환자의 의학적 진단 자체가 인두단계의 삼킴장애를 매우 빈번하게 유발하는 질환인 경우는 진단명 자체만으로도 초기 선별 검사 절차를 거치지 않고 바로 심도 깊은 진단 검사가 요구되기도 한다. 또 어떤 경우는 담당 간호사나 의사 혹은 영양사가 선별 검사를 수행한 후 환자를 방사선촬영(radiographic, X-ray) 혹은 기타 심도 깊은 생리학적 평가를 위해 의뢰하기도 한다. 이런 경우에도 삼킴치료전문가는 환자에게 방사선촬영 혹은 생리학적 검사를 시행하는 것이 적절한지 확인하기 위해 사전에 병상 평가 혹은 임상 평가를 수행한다.

최근 다양한 전문가가 구강인두 삼킴장애의 가능성이 있는 환자를 위한 새로운 선별 검사 방법을 개발하기 위해 노력하고 있다. 이 중 일부 방법은 침습적(invasive)이고 환자를 위험에 처하게 할 수도 있는데, 이는 선별 검사에서는 불필요한 부분이다. 선별 검사의 좀 더 적절한 절차에 대해서는 제5장에서 논의하기로 한다.

다음은 진단 검사 과정에서 흔히 관찰되는 구강인두 삼킴장애의 증상이다.

1. **흡인**(aspiration): 음식물이 기도로 넘어가 진성대(true vocal folds) 아래까지 내려간 것
2. **침습**(penetration): 음식물이 후두 안으로 어느 정도 들어갔으나 진성대 아래까지는 내려가지 않은 것
3. **잔여물**(residue): 삼킨 후 입 안이나 인두에 남아 있는 음식물
4. **환류**(backflow): 식도에서 인두로 그리고/또는 인두에서 비강(nasal cavity)으로 음식이 다시 넘어오는 것

삼킴치료전문가의 업무는 진단평가 과정에서 증상을 찾아내고, 증상으로부터

그것을 초래한 기저의 해부 혹은 생리학적 이상을 밝히는 것이다. 진단 평가 중에 관찰된 이와 같은 증상과 관련이 있는 해부학적 그리고/또는 생리학적 삼킴장애에 관해서는 제4장에서 다루기로 한다.

3. 삼킴장애 합병증

폐렴(pneumonia), 영양실조(malnutrition) 그리고 탈수증(dehydration)은 삼킴장애의 증상일 수도 있다. 그런데 사실 이런 것은 안전하지 못한 삼킴으로 초래된 흡인이나 폐렴의 위험 혹은 비효율적인 삼킴으로 인해 충분한 양의 음식물이 위장에 도달하지 못해서 발생한 삼킴장애의 합병증이기도 하다.

4. 여러 전문 분야적 접근

이 책에서 논의되는 삼킴장애 관리는 삼킴의 문제로, 구강식사(oral feeding)가 어렵거나 불가능한 환자에 대한 안전한 평가와 치료를 위해 여러 전문 분야적 모델(multidisciplinary model)을 통한 접근을 의미한다. 일반적으로 삼킴장애팀은 삼킴치료전문가 외에 환자의 담당 의사, 간호사, 영양사, 작업치료사, 물리치료사, 약사 그리고 방사선과 의사를 포함한다. 병상삼킴 검사는 삼킴치료전문가에 의해 이루어지지만 방사선촬영 검사(radiographic examination)는 보통 방사선과 의사와 삼킴치료전문가(일반적으로 언어치료전문가)가 함께하며 진료기록이나 권고사항을 두 전문가가 합의하여 결정한다. 일단 주치의와 협력하여 삼킴치료전문가가 관리-치료 프로그램을 세우면, 삼킴치료전문가는 그날그날 필요한 절차가 수행될 수 있도록 간호사와 연락해야 하고, 프로그램을 통해서 적절한 영양이 공급될 수 있도록 영양사와 긴밀하게 협조하여야 한다.

이 책 전체를 통해 되풀이되는 기본원칙은 삼킴치료는 지속적이고 적절한 영양 및 수분공급과 함께 이루어져야 한다는 것이다. 삼킴장애에 대한 치료 과정이 환자의 영양공급을 위태롭게 해서는 안 된다. 따라서 초기평가를 하는 날부터 삼킴치료전문가는 환자의 영양공급을 유지하면서 점진적으로 삼킴 기능을 향상시킬 수 있는 최선의 치료계획을 세우기 위해 담당 의사와 간호사, 영양사와 함께 긴밀한 협력관계를 맺어야 한다.

일부 기관에서는 작업치료사나 물리치료사가 삼킴치료를 하기도 한다. 또 다른 기관에서는 작업치료사가 환자 스스로 식사를 할 수 있도록 손이나 팔의 조절기능을 향상시키기 위한 치료를 하거나 이를 위한 도구를 고안하기도 한다. 물리치료사와 함께 작업치료사는 앉은 자세의 균형을 향상시키고, 환자를 위한 최적의 의자를 디자인하기도 한다.

이와 같은 여러 전문 분야 팀을 확립하는 것은 제13장에서 다룰 것이다.

5. 환자의 안전

구강식사(oral feeding)가 가능할 경우 삼킴장애 환자의 치료에서 적절한 영양과 수분공급에 이어 두 번째로 고려되어야 하는 것은 식사 중 환자의 안전이다. 일반적으로 흡인(aspiration: 음식물이 기도를 통해 진성대true vocal cords 아래까지 넘어가는 것)은 최소한으로 줄여야 한다. 현재까지는 환자가 어느 정도의 양까지 흡인이 되어도 흡인성폐렴(aspiration pneumonia)과 같은 합병증을 일으키지 않고 견딜 수 있는지에 대해서는 명확하게 밝혀지지 않았다. 또한 급증하고 있는 삼킴장애에 관한 연구에도 불구하고 폐기능과 흡인을 견딜 수 있는 정도 등과 같은 변수의 상호작용에 관해서도 확실히 알려져 있지 않다. 일단은 흡인을 최소화해야 하며, 이를 위해 병상에서 임상 평가를 할 때 매우 소량의 음식물만을 이용하거나, 방사선 검사 시에 소량에서부터 시작하여(보통 1ml) 점차 한계량까지 증가시켜 가거나 혹은 방사선촬영 검사에서 음식덩이마다 흡인된 대략의 양을 주의 깊게 모니터한다. 최선의 중재상황에서도 환자가 어떤 특정 농도의 음식에서 음식덩이마다 약 10% 이상의 양이 흡인된다면, 그 농도의 음식을 입으로 먹는 일은 금해야 한다. 이러한 권고사항은 두경부암(head and neck cancer)으로 수술을 받은 후 음식물에 흡인을 보였던 환자 50명의 자료를 바탕으로 만들어진 것이다. 이런 환자는 모두 음식물이 기도의 성대(vocal cords) 아래까지 내려간 후에 흡인된 것을 느끼고 흡인된 대부분의 양을 뱉어 낼 수 있었다. 이 환자들은 약 10%가 넘게 흡인이 되는 농도의 음식을 스스로 먹지 않았는데, 계속되는 기침이 곧 가슴에 통증과 불편감을 가져왔기 때문이다. 어떤 농도의 음식이건 모두 10% 이상의 흡인을 보이는 환자는 입으로 음식을 먹는 일은 금해야 하며 코를 통해 튜브로 공급되는 식사(nasogastric feeding)를 해야 한다(Logemann, Sisson, & Wheeler, 1980). 다수의 의사가 극소량 이상의 양의 음식물이 만성적으로 흡인될 경우, 정상적인 폐기능을 위협한다고 생각한다. 어떤 의사는 짧은 기간 동안 다소 많은 양이 흡인되어도 견딜 수 있다고 한다. 이와 같은 견해 차이는 의사 개인의 경험의 차이와 위에서 언급한 것보다 더 명확한 치료의 지침이 없기 때문에 비롯된 것이다.

삼킨 음식의 100%가 모두 흡인되어야 일어날 수 있는 일이긴 하지만, 환자의 기도가 음식덩이에 의해 막히지 않도록 하는 것 또한 중요하다. 그러므로 이 책 전반에 걸쳐, 초기에는 환자의 삼킴을 잘 파악할 수 있을 때까지 소량의 음식물을 사용할 것을 자주 언급할 것이다. 소량의 삼킴으로는 매우 기도가 좁은 성인 환자라고 해도 완전히 막히는 일은 없을 것이다.

삼킴장애를 치료하는 동안의 환자의 안전을 위해 병상에서의 임상평가와 더불어 방사선촬영진단 평가(radiographic diagnostic examination)를 해야 한다. 방사선촬영 검사는 무증상 흡인(silent aspiration)을 보이는 환자(즉, 감각이 저하되어 음식물이 흡인되어도 기침이나 다른 시각적 혹은 청각적 징후를 보이지 않는 환자)를 발견해 낼 수 있다. 흡인이 되는 환자 중 약 50%가 흡인이 일어나도 기침을 하지 않는다. 연구에 따르면 매우 숙련된 임상가도 병상 평가에서 흡인을 보이는 환자의 40% 정도를 찾아내지 못한다고 한다(Logemann, Lazarus, & Jenkins, 1982). 또한 병상에서의 임상 평가로는 치료계획에 반드시 필요한 흡인에 대한 해부학적 혹은 생리학적 원인을 밝히지 못한다는 것은 이미 잘 알려져 있는 사실이다. 그러므로 흡인이 의심되는 모든 환자는 반드시 ① 흡인의 여부를 확인하고, ② 흡인의 원인을 찾아내며, ③ 그 환자에 대한 적절한 치료를 계획하고, 선택된 치료방법의 즉각적인 효과를 검증하며, ④ 충분한 영양을 섭취하기 위한 최선의 방법(즉, 구강식사, 비구강식사 혹은 두 방법의 겸용)을 결정하기 위해 방사선촬영 평가가 절대적으로 필요하다.

6. 이 책의 초점

이 책은 구강인두 삼킴장애의 평가와 치료에 대부분을 할애하고 있다. 그러나 삼킴치료전문가가 식도의 이상 징후와 증세에 대해서도 알 수 있도록 식도장애에 대해 어느 정도는 설명할 것이다. 종종 삼킴치료전문가는 환자나 보호자에게서 삼킴장애 환자가 호소하는 증상에 대해 전체적인 설명을 듣는 첫 번째 의료전문가가 된다. 이런 호소증상으로부터 임상가는 구강인두 평가와 함께 위장병전문의(gastroenterologist)에 의한 식도 평가가 필요하다는 것을 알아낼 수 있어야 한다. 구강인두 삼킴장애 환자가 식도 기능장애를 함께 동반하는 경우도 드물지 않다. 가령 신경학적 장애를 갖고 태어난 아동은 정상아동에 비해 구강인두 삼킴장애와 식도 이상을 함께 갖고 있는 경우가 많다. 마찬가지로 노인층(60세 이상)에서도 후천적으로 뇌졸중(stroke)이나 파킨슨씨병(Parkinson' s disease), 운동신경세포질환(motor neuron disease) 등으로 인한 구강인두 장애와, 연령으로 인한 식도기능 장애를 함께 보일 위험성이 높다.

이 책은 임상가에게 삼킴과 호흡, 발성의 조화와 같은 상부 호흡소화관(upper aerodigestive tract)의 해부와 생리에 대한 필수적인 지식체계를 제공하고, 또한 삼킴장애 환자의 이상을 정확하게 평가하며 적절하고 효과적인 치료 전략을 계획할 수 있도록 삼킴과정의 메커니즘을 평가하는 선별검사나 진단검사 방법에 대해 설명한다. 삼킴장애의 평가와 치료 과정은 정상적인 메커니즘에 대한 철저하고 체계적인 지식을 필요로 하며 노화나 질병이 시간경과에 따라 그 메커니즘에 미치는 영향이 어떻게 달라지는지에 대해 알아야만 한다. 효과적이고 효율적인 구강인두 삼킴장애의 치료를 위해 임상가는 반드시 삼킴장애를 일으키는 메커니즘에 있어서 해부학적 그리고/또는 생리학적 이상을 발견해 낼 수 있어야 하며, 그 원인이 되는 문제점에 대한 치료를 시행해야 한다. 반면 증상에 대한 치료(symptomatic treatment)는 전체적인 환자의 치료과정을 조사해 보았을 때 좀 더 시간이 오래 걸리고 더 많은 비용을 부담하게 되며 장기적인 면에서 환자에게 효과가 적다.

이 책은 구강인두 삼킴장애에 대한 모든 문헌을 검토하기 위해 만들어진 것은 아니다. 그보다는 2만 명이 넘는 환자에 대한 저자의 경험을 바탕으로, 구강인두 삼킴장애의 평가와 치료에 대해 생리학에 근거한 합리적이고 안전하며 효율적인 접근방법을 제시하고자 한다.

참고문헌

Aguliar, N. V., Olson, M. L., & Shedd, D. P. (1979). Rehabilitation of deglutition problems in patients with head and neck cancer. *American Journal of Surgery, 138,* 501-507.

Ardran, G., & Kemp, F. (1951). The mechanism of swallowing. *Proceedings of the Royal Society of Medicine, 44,* 1038-1040.

Ardran, G., & Kemp, F. (1956). Closure and opening of the larynx during swallowing. *British Journal of Radiology, 29,* 205-208.

Ardran, G., & Kemp, F. (1967). The mechanism of the larynx II: The epiglottis and closure of the larynx. *British Journal of Radiology, 40,* 372-389.

Bisch, E. M., Logemann, J. A., Rademaker, A. W., Kahrilas, P. J., & Lazarus, C. L. (1994). Pharyngeal effects of bolus volume, viscosity and temperature in patients with dysphagia resulting from neurologic impairment and in normal subjects.

Journal of Speech and Hearing Research, 37, 1041-1049.

Bosma, J. F. (1957). Deglutition: Pharyngeal stage. *Physiological Reviews, 37,* 275-300.

Bosma, J. (1973). Physiology of the mouth, pharynx and esophagus. In M. Paparella & D. Shumrick (Eds.), *Otolaryngology: Volume 1. Basic sciences and related disciplines* (pp. 356-370). Philadelphia: Saunders.

Conley, J. (1960). Swallowing dysfunctions associated with radical surgery of the head and neck. *Archives of Surgery, 80,* 602-612.

Davis, J. W., Lazarus, C., Logemann, J. A., & Hurst, P. (1987). Effect of a maxillary glossectomy prosthesis on articulation and swallowing. *Journal of Prosthetic Dentistry, 57*(6), 715-719.

Dellow, P. (1976). The general physiological background of chewing and swallowing. In B. Sessle & A. Hannan (Eds.), *Mastication and swallowing*. Toronto: University of Toronto Press.

Dobie, R. A. (1978). Rehabilitation of swallowing disorders. *American Family Physician, 17,* 84-95.

Duranceau, C., Letendre, J., Clermont, R., Levisque, H., & Barbeau, A. (1978). Oropharyngeal dysphagia in patients with oculopharyngeal muscular dystrophy. *Canadian Journal of Surgery, 21,* 326-329.

Fujiu, M., Logemann, J. A., & Pauloski, B. R. (1995). Increased postoperative posterior pharyngeal wall movement in patients with anterior oral cancer: Preliminary findings and possible implications for treatment. *American Journal of Speech-Language Pathology, 4,* 24-30.

Gaffney, T., & Campbell, R. (1974). Feeding techniques for dysphagic patients. *American Journal of Nursing, 74,* 2194-2195.

Jacob, P., Kahrilas, P., Logemann, J., Shah, V., & Ha, T. (1989). Upper esophageal sphincter opening and modulation during swallowing. *Gastroenterology, 97,* 1469-1478.

Kahrilas, P., Dodds, W., Dent, J., Logemann, J., & Shaker, R. (1988). Upper esophageal sphincter function during deglutition. *Gastroenterology, 95,* 52-62.

Kahrilas, P. J., Lin, S., Logemann, J. A., Ergun, G. A., & Facchini, F. (1993). Deglutitive tongue action: Volume accommodation and bolus propulsion. *Gastroenterology, 104,* 152-162.

Kahrilas, P. J., Logemann, J. A., Lin, S., & Ergun, G. A. (1992). Pharyngeal clearance during swallow: A combined manometric and videofluoroscopic study. *Gastroenterology, 103,* 128-136.

Kaplan, S. (1951). Paralysis of deglutition. A post poly-poliomyelitis complication treated by sections of the cricopharyngeus. *Annals of Surgery, 133,* 572-924.

Kirchner, J. A. (1976). Pharyngeal and esophageal dysfunction: The diagnosis. *Minnesota Medicine, 50,* 921-924.

Lazarus, C., & Logemann, J. A. (1987). Swallowing disorders in closed head trauma patients. *Archives of Physical Medicine and Rehabilitation. 68,* 79-87.

Lazarus, C., & Logemann, J. A., & Gibbons, P. (1993). Effects of maneuvers on swallowing function in a dysphagic oral cancer patients. *Head & Neck, 15,* 419-424.

Lazarus, C., & Logemann, J. A., Pauloski. B. R., Colangelo., L. A., Kahrilas, P. J., Mittal, B. B., & Pierce, M. (1996). Swallowing disorders in head and neck cancer patients treated with radio therapy and adjuvant chemotherapy. *Larygoscope, 106,* 1157-1166.

Lazarus, C., & Logemann, J. A., Rademaker, A. W., Kahrilas, P. J., Pajak, T., Lazar, R., & Halper, A. (1993). Effects of bolus volume, viscosity and repeated swallows in non-stroke subjects and stroke patients. *Archives of Physical Medicine and Rehabilitation, 74,* 1066-1070.

Lazzara, G., Lazarus, C., & Logemann, J. A. (1986). Impact of thermal stimulation on the triggering of the swallowing reflex. *Dysphagia, 1,* 73-77.

Leopold, N. A., & Kagel, M. A. (1996). Prepharyngeal dysphagia in Parkinson's disease. *Dysphagia, 11,* 14-22.

Linde, L., & Westover, J. (1962). Esophageal and gastric abnormalities in dysautonomia. *Pediatrics, 29,* 303-306.

Linden, P., & Siebens, A. (1980, November). *Videofluroscopy: Use in evaluation and treatment of dysphagia.* Miniseminar at the American Speech-Language-Hearing Association annual meeting. Detroit.

Logemann, J. A. (1983). *Evaluation and treatment of swallowing disorders*. Austin, TX: PRO-ED.

Logemann, J. (Ed.). (1989). Oral intake disorders after head injury. *Journal of Head Trauma Rehabilitation, 4*(4), 24-33.

Logemann, J. A. (1993). *A manual for videofluoroscopic evaluation of swallowing* (2nd ed.). Austin, TX: PRO-ED.

Logemann, J. A. (1997). Role of the modified barium swallow in management of patients with dysphagia. *Otolaryngology-Head and Neck Surgery, 116*(3), 335.

Logemann, J., & Bytell, E. (1979). Swallowing disorders in three types of head and neck surgical patients. *Cancer, 44,* 1075-1105.

Logemann, J. A., & Kahrilas, P. J. (1990). Relearning to swallow post CVA: Application of maneuvers and indirect biofeedback-A case study. *Neurology, 40,* 1136-1138.

Logemann, J. A., & Kahrilas, P. J., Cheng, J., Pauloski, B. R., Gibbons, P. J., Rademaker, A. W., & Lin, S. (1992). Closure mechanisms of the laryngeal vestibule during swallow. *American Journal of Physiology, 262 (Castrointestinal Physiology, 25),* G338-G344.

Logemann, J. A., & Kahrilas, P., Hurst, P., Davis, J., & Krugler, C. (1989). Effects of intraoral prosthetics on swallowing in oral cancer patients. *Dysphagia, 4,* 118-120.

Logemann, J. A., & Kahrilas, P., Kobara, M., & Vakil, N. (1989). The benefit of head rotation on pharyngoesophageal dysphagia. *Archives of Physical Medicine and Rehabilitation, 70,* 767-771.

Logemann, J. A., Lazarus, C., & Jenkins, P. (1982, November). *The relationship between clinical judgment and radiographic assessment of aspiration*. Paper presented at the American Speech-Language-Hearing Association annual meeting, Toronto.

Logemann, J. A., Pauloski, B. R., Colangelo, L., Lazarus, C., Fujiu, M., & Kahrilas, P. J. (1995). Effects of a sour bolus on oropharyngeal swallowing measure in patients with neurogenic dysphagia. *Journal of Speech and Hearing Research, 38,* 556-563.

Logemann, J. A., Pauloski, B. R., Rademaker, A. W., McConnel, F. M. S., Heiser, M.

A., Cardinale, S., Shedd, D., Stein, D., Berry, Q., Johnson, J., & Baker, T. (1993). Speech and swallow function after tonsil/base of tongue resection with primary closure. *Journal of Speech and Hearing Surgery, 36,* 918-926.

Logemann, J. A., Rademaker, A. W., Pauloski, B. R., & Kahrilas, P. J. (1994). Effects of postural change on aspiration in head and neck surgical patients. *Otolaryngology-Head and Neck Surgery, 110,* 222-227.

Logemann, J. A., Rademaker, A. W., Pauloski, B. R., & Kahrilas, P. J., Bacon, M., Bowman, J., & McCracken, E. (1994). Mechanisms of recovery of swallow after supraglottic laryngectomy. *Journal of Speech and Hearing Research, 37,* 965-974.

Logemann, J. A., Shanahan, T., Rademaker, A. W., Kahrilas, P. J., Lazar, R., & Halper, A. (1993). Oropharyngeal swallowing after stroke in the left basal ganglion/internal capsule. *Dysphagia, 8,* 230-234.

Logemann, J., Sisson, J., & Wheeler, R. (1980). The team approach to rehabilitation of surgically treated oral cancer patients. In *Proceedings of the National Forum on Comprehensive Cancer Rehabilitation and its Vocational Implications* (pp. 222-227).

Margulies, S., Brunt, P., Donner, M., & Silbiger, M. (1968). Familial dysautonomia. cineradiographic study of the swallowing mechanism. *Radiology, 90,* 107-112.

McConnel, F. M. S., Mendelsohn, M. S,, & Logemann, J. A. (1987). Manofluorography of deglutition after supraglottic laryngectomy. *Head & Neck Surgery, 9,* 142-150.

Miller, A. (1972). Characteristics of the swallowing reflex induced by peripheral nerve and brain stem stimulation. *Experimental Neurology, 34,* 210-222.

Pauloski, B. R., Logemann, J. A., Rademaker, A., McConnel, F., Heiser, M. A., Cardinale, S., Shedd, D., Lewin, J., Baker, S., Graner, D., Cook, B., Milianti, F., Collins, S., & Baker, T. (1993). Speech and swallowing function after anterior tongue and floor of mouth resection with distal flap reconstruction. *Journal of Speech and Hearing Research, 36,* 267-276.

Pauloski, B. R., Logemann, J. A., Rademaker, A. W., McConnel, F. M. S., Stein, D., Beery, Q., Johnson, J., Heiser, M. A., Cardinale, S., Shedd, D., Graner, D., Cook, B., Milianti, F., Colins, S., & Baker, T. (1994). Speech and swallowing function after oral and oropharyngeal resections: One-year follow-up. *Head & Neck,*

16(4), 313-322.

Rademaker, A. W., Logemann, J. A., Pauloski, B. R., Bowman, J., Lazarus, C., Sisson, G., Milianti, F., Graner, D., Cook, B., Collins, S., Stein, D., Beery, Q., Johnson, J., & Baker, T. (1993). Recovery of postoperative swallowing in patients undergoing partial laryngectomy. *Head & Neck, 15,* 325-334.

Rasley, A., Logemann, J. A., Kahrilas, P. J., Rademaker, A. W., Pauloski, B. R., & Dodds, W. J. (1993). Prevention of barium aspiration during videofluoroscopic swallowing studies: Value of change in posture. *American Journal of Rosentology, 160,* 1005-1009.

Robbins, J., Hamilton, J. W., Lof, G. L., & Kempster, G. B. (1992). Oropharyngeal swallowing in normal adults of different ages. *Gastroenterology, 103,* 823-829.

Robbins, J., Logemann, J., Kirshner, H. (1986). Swallowing and speech production in Parkinson's disease. *Annals of Neurology, 19,* 283-287.

Sloan, R. (1977). Cinefluorographic study of cerebral palsy deglutition. *Journal of the Osaka Dental University, 11,* 58-73.

Tracy, J., Logemann, J., Kahrilas, P., Jacob, P., Kobara, M., & Krugler, C. (1989). Preliminary observations on the effects of age on oropharyngeal deglutition. *Dysphagia, 4,* 90-94.

Veis, S., & Logemann, J. (1985). The nature of swallowing disorders in CVA patients. *Archives of Physical Medicine and Rehabilitation, 66,* 372-375.

|2장|

정상 삼킴의 해부와 생리

정상적인 삼킴의 해부와 생리에 대한 이해는 삼킴장애의 평가와 치료를 위한 기초가 된다. 삼킴장애의 진단은 각 환자의 해부–생리학적 이상 요소를 찾아내기 위한 것이다. 치료는 이런 이상 요소에 대한 기능의 향상이나 보상을 위해 고안된다.

1. 해부학적 구조

삼킴의 해부학 영역은 [그림 2–1]의 중간시상단면(midsagittal section)에서 볼 수 있듯이 구강, 인두, 후두 그리고 식도를 포함한다. 구강의 각 구조의 명칭은 [그림 2–1]과 [그림 2–2]에 표시되어 있는데, 앞쪽으로 입술, 치아(젖니 24개, 영구치 32개), 굳은입천장(hard palate), 여린입천장(soft palate), 목젖(uvula), 아래턱(mandible or lower jaw), 구강바닥(floor of mouth), 혀 그리고 구개활(faucial arch-es)이 포함된다. [그림 2–2]에서 볼 수 있듯이 앞쪽과 뒤쪽 구개활 사이에는 구개

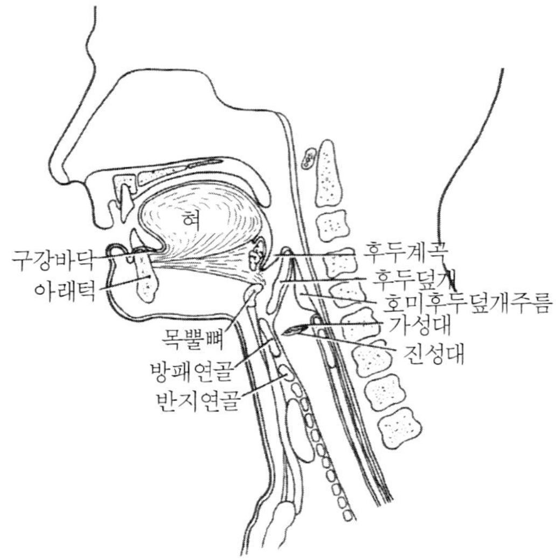

[그림 2-1] 두경부의 중간시상단면(midsagital section).

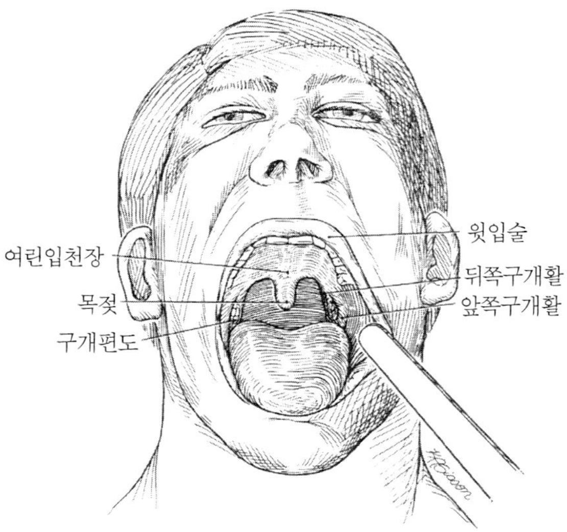

[그림 2-2] 구강 앞면에서 본 앞쪽구개활(anterior faucial arch)과 뒤쪽구개활(posterior faucial arch).

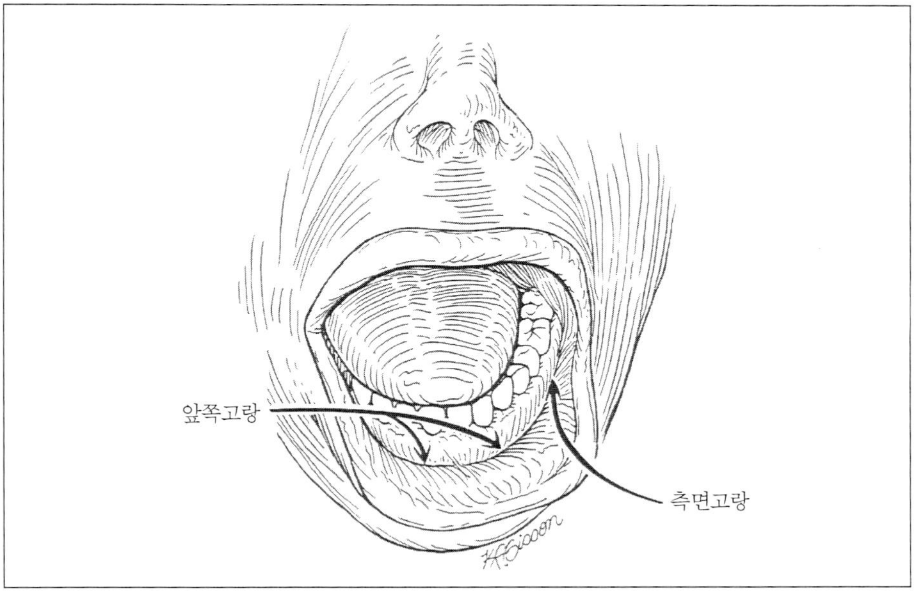

[그림 2-3] 구강의 앞면에서 아랫입술을 당겨서 보여 주는 아래의 앞쪽고랑(anterior sulcus)과 측면고랑(lateral sulcus).

편도(palatine tonsils)가 있는데, 이는 구강 검사 시에 쉽게 찾아볼 수 있다. 정상 구조물 부근에 자연적으로 형성된 주머니 혹은 양옆 공간은 삼킴에 매우 중요한데, 삼킴장애 환자의 경우 이 공간에 음식물이 고이거나 삼킨 후 음식물이 남아 있기 때문이다. 가령 고랑(sulcus)은 치조(alveolus)와 뺨 혹은 입술 근육 사이의 위아래 공간이다. [그림 2-3]에서와 같이 입술과 위턱(maxilla), 아래턱 사이, 또한 뺨과 위턱, 아래턱 사이에 앞쪽 그리고 양 옆쪽으로 고랑이 있다.

구강 바닥을 형성하는 근육들은 턱목뿔근(mylohyoid), 턱끝목뿔근(geniohyoid) 그리고 앞배쪽 두힘살근(anterior belly of digastric)인데, 이런 근육은 모두 앞쪽으로는 아래턱에 그리고 뒤쪽으로는 목뿔뼈(hyoid bone)의 몸체 부분에 붙어 있다. 목뿔뼈는 혀의 토대를 이루는데, 혀의 몸체가 목뿔뼈에 얹혀 있다. 목뿔뼈는 혀의 기저부(base of the tongue)에 파묻혀 있으며 다른 뼈와 연결되어 있지 않다. 목뿔뼈는 [그림 2-4]에서 볼 수 있듯이 구강 바닥의 근육과 관자뼈(temporal bone) 영

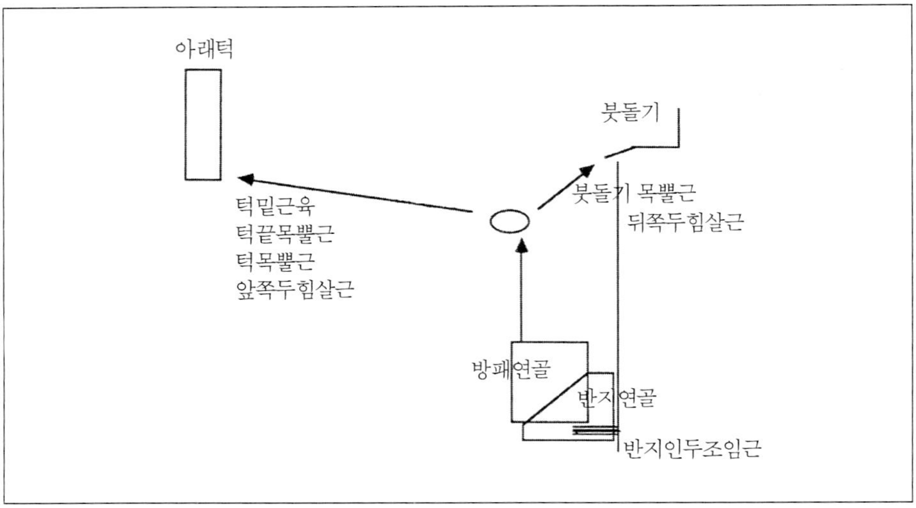

[그림 2-4] 측면 목에서 설골(hyoid bone)의 위치관계를 보여 주는 그림. 목뿔뼈(중앙 타원형)는 앞쪽으로는 턱밑 근육에 의해 그리고 측면과 뒤쪽으로는 붓돌기(styloid process)로부터의 붓돌기근(styloid)과 뒤쪽두힘살근(posterior digastric muscle)에 의해 매달려 있다.

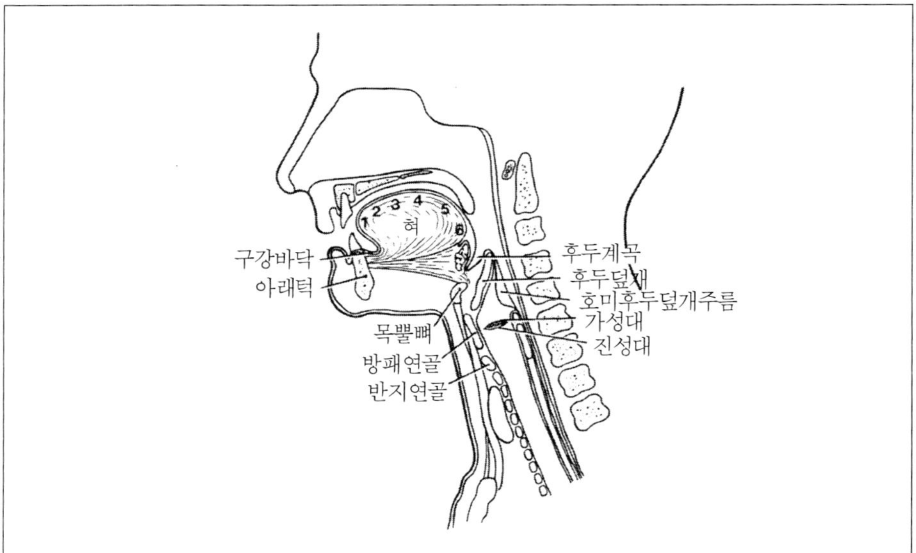

[그림 2-5] 측면에서 본 구강과 구강부분의 혀(oral tongue)의 명칭: 혀끝(1), 혀날(2), 혀앞(3), 혀중앙(4), 혀뒤(5). 혀의 기저부(6)는 성곽유두(circumvallate papillae) 혹은 목젖의 끝 부분에서 목뿔뼈(hyoid)로 이어짐.

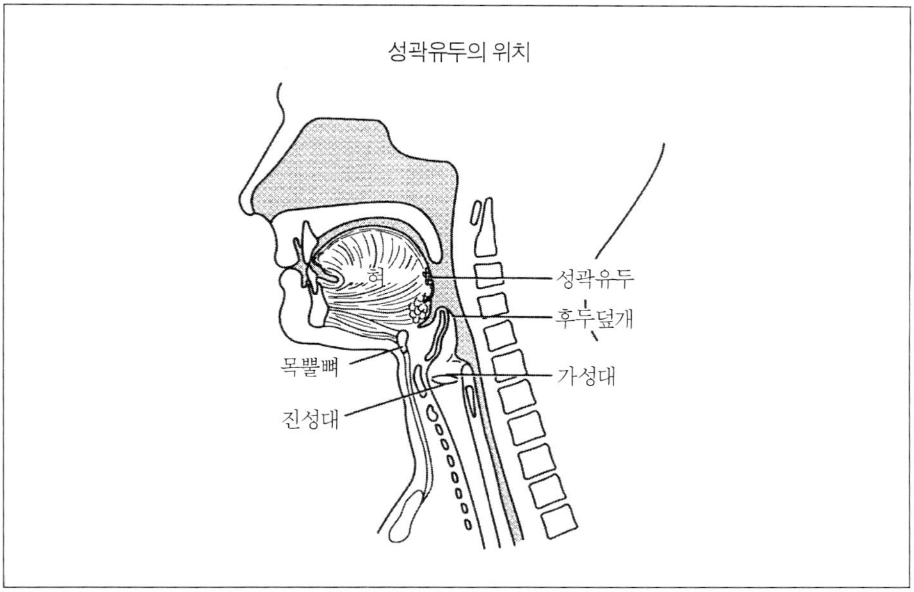

[그림 2-6] 측면 구강에서 본 성곽유두의 위치.

역에서부터 뒤쪽바깥쪽(posterolaterally)으로 연결되어 있는 뒤배쪽 두힘살근(posterior belly of digastric), 붓돌기목뿔근(stylohyoid)에 의해 연조직 속에 위치되어 있다. 후두는 방패목뿔근(thyrohyoid muscle)과 방패목뿔인대(thyrohyoid ligament)에 의해 목뿔뼈에 연결되어 있다. 만약 목뿔뼈가 위의 앞쪽으로 올라가면 후두는 다른 근육에 의해 고정되어 있지 않는 이상, 위쪽으로 그리고 앞쪽으로 움직일 것이다.

혀는 거의 대부분이 근육섬유(muscle fibers)로 이루어져 있으며 모든 방향으로 뻗어 있다. 삼킴에 있어서 혀는 기능에 따라 구강 부분과 인두 부분으로 나누어진다. 구강부분의 혀(oral tongue)에는 [그림 2-5]에서와 같이 혀끝(tip), 혓날(blade), 혀앞(front), 혀중앙(center) 그리고 혀뒤(back)가 포함된다. 해부학적으로 구강 부분의 혀는 [그림 2-6]에서 볼 수 있듯이 성곽유두(circumvallate papillae) 이전까지다. 구강 부분의 혀는 말을 할 때 그리고 삼킴의 구강단계에서 활발하게

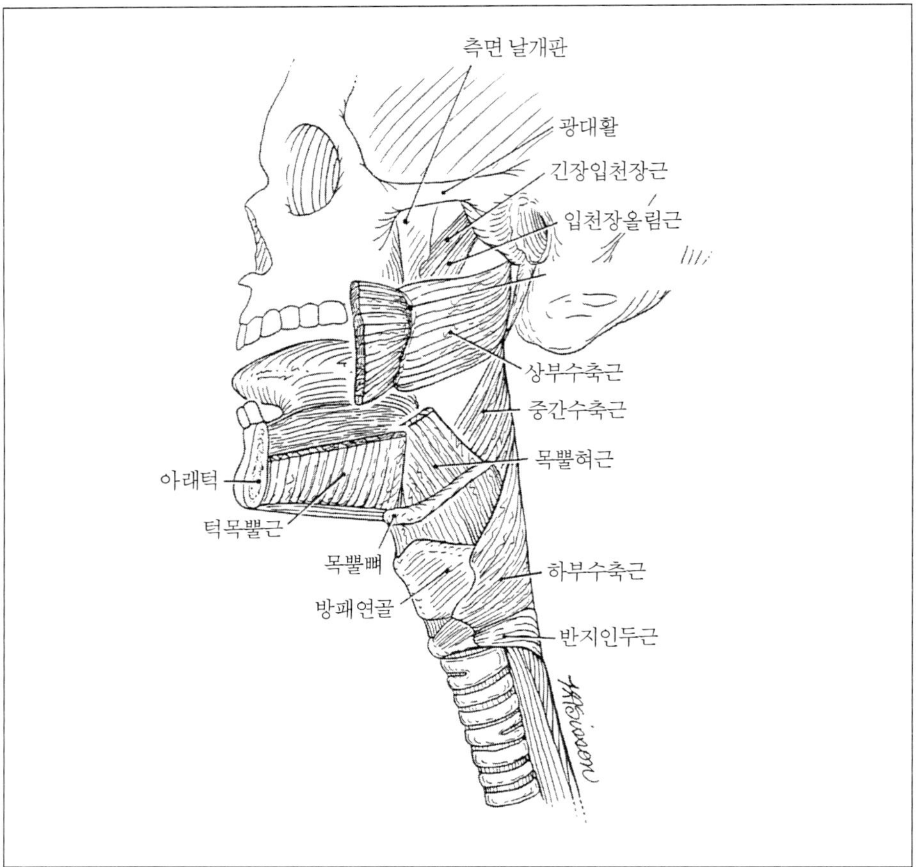

[그림 2-7] 측면에서 본 (상부, 중간, 그리고 하부) 인두수축근과 그 근육들의 앞쪽 연결.

움직이며 대뇌피질 혹은 수의적(voluntary) 신경의 통제하에 있다. 인두 부분의 혀(pharyngeal portion of the tongue) 혹은 혀의 기저부는 성곽유두에서부터 목뿔뼈까지 이어져 있다. 혀의 기저부는 삼킴의 인두단계에서 활발한 역할을 한다. 혀의 기저부는 뇌줄기(brainstem) 특히 숨뇌의 삼킴중추(medullary swallow center)에 의해 조절되는 불수의적(involuntary) 신경의 지배를 받는데, 어느 정도는 수의적으로 통제할 수 있다.

입 안의 지붕부분은 위턱 혹은 굳은입천장, 구개(velum) 혹은 여린입천장 그리고 목젖으로 형성되어 있다. 여린입천장은 앞쪽 구개활의 입천장혀근(palatoglossus)에 의해 혀 뒷부분부터 앞쪽으로 그리고 아래쪽으로 당겨지거나 혹은 연인두 폐쇄(velopharyngeal closure)를 위해서 뒤쪽 구개활(posterior faucial arche)에 있는 입천장인두근(palatopharyngeus), 입천장올림근(levator palatal muscle), 상인두수축근(superior pharyngeal constrictor)의 협동작용에 의해 위로 수축한다.

3개의 큰 침샘이 양쪽에 있는데 귀밑샘(parotid glands), 턱밑샘(submandibular glands) 그리고 혀밑샘(sublingual glands)이라고 한다. 이 외에도 입천장과 뺨, 입술, 혀의 점막에 여러 개의 작은 샘이 있다. 침샘은 두 종류의 액체를 분비하는데, 끈적거리고 짙은 점액(mucuslike fluid)과 약간 묽고 물처럼 연한 장액(serous fluid)이다. 귀밑샘은 장액을 분비하는 반면 다른 침샘은 양쪽을 모두 분비한다. 단, 턱밑샘은 장액을 혀밑샘은 점액을 좀 더 많이 분비하는 경향이 있다. 침은 구강 내 수분을 유지하고 치아의 부식을 감소시킬 뿐만 아니라 소화를 돕고 식도로 역류될지도 모르는 위산의 천연 중화제 역할을 한다.

삼킴에 관련된 인두 구조에는 뒤쪽과 옆쪽 인두벽(pharyngeal wall)을 형성하고 있는 세 개의 인두수축근(pharyngeal constrictor), 즉 상중하 인두수축근이 있다. [그림 2-7]에서 볼 수 있듯이, 이 근육을 구성하고 있는 섬유들은 뒤쪽 인두벽 중간선의 중앙솔기(median raphe)에서부터 출발하여 바깥쪽으로 뻗어나가 앞쪽에 위치한 연조직 구조나 뼈와 연결된다. 이 섬유들과 앞쪽에서 연결되어 있는 구조물들은 나비뼈(sphenoid bone)의 날개판(pterygoid plate), 여린입천장, 혀의 기저부, 아래턱, 목뿔뼈 그리고 방패(thyroid)와 반지(cricoid) 연골이다. 다시 말해, 이 구조들이 인두의 앞쪽 벽을 형성하고 있는 것이다. 혀의 기저부와 연결된 상인두수축근의 아랫부분을 형성하는 섬유는 혀인두근(glossopharyngeous muscle)으로 알려져 있다. 이 근육은 아마도 혀의 기저부의 수축을 담당하고 그와 동시에 혀의 기저부 부근의 뒤쪽 인두벽이 앞으로 돌출되도록 하는 기능을 담당할 것이다.

하인두수축근(inferior constrictor)의 섬유는 앞쪽으로 방패연골의 양옆으로 연결되며, [그림 2-8]에서와 같이 방패연골과 이 섬유들 사이에 양쪽으로 공간이 형

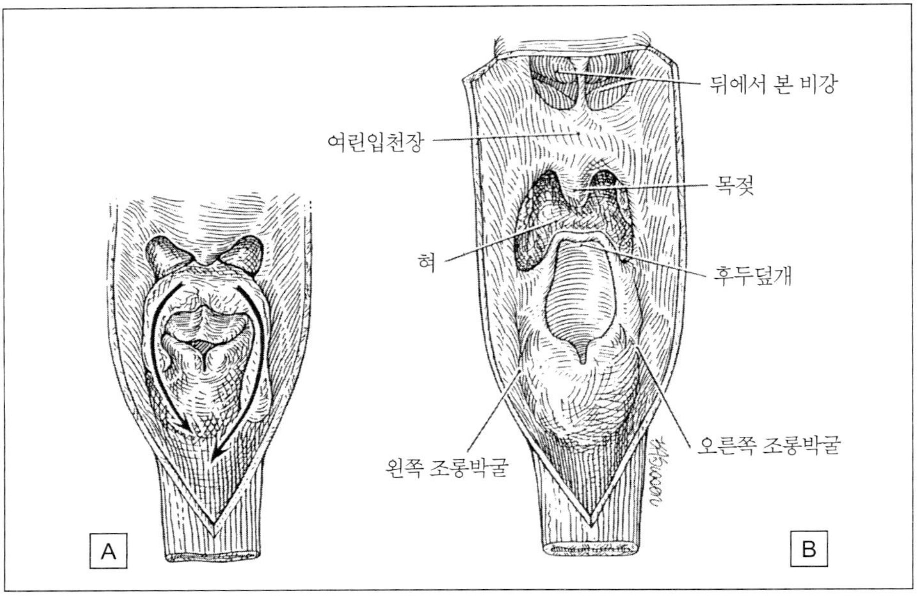

[그림 2-8] 인두수축근을 뒤쪽 중앙에서 자른 다음 열어서 뒤에서 앞으로 인두의 구조물을 본 것. 조롱박굴은 후두와 후두 앞쪽으로 연결되어 있는 인두수축근 사이에 만들어진 공간이다. (A)의 화살표는 삼키는 동안 음식물이 양쪽 조롱박굴로 내려오는 통로를 가리킨다.

성된다. 이것이 조롱박굴(pyriform sinus)이라고 알려진 공간이다. 이 공간은 아래쪽으로는 인두의 가장 아래 부분을 형성하고 있는 반지인두근(cricopharyngeal muscle)에서 끝난다. 반지인두근 섬유는 반지연골판(cricoid lamina)의 뒤쪽 바깥쪽 표면에 연결되어 있다. 일부 연구자는 반지인두근 섬유를 하인두수축근의 일부로 설명하기도 한다. 휴식 시, 이 섬유는 사람들이 깨어 숨을 쉬는 도중 공기가 식도로 들어가지 않도록 어느 정도 긴장 수축을 유지하고 있다. 자는 동안 이와 같은 근육의 긴장 수축은 사라진다. 반지연골판과 함께 반지인두근 섬유는 반지인두(cricopharyngeal, CP) 영역, 상식도조임근(upper esophageal sphincter, UES) 혹은 인두식도조임근(pharyngoesophageal sphincter, PE 부분)이라고 알려져 있는 식도입구의 밸브를 형성한다(Jacob, Kahrilas, Logemann, Shah, & Ha, 1989). UES의 또 다른 역할은 식도로 들어간 음식물이 다시 인두로 넘어오는 위험을 감소시키는 것이다(Kirchner, 1958; Parrish, 1968). UES는 11cm의 수압까지도 견딜 수 있을 정도로 압력이 올라가 있는 식도의 2~4cm 정도되는 영역이다. 반지인두조임근(cricopharyngeal sphincter)은 삼키기 직전과 숨을 들이쉴 때 압력이 최고로 상승한다. 숨을 들이쉬는 동안 압력이 상승하는 것은 식도로 공기가 들어가지 않게 하기 위해서다(Parrish, 1968). 삼키는 도중 적절한 순간에 반지인두조임근이 열리고 음식덩이(bolus)가 식도로 들어가게 된다. 이 조임근이 열리는 것은 복합적인 작용에 의해서다.

식도(esophagus)는 23~25cm 정도 길이의 오므라져 있는 근육 튜브로 양끝에는 조임근 혹은 밸브가 달려 있는데, 가장 위쪽에 상식도조임근(UES)과 가장 아래쪽에 하식도조임근(lower esophgeal sphincter, LES)이 있다. 이와 대조적으로 인두는 기도 윗부분을 형성하며 인두삼킴(pharyngeal swalalow)의 순간 후두가 닫힐 때를 제외하고는 항상 열려 있는 공간이다. 식도는 2겹의 근육층, 즉 안쪽의 원형층(circular layer)과 바깥쪽의 세로층(longitudinal layer)으로 이루어져 있다. 각 층은 위 1/3은 가로무늬근(striated muscle), 중간 1/3은 가로무늬근과 민무늬근(smooth muscle) 그리고 아래 1/3은 민무늬근으로 형성된다(Hansky, 1973; Ponzoli, 1968). 식도는 목을 따라 내려가 가슴, 횡격막(diaphragm)을 통과하여 위장으로 연결된다. 목에서 식도는 기도(trachea)의 뒤에 위치하며, 하나의 연조직(soft tissue)으로 된 벽을 공유하고 있는데, 즉 기도의 뒤쪽 벽이 바로 식도의 앞쪽 벽이 되는 것이다. 식도의 아래 밸브는 LES인데 식도와 위장의 경계를 이룬다. 이것의 가장 중요한 용도는 위장 내의 음식이나 위산을 비롯한 분비물이 나오지 못하게 하는 것이다.

혀의 기저부에서 인두는 후두 안쪽으로 연결되어 있는데, 삼킬 때 후두의 가장 중요한 기능은 [그림 2-1]에서 볼 수 있듯이 음식이 기도로 넘어가지 않도록 하는 밸브 역할이다. 후두의 가장 윗부분은 후두덮개(epiglottis)라는 구조물인데 위쪽 1/3에서 중간 부분까지는 혀의 기저부 반대쪽으로 위치해 있고 목뿔후두덮개인대(hyoepiglottic ligament)라고 하는 인대에 의해 목뿔뼈에 연결되어 있다. 후두덮개의 기저부는 인대에 의해 방패연골패임(thyroid notch)에 연결되어 있다. 혀의 기저부와 후두덮개 사이에 형성된 쐐기 모양의 공간을 후두계곡(valleculae)이라 한다. 후두계곡은 목뿔후두덮개 인대에 의해 다시 나누어지기 때문에 방사선촬영술의 뒤앞 방향에서 보면 목뿔후두덮개 인대를 가운데 두고 조개모양으로 나타난다. 후두계곡과 2개의 조롱박굴은 함께 인두의 오목공간(recess) 혹은 옆주머니라고도 하며 인두삼킴(pharyngeal swallow)이 유발되기 전후에 음식물이 흘러내리거나 고여 있기도 한다. 혀편도(lingual tonsil)는 혀의 기저부를 향해 위치해 있으며 후두계곡의 작은 공간을 차지하고 있다. 후두 안의 공간은 후두 안뜰(vestibule) 혹은 후두 입구(additus)라고 하며 후두덮개와 호미후두덮개주름(aryepiglottic fold), 호미연골(arytenoids cartilage)에 둘러싸여 있고 아래쪽 경계는 가성대(false vocal folds)의 위쪽 표면까지이다.

후두의 내부구조는 [그림 2-9]와 [그림 2-10]에 나타나 있다. 호미후두덮개근(aryepiglottic muscle), 네모막(quadrangular membrane), 쐐기연골(cuneiform cartilage)을 포함하고 있는 호미후두덮개주름은 후두덮개의 양측 가장자리 붙어 있으

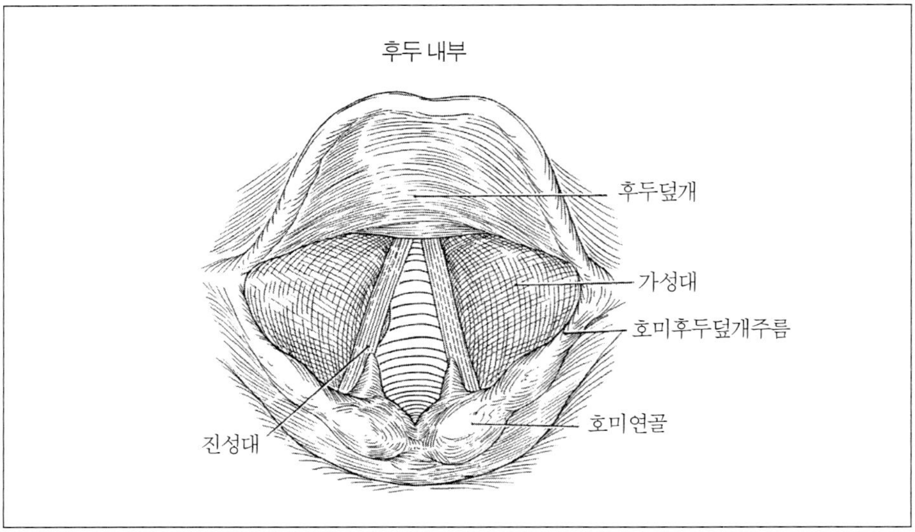

[그림 2-9] 위에서 본 후두의 내부구조.

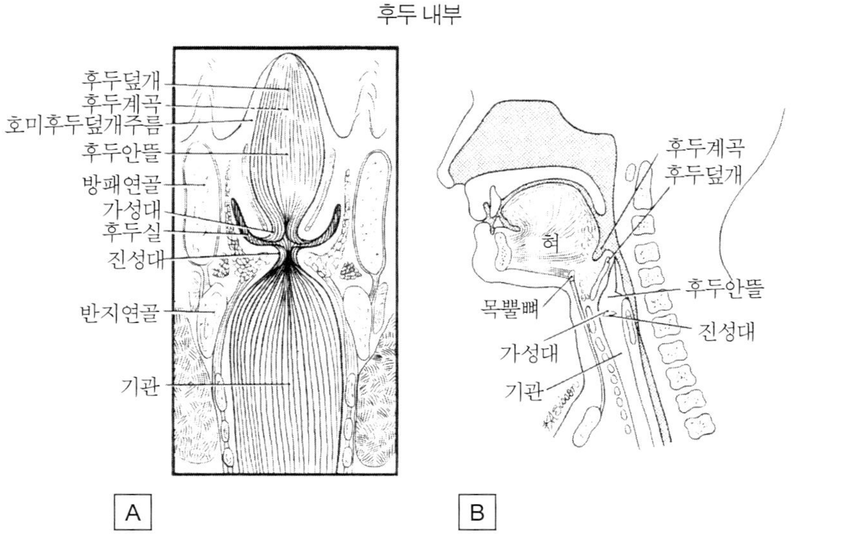

[그림 2-10] 앞면(A) 그리고 측면(B)에서 본 후두의 내부구조.

며 바깥쪽, 뒤쪽 그리고 아래쪽으로 내려가며 호미연골을 감싼다. 호미후두덮개주름은 후두 안뜰의 양측 벽을 형성한다. 2개의 호미연골은 반지연골의 뒤쪽 가장자리에 위치해 있다. 근육이 이 호미연골을 잡아당겨 진성대(true vocal folds)의 움직임을 조절한다. 반지연골판(cricoid lamina)의 뒤쪽 표면에서부터 호미연골의 근육돌기(muscular process)에 연결되어 있는 뒤쪽반지호미근(posterior cricoarytenoid muscle)은 호흡을 위해 진성대와 호미연골을 벌려 열어 준다. 반지연골의 꼭대기 가장자리의 바깥쪽에서 호미연골의 근육돌기 옆으로 연결되는 외측반지호미근(lateral cricoarytenoid) 그리고 두 호미연골 사이에 붙어 있는 호미사이근(interarytenoid)은 호미연골을 오므리고 닫아 주어 진성대가 기도 윗부분을 가로질러 닫히도록 한다(Pressman & Keleman, 1955).

호미연골은 또한 삼키는 동안 앞쪽으로 기울어지는데, 이런 움직임으로 인해 방패호미근(thyroarytenoid muscle) 섬유가 당겨지게 된다. 이와 같이 앞쪽으로 기

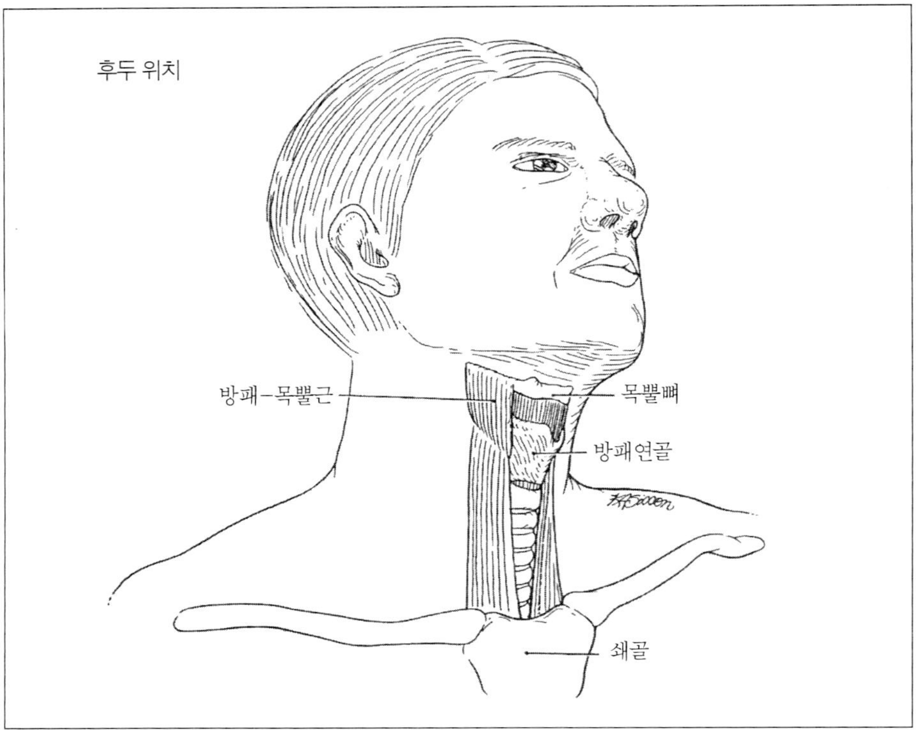

[그림 2-11] 띠근육(strap muscles)에 의해 목의 목뿔뼈(hyoid bone)와 쇄골(sternum) 사이에 매달려 있는 후두를 앞쪽 측면에서 본 것.

울어지는 것이 결과적으로 기도의 입구를 닫는 데 기여한다. [그림 2-10]에서와 같이 호미후두덮개주름은 아래쪽으로는 가성대에서 끝이 나는데, 가성대는 진성대 바로 위에 있는 2개의 근육판(shelves of muscle)과 연결조직(connective tissue)으로서 앞뒤로 이어진다. 가성대는 진성대의 위쪽으로 진성대와 나란히 자리 잡고 있다. 진성대와 같이 가성대도 후두 양옆에서 나와 앞에서 뒤쪽으로 이어지는 2개의 연조직판(shelves of soft tissue)을 형성한다. 양쪽의 진성대와 가성대 사이에 만들어진 공간을 후두실(laryngeal ventricle)이라고 한다. 방패호미근과 성대근(vocalis)으로 이루어진 진성대는 뒤쪽으로는 호미연골의 성대돌기(vocal process)에서부터, 바깥쪽으로는 방패연골판의 안쪽 표면에, 그리고 앞쪽으로는 방패연골패임에 연결되어 있다. 따라서 이들이 오므려지고 닫힐 때 기도 안으로 투사하는 2개의 연조직판을 더 형성하여 후두가 효과적으로 닫히게 한다. 진성대는 기관(trachea)으로 들어가기 전에 기도를 보호하는 가장 마지막 관문이다. 우선은 후두덮개와 호미후두덮개주름, 그 다음 호미연골과 후두덮개의 기저부 그리고 가성대, 마지막으로 진성대 이렇게 후두의 3단계 조임근(sphincter)이 인두로부터 후두를 완전히 폐쇄하며 삼키는 동안 음식물이 들어오는 것을 막아 준다(Lederman, 1977; Pressman & Keleman, 1955).

후두와 기관은 목에 [그림 2-11]과 같이 위로는 목뿔뼈와 아래로는 복장뼈(sternum) 사이에 매달려 있다. 후두띠근육(laryngeal strap muscle)으로 분류되는 일부 근육들은 위치를 유지하는 데 기여하며, 후두를 상승시키고, 앞쪽으로 당기고 그리고/또는 아래로 내리는 등 다양한 움직임을 가능하게 한다. 목뿔뼈는 혀의 주춧돌과 같은 기능을 하며, 그 위에 혀가 얹혀 있다. 그러므로 구강 바닥과 혀, 목뿔뼈 그리고 후두는 해부학적으로 서로 긴밀한 관계에 있다. 이 중 한 구조가 움직이게 되면 보통은 이에 연결되어 있는 다른 구조물이 당겨지거나 움직이게 된다.

2. 생리학

전통적으로 삼킴 동작은 4단계로 설명된다.

1 **구강준비단계**(oral preparatory phase): 필요한 경우 음식을 씹거나 입 안에서 조작하여 삼킬 수 있는 농도와 형태로 만드는 단계
2 **구강단계**(oral phase): 혀가 음식을 뒤로 밀어 넘겨 인두삼킴(pharyngeal swalalow)이 유발되기까지의 단계
3 **인두단계**(pharyngeal phase): 인두삼킴이 유발되고 음식덩이(bolus)가 인두 안으로 넘어가는 단계

④ **식도단계**(esophageal phase): 식도의 연동운동으로 음식덩이가 경부식도(cervical esophagus)와 흉부식도(thoracic esophagus)를 통과하여 위장으로 옮겨지는 단계

각 단계에 소요되는 시간이나 특성은 삼키게 되는 음식의 종류나 크기 그리고 이에 대한 자발적인 노력에 따라 달라진다(Khrilas, Lin, Chen, & Logemann, 1996; Kahrilas & Logemann, 1993; Kahrilas, Logemann, Krugler, & Flanagan, 1991). 따라서 삼키고자 하는 음식의 특성이나 수의적인 통제력에 따라 정상적인 삼키기의 유형은 다양하게 나타난다.

삼킴의 빈도는 신체활동에 따라 다양하다(Lear, Flanagan, & Moorrees, 1965; Logan, Kavanagh, & Wormall, 1967). 삼킴의 횟수는 먹는 동안 가장 많고 자는 동안 가장 적으며 그 외의 활동 시에는 중간 정도다. 평균 삼킴의 빈도는 하루에 약 580회다. 잠자는 동안의 기록을 보면, 삼키지 않고 있는 시간이 20분 이상인 것으로 나타났다.

삼킴과 호흡은 상호적인 기능을 하는데, 즉 신생아를 포함한 모든 연령대의 사람들은 삼킴의 인두단계 동안 호흡을 멈춘다. Storey(1976)는 이와 같은 상호관계 때문에 삼킴을 기도보호 반사(airway-protective reflex)라고 설명하고 있다. 이에 대한 논의를 위해 구강인두삼킴의 신경근육 기능에 대해 순차적으로 살펴보겠지만, 일부 삼킴의 경우는 모든 단계를 거치지 않기도 한다. 가령 인두에서 침을 삼키는 것은 보통 삼킴의 구강준비나 구강단계를 거치지 않고 이루어진다. 다양한 상황에서 나타나는 정상삼킴 체계의 다양성에 대해서는 이 장의 후반부에서 다루도록 한다.

1) 구강준비단계

구강준비 움직임이 시작되기 전, 입 가까이에 온 음식을 감각적으로 인식하고

입 안에 위치시키는 일은 매우 중요하다. 구강준비단계(oral preparatory phase)의 동작 패턴은 삼킬 음식물의 점도(viscosity)와 개인이 특정 음식물을 음미하는 데 어느 정도의 구강 처리를 거치는지에 따라 다양하다. 음식이 입 안에 들어오는 순간부터 입술은 음식물이 입 밖으로 흘러나오지 않도록 단단히 닫힌 상태를 유지한다. 이를 위해서는 기도는 코를 통해 열려 있고, 코로 숨을 쉬어야 한다. 액체를 삼킬 때는 개개인에 따라 구강 내에서 음식을 처리하는 정도의 차이가 매우 크다. 액체는 입 안에 들어오게 되면 어느 정도 응집력이 있는 음식덩이의 형태를 갖추고 인두삼킴을 위한 준비로 굳은입천장과 혀 사이에 놓이게 될 것이다. 이런 경우 혀는 액체 음식덩이를 둘러싸고 컵 모양을 이루며 혀의 가장자리는 치조(alveolus) 양옆에 완전히 밀착된다. 음식은 혀끝이 올라가 앞쪽 치조돌기(alveolar ridge)에 맞닿은 상태에서 혀의 정중앙과 굳은입천장 사이에 위치하거나 혹은 혀의 앞부분에서 구강바닥에 담기게 되기도 한다. Dodds 등(1989)은 이 정상적인 두 가지 형태를 각각 '혀끝에 물기(tipper)' 와 '입에 담기(dipper)' 라고 하였다. 정상인의 약 20%는 입에 담기를 보인다. 어떤 사람은 액체를 삼키기 전에 입 안에서 돌리는 것을 좋아하며, 이 과정에서 음식덩이는 구강 내에 고르게 혹은 고르지 않게 펴지기도 한다. 그러나 삼키기 전에 일반적으로 음식은 혀에 의해 응집력 있는 덩어리, 음식덩이로 모아지고, 혀끝에 물기 혹은 입에 담기의 형태로 유지된다. 성인이 음식덩이를 좀 더 앞쪽으로 혀와 앞니 사이에 물고 있는 것은 비정상적인 삼키기 전 자세(pre-swallow position)이고 이는 종종 혀 밀어내기(tongue trust) 삼킴패턴을 사용한다는 것을 말해 주기도 한다. 혀가 앞쪽으로 움직이며 음식덩이를 입에서 밀어내는 혀 밀어내기 삼킴패턴은 때때로 이마엽(frontal lobe)이 손상된 성인 환자나 뇌성마비 아동에게서 관찰된다.

진한 농도의 음식에 대한 구강 처리도 어느 정도는 개인의 기호에 따라 차이를 보인다. 액체와 같이 음식물이 응집된 음식덩이로 입 안에 들어오면, 삼키기 위한 준비로 이것을 그대로 입에서 혀끝에 물기나 입에 담기의 형태로 유지하는데, 혀의 양옆과 앞쪽은 위턱 치조(maxillary alveolus)를 따라 밀폐된다. 경우에 따라서는 입 안에서 음식의 처리가 필요하다고 생각하여, 음식을 응집된 음식덩이로 만들어 삼키기 전에 음식을 옆으로 보내 혀와 아래턱의 측면 회전동작(lateral rotary motion)으로 씹을 것이다. 혀 운동을 통제하는 능력이 감소된 환자들은 때로 입 안에 들어온 후 자연적으로 응집이 되는 으깬 음식(paste) 농도를 선호한다. 그러나 농도가 너무 짙으면 혀 운동을 통제하는 능력이 감소된 환자들은 음식을 뒤로 밀어 넘기거나 음식이 굳은입천장에 들러붙지 않도록 하는 데 어려움을 겪을 수 있다. 구강준비단계 동안 활발하게 씹는 동작이 일어나지 않으면 여린입천장은 앞쪽 아래로 내려오게 되며([그림 2-12] 참조), 구강을 인두에서 따로 분리시킨다(Fletcher, 1874; Negus, 1949; Robbins, Logemann, & Kirshber, 1982; Shedd, Scatliff, & Kirchner, 1960; Storey, 1976; Wildman, 1976).

삼킴의 구강준비단계에서 씹어야 할 필요가 있는 음식은 혀와 아래턱의 측면 회전운동을 일으킨다. 혀는 음식을 치아 위에 올려놓는다. 위아래 치아가 마주쳐 음식을 부수면 음식은 혀의 가운데로 떨어지고, 아래턱이 벌어질 때 혀는 음식을 다시 치아 위에 올려놓는다. 음식덩이가 만들어지고 삼킴의 구강단계가 시작되기

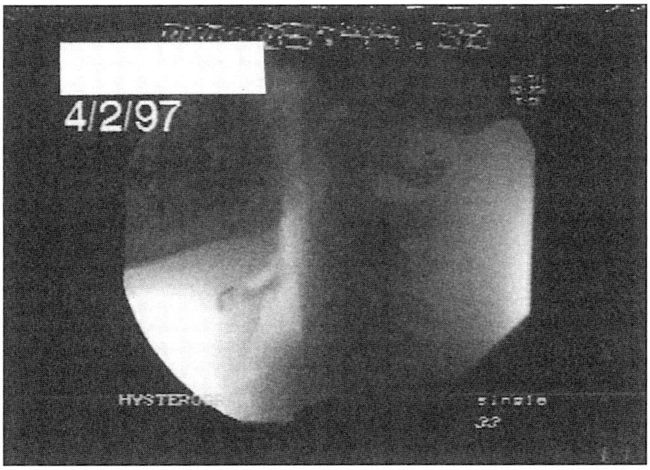

[그림 2-12] 삼킴의 구강단계가 시작되기 전, 구강 안에 음식덩이를 물고 있는 동안 여린입천장이 아래로 그리고 앞쪽으로 당겨 내려져 있는 측면영상 비디오프린트.

까지 이와 같은 순환과정이 무수히 반복되며, 이렇게 씹는 동안 순환적인 움직임과 함께 혀는 음식을 침과 섞는다(Lowe, 1981). 이와 같이 율동적인 씹기 동작은 중앙패턴생성기(central pattern generator)에 의해 통제될 것이라고 추정된다. 또한 말초 피드백(peripheral feedback)은 음식덩이를 치아 위에 올려놓고, 혀가 다치지 않도록 하는 데 중요한 역할을 한다(Lowe, 1981). 볼근육조직(buccal musculature)의 긴장은 측면고랑(lateral sulcus)을 닫아 음식물이 양옆에 있는 아래턱과 볼 사이의 고랑 안으로 떨어지는 것을 막아 준다(Bosma, 1973). 혀와 아래턱의 회전운동은 음식이 어느 정도 깨끗이 넘어갈 때까지 계속된다. 씹은 후 삼킴의 구강단계가 시작되기 전에 혀는 음식을 모아 반 정도 응집된 음식덩이(semicohesive bolus)나 덩어리(ball)로 만든다. 활발하게 씹는 동안에는 여린입천장이 앞쪽 아래로 당겨져 있지 않아 흔히 미숙유출(premature spillage)을 보이게 되는데, 이는 정상적인 것이다(Palmer, Rudin, Lara, & Crompton, 1992). 그러나 이와 같은 미숙유출이 푸딩이나 페이스트 혹은 액체를 삼키기 전에 물고 있는 상태에서 일어난다면 비정상적인 것이다.

삼키는 음식덩이의 크기는 음식의 점도에 따라 다르다. 묽은 액체인 경우는 1ml(침 덩이)에서부터 17~20ml 이상(컵으로 마실 때)이다. 음식덩이의 점도가 증가하면 삼키는 최대량은 감소하게 되어, 푸딩의 경우 평균 5~7cc, 좀 더 진한 으깬 감자는 3~5cc 그리고 고기는 평균 2cc 정도가 된다. 이와 같이 점도에 따라 양이 감소하는 것은 음식덩이가 인두 그리고 특히 상식도조임근(upper esophageal sphinter)을 통과하기 쉽게 하기 위한 것이다. 만약 짙은 농도의 음식을 입 안에 많이 넣게 되면, 씹은 후에 혀는 음식을 세분하여 한 번에 한 부분만 음식덩이로 만들어 삼키고 나머지는 나중에 삼키기 위해 입 안의 한 쪽으로 몰아 둔다.

후두와 인두는 삼킴의 구강준비단계 동안 휴식기에 있다. 기도는 열려 있는 상태로 코를 통해 계속 숨을 쉰다. 만약 구강준비단계 중에 일부의 음식덩이에 대한 조절을 잘못하여 이것이 인두로 흘러내리면, 이는 그 아래에 열려 있는 기도까지 흘러들어 갈 수도 있다. 음식이 후두 안으로 들어가기 시작하기까지는 이와 같은

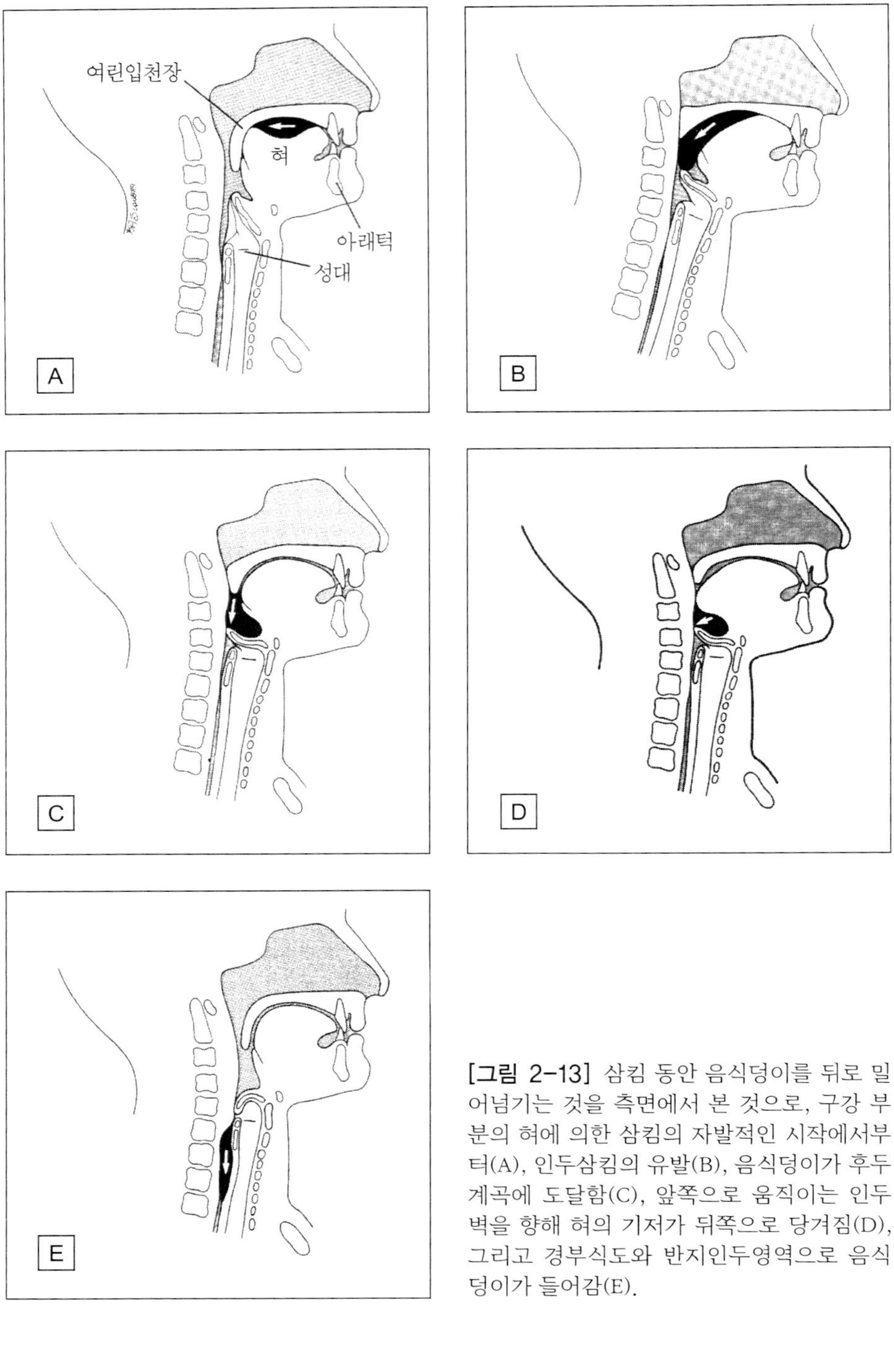

[그림 2-13] 삼킴 동안 음식덩이를 뒤로 밀어넘기는 것을 측면에서 본 것으로, 구강 부분의 혀에 의한 삼킴의 자발적인 시작에서부터(A), 인두삼킴의 유발(B), 음식덩이가 후두계곡에 도달함(C), 앞쪽으로 움직이는 인두벽을 향해 혀의 기저가 뒤쪽으로 당겨짐(D), 그리고 경부식도와 반지인두영역으로 음식덩이가 들어감(E).

음식에 대한 반응으로 인두삼킴은 거의 유발되지 않는데, 이는 아마도 삼킴의 구강단계가 시작되지 않았기 때문일 것이다(Pouderous, Logemann, & Kahrilas, 1996).

구강준비과정 동안 혀를 포함한 입 안의 감각수용체를 통해 다량의 감각정보 처리가 이루어진다. 음식덩이의 크기에 대한 정보는 아마도 삼키기 전에 음식덩이를 둘러싸고 있는 혀의 형태에서부터 오는 것 같다. 삼키는 동안의 상부 호흡소화관(aerodigestive tract)의 순차적인 움직임은 [그림 2-13]과 같다.

2) 구강단계

삼킴의 구강단계(oral phase)는 음식덩이를 혀가 뒤로 밀어 넘기기 시작한 순간부터다. 만약 음식덩이가 입에 담기의 상태로 있다면 혀끝은 앞으로 움직여 음식덩이를 혀 위로 옮겨서 혀끝에 물기(tipper)의 상태로 만든다. 이와 같은 매끄러운 동작은 혀 추진운동의 구강단계로 직접 연결된다. 구강단계에서의 혀의 움직임은 혀의 중간선(midline)이 순차적으로 굳은입천장에 닿으면서 음식덩이를 눌러 구강 뒤쪽으로 보내게 되는데, 이런 혀의 움직임을 '껍질 벗기기(stripping action)'로 표현하기도 한다(Ardran & Kemp, 1951; Kahrilas, Lin, Logemann, Ergun, & Facchini, 1993; Lowe, 1981; Negus, 1949; Shawker, Sonies, & Stone, 1984). 이런 움직임에 대한 또 다른 설명은 혀 중간선의 앞에서 뒤로 구르기(rolling)인데, 음식덩이를 뒤로 밀어 주기 위한 혀의 상승이 점차 뒤쪽을 향해 순차적으로 진행되는 것이다. 혀끝과 양옆은 치조돌기에 단단히 고정된 채로 유지된다. 이때 혀에 만들어진 중앙 고랑(central groove)은 음식이 뒤로 움직일 때 통과하는 비탈길이나 활주로와 같은 역할을 한다(Ramsey, Watson, Gramiak, & Weinberg, 1955; Shedd et al., 1960). 음식의 점도가 높을수록 입천장을 향한 구강 부분의 혀의 압력도 높아지며 더욱 많은 근육활동을 필요로 한다(Dantas & Dodds, 1990). 음식 농도가 짙으면 구강과 인두에서 이를 모두 효과적으로 넘기기 위해서 더 높은 압력이 형성되어야 한다(Reimers-Neils, Logemann, & Larson, 1994). 몇몇 연구자는 음식을 뒤로 넘길 때 볼근육조직이 약간 안쪽으로의 당겨지고 긴장도가 높아짐으로써 형성되는 음압(negative pressure)도 기여를 한다고 한다(Shedd, Kirchner, & Scatliff, 1961). 일반적으로 삼킴의 구강단계는 1~1.5초 안에 이루어지나 음식덩이의 점도가 증가하면 그 이상 소요되기도 한다.

요약하자면 정상적인 삼킴의 구강단계는 구강 밖으로 음식이 흘러내리지 않도록 적절하게 밀폐시킬 수 있는 입술 근육과 음식덩이를 뒤로 밀어 넘길 수 있는 혀의 움직임, 측면고랑으로 음식이 떨어지지 않도록 유지시켜 주는 볼근육, 정상적인 구개근육 그리고 코로 편하게 숨 쉴 수 있는 능력을 필요로 한다.

3) 인두삼킴의 유발

혀가 음식덩이를 뒤로 밀어 넘길 때, 입인두(oropharynx)와 혀(특히 깊은 고유감각수용체, proprioceptive receptors)가 자극을 받고, 이 감각정보를 대뇌겉질(cortex)과 뇌줄기(brainstem)에 전달한다. 뇌줄기 아래(숨뇌, medulla)의 고립로핵(nucleus tractus solitarus)에 있는 감각인지센터는 들어오는 감각정보를 해독하여 삼킴 자극을 확인하고 이 정보를 인두삼킴 운동패턴을 담당하는 불투명핵(nucleus ambiguous)으로 보낸다(Doty, Richmond, & Storey, 1967; Miller, 1972). 어느 때든지 음식덩이의 맨 앞부분 혹은 '음식덩이의 머리 부분'이 앞쪽 구개활(anterior faucial arch) 사이를 통과하는 순간과 혀의 기저부와 아래턱의 밑 테두리가 만나는 지점을 통과하는 순간이([그림 2-14] 참조) 삼킴의 구강단계가 끝나고 인두삼킴이 유발되어야 하는 시점이다. 이 시점에서 인두단계가 유발되지 않는다면 인두삼킴이 지연되었다고 한다. 이 책의 초판에서 인두삼킴의 유발 지점은 앞쪽 구개활이라고 정의하였는데, 이는 청년과 중년층 성인을 대상으로 한 연구에 기초한 것이었다. 인두삼킴을 유발시키는 지점에 관해 노인층을 대상으로 한 연구에 따르면, 정상 노인은 음식덩이의 머리 부분이 좀 더 아랫부분에 닿아야 인두삼킴이 유발된다고 한다

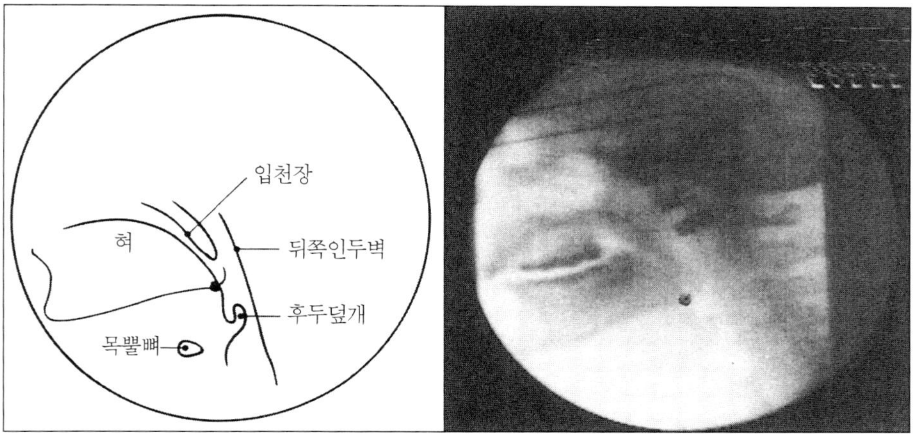

[그림 2-14] 구강과 인두의 그림과 비디오프린트. 검은 점은 아래턱이 혀의 기저부를 가로지르는 지점을 나타내고 있다. 음식덩이의 머리 부분이 이 지점(그림과 비디오프린트의 검은 점)에 도달하면 인두삼킴이 유발되어야 한다.

(Robbins, Hamilton, Lof, & Kempster, 1992; Tracy et al., 1989). 어떤 연령대이건 방사선촬영에서 보이는 바와 같이 아래턱이 혀의 기저 부분을 가로지르는 지점에 음식덩이의 머리 부분이 닿았을 때 인두삼킴이 유발되어야만 한다.

정상 청년층에서는 앞쪽 구개활에서 인두삼킴이 일어나고 그 순간에도 혀는 음식덩이를 계속 구강뒤쪽으로 밀어 넘기는 운동을 한다(Jean & Car, 1979; Lederman, 1977; Tracy et al., 1989). 즉, 인두삼킴이 유발되는 동안에도 음식덩이는 계속 움직인다. Pommerenke(1928)와 다른 학자는 앞쪽 구개활의 기저 부분을 인두삼킴을 일으키는 가장 민감한 장소로 확증하였다. Hollshwander, Brenman, Friedman(1975)과 Storey(1976)은 혀와 후두덮개 그리고 후두에 있는 수용체가 인두삼킴을 일으키는 부가적인 중추라고 추정했다. 60세 이상의 정상 노인층에서는 음식덩이의 머리 부분이 혀의 기저부 중간 쯤에 닿을 때까지 인두삼킴은 유발되지 않는다(Robbins et al., 1992; Tracy et al., 1989). 이와 같은 변화는 신경학적 손상이 있는 환자에게서 잘 나타나는데, 일부 환자는 음식이 조롱박굴에 닿을 때까지도 인두삼킴이 유발되지 않는다.

인두삼킴의 유발에 대해서는 아직도 밝혀지지 않은 부분이 많다. 그러나 사람은 입 안에 음식이든 물이든 혹은 침이든 무엇인가 있지 않으면 삼킬 수 없다는 것은 분명하다. 만일 어떤 사람이 빠르게 4번을 연속해서 삼키려고 할 때, 2~3회가 넘어가면 계속하기가 어려워지는데, 이는 마른 삼킴(dry swallow)이 입 안의 침을 고갈시키기 때문이다.

의도적으로 삼키려고 하는 시도와 인두삼킴의 유발 사이에 관련이 있다는 것은 분명하다. 그러나 정확하게 어떤 관련이 있는지에 대해서는 알려진 바가 없다. 자발적인 삼킴이 시작되지 않는 한 단순히 음식물을 입에 넣는다고 인두삼킴이 유발되는 것은 아니다. 입 안에 침이나 음식이 있지 않다거나 환자가 의도적으로 삼키기를 시도하지 않는다면, 인두삼킴이 유발되는 구강 영역을 가볍게 혹은 강하게 직접적으로 자극한다고 해도 삼킴이 자극되지 않는다. 이에 대한 가장 훌륭한 설명인 Roueche(1980)에 따르면 "정상 삼킴에는 자발적 그리고 반사적 요소가 모두 관련된다. 둘 중에 하나라도 문제가 있다면 정상적인 구강식사(oral feeding) 과정에 필요한 즉각적이고 규칙적인 삼킴은 일어날 수 없다."

삼킴의 인두단계는 인두삼킴이 유발될 때 시작된다. 일부 학자(Cumming & Reilly, 1972; Dobie, 1978; Donner & Silbiger, 1966)는 인두삼킴의 감각 부분은 뇌신경 IX, X, XI에 의해 전달된다고 추정했다. 그 자극은 뇌줄기(brainstem) 안에 위치한 숨뇌의 그물체(reticular formation) 혹은 삼킴중추(swallowing center)로 보내진다(Doty et al., 1967; Goldberg, 1976; Miller, 1972; Sumi, 1972). 이 중추는 정상적인 인두삼킴에 필요한 상승작용을 체계화하기 위한 신경세포의 집합체(pool)와 같은 역할을 한다. 운동 부분은 뇌신경 IX, X에 의해 전달된다. 뇌신경 VII은 감각 부분에 부가적으로 기여할 수도 있다. 뇌신경 V, VII, XII은 구심(afferent) 부분에 기여한다고 알려졌다.

삼킴 조절에 대한 소뇌(cerebellum)의 역할은 불분명하다. 몇몇 연구자들(Brooks, Kozlovskaya, Atkin, Horvath, & Uno, 1973; Kent & Netsell, 1975; Larson & Sutton, 1978)의 연구에서는 소뇌가 움직임의 속도에 관여한다고 하며, 따라서 최

소한 씹기와 삼킴의 준비단계에 관여한다고 하였다. 삼킴의 조절에 대한 대뇌의 역할에 대해서는 확실히 알려져 있지 않지만, 대뇌가 손상된 환자에게서 비정상적인 삼킴이 관찰되며, 보통 자발적으로 삼키려는 시도에 의해 삼킴이 촉진되는 것은 사실이다(Bieger & Hockman, 1976). 음식물이 입 근처에 닿는 것이나 입안에 들어온 것을 대뇌가 인식하는 것은 삼킴의 구강단계 혹은 씹기가 필요한 경우 구강준비단계를 시작하는 데 있어서 결정적인 역할을 한다.

4) 인두삼킴

인두유발(pharyngeal triggering)의 결과로 몇 가지의 생리학적 활동이 일어나게 되는데 ① 음식물이 비강(nasal cavity)으로 들어가지 않도록 연인두(velophayrn-geal) 부분을 완전히 폐쇄하기 위한 여린입천장의 상승과 수축, ② 목뿔뼈와 후두의 상승과 앞쪽 움직임, ③ 음식물이 기도로 들어가지 않도록 3개의 조임근 모두—즉, 진성대, 후두 입구(가성대, 앞쪽으로 기울어진 호미연골 그리고 후두가 상승할 때 후두덮개 기저 부분이 두꺼워지는 것) 그리고 후두덮개—에서의 기도폐쇄, ④ 음식물이 인두를 통과하여 식도로 들어갈 수 있도록 반지인두조임근이 열림, ⑤ 앞으로 돌출되는 뒤쪽 인두벽에 닿기 위해 혀의 기저부가 뒤로 당겨진 다음 음식덩이를 인두로 보내기 위해 혀의 기저 부분이 비탈짐, ⑥ 위에서 아래로 인두 수축근들이 점차로 수축하는 것이다(Bosma, 1957; Cook, Dodds, Dantas, Kern, et al., 1989; Cook, Dodds, Dantas, Massey, et al., 1989; Doty & Bosma, 1956; Jacob et al., 1989; Kahrilas et al., 1991; Kahrilas, Logemann, Lin, & Ergun, 1992; Logemann et al., 1992; Vantrappen & Hellemans, 1967).

(1) 연인두폐쇄

연인두폐쇄는 사람에 따라 다소 다르지만 여린입천장의 수축과 상승, 뒤쪽/옆쪽 인두벽의 안쪽으로의 움직임 그리고 앞쪽으로 돌출된 아데노이드패드(adenoid pad)가 관여한다. 연인두폐쇄는 인두 내부의 압력을 형성한다. 연인두폐쇄가 불가능하더라도 다른 모든 인두삼킴의 생리학적 측면 특히 혀의 기저부와 인두벽의 움직임과 접촉이 정상적으로 이루어진다면 기능적으로 삼킬 수 있다.

(2) 목뿔뼈와 후두의 상승과 앞쪽 운동

삼키는 동안 후두와 목뿔뼈는 구강바닥 근육들, 가령 앞배쪽 두힘살근, 턱목뿔근(mylohyoid), 턱끝목뿔근(geniohyoid) 그리고 후두상승근인 방패목뿔근(thyrohyoid)의 당김에 의해 상승하고 앞쪽으로 움직인다. 젊은이의 경우, 목뿔뼈는 약 2cm 정도 상승한다(Jacob et al., 1989). 이와 같은 상승은 기도입구가 닫히도록 도와주며, 앞쪽 움직임은 상식도조임근이 열리는 데 기여한다.

(3) 후두폐쇄

Ardran & Kemp(1952, 1956)는 후두폐쇄(closure of the larynx)가 성대 수준에서 시작하며 후두안뜰(laryngeal vestibule)을 향해 점차적으로 올라간다고 설명했다. 이들의 영화방사선촬영 검사(cineradiography)를 통한 연구와 최근에 도입된 비디오투시조영 검사(videofluoroscopy)를 이용한 연구(Logemann et al., 1992)에서 폐쇄는 아래에서 위쪽으로 진행이 되며, 이를 통해 후두안뜰의 음식물들을 인두 쪽으로 밀어내게 된다는 것이 밝혀졌다. 이런 움직임으로 침습되기도 하는(즉, 음식물 등이 기도를 통해 진성대 위 표면까지 들어오는) 것을 완전히 제거한다. 후두안뜰에서 기도가 폐쇄될 때, 호미연골은 아래쪽, 앞쪽, 안쪽으로 움직이고, 이는 열린 후두를 좁게 한다(Ardran & Kemp, 1967). 동시에 후두는 상승하며 앞으로 당겨진다. 이러한 상승은 후두덮개의 기저 부분을 두껍게 하여 후두안뜰이 닫히는 것을 돕는다(Ardran & Kemp, 1956; Negus, 1949; Ohmae, Logemann, Kaiser, Hanson, & Kahrilas, 1995). 정상 성인의 경우 한 번 삼키는 데 후두 입구는 약 1/3~2/3초 동안 닫힌다고 한다. 컵으로 연속해서 삼킬 때는 기도는 약 5초 이상 닫힌다(Martin, Logemann, Shaker, & Dodds, 1994). 성대는 후두가 최대로 상승하는 폭의 약 50% 정도에 도달했을 때 닫히게 된다(Gilbert et al., 1996).

(4) 반지인두근 열림

반지인두근 열림(cricopharyngeal opening)은 복잡한 일련의 움직임에 의해 이루어진다(Cook, Dodds, Dantas, Massey, et al., 1989; Jacob et al, 1989). 우선 조임근에서 반지인두근육 부분의 긴장이 이완된다. 약 0.1초 후에 후두의 앞쪽, 위쪽 운동이 나타나 조임근을 열기 시작한다. 즉, 구강바닥 근육들이 위쪽, 앞쪽으로 당겨지면서 후두가 움직이게 되면 조임근이 완전히 열린다. 조임근이 열릴 때 내려온 음식덩이의 앞부분이 조임근에 닿고 음식덩이의 압력으로 인해 입구가 넓어진다(Jacob et al., 1989). 음식덩이가 조임근을 통과하면 후두는 내려가고 반지인두근육은 다시 적절하게 수축된다.

(5) 혀의 기저부와 인두벽의 움직임

인두삼킴이 유발되면, 혀의 기저부는 비탈진 형태가 되어 음식물이 인두 안으로 들어가도록 한다. 그런 다음 음식덩이 꼬리 부분이 혀의 기저에 도달하면 혀의 기저부의 뒤쪽 당김(retraction)과 인두벽의 수축이 일어난다. 혀의 기저부와 인두벽은 삼키는 동안 완전히 맞붙어야 한다(Kahrilas et al., 1992). 두 구조가 서로 접근하면 인두 압력이 형성된다. 두 구조가 맞닿으면 인두벽은 상식도조임근을 향해 인두 아래쪽으로 점차 수축해 가고, 이어서 식도의 연동운동이 음식덩이를 내려 보낸다. 인두가 수축할 때의 물결모양을 더 이상 연동운동이라고 하지 않는데, 왜냐하면 연동운동은 근육 튜브가 아래로 점점 수축해 내려가는 것이기 때문이다. 인두는 근육튜브가 아니고, 따라서 삼키는 동안 인두가 점차적으로 수축해 내려가는 것을 가리키는 용어로는 적절하지 못하다. 인두수축근은 양옆과 뒤쪽 인두벽만을 구성하고 있으며, 머리뼈 바닥(skull base), 구개(palate), 혀의 기저부, 그리고 후두(larynx)로 이루어져 있는 앞쪽 인두벽은 수축근이 아니다. 음식덩이의 점도가 증가함에 따라 혀의 기저부의 뒤쪽 당김과 인두벽의 수축에 의해 형성

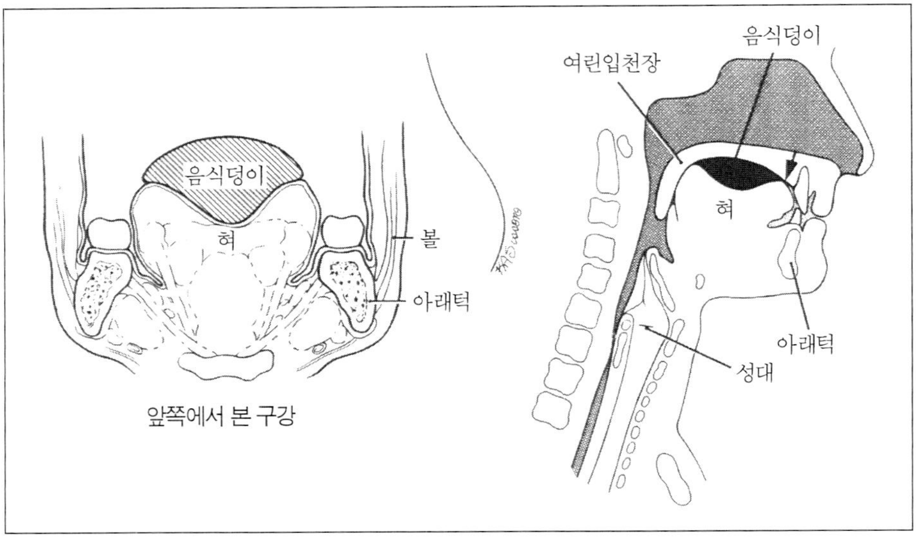

[그림 2-15] 두경부의 측면 그림. 화살표는 음식덩이의 꼬리 부분에 압력이 가해지는 지점을 가리킨다.

되는 압력도 증가한다. 압력은 [그림 2-15]에서 볼 수 있듯이 음식덩이의 꼬리 부분에 가해진다.

일반적으로 정상인의 경우, 연인두폐쇄와 목뿔후두의 위쪽 그리고 앞쪽 움직임은 거의 동시에 일어난다. 보통 상식도조임근의 열림과 기도의 폐쇄는 기본적으로 동시에 시작된다. 구강 부분의 혀가 음식덩이의 꼬리 부분을 밀면서 음식덩이에 압력이 가해지기 시작한다. 음식덩이의 꼬리 부분이 혀의 기저와 인두벽에 도달하면 이 구조들은 서로 맞닿을 때까지 접근하기 시작하며, 이로 인해 음식덩이에 압력이 가해진다.

인두삼킴의 유발 없이는 이와 같은 생리학적인 활동이 일어나지 않는다. 만약 구강 부분의 혀가 음식덩이(bolus)를 뒤로 밀어 주었는데 인두삼킴이 전혀 유발되지 않는다면, 음식덩이는 혀에 의해 인두 안으로 밀려들어 가게 될 것이고, 후두계곡이나 조롱박굴에 고이게 될 것이다. 만약 그것이 액체라면 인두 안으로 그리고 열려 있는 기도 안으로 흘러들어 갈 수 있다. 인두삼킴이 유발되기까지 아무런 인두삼킴 동작이 일어나지 않으므로, 음식덩이는 인두삼킴이 유발될 때까지 후두계곡에 얹혀 있을 것이다. 혹은 음식의 농도에 따라 후두계곡에서부터 흘러내려 호미후두덮개주름을 따라 조롱박굴로 들어갈 수도 있고 기도 안으로 떨어질 수도 있는데, 이때 환자의 기관이나 후두가 얼마나 민감한지에 따라 음식물을 제거할 수 있기도 하고 그렇지 않기도 하다. 반드시 인두삼킴이 유발되어야만 여린입천장이나 인두, 혀의 기저부, 후두의 활동으로 구성되는 삼킴이 일어난다는 것을 꼭 기억해 두어야 한다. 환자에게 자발적으로 기도를 보호하거나 반지인두조임근 혹은 UES를 열도록 하는 방법을 가르칠 수 있는데, 이는 칼을 삼키는 묘기를 보이는 사람(Devgan, Bross, McCloy, & Smith, 1978; Kahrilas et al., 1992; Logemann et al., 1992) 그리고 일부의 후두절제화자(alaryngeal speaker)에게서 볼 수 있으며, 여기에 대해서는 제5장에 설명되어 있다. 그러나 자발적으로 인두벽의 수축을 시작하거나 조정할 수 있는 방법은 없다(Hollis & Castell, 1975). 환자는 반복적인 후두의 그리고/혹은 혀의 기저부의 움직임을 보이며 애를 쓸 수도 있으나, 이는 완전한 인두삼킴의 과정과는 거리가 멀다.

인두통과시간(pharyngeal transit time)—인두삼킴이 유발된 순간부터 음식덩이가 식도를 향해 내려가 반지인두이음부(cricopharyngeal juncture)를 통과하는 순간까지 걸리는 시간—은 보통 1초 이하다. 이렇게 통과하는 동안 음식덩이는 인두의 어디서건 잠깐 동안의 머뭇거림도 없이 매끄럽고 재빠르게 혀의 기저부와 인두를 지나 경부식도(cervical esophagus) 안으로 들어간다. 인두를 통과할 때 음식덩이는 후두계곡에서 대략 반반씩 나누어져 인두의 양쪽 옆을 따라 조롱박굴로 내려간다. 정상인의 약 20%는 한쪽으로만 삼킨다(Logemann, Kahrilas, Kobara, & Vakil, 1989). 후두덮개(epiglottis)의 용도는 기도 위를 덮는 것이 아니라 음식이 기도 둘레로 내려가도록 인도하는 것인 듯하다. 두 갈래로 나누어진 음식덩이는 식도의 입구에 와서 다시 만나게 된다(Ardran & Kemp, 1951). 인두단계의 삼킴이 끝나면 아주 극소량의 잔여물만이 인두에 남게 되는 것이 정상이며, 이는 노인의 경우라도 마찬가지다.

5) 식도 단계

식도통과시간(esophageal transit times)은 음식덩이가 반지인두이음부(cricopharyngeal juncture) 혹은 UES를 통과하여 식도로 들어가는 순간부터 위식도경계(gastroesophageal juncture) 혹은 LES를 통과하여 위장으로 들어가는 순간까지 측정된 시간이다. 정상적인 식도통과시간은 8~20초까지 다양하다(Dodds, Hogan, Reid, Stewart, & Arndorfer, 1973; Mandelstam & Lieber, 1970). 연동운동의 파형은 식도의 맨 위에서부터 시작되어 음식덩이가 앞으로 나가도록 미는데, 이는 하식도조임근(lower esophageal sphincter)이 열리고 음식덩이가 위장으로 들어갈 때까지 식도 전체에 걸쳐 순차적으로 지속된다.

식도의 운동장애(motility disorder)는 5장에서 설명한 바와 같이 비디오투시조영 검사를 통해 밝혀낼 수 있다. 그러나 삼킴의 식도단계는 일반적으로 어떠한 치료적 운동처방으로도 개선되지 않기 때문에 구강인두삼킴에 대한 비디오투시조영 검사에서는 보통 식도 검사가 포함되지 않는다. 식도장애 환자는 반드시 위장병전문의(gastroenterologist)에게 의뢰되거나 표준바륨삼킴(standard barium swallow) 혹은 상부위장관계열(upper gastrointestinal series) 검사에 의뢰되어야 한다. 불행하게도 바륨삼킴 검사를 통해 항상 위식도역류(gastroesophageal reflux), 즉 위장에서 식도로 음식이 넘어오는 것을 알아낼 수 있는 것은 아니다. 식도장애의 원인과 최선의 치료 방법을 찾기 위해서는 위장병전문의에게 의뢰하는 것이 환자를 위해 더 효과적일 것이다.

3. 튜브와 밸브세트의 메커니즘

상부호흡소화관(upper aerodigestive tract)은 일련의 튜브와 밸브로 구성되어 있다고 할 수 있다. 튜브에는 [그림 2-16]에서와 같이 가로로 놓인 구강과 세로로 놓인

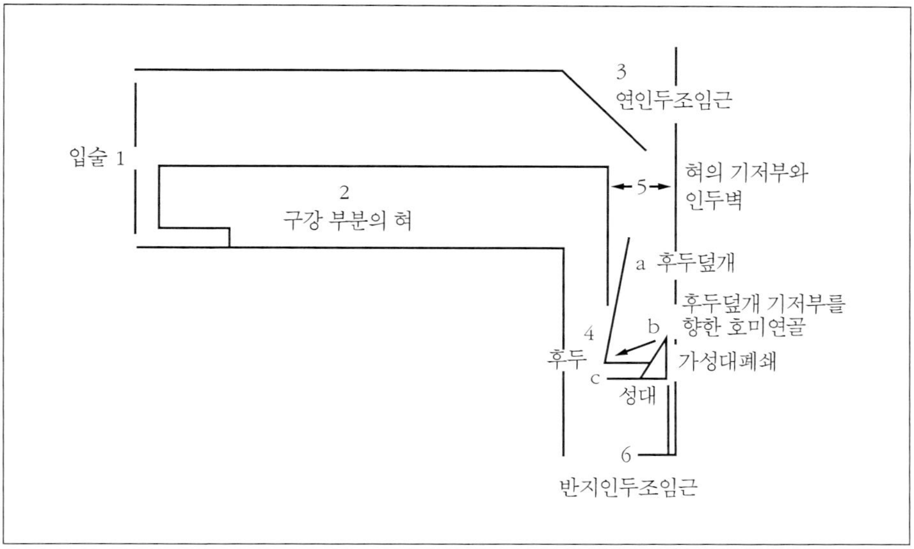

[그림 2-16] 삼킴과 관련된 상부호흡소화관의 밸브를 보여 주는 그림.

인두가 있는데, 이 두 개의 튜브 사이에는 다음과 같은 기능을 하는 여러 개의 밸브가 있다. 튜브는 첫째, 음식물이 기도로 들어가거나 코로 올라가는 등의 일이 일어나지 않도록 적절한 길로 보내는 것, 둘째, 음식물이 계속 잘 내려가도록 압력을 가하는 것이다. 밸브는 ① 앞쪽에는 음식물을 입 안에 물고 있게 하는 입술, ② 굳은 입천장이나 여린입천장을 따라 어느 지점에서건 완전한 접촉을 이룰 수 있거나 입천장과 어느 정도건 근접할 수 있는 구강 부분의 혀(oral tongue), ③ 음식물이 코로 들어가는 것을 막기 위해 닫히는 연인두(velopharyngeal) 영역, ④ 음식물이 기도로 들어가는 것을 방지하는 것이 가장 중요한 생물학적 기능인 후두, ⑤ 인두 삼킴 동안 완전히 밀착되어 압력을 형성하며 음식덩이가 남김없이 인두를 통과할 수 있도록 하는 혀의 기저부와 인두벽, ⑥ 적절한 시간에 열려서 음식덩이가 식도로 들어갈 수 있게 하는 반지인두(cricopharyngeal) 영역으로 구성된다. 일곱 번째 밸브는 소화관의 식도 기저 부분, 즉 하식도조임근에 있다. 하식도조임근(lower esophageal sphincter, LES)의 기능은 UES와는 매우 다르며 해부학적으로도 상당한 차이가 있다. UES 혹은 반지인두영역은 반지인두근과 반지연골로 형성된 근육골격밸브(musculoskeletal valve)인 반면 LES는 이완하면 열리고 수축하면 닫히는 근육조임근이다. LES는 음식물이나 위산을 위장 안에 머물러 있도록, 즉 음식물이 위장에서 식도로 역류(reflux)되거나 환류(backflow)되는 것을 방지하도록 만들어져 있다. 정상적인 삼킴을 위해서는 모든 밸브가 적절한 시기와 적절한 범위의 움직임이라는 두 가지 기능을 해야만 한다. 이와 같은 메커니즘을 평가하는 한 가지 방법은 삼키는 동안 적절한 순간에 각 밸브가 열리고 닫히는지, 그리고 움직임의 범위가 정상적인지를 체계적으로 조사하는 것이다. 이 밸브들은 대부분 말을 할 때에도 같은 기능을 한다. 그러나 삼킴에서는 말하기에서보다 일반적으로 더 강한 근육의 수축이 필요하고 더 큰 운동범위가 요구되며 더 강한 압력을 형성한다.

4. 나이에 따른 변화

1) 정상 해부 생리의 다양성

영유아의 정상적인 상부 기도의 해부는 성인과는 다르다.

(1) 영유아와 아동

영유아와 아동은 구강과 인두구조 간의 해부학적 관계가 성인과 다르다. 영유아의 경우 혀가 입 안을 가득 채우고 있고, 양옆으로는 볼의 지방덩이(fat pads)가 입 안을 좁게 만들며, 목뿔뼈와 후두는 성인보다 훨씬 높이 있어서([그림 2-17] 참조) 좀 더 자연스럽게 기도를 보호할 수 있다(Bosma, 1986a, 1986b; Mewman, Cleveland, Blickman, & Hillman, 1991). 여린입천장은 보통 낮게 달려 있고 목젖이 종종 후두덮개 안에 자리하고 있어서 후두계곡에 주머니를 형성한다. 나중에 설

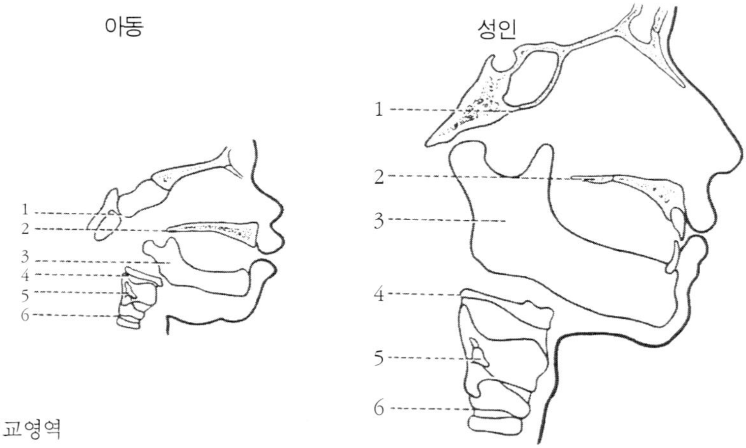

비교영역

1. 뒤쪽인두벽과 뒤-아래쪽 나비기저부 가장자리의 부착
2. 구개뼈의 뒤쪽 가장자리
3. 아래턱뼈구멍의 뒤쪽 끝
4. 목뿔뼈의 뼈와 큰돌기의 접합부
5. 호미연골의 성대돌기
6. 반지연골의 아래쪽 가장자리

[그림 2-17] 아동과 성인의 두경부에서 구강과 인두 구조물의 상대적인 위치를 보여 주는 측면 그림.

명하겠지만 반복적인 혀의 펌프운동에 따라 음식덩이는 보통 입 안 뒤쪽에, 앞으로 돌출된 여린입천장 앞 혹은 후두계곡의 주머니 안에 모인다. 21세까지는 얼굴이 계속 자란다. 아래턱은 아래로 그리고 앞쪽으로 자라나 혀가 내려가고 혀와 입천장 사이의 공간은 넓어져 결과적으로 구강 내의 공간을 발달시키게 된다. 후두는 목뿔뼈와 같이 아래로 내려가 인두가 늘어나고 넓어지게 된다. 가장 많이 인두가 길어지고 후두가 아래쪽으로 이동하는 것은 청소년기다.

Dellow(1976)에 따르면 삼킴은 태아 때부터 시작되는데, 빠는 동작과 양수를 마시는 것, 간혹 손가락을 입 안에 넣는 모습에서 나타난다. 영유아의 삼킴 생리학은 성인과는 매우 다르다. 젖꼭지를 빨 때 영유아는 혀의(초기에는 혀와 아래턱을 함께 사용하여) 반복적인 펌프운동을 보이며, 매 운동마다 짜내지는 젖을 구개활(faucial arches, 앞으로 돌출된 여린입천장 앞)이나 후두계곡(valleculae)에 모아 둔다. 아이마다 차이는 있지만 주로 혀 펌프운동의 횟수에 특정 패턴을 보이는 경향이 있다. 정상 영유아의 경우 2~7회 사이의 혀 펌프운동 횟수를 보인다(Burke, 1977; Newman et al., 1991). 그 이상의 횟수는 비정상적인 것으로 간주된다. 일반적으로 혀 펌프운동의 횟수는 한 번의 혀 운동으로 짜내지는 젖의 양과 관련이 있다(즉, 각 혀 운동마다 많은 양의 젖이 짜지면 혀 펌프운동은 감소하고, 적은 양이 짜지면 증가한다.). 적절한 양의 음식덩이가 형성되면 인두삼킴이 유발된다. 숟가락으로 적은 양의 (1ml) 액체를 주면 영유아는 보통 성인과 비슷한 구강 그리고 인두삼킴을 보인다.

영유아의 인두삼킴은 성인과 비슷하나 두 가지 면에서 다르다. 성인에 비해 후두상승 폭이 훨씬 적은데, 이는 후두가 해부학적으로 혀의 기저부 아래까지 올라와 있어서 상승운동을 할 필요가 없기 때문이다. 정상 영유아는 성인에 비해 삼키는 동안 뒤쪽 인두벽이 훨씬 앞쪽으로 이동해 있는 것을 자주 볼 수 있다.

Bosma(1973)에 따르면, 베어물기는 약 7개월 정도에 가능하며 씹기는 약 10~12개월에 시작되고, 그 시기의 차이가 크기는 하지만 3~4세가 되면 정상 성인과 같은 씹기 패턴이 습득된다. 일단 아이가 퓌레(puree)나 부드러운 음식을 삼키기 시작하면 구강 그리고 인두삼킴의 생리학은 성인과 비슷하나 후두 상승 범위가 작다는 차이점이 있다.

(2) 노 인

성인기 전체에 걸쳐 정상적인 삼킴패턴이 어떻게 변화하는지에 대한 연구들이 수행되어 왔다. Feldman, Kapur, Alman과 Chauncey(1980)는 노인의 씹기 기능을 연구하였다. 정상인은 나이에 관계없이 완전한 혹은 거의 완전한 치아가 있으면 씹기 기능은 양호하게 유지되었다. 연구자들은 나이와 치아 상태에 따라 삼킴을 위한 준비로 음식을 씹는 횟수가 증가한다는 것을 발견하였는데, 즉 환자의 치아 상태나 의치가 좋지 않다면 더 많이 씹는 것으로 나타났다.

몇몇 연구에서 정상 노인의 삼킴 구조와 기능에 대해 조사하였다(Blonsky, Logemann, Boshes, &Fisher, 1975; Mandelstam & Lieber, 1970; Robbins et al., 1992; Tracy et al., 1989). 이 연구들은 80세가 넘으면 약간이기는 하지만 통계적으로 유의미한 삼킴의 생리학적 변화가 나타난다는 것을 보여 준다.

나이가 들면서 방패연골과 반지연골, 목뿔뼈의 골화(ossification)가 진행되어 투시조영 검사에서 더욱 두드러지게 보이기도 한다. 또한 70세가 넘으면 후두는 목의 더 아랫부분인 7번 목뼈(cervicalvertebrae) 근처로 내려가기도 한다. 나이와 함께 목뼈 관절염(cervical arthritis)의 발생률이 증가하는데, 목뼈 관절의 변화는 인두벽을 침해하여 유연성을 저하시킬 수 있다. 아마도 이것이 보고된 바 있는 인두수축력 저하의 원인이며, 이로 인해 삼킴 후에도 인두에 잔여물이 남게 되고 이 잔여물을 없애기 위해 한 번 더 삼켜야 하기도 하는 것이다.

통계적으로 유의미한 차이를 보이는 구강인두삼킴의 일부 생리학적 변화는 60세 이상의 정상인에게 나타난다(Robbins et al., 1992; Tracy et al., 1989). 나이가 많을수록 음식덩이를 구강 바닥에 물고 있다가 삼킴의 구강단계가 시작될 때 혀

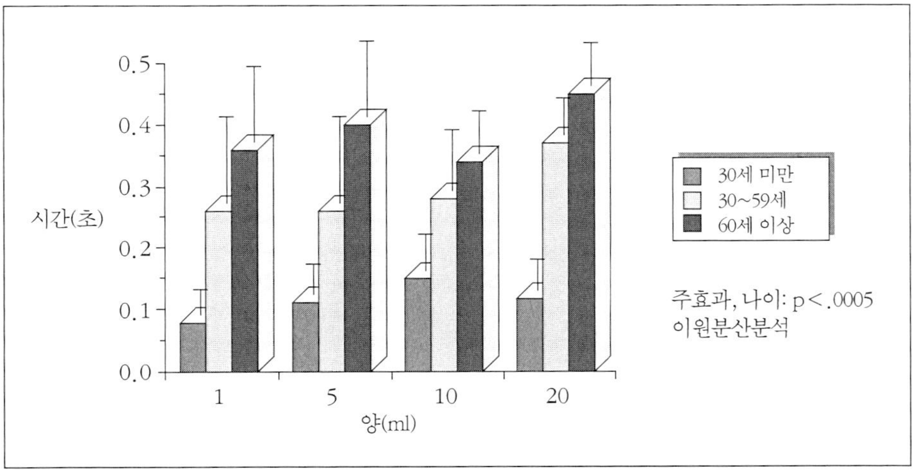

[그림 2-18] 정상성인의 구강인두삼킴에서 인두지연(pharyngeal delay)의 지속시간을 보여 주는 막대그래프. 인두지연시간은 나이에 따라 의미 있는 차이를 보인다.

끝으로 그것을 올리는, 즉 '입에 담기'의 삼킴 형태를 자주 보이는 경향이 있다(Dodds et al., 1989). 노인의 경우 삼킴의 구강단계가 다소 길며 인두삼킴을 유발하는데 '정상적인' 지연을 보인다([그림 2-18] 참조).

60세 이상에서 구강과 인두 잔여물의 빈도나 양이 아주 조금 증가하는 것이 관찰된다. 연령이 증가함에 따라 후두안뜰에 음식물이 침투하는 빈도가 증가하는 것으로 나타났으나, 노인에게 흡인이 증가하지는 않는다(Robbins et al., 1992; Tracy et al., 1989). [그림 2-19]의 A와 B는 정상노인의 비디오투시조영 검사에서 나타난 인두 잔여물에 대한 양 극단의 예(최소와 최대)를 보여 주고 있다. 노인의 구강인두삼킴의 생리학적 변화는 미미한 정도인 데 반해서, 식도 기능의 퇴화는 나이가 들면서 더욱 두드러지게 나타나 음식물이 식도를 통과하고 깨끗이 비워지는 데 더 오랜 시간이 걸리고 비효율적이 된다(Mandelstam & Lieber, 1970).

저자와 동료들은 청년(21~29세)과 노인(80~94세)의 구강인두삼킴을 비교하는 연구를 하였는데(Logemann, Pauloski, Rademaker, & Kahrilas, 1996), 그 결과 후두와 목뿔뼈의 앞쪽 윗쪽 움직임의 최대치가 노인에게서 감소하는 것으로 나타났으며, 이는 신경근육의 예비력(reserve)이 감소했다는 것을 의미한다. [그림 2-20]에서와 같이 목뿔뼈와 후두의 앞쪽운동은 각기 반지인두근이 열릴 때(cricopharyngeal opening)까지 청년과 노인에게서 차이가 없는 것으로 나타났다. 그러나 반지인두근이 열린 후에도 청년은 목뿔뼈와 후두의 상승이 지속되지만 노인의 경우에는 안정 상태로 유지되고 있었다. 청년층에서는 후두와 목뿔뼈 움직임의 초과 현상을 보이는 것이다. 이와 같은 필요 운동(necessary movement)과 실제 운동(actual movement) 간의 차이를 '예비력'이라고 한다. 노인은 예비력을 보이지 않았다.

반지인두근 열림의 변화에 대한 두 그룹 간의 비교([그림 2-21] 참조)에서 노인은 양이 증가하여도 거의 변화를 보이지 않아 유연성이 감소한 것으로 나타났다. 신경근육 조정의 예비력이나 유연성의 감소는 정상적인 운동시스템의 노화에서 특징적으로 나타난다. 이 두 가지 특성 때문에 '최고령'자는 머리와 목 부분뿐만 아

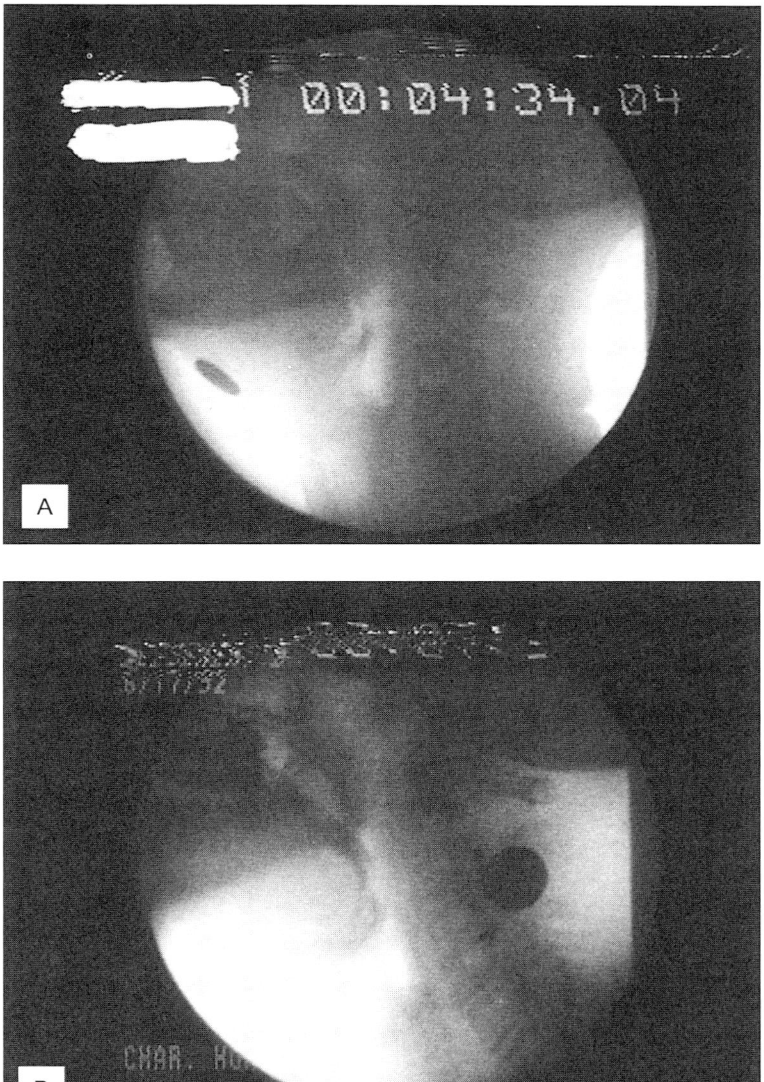

[그림 2-19] 저자와 동료들의 연구에서 80~93세 사이의 최고령층 대상자에게서 나타난 인두의 최소(A)와 최대(B) 잔여물(residue)을 보여 주는 측면 비디오프린트.

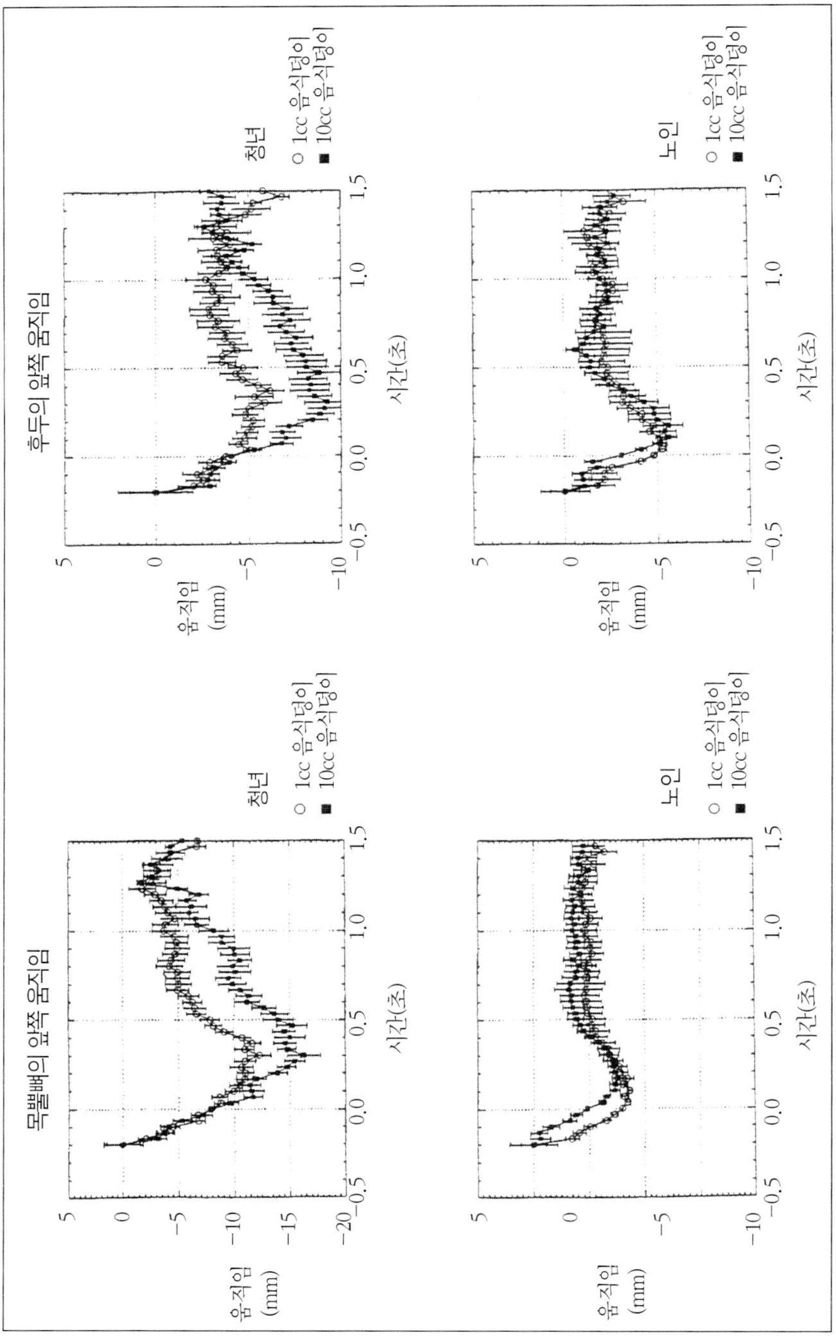

[그림 2-20] 삼킴의 시작에서부터 종료까지 청년층과 노인층에서의 목뿔뼈(hyoid)와 후두의 앞쪽 움직임. 시간 축의 0.0은 상부식도조임근이 열리기 시작한 시점을 말한다.

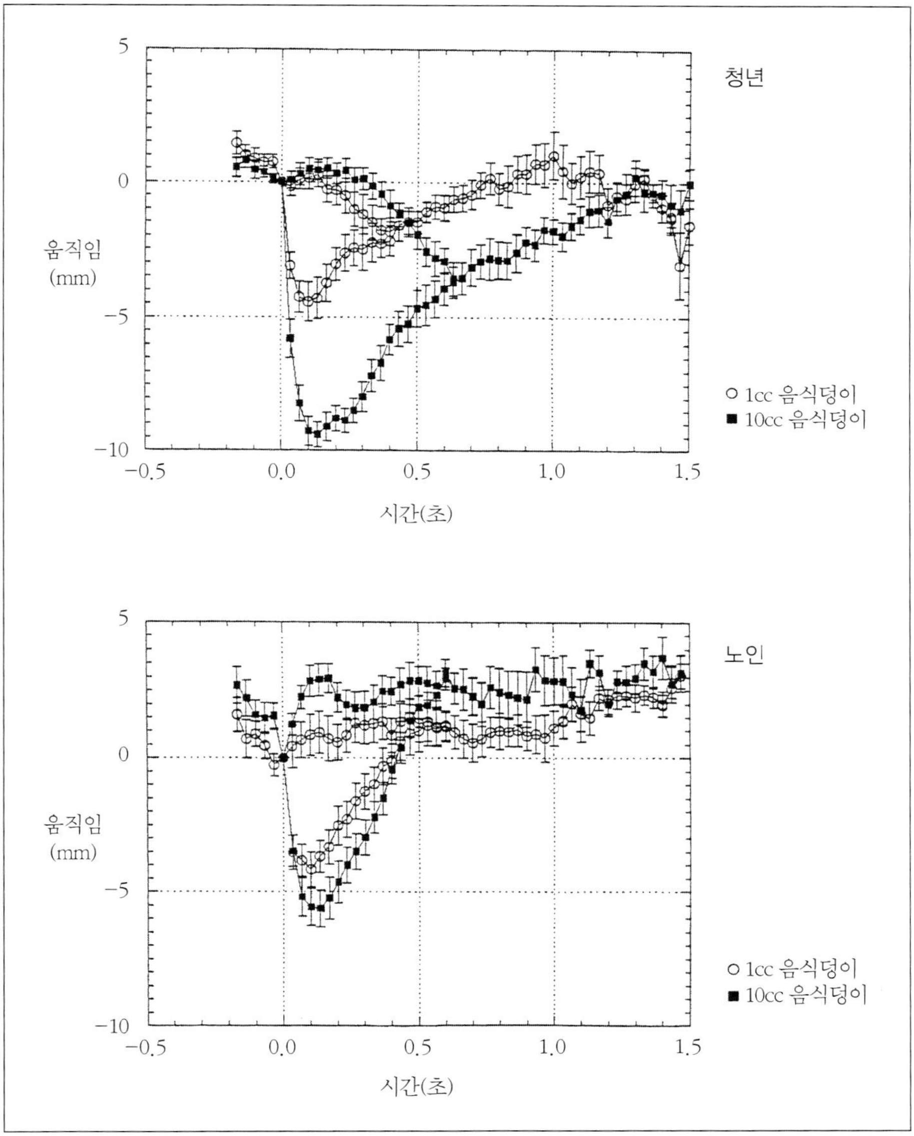

[그림 2-21] 다른 양의 액체를 삼킬 때 청년층과 노인층에서 나타나는 반지인두 열림(cricopharyngeal opening)의 그래프. 시간 축의 0.0은 상부식도조임근이 열리기 시작한 시점을 말한다.

니라 어떤 다른 질환으로 인해 신체적으로 약해지면 삼킴의 문제가 발생할 수 있는 위험성이 높아진다.

2) 맛

맛은 구강인두 영역의 화학작용에 의한 감각이며 먹고 마시는 동안 활성화된다(Frank, Hettinger, & Mott, 1992). 나이가 들면서 맛과 냄새의 강도를 평가하는 기능이 감소하는데(Cowart, 1989), 아마도 맛보다는 냄새가 더 그럴 것이다. 노인은 미각에 영향을 받게 되면서 영양가 있는 음식에 대해 흥미를 잃게 되는 것 같다. 음식을 많이 섭취할 수 있도록 조미료를 넣는 것이 필요하겠지만(Schiffman & Warwick, 1989) 건강에 해로울 정도로 소금이나 설탕을 첨가하는 일이 없도록 주의해야 한다. 테트라실린(항상제), 리튬탄산염(항정신병제), 페니실라민(항관절염제) 그리고 캅토프릴(항고혈압제)과 같은 일부 약물은 입 안에 불쾌한 금속성 맛을 느끼게 할 수 있다(Coulter, 1988; Greenberg et al., 1989; Hochberg, 1986; Magnasco & Magnasco, 1985).

3) 호흡과 삼킴의 협응

다양한 연령대의 사람들을 대상으로 호흡과 삼킴 간의 협응을 조사하는 연구들이 수행되었다(Martin et al, 1994; Nishino& Hiraga, 1991; Preiksaitis, Mayrand, Ronins, & Diamant, 1992). 삼킬 때 기도는 몇 분의 1초 동안 닫힌다. 기도가 닫힌 동안, 즉 호흡이 없는 동안을 무호흡기간(apneic period)이라고 한다. 무호흡기간은 보통 삼킴의 인두단계 동안 기도가 닫히는 것 그리고 흉벽의 움직임이 멈추는 것과 일치한다. 기도가 닫히는 시간은 음식덩이의 양이 증가함에 따라 길어지는 경향이 있다(Logemann et al., 1992). 기도는 보통 삼킴의 구강준비, 구강 그리고 식도단계 동안에는 열려 있다. 삼킴-호흡 협응의 두드러진 패턴이 있는데, 이는 매우 다양하게 나타난다. 협응의 주된 패턴은 삼킴이 호흡주기(respiratory cycle)에서 날숨(exhalation) 단계를 차단하는 것이다(Martin et al., 1994; Nishino, Yomezawa, & Honda, 1985; Preiksaitis et al., 1992; Selley, flack, Ellis, & Brooks, 1989a, 1989b; Smith, Wolkove, Colacone, & Kreisman, 1989). 일반적으로 사람들은 삼킨 후에 다시 날숨으로 돌아간다. 이러한 협응은 삼키기 위해 들숨(inhalation)을 차단하는 것보다 안전한 것으로 생각된다. 날숨을 차단하고 다시 날숨으로 돌아감으로써 정상인은 삼킴 후 후두와 인두에 얼마간의 기류(airflow)를 갖게 되는데, 이는 기도입구 주변의 약간의 잔여물을 제거하는 데 도움이 될 것이다. 한 연구에서 양이 많은 음식덩이의 경우는 몇 번 더 삼키기 전에 들숨을 보인다고 보고하였다(Preiksaitis et al., 1992).

삼킴장애 환자는 삼키기 위해 들숨을 차단하는 경우가 더 많은 것으로 나타났는데, 이는 흡인의 위험성을 증가시킬 것이다(Selley et al, 1989b). 신생아가 약 2~3개월이 되면 삼킴-호흡 협응이 성인의 패턴과 같이 안정화된다(즉, 삼킴은 호흡의 날숨단계를 차단한다)는 자료가 있다(McPherson et al., 1992).

5. 정상 삼킴의 다양성

정상 삼킴에는 여러 가지 유형이 있다. 이것은 왜 일부 환자가 어떤 형태나 양의 음식은 삼킬 수 있는 데 반해 다른 것은 삼킬 수 없는지를 설명하는 데 도움이 된다. 음식의 특성은 구강인두 삼킴에 체계적인 변화를 가져오는 주된 요인이다. 또 다른 요인은 삼키기 위해 노력하는 자발적인 조절이다.

1) 양의 효과

일반적으로 구강인두 삼킴에 가장 큰 체계적 변화를 가져오는 것은 음식덩이

양의 변화다. 적은 양(1~3ml)을 삼킬 때는 구강단계 후에 인두삼킴의 유발, 인두단계, 그 다음 식도단계의 순차적 특징을 보이는 반면, 많은 양(10~20ml)의 삼킴에서는 보통 구강과 인두 움직임이 동시에 일어나는 것이 특징이다. 이는 많은 양의 음식덩이를 구강과 인두에서 모두 안전하게 넘기기 위해 필요한 것이다(Kahrilas & Logemann, 1993; Shaker et al., 1993). 음식덩이의 양이 커질수록 앞쪽으로 그리고 가운데로 움직이는 인두벽과 만나기 위해 혀의 기저부가 수축하는 시점이 삼킴의 후반부에 나타나게 된다. 모든 삼킴에서 공통적으로 나타나는 것은 혀의 기저부와 인두벽은 서로 접근하고, 음식덩이의 꼬리 부분이 혀의 기저부에 닿는 시점에서 서로 접촉하게 된다는 것이다. 이는 혀의 기저부와 인두벽이 서로 접근하면서 형성되는 모든 압력이 음식덩이의 꼬리 부분에 가해진다는 것을 의미한다.

2) 점도의 증가

음식덩이의 점도가 증가하면 구강부분의 혀와 혀의 기저부, 인두벽에 의해 형성되는 압력이 커지고 근육의 (근전도검사상의) 활동이 증가한다(Dantas & Dodds, 1990; Dantas et al., 1990; Reimers-Neils et al., 1994). 또한 연인두폐쇄와 상부식도의 열림 그리고 후두폐쇄와 같은 밸브의 기능도 점도가 증가함에 따라 그 지속시간이 다소 증가한다.

3) 컵으로 마시기

컵으로 마시기는, 만약 연속적으로 삼킬 경우 기도가 일찍 닫히는 것 그리고 컵이 입 가까이 가면 후두가 어느 정도 미리 상승하고 연속적으로 삼키는 내내 기도가 닫혀 있는 것이 특징이다. 컵으로 마실 때 기도가 닫혀 있는 시간은 5~10초 정도 되는데, 이는 몇 번을 연속적으로 삼키느냐에 따라 달라진다(Martin et al.,

1994). 이와 같은 연속삼킴 동안 연인두 영역(velopharyngeal area)은 폐쇄되며, 입술은 컵이나 잔 둘레에 밀착되어 있고, 혀는 입 안에서 연속적으로 반복하여 밀어 넘기며, 혀의 기저부와 인두벽은 연속적으로 이어지는 각 음식덩이의 꼬리 부분에서 접촉한다. 상부식도조임근은 각 음식덩이가 도착할 때마다 되풀이하여 열린다. 호흡에 문제가 있는 환자는 이때 필요한 기도의 폐쇄를 지속적으로 유지할 수가 없기 때문에 컵으로 마시는 것이 불가능할 수도 있다.

4) 빨대로 마시기

빨대로 마시기에서 음식덩이는 입 안에서 빨아들이는 행위를 통해 입으로 들어오게 된다. 빨아들이기 위해서 여린입천장은 혀의 뒷부분을 향해 내려오고 볼과 얼굴 근육은 수축하여 입 안에 흡인력을 발생시킴으로써 음식물이 들어오도록 한다. 음식물이 입에 닿으면 빨아들이기는 중단되며, 혀에 의해 삼킴의 구강단계가 시작되면 연구개는 상승한다. 즉, 빨대로 마시기는 단순히 음식을 입에 넣는 방법을 바꾼 것이다. 그러나 빨대로 마시는 것이 부적절하거나 위험한 경우가 있는데, 구강 내에서 빨아들이기를 하는 것이 아니라 들숨을 통해 빨아들이는 것이다. 이는 병상에서 환자가 빨대로 마실 때 흔히 관찰할 수 있다. 만일 빨아들이기가 들숨의 주기에 이루어진다면, 그 환자는 기도가 열린 상태에서 부적절하게 빨대로 마시고 있는 것이다. 이것은 환자가 입 안으로 음식물을 들여올 때 만약 음식물이 뒤로 흘러내리거나 기도로 빨아들여지면, 음식물이 기도 안으로 들어가는 위험성을 증가시킨다.

5) 단숨에 마시기

일부 사람들은 탄산수나 기타 음료를 삼키지 않고 단숨에 들이킬 수 있다. 이때 그들은 후두를 앞쪽으로 당겨 스스로 상부식도조임근을 열고 기도가 닫히도록 숨을 참고 중력을 이용하여 구강과 인두를 통해 식도와 위장으로 음식물을 말 그대로 쏟아 붓는다. 이는 칼을 삼키는 사람들이 사용하는 방법과 매우 흡사하다. 칼을 삼킬 때 그들은 구강과 인두, 식도 그리고 위장이 수직이 되게 하고 후두를 앞쪽으로 당겨 상부식도조임근을 열고 기도를 보호하기 위해 숨을 참고 칼이 구강, 인두, 식도를 일직선으로 통과하도록 한다. 그리고 하부식도조임근을 이완시켜 칼이 위장으로 들어갈 수 있게 한다. 이런 행동은 삼킴 메커니즘에 대한 놀라운 자발적 통제력을 확실하게 보여 주는 것이며, 환자가 구강인두 삼킴장애를 보상할 수 있는 가능성이 있다는 것을 시사한다.

6) 구강삼킴이 생략된 인두삼킴

만일 인두에 분비물이 모여 있거나 씹는 동안 미숙유출(premature spillage)이 있어 후두계곡이나 조롱박굴에 음식물이 쌓여 있으면, 구강삼킴이 거의 없이 혹은 생략된 상태에서 인두삼킴을 보일 수 있다. 일반적으로 씹고 있는 상태였다면 우선 씹기를 멈출 것이고, 인두단계의 삼킴을 일으킨 다음 다시 씹기 시작할 것이다. 즉, 구강삼킴이 전혀 없이 인두단계의 삼킴이 일어나는 것은 충분히 가능한 일이다. 이 역시 메커니즘에 대한 자발적인 통제력을 보여 주는 것이다.

7) 삼킴의 구성요소

삼킴에는 항상 기도를 보호하고 구강과 인두에 잔여물이 없이 음식물을 모두 깨끗하게 넘기기 위한 생리학적 요소가 있다. 이는 ① 음식덩이를 인두로 밀어 넘기는 구강 추진력(oral propulsion), ② 기도의 닫힘, ③ 상부식도조임근의 열림, ④ 음식덩이를 인두와 식도로 운반하기 위한 혀의 기저부–인두벽의 추진력이 반드시 포함된다. 일반적으로 정상삼킴은 다양하기 때문에 상대적인 시간의 차이는 있을 수 있지만 반드시 이런 요소가 모두 포함되어 있고, 정상적으로 작용을 해야 음식덩이를 안전하고 효율적으로 깨끗이 넘길 수 있다.

정상 삼킴을 특징짓는 행동은 빠른 동작과 각 동작이 복잡한 신경운동 조절에 필요한 수의적, 불수의적 측면을 포함한다는 것이다. 신경 조절의 모든 측면이 다 밝혀진 것은 아니나 정상 삼킴의 생리학은 어느 정도 잘 정의되어 있으며, 이는 제3장에서 설명하게 될 비정상 삼킴과의 비교에 기초가 된다.

참고문헌

Ardran, G., & Kemp, F. (1951). The mechanism of swallowing. *Proceedings of the Royal Society of Medicine, 44,* 1038-1040.

Ardran, G., & Kemp, F. (1952). The protection of the laryngeal airway during swallowing. *British Journal of Radiology, 25,* 406-416.

Ardran, G., & Kemp, F. (1956). Closure and opening of the larynx during swallowing. *British Journal of Radiology, 29,* 205-208.

Ardran, G. M., & Kemp, F. (1967). The mechanism of the larynx II: The epiglottis and closure of the larynx. *British Journal of Radiology, 40,* 372-389.

Bieger, D., & Hockman, C. (1976). Suprabulbar modulation of reflex swallowing. *Experimental Neurology, 52,* 311-324.

Blonsky, E., Logemann, J., Boshes, B., & Fisher, H. (1975). Comparison of speech and swallowing function in patients with tremor disorders and in normal geriatric patients: A cinefluorographic study. *Journal of Gerontology, 30,* 299-303.

Bosma, J. (1973). Physiology of the mouth, pharynx and esophagus. In M. Paparella & D. Shumrick (Eds.), *Otolaryngology volume 1: Basic sciences and related disciplines* (pp. 356-370). Philadelphia: Saunders.

Bosma, J. F. (1957). Deglutition: Pharyngeal stage. *Physiological Reviews, 37,* 275-300.

Bosma, J. F. (1986a). *Anatomy of the infant head.* Baltimore: Johns Hopkins University Press.

Bosma, J. F. (1986b). Development of feeding. *Clinical Nutrition, 5,* 210-218.

Brooks, V., Kozlovskaya, I., Atkin, A., Horvath, F., & Uno, M. (1973). Effects of cooling dentate nucleus on tracking task-performance in monkeys. *Journal of Neurophysiology, 36,* 974-995.

Burke, P. (1977). Swallowing and the organization of sucking in the human newborn. *Child Development, 48,* 523-531.

Campbell, S. (1981). Neural control of somatic motor function. *Physical Therapy, 61,* 16-22.

Cleall, J. (1965). Deglutition: A study of form and function. *American Journal of Orthodontia, 51,* 566-594.

Cook, I. J., Dodds, W. J., Dantas, R. O., Kern, M. K., Massey, B. T., Shaker, R., & Hogan, W. J. (1989). Timing of videofluoroscopic, manometric events, and bolus transit during the oral and pharyngeal phases of swallowing. *Dysphagia, 4,* 8-15.

Cook, I. J., Dodds, W. J., Dantas, R. O., Massey, B., Kern, M. K., Lang, I. M., Brasseur, J. G., & Hogan, W. J. (1989). Opening mechanism of the human upper esophageal sphincter. *American Journal of Physiology, 257,* G748-G759.

Coulter, D. M. (1988). Eye pain with Nifedipine and disturbance of taste with Captopril: A mutually controlled study showing a method of post marketing surveillance. *British Medical Journal, 296,* 1086-1088.

Cowart, B. J. (1989). Relationships between taste and smell across the adult life span. *Annals of New York Academy of Science, 561,* 31-55.

Cumming, W., & Reilly, B. (1972). Fatigue aspiration. *Pediatric Radiology, 105,* 387-390.

Dantas, R. O., & Dodds, W. J. (1990). Effect of bolus volume and consistency on swallow-induced submental and infrahyoid electromyographic activity. *Brazilian Journal of Medical Biological Research, 23,* 37-44.

Dantas, R. O., Kern, M. K., Massey, B. T., Dodds, W. J., Kahrilas, P. J., Brasseur, J. G., Cook, I. J., & Lang, I. M. (1990). Effect of swallowed bolus variables on oral and pharyngeal phases of swallowing. *American Journal of Physiology, 258,* G675-G681.

Dellow, P. (1976). The general physiological background of chewing and swallowing. In B. Sessle & A. Hannan (Eds.), *Mastication and swallowing* (pp. 6-21).

Toronto: University of Toronto Press.

Devgan, B., Bross, G., McCloy, R., & Smith, C. (1978). Anatomic and physiologic aspects of sword swallowing. *Ear, Nose and Throat, 57,* 445-450.

Dobie, R. A. (1978). Rehabilitation of swallowing disorders. *American Family Physician, 17,* 84-95.

Dodds, W. J., Hogan, W, Reid D., Stewart, E., & Arndorfer, R. (1973). A comparison between primary esophageal peristalsis following wet and dry swallows. *Journal of Applied Physiology, 35,* 851-857.

Dodds, W. J., Taylor, A. J., Stewart, E. T., Kern, M. K., Logemann, J. A., & Cook, I. J. (1989). Tipper and dipper types of oral swallows. *American Journal of Roentgenology, 153,* 1197-1199.

Donner, M., & Silbiger, M. (1966). Cinefluorographic analyses of pharyngeal swallowing in neuromuscular disorders. *The American Journal of Medical Sciences, 251,* 600-616.

Doty, R., & Bosma, J. (1956). An electromyographic analysis of reflex deglutition. *Journal of Neurophysiology, 19,* 44-60.

Doty, R., Richmond, W., & Storey, A. (1967). Effect of medullary lesions on coordination of deglutition. *Experimental Neurology, 17,* 91-106.

Feldman, R., Kapur, J., Alman, J., & Chauncey, H. H. (1980). Aging and mastication: Changes in performance and in the swallowing threshold with natural dentition. *American Geriatrics Society, 28,* 97-103.

Fletcher, S. (1974). The swallow pattern. In *Tongue thrust in swallowing and speaking.* Austin, TX: Learning Concepts.

Frank, M. E., Hettinger, T. P., & Mott, A. E. (1992). The sense of taste: Neurobiology, aging, and medication effects. *Critical Reviews in Oral Biology and Medicine, 3,* 371-393.

Gilbert, R. J., Daftary, S., Woo, P., Seltzer, S., Shapshay, S. M., & Weisskoff, R. M. (1996). Echoplanar magnetic resonance imaging of deglutitive vocal fold closure: Normal and pathologic patterns of displacement. *Laryngoscope, 106,* 568-572.

Goldberg, L. (1976). Mononeurone mechanisms: Reflex controls. In B. Sessle & A.

Hannan (Eds.), *Mastication and swallowing* (pp. 47-59). Toronto: University Toronto Press.

Greenberg, A. J., Kane, M. L., Keller, M. B., Lavori, P., Rosenbaum, J. F., Cole, K., & Lavelle, J. (1989). Comparison of standard and low serum levels of Lithium for maintenance treatment of bipolar disorder. *New England Journal of Medicine, 321,* 1489-1493.

Hansky, J. (1973). The use of oesophageal motility studies in the diagnosis of dysphagia. *Australian New Zealand Journal of Surgery, 42,* 360-361.

Hochberg, M. C. (1986). Auranofin or D-Penicillamine in treatment of rheumatoid arthritis. *Annals of Internal Medicine, 105,* 528-535.

Hollis, J., & Castell, D. (1975). Effect of dry and wet swallows of different volumes on esophageal peristalsis. *Journal of Applied Physiology, 383,* 1161-1164.

Hollshwandner, C., Brenman, H., & Friedman, M. (1975). Role of afferent sensors in the initiation of swallowing in man. *Journal of Dental Research, 54,* 83-88.

Jacob, P., Kahrilas, P., Logemann, J., Shah, V., & Ha, T. (1989). Upper esophageal sphincter opening and modulation during swallowing. *Gastroenterology, 97,* 1469-1478.

Jean, A., & Car, A. (1979). Inputs to the swallowing medullary neurons from peripheral afferent fibers and the swallowing cortical area. *Brain Research, 178,* 567-572.

Kahrilas, P. J., Lin, S. Chen, J., & Logemann, J. A. (1996). Oropharyngeal accommodation to swallow volume. *Gastroenterology, 111,* 297-306.

Kahrilas, P. J., Lin, S., Logemann, J. A., Ergun, G. A., & Facchini, F. (1993). Deglutitive tongue action: Volume accommodation and bolus propulsion. *Gastroenterology, 104,* 152-162.

Kahrilas, P. J., & Logemann, J. A. (1993). Volume accommodation during swallowing. *Dysphagia, 8,* 259-265.

Kahrilas, P. J., Logemann, J. A., Krugler, C., & Flanagan, E. (1991). Volitional augmentation of upper esophageal sphincter opening during swallowing. *American Journal of Physiology, 260 (Gastrointestinal Physiology, 23),* G450-G456.

Kahrilas, P. J., Logemann, J. A., Lin, S., & Ergun, G. A. (1992). Pharyngeal clearance during swallow: A combined manometric and videofluoroscopic study. *Gastroenterology, 103,* 128-136.

Kent, R., & Netsell, R. (1975). A case study of an ataxic dysarthric: Cineradiographic and spectrographic observations. *Journal of Speech and Hearing Research, 40,* 115-134.

Kirchner, J. (1958). The motor activity of the cricopharyngeus muscle. *Laryngoscope, 68,* 1119-1159.

Larson, C., & Sutton, D. (1978). Effects of cerebellar lesions on monkey jaw-force control: Implications for understanding ataxic dysarthria. *Journal of Speech and Hearing Research, 21,* 295-308.

Lear, C., Flanagan, J., & Moorrees, C. (1965). *Archives of Oral Biology, 10,* 83-89.

Lederman, M. (1977). The oncology of breathing and swallowing. *Clinical Radiology, 28,* 1-14.

Logan, W., Kavanagh, J., & Wornall, A. (1967). Sonic correlates of human deglutition. *Journal of Applied Physiology, 23,* 279-284.

Logemann, A., Kahrilas, P. J., Cheng, J., Pauloski, B. R., Gibbons, P. J., Rademaker, A. W., & Lin, S. (1992). Closure mechanisms of the laryngeal vestibule during swallow. *American Journal of Physiology, 262 (Gastrointestinal Physiology, 25).* G338-G344.

Logemann, A., Pauloski, B., Rademaker, A., & Kahrilas, P. (1996). [Oropharyngeal swallow in young men and old men]. Unpublished data.

Logemann, J. A., Kahrilas, P. J., Kobara, M., & Vakil, N. (1989). The benefit of head rotation on pharyngo-esophageal dysphagia. *Archives of Physical Medicine and Rehabilitation, 70,* 767-771.

Lowe, A. (1981). The neural regulation of tongue movement. *Progress in Neurobiology, 15,* 295-344.

Magnasco, L. D., & Magnasco, A. J. (1985). Metallic taste associated with tetracycline therapy. *Clinical Pharmacology, 4,* 455-456.

Mandelstam, P., & Lieber, A. (1970). Cineradiographic evaluation of the esophagus in normal adults. *Gastroenterology, 58,* 32-38.

Martin, B. J. W., Logemann, J. A., Shaker, R., & Dodds, W. J. (1994). Coordination between respiration and swallowing: Respiratory phase relationships and temporal integration. *Journal of Applied Physiology, 76*(2), 714-723.

McPherson, K. A., Kenny, D. J., Koheil, R., Bablich, K., Sochaniwskyj, A., & Milner, M. (1992). Ventilation and swallowing interactions of normal children and children with cerebral palsy. *Developmental Medicine and Child Neurology, 34,* 577-588.

Miller, A. (1972). Characteristics of the swallowing reflex induced by peripheral nerve and brain stem stimulation. *Experimental Neurology, 34,* 210-222.

Negus, V. (1949). The second stage of swallowing. *Acta Otolaryngologica* (Suppl.), pp. 75-82.

Newman, L., Cleveland, R., Blickman, J., & Hillman, R. (1991). Videofluoroscopic analyses of the infant swallow. *Investigative Radiology, 26,* 870-873.

Nishino, T., & Hiraga, K. (1991). Coordination of swallowing and respiration in unconscious subjects. *Journal of Applied Physiology, 70,* 988-993.

Nishino, T., Yonezawa, T., & Honda, Y. (1985). Effects of swallowing on the pattern of continuous respiration in human adults. *American Review of Respiratory Disease, 132,* 1219-1222.

Ohmae, Y., Logemann, J. A., Kaiser, P., Hanson, D. G., & Kahrilas, P. J. (1995). Timing of glottic closure during normal swallow. *Head & Neck, 17,* 394-402.

Palmer, J. B., Rudin, N. J., Lara, G., & Crompton, A. W. (1992). Coordination of mastication and swallowing. *Dysphagia, 7,* 187-200.

Parrish, R. (1968). Cricopharyngeus dysfunction and acute dysphagia. *Canadian Medical Association Journal, 99,* 1167-1171.

Perlman, A. L., Luschei, E. S., & DuMond, C. E. (1989). Electrical activity from the superior pharyngeal constrictor during reflexive and non-reflexive tasks. *Journal of Speech and Hearing Research, 32*(4), 749-754.

Pommerenke, W. (1928). A study of the sensory areas eliciting the swallowing reflex. *American Journal of Physiology, 84,* 36-41.

Ponzdi, V. (1968). Zenker's diverticulum. *Southern Medical Journal, 61,* 817-821.

Pouderoux, P., Logemann, J. A., & Kahrilas, P. J. (1996). Pharyngeal swallowing elicited by fluid infusion: Role of volition and vallecular containment. *American Journal of Physiology, 270,* G347-G354.

Preiksaitis, H. G., Maryrand, S., Robins, K., & Diamant, N. E. (1992). Coordination of respiration and swallowing: Effect of volume in normal adults. *American Journal of Physiology, 263,* R624-R630.

Pressman, J., & Keleman, G. (1955). Physiology of the larynx. *Physiological Reviews, 35,* 506-554.

Ramsey, G., Watson, J., Gramiak, R., & Weinberg, S. (1955). Cinefluorographic analysis of the mechanism of swallowing. *Radiology, 64,* 498-518.

Reimers-Neils, L., Logemann, J. A., & Larson, C. (1994). Viscosity effects on EMG activity in normal swallow. *Dysphagia, 9,* 101-106.

Robbins, J., Hamilton, J. W., Lof, G. L., & Kempster, G. B. (1992). Oropharyngeal swallowing in normal adults of different ages. *Gastroenterology, 103,* 823-829.

Robbins, J., Logemann, J., & Kirshner, H. (1982). *Velopharyngeal activity during speech and swallowing in neurologic disease.* Paper presented at the American Speech-Lagnuage-Hearing Association annual meeting, Toronto.

Roueche, J. (1980). *Dysphagia: An assessment and management program for the adult.* Minneapolis: Sister Kenny Institute.

Schiffman, S. S., & Warwick, Z. S. (1989). Use of flavor-amplified foods to improve nutritional status in elderly persons: Nutrition and the chemical senses in aging. *Annals of New York Academy of Science, 561,* 267-276.

Selley, W. G., Flack, F. C., Ellis, R. E., & Brooks, W. A. (1989a). Respiratory patterns associated with swallowing: 1. The normal adult pattern and changes with age. *Age and Ageing, 18,* 168-172.

Selley, W. G., Flack, F. C., Ellis, R. E., & Brooks, W. A. (1989b). Respiratory patterns associated with swallowing: 2. Neurologically impaired dysphagic patients. *Age and Ageing, 18,* 173-176.

Shaker, R., Ren, J., Podvrsan, B., Dodds, W. J., Hogan, J. W., Kern, M., Hoffman, R.,

& Hintz, J. (1993). Effect of aging and bolus variables on pharyngeal and upper esophageal sphincter motor function. *American Journal of Physiology, 264,* G427-G432.

Shawker, T. H., Sonies, B. C., & Stone, M. (1984). Sonography of speech and swallowing. In R. C. Sanders & M. C. Hill (Eds.), *Ultrasound annual* (pp. 237-260). New York: Raven.

Shedd, D., Kirchner, J, & Scatliff, J. (1961). Oral and pharyngeal components of deglutition. *Archives of Surgery, 82,* 371-380.

Shedd, D., Scatliff, J., & Kirchner, J. (1960). The buccopharyngeal propulsive mechanism in human deglutition. *Surgery, 48,* 846-853.

Smith, J., Wolkove, N., Colacone, A., & Kreisman, H. (1989). Coordination of eating, drinking and breathing in adults. *Chest, 96*, 578-582.

Storey, A. (1976). Interactions of alimentary and upper respiratory tract reflexes. In B. J. Sessle & A. G. Hannan (Eds.), *Mastication and swallowing*. Toronto: University of Toronto Press.

Sumi, T. (1972). Role of the pontine reticular formation in the neural organization of deglutition. *Japanese Journal of Physiology, 22,* 295-314.

Tracy, J., Logemann, J., Kahrilas, P., Jacob, P., Kobara, M., & Krugler, C. (1989). Preliminary observations on the effects of age on oropharyngeal deglutition. *Dysphagia, 4,* 90-94.

Vantrappen, G., & Hellemans, J. (1967). Studies on the normal deglutition complex. *American Journal of Digestive Disease, 12,* 225-266.

Wildman, A. (1976). The motor system: A clinical approach. *Dental Clinics of North America, 20,* 691-705.

|3장|

삼킴의 기기적 평가

삼킴의 정상적 그리고/또는 비정상적 생리학에 대한 여러 측면을 조사하기 위해 다양한 영상(imaging)과 비영상도구(nonimaging procedure)를 이용한 검사방법이 사용되어 왔다. 각 방법은 구강인두의 해부, 삼킴 생리학 혹은 삼킬 때의 음식물에 대한 부분적인 정보를 제공한다. 임상가(clinicians)는 반드시 각 검사가 삼킴에 대해 어떤 유형의 정보를 제공하는지에 대해 잘 알아 두어야 하며, 기초적인 방법론에 숙달되어 있어야 한다(Langmore & Logemann, 1991). 의사나 다른 의료관리전문가(health care provider), 환자 혹은 환자의 가족이 여러 가지 평가방법에 대해 문의할 경우, 삼킴치료전문가(swallowing therapist)는 환자의 나이나 언어, 인지 그리고 의학적 진단을 고려하여 각각의 방법이 환자의 특정한 삼킴 문제에 왜 적합한지 혹은 적합하지 않은지를 설명할 수 있어야 한다. 근전도검사(electromyography)와 같은 일부 삼킴검사의 기기적 방법은 환자의 임상적 진료보다는 연구에 더욱 자주 사용되어 왔다(Doty & Bosma, 1956; Palmer, 1988; Perlman, 1993; Perlman, Luschei, & DuMond, 1989). 일부 검사는 동시에 함께 사용되기도 하는데, 가령 비디오투시촬영술(videofluorography)과 근전도 검사 혹은 비디오투시조영 검사(videofluoroscopy)와 계측 검사(manometry)가 그러하다(Jacob, Kahrilas, Logemann, Shah, & Ha, 1989; Kahrilas, Logemann, Krugler, & Flanagan, 1991; McConnel, Hester, Mendelsohn, & Logemann, 1988; McConnel, Mendelsohn, & Logemann, 1987).

1. 영상 검사

몇 가지 기법은 구강인두 영역의 영상을 위해 사용할 수 있다(Bastian, 1991, 1993; Dodds, Logemann, & Stewart, 1990; Dodds, Stewart, & Logemann, 1990; Donner, 1988; Langmore & Logemann, 1991; Langmore, Schatz, & Olson, 1988, 1991; Linden, 1989; Logemann, 1993a, 1993b; Muz, Mathog, Miller, Rosen, & Borrero, 1987). 여기에는 초음파(ultrasound), 비디오내시경(videoendoscopy) 그리고 비디오투시조영 검사가 포함된다. 네 번째 기법인 섬광조영 검사(scintigraphy)는 삼키는 음식물을 보여 줄 수 있지만 삼키는 동안의 구강인두 영역의 해부나 생리에 대해서는 알 수 없다.

1) 초음파

구강 초음파검사는 혀의 기능과 구강통과시간을 측정하고 목뿔뼈의 움직임을 관찰하기 위해 사용되어 왔다(Shawker, Sonies, Hall, & Baum, 1984; Shawker, Sonies, & Stone, 1984; Shawker, Sonies, Stone, & Baum, 1983). 불행하게도 아직까지는 초음파검사로 인두를 볼 수는 없는데, 이는 여러 유형의 조직(연골, 뼈, 근육)이 인두에 혼재되어 있기 때문이다. 인두를 영상화할 수 없다는 점 때문에 초음파검사는 삼킴의 구강단계에 대한 검사에 국한되어 사용되는데, 특히 삼키는 동안 구강 부분의 혀(oral tongue) 기능과 다양한 혀 운동의 바이오피드백에 응용된다.

2) 비디오내시경 검사

최근 들어 비디오내시경 검사는 위에서부터 본 구강과 인두의 해부 구조를 검사하는데, 그리고 삼키기 전후로 인두와 후두를 검사하는 데 점점 더 많이 사용되고 있다(Bastian, 1991, 1993; Kidder, Langmore, & Martin, 1994; Langmore & Logemann, 1991; Langmore et al., 1991). 이 방법은 FEES라고 불리기도 하고, 삼킴의 유연광섬유 검사(flexible fiberoptic examination of swallowing)라고도 한다. 유연한 검사기를 사용하여 내시경을 코를 통해 삽입하면 [그림 3-1]과 같이 여린입천장(soft palate) 혹은 그 아래까지 내릴 수 있다. 이처럼 코로 내시경을 삽입할 경우 불편한 느낌을 덜어 주기 위해 환자의 코 안에 가벼운 국소마취를 하기도 한다. 내시경 검사로 삼킴의 구강단계는 볼 수가 없다. 하지만 튜브를 여린입천장 위에 위치시키면 양옆과 뒤쪽 인두벽의 안쪽으로의 움직임과 여린입천장의 수축과 상승으로 이루어지는 연인두폐쇄(velopharyngeal closure)의 역학을 관찰할 수 있다. 내시경 튜브의 끝이 목젖의 끝부분 뒤에 위치하면([그림 3-2] 참조), 인두삼킴(pharyngeal swallow)이 시작되기 전과, 삼킨 후 인두가 다시 이완했을 때 인두의 모습을 볼 수 있다. 인두삼킴이 유발되면 인두는 내시경 튜브를 둘러싸고 닫히기 때문에 삼키는 동안 영상은 보이지 않게 된다. [그림 3-3]에서와 같이 비디오투시조영 검사와 비디오내시경 검사를 동시에 사용하여 이 폐쇄기간 동안 많은 중요한 일이 일어난다는 것을 확인할 수 있었다.

구강인두 삼킴장애의 치료는 많은 부분이 삼키는 동안의 운동활동에 대한 것이기 때문에 비디오내시경 검사로는 환자가 지닌 생리학적인 장애의 정확한 특성과 치료책략의 효과에 대해 알기 어렵다. 내시경 영상이 다시 보이게 되면 임상가는 음식의 잔여물이 있는 위치를 보고 환자의 삼킴 생리의 본질을 추론해 내려고 할 수 있으나, 이것은 삼킴 자체에 대한 실제적인 관찰이라기보다는 증상에 기초한 간접적인 평가방법이다.

내시경 검사는 [그림 3-4]에서와 같이 입 안에 경직검사기(rigid scope)를 넣어

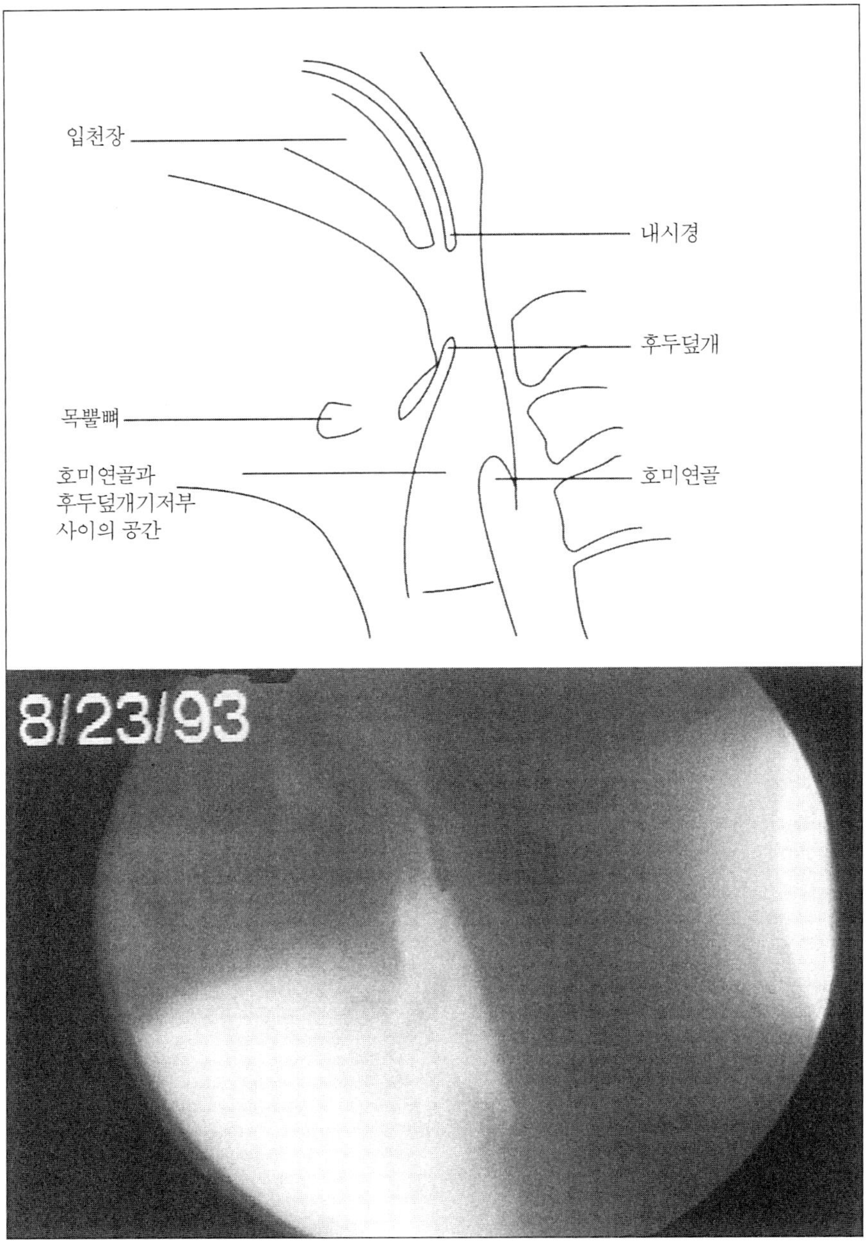

[그림 3-1] 삼킴 전과 후의 인두를 보기 위해 여린입천장 뒤에 놓인 유연내시경 튜브(flexible endoscopic tube)의 측면 영상.

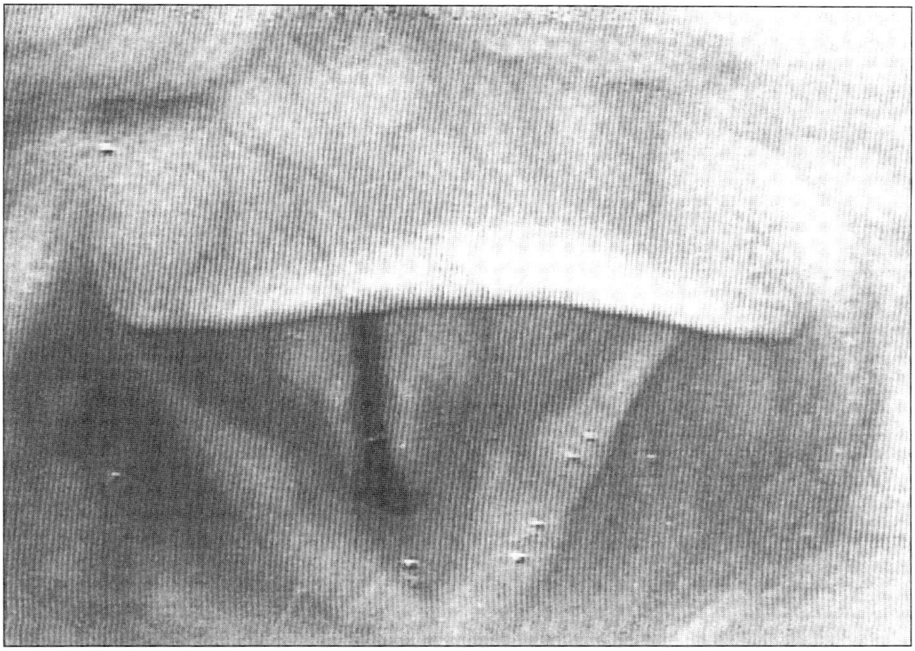

[그림 3-2] 여린입천장 뒤에 위치시킨 내시경튜브를 통해 후두덮개, 호미연골, 조롱박굴 그리고 성대(vocal folds)를 보여 주는 인두와 후두의 내시경 영상.

검사를 할 수도 있다. 보통 이 방법은 인두와 후두 구조물에 대해서 더 나은 영상을 얻을 수 있지만 환자는 경직검사기가 입에 있는 상태에서는 삼킬 수가 없다.

아동에게 유연한 광섬유내시경 검사(fiberopticendoscopy)를 이용한 삼킴 검사가 가능했다는 보고가 있지만(Willging, 1995), 저자의 경험에 따르면 6~8세 이하의 아동은 이 검사에 협조를 잘하지 않는다. 마찬가지로 인지기능장애가 있거나 안정적이지 않은 성인도 이 검사에 별로 적합하지 않다.

비디오내시경 혹은 광섬유내시경을 이용한 평가는 비디오테이프에 녹화가 가능하고, 후두덮개(epiglottis), 기도입구(airway entrance), 후두계곡(valleculae), 호미후두덮개주름(aryepiglotic folds)과 조롱박굴(pyriform sinuses) 사이의 관계를 포함한 인두의 해부 구조에 대해 위쪽에서 본 뛰어난 영상을 제공한다. 비디오내시경 검사의 장점은 방사선에 노출되지 않는 다는 것이다. 튜브가 인두와 후두의 구

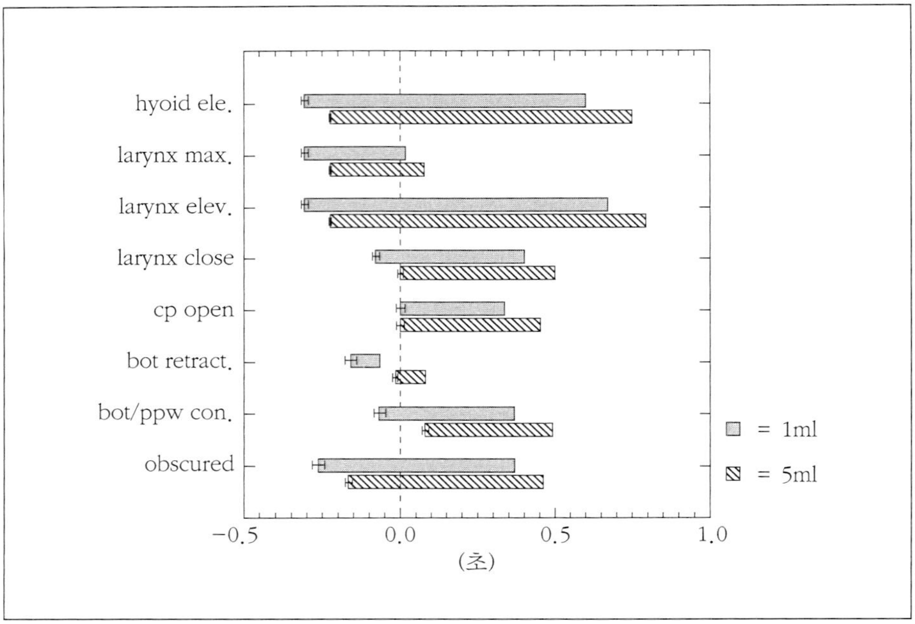

[그림 3-3] 비디오내시경 검사 중 영상이 사라진 시기와 비교하여, 비디오투시조영 검사에서 관찰된 인두삼킴의 다양한 부분의 상대적인 시간을 보여 주는 그래프. 시간 축의 0.0은 반지인두근이 열리는 시점(cricopharyngeal opening)을 나타낸다. 모든 부분은 그 시간에 따라 표시되어 있다. 그래프는 묽은 액체 1ml와 5ml를 삼키는 동안의 목뿔뼈 상승의 시작과 끝(hyoid ele.), 최대후두상승(larynx max), 후두상승의 전체 시간(larynx elev.), 기도입구의 폐쇄(larynx close), 반지인두근 열림(cp open), 뒤쪽 인두벽과 접촉할 때까지 혀의 기저부의 뒤쪽 당김(bot retract), 뒤쪽 인두벽과 혀의 기저부의 접촉시간(bot./ppw con.) 그리고 영상이 사라진 지속시간(obscured)을 보여 준다.

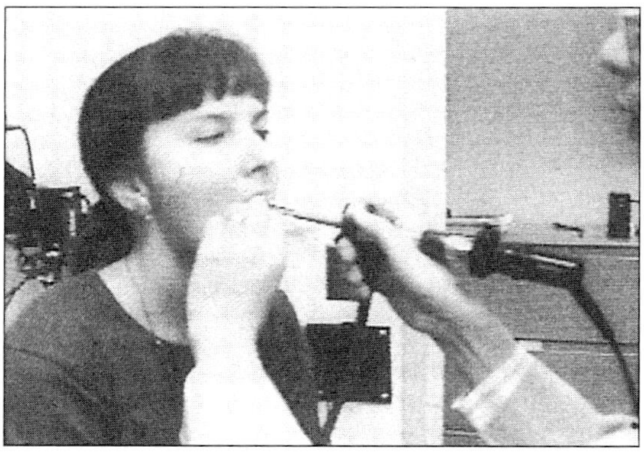

[그림 3-4] 구강 안으로 넣는 경직내시경.

조에 닿는 것에 의해 감각적 인식을 검사하는 데 사용될 수 있다. 그러나 튜브가 비강을 가로질러 놓이기 때문에 일부 환자의 경우 삼키는 데 방해가 될 수 있으며, 어떤 경우에는 불편하고 참기 어려울 수도 있다. 비디오내시경 검사는 만약 튜브를 낮게 (후두덮개의 꼭대기나 그 아래에) 위치시킨다면 성대를 관찰하고([그림 3-5] 참조), 구강인두의 해부 구조를 평가하기에 아주 좋은 방법이다. 비디오내시경 검사는 또한 환자가 성문위삼킴(supraglottic swallow)(보통숨참기, easy breath hold)이나 최대성문위삼킴(super-supraglottic swallow)(최대숨참기, effortful breath hold)과 같은 기도폐쇄방법을 사용하는 능력을 평가하는 데 사용될 수도 있다. 내시경으로 삼키는 동안은 관찰할 수 없지만, 실제로 삼키기에 앞선 이와 같은 과정은 볼 수 있다.

내시경은 또한 기도폐쇄 방법을 배우기 어려워하는 환자에게 바이오피드백을 제공하는 데 사용될 수도 있는데, 환자는 보통숨참기 혹은 최대숨참기를 하는 동안 자신의 후두의 움직임을 관찰할 수가 있는 것이다.

3) 비디오투시조영 검사

구강인두 삼킴을 평가하는 데 가장 많이 사용되는 방법은 비디오투시조영 검사(Videofluoroscopy)다(Dodds, Logemann, & Stewart, 1990; Dodds, Stewart, & Logemann, 1990; Donner, 1988; Linden, 1989; Logemann, 1993a, 1993b; Palmer, Duchane, & Donner, 1991). 방사선촬영술은 1900년대 초부터 삼킴검사를 위해 사용되어 왔다. 1930년대 들어 투시조영술의 발달로 삼키는 동안 구강, 인두 그리고 식도의 운동 패턴에 대한 검사가 가능하게 되었다. 투시조영 검사의 영상은 처음에는 영화 필름에 녹화되었고 영화투시조영술(cinefluorography)이라 불렸는데, 이를 통해 음식덩이와 특정 구조물의 운동 패턴을 느린 동작과 프레임별로 검사할 수 있었다. 영화 필름은 1초당 60프레임까지 다양한 속도로 촬영할 수 있었다(Ardran & Kemp, 1951, 1952, 1956; Solan, Ricketts, Brummett, Bench, & Westover,

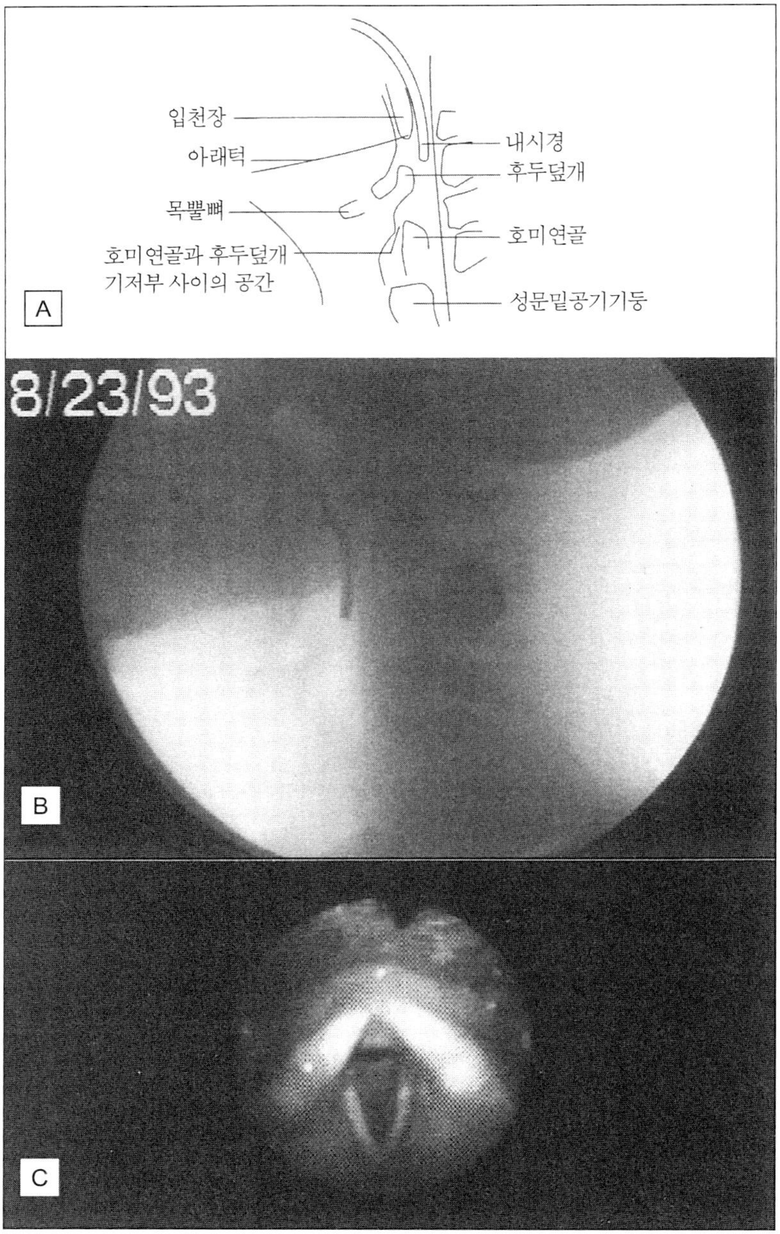

[그림 3-5] (A) 코를 통해 후두덮개 위까지 넣은 유연광섬유내시경(flexible fiberoptic endoscope)의 위치를 보여 주는 그림. (B) 방사선촬영 검사에서 보이는 튜브의 위치. (C) 후두덮개 끝의 뒤에 위치시킨 튜브에 나타난 후두의 영상.

1965; Sokol, Heitmann, Wolf, & Cohen, 1966; Wictorin, Hedegard, & Lundberg, 1971).

최근 들어 투시조영 검사는 비디오테이프에 기록되고(비디오투시조영 검사), 이 역시 프레임별로 분석이 가능한 비디오 녹화-재생기를 이용하여 프레임별 분석이 가능하다(Yotsuya, Nonaka, & Yoshinobu, 1981; Yotsuya, Saito, & Yoshinobu, 1981). 영화투시조영 검사는 비디오투시조영 검사에 비해 방사선에 노출되는 양이 많다는 단점이 있고, 필름 인화에 필요한 시간 때문에 검사한 것을 즉시 다시 살펴볼 수 없다. 따라서 비디오투시조영 검사가 곧 영화투시조영 검사보다 더 널리 사용되게 되었다. 비디오카운트타이머를 이용하여 비디오테이프의 각 프레임에 녹화된 숫자를 매김으로써 삼킴 검사는 느린 동작과 프레임별로 몇 번이고 반복하여 살펴볼 수가 있고, 가장 관심이 있는 특정 프레임의 번호를 쉽게 찾아 조사하는 일이 가능하다. 삼킴은 정상적인 구강, 인두통과시간이 모두 합해서 약 1~2초 정도밖에 안 되는 매우 빠르게 일어나는 일이기 때문에 느린 동작의 분석은 운동장애를 규명하기에 가장 좋다. 거의 모든 비디오 녹화기가 투시조영장비에 부착될 수 있어, 투시조영 검사의 영상은 쉽게 비디오테이프에 기록될 수 있다. 따라서 일반적으로 특정한 장비가 필요하지 않다.

비디오투시조영 검사는 음식덩이의 통과시간, 운동성의 문제(motility problems), 그리고 흡인(aspiration)된 양과 함께 가장 중요한 정보인 흡인의 원인을 알 수 있게 해 준다. 비디오투시조영 검사도 방사선을 이용하기는 하지만, 측면으로 그리고 뒤-앞면으로([그림 3-6] 참조)(lateral and posterior-anterior plane) 구강인두 영역 전체를 관찰할 수 있는 것을 생각하면, 환자는 비교적 적은 양의 방사선을 쏘인다고 할 수 있다. 비디오투시조영 검사는 ① 씹는 동안의 구강 움직임과 삼킴의 구강단계, ② 음식덩이의 위치와 관련한 인두삼킴의 유발, ③ 후두와 목뿔뼈, 혀의 기저부, 인두벽 그리고 반지인두 영역을 포함한 인두삼킴의 운동 측면을 눈으로 볼 수 있게 해 준다. 비디오투시조영 검사는 삼키는 동안 형성되는 압력을 측정할 수는 없지만 구조물의 움직임과 음식덩이가 움직이는 속도의 관계를 통해 압력을 간접

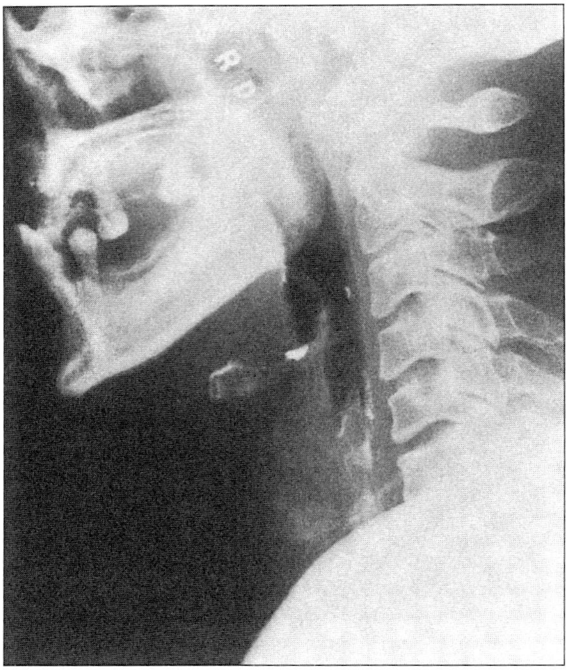

[그림 3-6] 방사선촬영 검사에서의 구강과 인두의 측면 영

적으로 관찰할 수 있다. 구강인두삼킴에 대한 비디오투시조영 평가는 보통 다양한 종류의 음식을 이용하며 처음에는 환자를 측면에서부터 검사한다. 환자에게 보통 1~10ml 사이의 정해진 양의 액체를 주고, 그런 다음 컵으로 마시게 하고, 푸딩과 같은 연한 퓌레(puree) 종류의 음식을 주고, 마지막으로 과자와 같이 씹을 수 있는 음식을 준다. 그러나 임상가가 관심 있게 관찰하고 싶은 음식의 종류가 있으면 어떤 음식이건 사용할 수 있다. 만약 환자가 어떤 특정 음식에서의 삼킴장애를 호소한다면, 반드시 그 음식에 조영제를 얹거나 섞어서 검사를 해야 한다.

방사선촬영 검사의 측면 영상은 보통 음식덩이의 움직임에 대해 통과시간, 속도 그리고 효율성을 평가하기 위해 사용되며, 흡인을 좀 더 잘 관찰할 수 있다. 뒤-앞면에서는 기도가 식도에 겹쳐져 흡인의 여부나 그 원인을 알아내기가 어렵다. 일반적으로 수정된 바륨삼킴 검사(modified barium swallow)라고 불리는 방사선촬영 검사는 흡인이 되는지의 여부를 가려내기 위해서라기보다는 왜 흡인이 되는지를 알아내기 위해서 고안된 검사다. 아울러 이 검사는 환자가 최소한 부분적으로라도 식사를 계속할 수 있도록 가장 적합한 식사 책략을 세우기 위해 고안되었다.

일단 환자의 해부구조 그리고/또는 삼킴 생리의 문제가 밝혀지고 나면 임상가는 반드시 환자가 안전하고 좀 더 효율적으로 식사를 할 수 있도록 방사선촬영 검사 도중에 치료책략을 시도해 보아야만 한다. 여기에는 보통 머리나 몸의 자세를 바꾸는 것, 삼킴 전에 감각 입력정보를 강화시키는 것, 그리고 가능하다면 삼킴생리의 특정 측면을 변화시키기 위해 고안된 삼킴책략(swallow maneuvers)과 같은 치료기법이 포함된다. 또한 음식덩이의 점도를 달리했을 때 나타나는 효과를 검사할 수도 있다. 환자의 삼킴을 향상시키기 위한 이와 같은 책략은 방사선촬영 검사를 하는 도중에 도입되어서 임상가가 이 중재방법의 효능에 대한 직접적인 증거를 얻을 수 있어야 한다.

4) 섬광조영검사

섬광조영 검사(Scintigraphy)는 환자에게 방사선물질을 주고 삼키게 하여 그 양을 측정하는 핵의학 검사방법이다(Muz, Hamlet, Mathog, & Farris, 1994; Muz et al., 1987; Silver & Van Nostrand, 1992; Silver, Van Nostrand, Kuhlemeier, & Siebens, 1991). 삼키는 동안 음식덩이는 감마사진기에 의해 영상이 포착되고 기록된다. 이와 같은 테크닉으로 흡인되는 양과 잔여물은 측정될 수 있으나 구강과 인두의 생리는 시각화할 수 없기 때문에 잔여물이나 흡인을 초래하는 기능장애를 규명하는 일은 불가능하다.

섬광조영 검사는 삼킴기능장애의 식도에 대한 측면, 특히 위식도역류(gastroesophageal reflux) 질환의 진단에 사용될 수 있다(Hamlet, Choi, Kumpuris, Holliday, & Stachler, 1994; Hamlet et al., 1996; Hamlet, Muz, Farris, Kumpuris, & Jones,

1992). 흡인된 양과 삼킨 후에 구강 그리고 인두에 남아 있는 잔여물의 양을 측정한다. 만약 흡인을 보이지는 않지만 역류가 의심된다면, 몇 시간 동안 15~30분 간격으로 환자를 다시 스캔한다. 처음 스캔에서는 흡인의 증거가 없었으나 몇 분 혹은 몇 시간 후에 기도나 폐에서 이물질이 보인다면 흡인의 원인은 역류 질환인 것이 분명해진다. 섬광조영 검사는 표준화된 임상 도구라기보다는 구강인두에 대한 연구 목적으로 널리 사용되어 왔다.

2. 비영상 검사

비영상 검사(Nonimaging Procedure)는 삼킴에 관해 다양한 종류의 정보를 제공하지만 삼킴과정이나 삼킨 음식에 대한 영상자료는 얻을 수가 없다. 대신 인두의 특정한 위치에서 생성된 압력(계측검사, manometry)이나 근육의 수축에 의해 생성된 전기에너지(근전도검사, electromyography)와 같이 조사된 삼킴의 변수가 시간에 따라 크기의 형태로 표시된다.

1) 근전도 검사

근전도 검사(Electromyography, EMG)는 삼키는 동안 특정 근육이 수축하는 시점과 상대적 수축 에너지에 대한 정보를 제공해 준다(Doty & Bosma, 1956; Palmer, 1988; Perlman et al., 1989). Doty와 Bosma(1956)는 개, 고양이, 원숭이를 대상으로 각 목표 근육에 2개의 전극을 부착시키고 반사적 삼킴을 연구하였는데, 모두 22개의 근육이 조사되었다. 인두삼킴은 면봉이나 빠르게 주입된 물을 통해 인두를 자극하거나 혹은 상후두신경(superior laryngeal nerve)을 자극하여 활성화시켰다. 연구 결과 이와 같이 다양한 방법으로 유발된 삼킴에서 이에 관여하는 근육의 수축에 대한 시간적 패턴, 지속시간 혹은 크기의 차이를 발견할 수 없었다. 한 그룹의 근육들(상수축근, superior constrictor; 입천장인두근, palatopharyngeus; 입천장혀근, palatoglossus; 혀의 후내재근, posterior intrinsic muscles; 붓돌기혀근, styloglossus; 붓돌기목뿔근, stylohyoid; 턱끝목뿔근, geniohyoid; 턱목뿔근, mylohyoid)은 삼킴의 시작과 동시에 점화되었다. Hrycyshyn와 Basmajian(1972)는 사람을 대상으로 한 연구에서 삼킴의 구강단계에서 네 근육의 활동이 어떻게 나타나는지 조사하였다. 그들은 턱끝목뿔근, 앞배쪽 두힘살근(anterior belly of digastric), 턱목뿔근, 턱끝혀근(genioglossus)의 네 근육에서 공통적인 점화 패턴을 발견하지 못했다. 음식덩이의 종류가 근육활동의 지속시간에 영향을 미치는 것으로 생각되었다.

근전도 검사(EMG)를 이용한 삼킴 연구에는 흡착배 전극(suction cup electrodes)뿐만 아니라 갈고리철사(hooked-wire) EMG나, 표면(surface) EMG도 이용되었다(Palmer, Tanaka, & Siebens, 1989; Perlman, 1993; Reimers-Neils, Logemann, & Larson, 1994). 표면근전도 검사는 대상 근육 위의 피부표면에 전극을 붙이는 방법으로, 일부 연구에서 삼킴의 표지로 사용되어 왔다. 흔히 삼킴 연구의 표면근전도 검사에서는 구강바닥(floor of the mouth) 근육에 대한 정보를 얻기 위해 1~2개의 전극을 턱 아래 연조직에 붙이거나, 후두상승에 관여하는 근육들에 대한 정보를 위해서는 한쪽이나 혹은 양쪽 방패연골 위에 전극을 붙이는 방법이 사용되었다(Bryant, 1991; Reimers-Neils et al., 1994). 이 모든 근육의 전기적 활동은 삼킴의 초기에서부터 일어나는 것으로 밝혀졌다(Doty & Bosma, 1956). 따라서 이 근육들의 표면 EMG는 삼킴의 시작에 대한 지표로 사용되어 왔다. 흡착배 전극과 갈고리철사 전극은 삼키는 동안 인두벽의 활동을 연구하는 데 이용되었다(Palmer et al., 1989; Perman et al., 1989).

몇몇 연구자는 갈고리철사 근전도 검사를 이용하여 삼킴 동안 근육의 기능을 평가하였다. Perlman 등(1989)은 갈고리철사 근전도 검사를 이용하여 삼킴을 포함한 다양한 기능을 하는 동안 상인두수축근의 활동을 조사하였는데, 이 근육이 삼킬 때와 다른 자발적인 행동, 즉 특정 언어음을 산출할 때, 가성을 낼 때, 구역질 등과 같은 행동에서 수축하는 정도가 다르게 나타나는지를 비교하여 살펴보았다. 연구 결과 삼킬 때의 상인두수축근의 전기적 활동이 구역질, 발살바(Valsalva: 숨을 힘껏 내리누르며 참는 것), 과장된 발음, 가성 그리고 다른 말이나 목소리를 산출할 때보다 더 크게 나타났다. 연구자들은 근전도 신호의 상대적인 진폭의 크기가 각 피험자 내에서 다양한 생리적 활동 간에 어떻게 다른지, 그리고 피험자 간에는 어떻게 다른지 비교하였다. 개인 간의 근육에서 생성되는 전기적 활동의 절대적인 양은 비교할 수 없다.

근전도 검사로 측정되는 근육의 전기적 활동은 삼킴장애 환자의 치료에서 바이오피드백 기술로도 사용되어 왔다(Bryant, 1991). 가장 흔한 바이오피드백은 멘델슨법(Mendelsohn maneuver)에서 후두상승의 지속시간을 나타내기 위해 후두상승근에 대한 표면근전도를 이용하는 것이다. 이 기법은 삼키는 동안 후두상승의 범위와 지속시간을 향상시키기 위한 것이고, 이와 같은 방법으로 삼키는 동안 반지인두근 열림(cricopharyngeal opening)의 크기와 지속시간을 향상시키도록 하는 것이다. 후두상승근의 표면근전도 기록은 멘델슨법을 배우는 환자에게 후두상승의 시작과 지속시간에 관한 시각적인 피드백을 주기 위해 오실로스코프(oscilloscope) 화면에 표시되었다.

표면근전도는 또한 노력삼킴(effortful swallow)을 위한 바이오피드백으로도 사용되었다. 환자는 일상적으로 삼킬 때와 모든 근육을 동원하여 세게 쥐어짜듯이 힘껏 삼킬 때의 아래턱 밑 근육의 전기적 활동의 양을 비교하여 관찰할 수 있다. 환자는 치료 회기 중에 근육의 활동을 모니터하며 이를 향상시키기 위해 노력할 수 있다.

2) 성문전도 검사

성문전도 검사(Electroglottography, EGG)는 발성할 때 성대가 열리고 닫히는 움직임의 임피던스(impedence) 변화에 대한 기록을 통해 성대의 움직임을 추적하고자 고안된 것이다(Perlman & Grayhack, 1991; Perlman & Liang, 1991). 이 장비는 후두상승을 추적하기 위한 것으로도 이용될 수 있는데(Perlman, & Liang, 1991), 이는 인두삼킴의 시작과 끝나는 점을 알려 주고, 필요한 경우 환자가 삼키는 동안 후두상승의 범위와 지속시간을 향상시킬 수 있도록 바이오피드백을 제공해 줄 수 있다.

3) 경부 청진 · 삼키는 소리

몇몇 연구자는 음향학적인 방법을 이용하여 삼킴의 다양한 변인을 조사하였다(Logan, Kavanagh, & Wornall, 1967; Mackowiak, Brenman, & Friedman, 1967). Hollshwandner, Brenman과 Friedman(1975)은 삼킴의 시간적 측정에 관한 연구를 하였는데, 가령 후두 주변의 피부 표면에 접착식 마이크를 붙여서 삼킴주기 중의 마지막 씹기에서부터 삼키는 소리가 시작되기까지 경과하는 시간을 측정한 것이다. 같은 방법을 이용하여 Lear, Flanagan과 Moorrees(1965)는 24시간 동안 성인의 삼킴 횟수를 측정하였다. 그러나 불행하게도 삼킴의 많은 부분은 소리 없이 일어나므로 음향학적 기법으로 연구가 가능한 부분은 삼킴의 몇몇 변인에 대한 것으로 제한된다.

작은 마이크나 가속도계(accelerometer)를 환자 목의 다양한 부위에 부착시키고 삼킬 때 들리는 소리를 녹음한 연구결과, 정상인 피험자에게서 어떤 반복적인 소리가 들리는 것이 확인되었다(Hamlet, Nelson, & Patterson, 1990; Hamlet, Patterson, Fleming, & Jones, 1992).

귀인두관(eustachian tube)이 열릴 때의 '찰칵(click)' 소리와 상인두수축근이 열릴 때의 '펑(clunk)' 소리는 삼킬 때 나는 가장 확실한 소리다. 다른 소리도 녹음이 되었으나, 그 소리가 생성되는 근원이 되는 곳이 어디인지는 확실하지 않다. 반지인두근의 열림과 관련된 '펑' 소리조차도 분명하지가 않다. 더구나 정상인과 삼킴에 특정한 문제를 가지고 있는 환자에게서 삼킴의 몇몇 소리가 다르게 나타나는지의 여부를 확실하게 밝힌 연구가 없다. 또한 정상적인 소리와 비정상적인 소리를 확정 짓거나 구별하기 위한 혹은 삼킴장애를 가지고 있는 환자가 삼킬 때 내는 소리의 의미를 정의하기 위한 임상가의 능력에 대해서도 분명히 밝혀진 바가 없다. 임상에서 삼키는 동안 생성되는 소리의 의미를 적절하고 신뢰성 있게 널리 적용하기 위해서는 이에 대한 더욱 심도 깊은 연구가 뒷받침되어야 한다. 삼킴의 소리를 이용하는 또 다른 방법은 환자의 목에 청진기(stethoscope)를 대는 것이다. 임상가는 다음 부분에서 설명되는 바와 같이 삼킴소리 그리고/또는 호흡소리를 들을 수가 있다.

4) 경부 청진 · 호흡소리

임상가는 청진기로 숨소리를 듣고 호흡주기의 들숨과 날숨의 단계를 확인할 수 있을 뿐만 아니라 인두삼킴이 시작되는 순간과 호흡주기의 어느 시점(들숨 혹은 날숨)에서 삼킴이 일어나는지를 알 수 있다. 만일 삼킴 전이나 후에 침이 기도에 들어와 있다면 청진으로 이것을 확인할 수 있으며, 삼킴 전과 후의 침의 양의 변화도 역시 마찬가지다. 침의 양과 삼킴 전후의 침의 양적인 변화에 대한 정보는 흡인의 지표가 될 수 있으며, 따라서 경부 청진(Cervical Auscultation: 삼키는 소리를 듣고 기록하는 것)은 심도 깊은 생리학적 평가를 필요로 하는 고위험군의 환자를 찾는데 도움이 되는 선별검사 방법으로 사용될 수 있을 것이다.

5) 인두계측 검사

인두계측 검사(Manometry)를 위해서는 인두삼킴 동안 빠르게 변화하는 압력에 대응하여 충분히 빠른 빈도 반응을 보일 수 있는 고체압력감지기(스트레인 게이지, strain gauges)가 있어야 한다. 정상적인 통과시간의 범위가 8~20초 이상 걸리는 식도와는 달리 음식덩이의 인두통과시간은 1초 미만이며 보통 0.5초면 끝난다. 압력 감지기를 유연한 3mm 튜브에 넣은 다음([그림 3-7] 참조) 그것을 코를 통해 집어넣어 보통은 첫 번째 감지기를 혀의 기저부에, 다음 감지기를 상인두수축근(반지인두근)에, 그리고 세 번째 것을 경부 식도에 위치시킨다. 인두계측 검사로 압력변화의 원인을 알아내기 위해서는 비디오투시조영 검사를 동시에 시행해야만 하는데, 즉 압력의 변화가 음식덩이의 통과에 의한 것인지, 인두 수축의 파장인지 혹은 다른 구조물이 계측 감지기를 건드려서인지의 여부를 판단해야 하기 때문이다(Ergun, Kahrilas, & Logemann, 1993). 인두계측 검사 결과를 정확하게 해석하기 위해서는 일반적으로 계측 감지기에 대한 음식덩이의 위치뿐만 아니라 삼키는 동안 압력 감지기에 대한 인두의 다양한 구조물에 대한 위치를 시각화해야 한다(Ergun et al., 1993; Robbins, Hamilton, Log, & Kempster, 1992).

인두계측 검사는 음식덩이 내의 압력과 인두수축 파동(wave)의 시간 측정이 가능하다. 인두계측 검사는 또한 비디오투시조영 검사에서 나타나는 상부수축근(upper sphincter)의 열림과 비교하여 상부수축근의 압력이 떨어지는 것을 통해(수축근의 감지기를 통한 측정으로) 간접적으로 반지인두근의 이완을 조사할 수 있다. 일반적으로 상부수축근의 압력은 비디오투시조영 검사에서 상부수축근이 열리는 것이 보이기 약 0.1초 전에 0으로 떨어진다(Cook, Dodds, Dantas, et al., 1989; Jacob et al., 1989; Kahrilas, Logemann, Lin, & Ergun, 1992).

비디오투시조영 검사와 병용한 인두계측 검사는 정상삼킴의 생리에 관한 많은 연구에서 사용되어 왔으나 비정상적인 인두에 관한 연구에는 상대적으로 많이 사용되지 않았다(Jacob et al., 1989; Kahrilas et al., 1991; McConnell et al., 1988; McConnnel et al., 1987; Robbins et al., 1992). 현재 고체계측 검사(solidstate manometry)는 일반적인 진단 도구로 사용되지 않는데, 이는 식도 검사에 사용되고 있는 액체계측 검사(water manometry)에 비해 쉽게 이용하기 어려운 것에 부분적인 원인이 있고, 또한 이는 상대적으로 침습적인 기법(invasive technique)으로 비디오투시조영 검사와 기술적으로 결합하여 사용되어야 하는데, 이를 위해서는 인력의 동원이나 장비의 조합 등을 필요로 하기 때문이다.

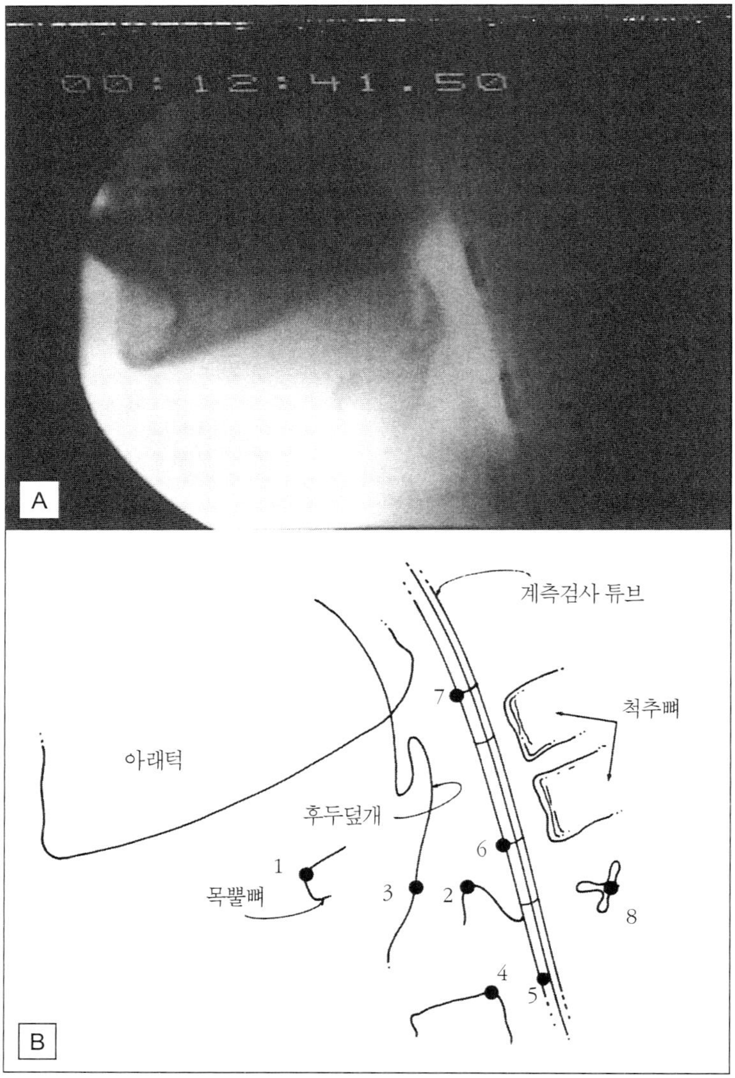

[그림 3-7] (A) 인두에 위치한 여러 계측검사감지기가 달린 유연튜브의 방사선촬영 영상. (B) 같은 방사선촬영 영상에서 각 구조와 계측검사감지기들을 그림으로 표시한 것: ① 호미연골(arytenoid)의 끝, ② 호미연골 반대편의 후두덮개 기저부, ③ 성대 아래 표면의 뒤쪽-위쪽 끝, ④ 반지인두 영역, ⑤ 계측검사감지기의 위쪽 끝, ⑥ ⑦ 투시조영 영상에서 구조의 움직임을 측정할 수 있도록 목 바깥쪽에 붙인 외부 표지.

3. 도구의 선택

삼킴치료전문가는 삼킴 평가와 필요한 특정 정보에 기초한 치료를 위해 사용할 도구적 방법을 선택해야만 한다. 만약 구강인두암으로 수술을 받은 환자와 같이, 환자의 인두 해부에 대한 이해가 필요하다면 아마도 경직 비디오내시경이 적합한 선택일 것이다. 만약 침이 (원인을 알 필요는 없이) 흡인되는지의 여부를 알기 위한 것이 목적이라면 유연광섬유 비디오내시경(flexible fiberoptic videoendoscopy: FEES)을 선택할 것이다. 만약 흡인 등의 증상에 관련된 인두의 생리학에 관한 이해가 관심의 초점이라면 비디오투시조영 검사를 사용해야 한다. 만약 삼키는 동안 생성되는 압력에 관한 정보를 필요로 한다면, 인두계측 검사를 아마도 비디오투시조영 검사와 결합하여 사용할 것이다. 즉, 임상가는 각 환자에 대해 필요한 정보가 무엇인지 결정하고, 이에 적합한 도구적 방법을 선택해야 한다.

참고문헌

Ardran, G. M., & Kemp, F. (1951). The mechanism of swallowing. *Proceedings of the Royal Society of Medicine, 44,* 1038-1040.

Ardran, G. M., & Kemp, F. (1952). The protection of the laryngeal airway during swallowing. *British Journal of Radiology, 25,* 406-416.

Ardran, G. M., & Kemp, F. (1956). Closure and opening of the larynx during swallowing. *British Journal of Radiology, 29,* 205-208.

Bastian, R. W. (1991). Videoendoscopic evaluation of patients with dysphagia: An adjunct to the modified barium swallow. *Otolaryngology-Head and Neck Surgery, 104,* 339-350.

Bastian, R. W. (1993). The videoendoscopic swallowing study: An alternative and partner to the videofluoroscopic swallowing study. *Dysphagia, 8,* 359-367.

Bryant, M. (1991). Biofeedback in the treatment of a selected dysphagic patients.

Dysphagia, 6, 140-144.

Cook, I. J., Dodds, W. J., Dantas, R. O., Massey, B., Kern, M. K., Lang, I. M., Brasseur, S. G., & Hogan, W. J. (1989). Opening mechanism of the human upper esophageal sphincter. *American Journal of Physiology, 257,* G748-G759.

Dodds, W. J., Logemann, J. A., & Stewart, E. T. (1990). Radiological assessment of abnormal oral and pharyngeal phases of swallow. *American Journal of Roentology, 154,* 965-974.

Dodds, W. J., Stewart, E. T., & Logemann, J. (1990). Physiology and radiology of the normal oral and pharyngeal phases of swallowing. *American Journal of Roentology, 154,* 953-963.

Donner, M. (1988). The evaluation of dysphagia by radiography and other methods of imaging. *Dysphagia, 1,* 49-50.

Doty, R., & Bosma, J. (1956). An electromyographic analysis of reflex deglutition. *Journal of Neurophysiology, 19,* 44-60.

Ergun, G. A., Kahrilas, P. J., & Logemann, J. A. (1993). Interpretation of pharyngeal manometric recordings: Limitations and variability. *Disease of the Esophagus, 6,* 11-16.

Hamlet, S., Choi, J., Kumpuris, T., Holliday, J., & Stachler, R. (1994). Quantifying aspiration in scintigraphic deglutition testing: Tissue attenuation effects. *Journal of Nuclear Medicine, 35,* 1007-1013.

Hamlet, S., Choi, J. Zormeier, M., Shamas, F., Stachler, R., Muz, J., & Jones, L. (1996). Normal adult swallowing of liquid and viscous material: Scintigraphic data on bolus transit and oropharyngeal residues. *Dysphagia, 11,* 41-47.

Hamlet, S., Muz, J., Farris, R., Kumpuris, T., & Jones, L. (1992). Scintigraphic quantification of pharyngeal retention following deglutition. *Dysphagia, 7,* 12-16.

Hamlet, S. L., Nelson, R., J., & Patterson, R. L. (1990). Interpretation the sounds of swallowing: Fluid flow through the cricopharyngeus. *Annals of Otology, Rhinology, and Laryngology, 99,* 749-752.

Hamlet, S. L., Patterson, R. L. Fleming, S. M., & Jones, L. A. (1992). Sounds of swallowing following total laryngectomy. *Dysphagia, 7,* 160-165.

Hollshwandner, G., Brenman, J., & Friedman, M. (1975). Role of afferent sensors in the initiation of swallowing in man. *Journal of Dental Research, 54,* 83-88.

Hrycyshyn, A., & Basmajian, J. (1972). Electromyography of the oral stage of swallowing in man. *American Journal of Anatomy, 133,* 333-340.

Jacob, P., Kahrilas, P., Logemann, J., Shah, V., & Ha, T. (1989). Upper esophageal sphincter opening and modulation during swallowing. *Gastroenterology, 97,* 1469-1478.

Kahrilas, P. J., Logemann, J. A., Krugler, C., & Flanagan, E. (1991). Volitional augmentation of upper esophageal sphincter opening during swallowing. *American Journal of Physiology, 260 (Gastrointestinal Physiology, 23),* G450-G456.

Kahrilas, P. J., Logemann, J. A., Lin, S., & Ergun, G. A. (1992). Pharyngeal clearance during swallow: A combined manometric and videofluoroscopic study. *Gastroenterology, 103,* 128-136.

Kidder, T. M., Langmore, S. E., & Martin, B. J. W. (1994). Indications and techniques of endoscopy in evaluation of cervical dysphagia: Comparison with radiographic techniques. *Dysphagia, 9,* 256-261.

Langmore, S. E., Logemann, J. A. (1991). After the clinical bedside swallowing examination: What next? *American Journal of Speech-Language Pathology, 1,* 13-20.

Langmore, S. E., Schatz, K., & Olson, M. (1988). Fiberoptic endoscopic examination of swallowing safety: A new procedure. *Dysphagia, 2,* 216-219.

Langmore, S. E., Schatz, K., & Olson, M. (1991). Endoscopic and videofluoroscopic evaluations of swallowing and aspiration. *Annals of Otology, Rhinology, and Laryngology, 100,* 678-681.

Lear, C., Flangan, J., & Moorrees, C. (1965). The frequency of deglutition in man. *Archives of Oral Biology, 10,* 83-99.

Linden, P. (1989). Videofluoroscopy in the rehabilitation of swallowing dysfunction. *Dysphagia, 3,* 189-191.

Logan, W., Kavanagh, J., & Wornall, A. (1967). Sonic correlates of human deglutition. *Journal of Applied Physiology, 23,* 279-284.

Logemann, J. A. (1993a). Imaging to oropharyngeal swallow. *Administrators in Radiology, 3,* 20-24, 43.

Logemann, J. (1993b). *Manual for the videofluoroscopic study of swallowing* (2nd ed.). Austin, TX: PRO-ED.

Mackowiak, R., Brenman, H., & Friedman, M. (1967). Acoustic profile of deglutition. *Proceedings of the Society for Experimental Biology, 125,* 1149-1152.

McConnel, F. M. S., Hester, T. R., Mendelsohn, M. S., & Logemann, J. A. (1988). Manofluorography of deglutition after total laryngopharyngectomy. *Plastic and Reconstructive Surgery, 81,* 346-351.

McConnel, F. M. S., Mendelsohn, M. S., & Logemann, J. A. (1987). Manofluorography of deglutition after total laryngopharyngectomy. *Head & Neck Surgery, 9,* 142-150.

Muz, J., Hamlet, S., Mathog, R., & Farris, R. (1994). Scintigraphic assessment of aspiration in head and neck cancer patients with tracheostomy. *Head and Neck, 16,* 17-20.

Muz, J., Mathog, R., Miller, P., Rosen, R., & Borrero, J. (1987). Detection and quantification of laryngotracheopulmonary aspiration with scintigraphy. *Larygoscope, 97,* 1180-1185.

Palmer, J. B. (1988). Electromyography of the muscles of oropharyngeal swallowing: Basic concepts. *Dysphagia, 3,* 192-198.

Palmer, J. B., DuChane, A. S., & Donner, M. W. (1991). The role of radiology in the rehabilitation of swallowing. In B. Jones & M. W. Donner (Eds.), *Normal and abnormal swallowing: Imaging in diagnosis and therapy* (pp. 214-225). New York: Springer.

Palmer, J. B., Tanaka, E., & Siebens, A. A. (1989). Electromygraphy of the pharyngeal musculature: Technical considerations. *Archives of Physical Medicine and Rehabilitation, 70*(4), 283-287.

Perlman, A. L. (1993). Electromygraphy and the study of oropharyngeal swallowing. *Dysphagia, 8,* 351-355.

Perlman, A. L., & Grayhack, J. P. (1991). Use of the electroglottograph for measurement of temporal aspects of the swallow: Preliminary observations.

Dysphagia, 6, 88-93.

Perlman, A. L., & Liang, X. (1991). Frequency response of the Fourcin electroglottograph and measurement of temporal aspects of laryngeal movement during swallowing. *Journal of Speech and Hearing Research, 34,* 791-795.

Perlman, A. L., Luschei, E. S., & DuMond, C. E. (1989). Electrical activity from the superior pharyngeal constrictor during reflexive and non-reflexive tasks. *Journal of Speech and Hearing Research, 32,* 749-754.

Reimers-Neils, L., Logemann, J. A., & Larson, C. (1994). Viscosity effects of on EMG activity in normal swallow. *Dysphagia, 9,* 101-106.

Robbins, J., Hamilton, J. W., Lof, G. L., & Kempster, G. B. (1992). Oropharyngeal swallowing in normal adults of different ages. *Gastroenterology, 103,* 823-829.

Shawker, T., Sonies, B., Hall, T., & Baum, G. (1984). Ultrasound analysis of tongue hyoid and larynx activity during swallowing. *Investigative Radiology, 19,* 82-86.

Shawker, T. H., Sonies, B. C., & Stone, M. (1984). Sonography of speech and swallowing. In R. C. Sander & M. C. Hill (Eds.), *Ultrasound annual* (pp. 237-260). New York: Raven Press.

Shawker, T. H., Sonies, B. C., & Stone, M., & Baum, B. (1983). Real-time ulrasound visulization of tongue movement during swallowing. *Journal of Clinical Ultrasound, 11,* 485-494.

Silver, K. H., & Van Nostrand, D. (1992). Scintigrapghic detection of salivary aspiration: Description of a new diagnostic technique and case reports. *Dysphagia, 7,* 45-49.

Silver, K. H., Van Nostrand, D., Kuhlemeiser, K. V., & Siebens, A. A. (1991). Scintigraphy for the detection and quantification of subglottic aspiration: Preliminary observations. *Archives of Physical Medicine and Rehabilitation, 72,* 902-910.

Sloan, R., Ricketts, R., Brummett, S., Bench, R., & Westover, J. L. (1965). Quantified cinefluorographic techniques used oral roetgenology. *Oral Surgery, 20,* 456-462.

Sokol, E., Heitmann, P., Wolf, B., & Cohen, B. (1996). Simultaneous cineradiographic and manometric study of the pharynx, hypopharynx, and cervical esophagus.

Gastroenterology, 51, 960-974.

Wictorin, W., Hedegard, B., & Lundberg, M. (1971). Cineradiographic studies of bolus position during chewing. *Journal of Prosthetic Dentistry, 26,* 236-246.

Willging, J. P. (1995). Endoscopic evaluation of swallowing in children. *International Journal of Pediatric Oto-Rhino-Laryngology, 32,* S107-S108.

Yotsuya, H., Nonaka, K., & Yoshinobu, I. (1981). Studies on positional relationships of the movements of the pharyngeal organs during deglutition in relation to the cervical vertebrae by X-ray TV cinematography. *Bulletin of the Tokyo Dental College, 22,* 159-170.

Yotsuya, H., Saito, Y., & Yoshinobu, I. (1981). Studies on temporal correlations of the movements of the pharyngeal organs during deglutition by X-ray TV cinematography. *Bulletin of the Tokyo Dental College, 22,* 171-181.

| 4장 |

삼킴장애

삼킴장애는 임상적 혹은 방사선촬영술적인 증상학(symtomatology)에 따라 그리고 병상에서 혹은 X-ray에 나타난 운동성장애(disturbed motility)를 일으킨 특정한 해부학적인 이상이나 신경근육의 기능 문제에 따라 설명될 수 있다(Logemann, 1993). 증상과 해부학적인 혹은 신경근육의 기능장애를 구별하는 것은 중요한데, 증상과 기능장애에 대한 정보는 서로 다르게 사용되기 때문이다. 임상적으로 그리고 방사선촬영술적으로 확정된 증상은 환자에게 삼킴장애가 있다는 것을 임상가(clinician)에게 알려 주고, 장애의 본질을 찾아내도록 한다. 해부학적인 그리고/또는 신경근육적인 기능장애가 증상을 일으킨 실질적인 장애며, 바로 이에 대한 치료계획을 세워야 하는 것이다. 삼킴치료전문가(swallowing therapist)는 환자의 재활에 진전을 가져오지 않는 증상학적인 치료를 방지하기 위해 의사와 다른 전문가에게 이와 같은 차이에 대한 교육을 해야만 한다. 흡인과 잔여물은 다양한 장애에 의한 증상이지 장애 그 자체는 아니다. 이 장에서는 증상을 그것을 일으킬 수 있는 삼킴장애와 관련하여 다루도록 하겠다.

보통 임상가는 자세한 병력조사나 차트 검토, 환자의 설명 그리고 철저한 병상

평가(bedside examination)로부터 삼킴장애의 임상적 증상을 확인한 것을 통해 삼킴장애를 가지고 있는 환자를 검사하기 시작한다. 방사선촬영 검사(비디오투시조영 검사)는 삼킴장애가 명백하게 구강으로 제한되어 있지 않은 환자(즉, 인두의 삼킴장애가 의심되는 환자) 혹은 흡인을 보이는 환자라면 누구에게나 시행되어야만 한다(Logemann, 1997).

임상가는 비디오투시조영 검사를 통해 얻은 정보를 ① 환자의 삼킴에 나타나는 해부학적인 그리고/또는 신경근육적인 기능장애를 밝히기 위해, ② 환자가 입으로 먹어도 될지의 여부와 먹어도 된다면 먹을 때 가장 좋은 조건과 가장 적합한 음식의 농도를 결정하기 위해, ③ 특정 삼킴장애에 적합한 직접 혹은 간접적인 치료를 계획하기 위해 사용한다.

이 장에서는 각 장애의 증상뿐만 아니라 해부학적인 그리고 신경근육적인 장애에 대해 정의하는데, 이는 ① 환자의 설명, ② 병상에서의 임상적 평가를 통한 관찰 그리고/또는 ③ 방사선촬영검사에서 관찰되는 것이다. 〈표 4-1〉에 씹기 그리고 다른 삼킴의 구강준비단계, 삼킴의 구강단계, 인두삼킴의 유발, 삼킴의 인두단계 그리고 경부식도단계에 영향을 미치는 해부학적인 그리고 신경근육적인 기능장애와 관련된 증상학이 요약되어 있다. 이와 같은 구성형식을 따라 임상가는 삼킴의 기능장애를 확인하기 위해 하나 혹은 세 종류의 정보를 모두 이용할 수 있을 것이다. 환자의 설명 하나만으로는 잘못된 판단을 내릴 수 있다. 삼킴치료전문가는 환자의 증상에 주목하고 이를 환자의 문제에 대한 전반적인 분석에 사용해야 하며, 환자의 증상을 진단과 치료의 유일한 근거로 삼아서는 안 된다.

이 장의 마지막에 있는 [부록 4A]의 삼킴의 비디오투시조영 검사 기록용지는 수정된 바륨삼킴 검사 동안 나타나는 삼킴장애의 순서에 따라 구성되어 있다. 따라서 삼킴의 구강준비, 구강, 인두 그리고 경부식도단계의 측면촬영상(lateral view)에서 나타날 수 있는 삼킴장애의 방사선촬영 검사 증상이 우선 설명되어 있으며 기록용지의 앞에 기입되어 있다. 이 장과 기록용지의 마지막 부분은 뒤-앞면촬영상(posterior-anterior P-A plane)의 삼킴의 구강준비, 구강, 인두, 경부 식도단계에

〈표 4-1〉 신경근육적, 해부학적 삼킴 장애에 해당하는 임상적, 방사선촬영술적 증상

환자의 설명[a]	임상(병상) 증상	방사선촬영술적 증상[b]	가능한 운동(신경근운동), 해부 문제
씹기 어려움—씹기가 필요한 음식을 피함	음식물이 혀의 중간선에 남거나 고랑 안에 떨어짐	음식물이 혀의 중간선에 남거나 고랑 안에 떨어짐	혀로 음식물을 옆으로 보내지 못함
	음식물이 고랑 안에 떨어짐	음식물이 고랑 안에 떨어짐	볼근육 긴장도 저하
치아를 맞추기 어려움	턱을 맞추지 못함	위아래 턱을 맞추지 못함(뒤–앞면촬영상)	치아를 맞추지 못함
음식물이 입안 전체에 퍼짐. 음식물이 입에 붙음	음식물이 구강 전체에 퍼짐	음식덩이 조절의 실패: 음식물이 구강에 퍼짐	(씹은 후) 음식덩이를 형성하는 혀의 협응 기능 감소 구강감각 저하
삼킴 전 기침, 막힘. 음식물이 입에 붙음	삼킴 전 기침, 막힘	음식물이 혀의 기저부를 넘어 후두 덮개나 기도로 떨어짐(삼킴 전 흡인)	(액체나 으깬음식의) 음식덩이를 물고 있는 혀의 협응기능 감소
음식물이 입에 붙음. 먹는 속도가 느리고 단단한 음식에서 더 심함.	구강통과시간이 느림	구강통과시간이 느림 혀의 상승 감소 음식물이 굳은입천장에 붙음	혀의 상승 감소
먹는 속도가 느리고 단단한 음식에서 더 심함	구강통과시간이 느림	구강통과시간이 느림	혀의 앞쪽에서 뒤쪽 움직임 저하

(계속)

환자의 설명[a]	임상(병상) 증상	방사선촬영술적 증상[b]	가능한 운동(신경근운동), 해부 문제
먹는 속도가 느림	구강통과시간이 느림	구강통과시간이 느림. 반복적인 혀의 펌프 동작	삼킴실행증. 혀의 앞쪽에서 뒤쪽 움직임이 조직화되지 못함. 반복적인 혀의 펌프 동작
	구강통과시간이 느림	구강통과시간이 느림	
	구강통과시간이 느림	음식물이 상처로 혀가 파인 부분에 붙고, 혀의 움직임에 의해 악화됨.	흉터난 혀의 모양
음식물이 혀의 기저부, 목의 윗부분에 붙음	목뿔뼈와 방패연골의 상승이 지연됨	인두삼킴이 시작되기 전에 후두계곡 안에 음식물이 멈칫거림	인두삼킴의 지연
음식물이 내려가지 않음	목뿔뼈/방패연골이 상승하지 않음 구강통과시간이 느림	후두계곡 안에 음식물이 멈칫거려, 조롱박굴 안으로 그리고/또는 기도 안으로 들어갈 가능성 높음	인두삼킴의 결여
기침하면 음식물이 나옴	기침, 막힘	삼킴 전 흡인	인두삼킴의 지연
기침/막힘	인두삼킴 전에 음식물을 뱉어냄	음식물을 뱉어 냄	
	인두삼킴 후에 기침, 막힘	삼킴 후, 후두계곡의 음식 잔여물	인두수축의 감소 혀의 기저부의 움직임 감소
	인두삼킴 후에 음식물을 뱉어 냄	삼킴 후, 조롱박굴에 음식 잔여물	후두 상승의 감소
음식물의 일부가 목의 윗부분에 들러붙음		음식 잔여물이 한쪽 혹은 양쪽 후두계곡이나 조롱박굴에 남음. 삼킴 후 흡인	편측 혹은 양측 인두마비. 혀의 기저부의 움직임 저하

기침, 막힘 음식물이 목 아래 붙음 음식물이 역류됨	삼킴 후 기침, 막힘. 가르릉거리는 목소리 과다한 분비물	삼킴 후(조롱박굴에서 넘쳐흘러) 흡인됨. 음식물이 조롱박굴에 붙음. 인두식도 부분의 돌출. 후두계곡에서 넘쳐흐름	반지인두근기능장애 후두 상승의 감소
기침, 막힘	삼킴 후 기침, 막힘. 후두(방패연골) 상승의 저하	삼킴 후 흡인 방패연골 상승의 저하 후두계곡과 조롱박굴의 잔여물	
	삼킴 중 기침, 막힘	삼킴 중 흡인 기도폐쇄의 감소(P-A 촬영상)	후두 폐쇄의 감소
쉰목소리[a]	쉰목소리	정상 삼킴 혹은 기도폐쇄의 감소	
음식물이 목의 아래 부분에 붙음[a]		음식물이 삼킴 후 경부식도에 붙음	식도 연동운동의 감소 혹은 다른 식도장애
음식물이 역류됨 삼킴 후 기침, 막힘[a]	음식물의 역류. 삼킴 후 기침, 막힘	인두의 한쪽 공간이나 식도에 음식물이 붙음 환류	식도 곁주머니(diverticulum)
음식물이 역류됨 삼킴 후 기침, 막힘	음식물의 역류 삼킴 후 기침, 막힘	음식물이 식도에서 다시 넘어와 삼킴 후 흡인됨	식도의 부분적인 혹은 완전한 막힘 역류
삼킴 후 기침, 막힘	삼킴 후 기침, 막힘	음식물이 식도에서 기관으로 들어감	기관식도누공(tracheoesophageal fistulae)
음식물이 구멍 밖으로 새어 나옴	음식물이 피부에 난 구멍으로 새어 나옴	음식물이 피부를 통해 새어 나옴	인두피부누공(pharyngocutaneous fistulae)

주: a: 일부 환자는 삼킴장애가 있다는 것을 인식하지 못하며, 따라서 음식물을 먹고 마실 때의 특정한 문제점을 말하지 않을 수도 있다.

b: 따로 언급되지 않은 경우는 측면 촬영상에서 본 것을 말함.

서 관찰될 수 있는 삼킴장애의 증상을 나타내고 있다. 구강단계는 P-A면에서는 쉽게 보이지 않는다.

기록용지에서 가장 오른쪽 칸과 가장 왼쪽 칸은 각각 삼킴장애와 증상을 기록한 것으로 다시 말해서, 왼쪽에 표시된 증상이 관찰될 경우, 맨 오른쪽 칸에 표시되어 있는 특정 삼킴장애가 있다는 것을 가리킨다. 가령 인두의 잔여물, 특히 인두벽과 한쪽 조롱박굴(pyriform sinus)의 잔여물의 증상(왼쪽 칸에 기입되어 있는 바와 같이)은 한쪽 인두벽의 기능장애(이에 대응하여 오른쪽 칸에 기입되어 있는 장애)를 가리킨다. 구강 내 측면 고랑(lateral sulcus)의 음식 잔여물(왼쪽 칸에 나와 있는 증상)은 볼 근육조직(buccal musculature)의 긴장이 저하된 것(이에 상응하는 오른쪽 칸에 나와 있는 장애)을 가리킨다. 즉, 측면 고랑의 잔여물은 삼킴의 구강단계라는 분류 밑에 왼쪽 칸에 열거되어 있는 방사선 촬영검사 혹은 병상에서 볼 수 있는 하나의 증상인 반면 볼 긴장의 저하는 증상을 유발한 삼킴장애며 맨 오른쪽 칸에 기입되어 있다. 왼쪽 칸의 방사선촬영술적 증상과 관련되어 오른쪽 칸에 열거되어 있는 삼킴장애는 임상가에게 방사선촬영술에서 나타난 증상이 어떤 것을 의미할 수 있는지 되새겨 주고자 하는 것이다. 방사선촬영 검사의 증상과 장애에 대한 이 표는 가장 일반적인 증상과 장애를 보여 주고 있다. 이는 모든 것을 총망라했다기보다는 임상가가 비디오투시조영 검사를 해석할 때 길잡이 역할을 하고자 한 것이다. 기록용지에 나와 있지 않은 장애는 간헐적으로 볼 수 있는 것일 것이다. 그럴 경우에 대비하여 기록용지의 각 삼킴단계 마지막 부분에 여러 부피와 농도의 삼킴에서 일어나는 다른 장애를 표시할 수 있는(기타라고 표시되어 있는) 공간이 있다.

1. 측면촬영상

구강과 인두의 측면촬영상(lateral view)은 구강과 인두의 통과시간(transit time), 인두지연시간(pharyngeal delay time)과 구강준비에서 음식덩이와 구강인두 구조물의 움직임 패턴, 삼킴의 구강, 인두, 경부식도단계 그리고 흡인이 일어날 경우 대략적인 양과 원인(병인)을 측정하고 평가할 수 있게 해 준다. 구강통과시간(OTT)은 삼킴의 자발적인 구강단계의 시작을 위해 혀가 움직이기 시작하는 순간부터 음식덩이의 머리 부분이 아래턱의 아래 경계(lower edge)와 혀의 기저부(tongue base)가 교차하는 지점에 닿는 순간까지로 정의된다(Miller, 1972; Pommerenke, 1928). 이 시간은 대략 1~1.50초인 것이 정상이다(Mandelstam & Lieber, 1970; Tracy et al., 1989).

인두지연시간(PDT)은 음식덩이의 머리 부분이 아래턱의 아래 경계와 혀의 기저부가 교차하는 지점에 닿는 순간에서부터 시작하여 삼킴의 나머지 부분에 해당하는 후두의 상승이 시작하는 순간에서 끝이 난다. 인두통과시간(PTT)은 인두삼킴의 유발—즉, 삼킴의 한 부분으로서 후두상승의 시작—에서부터 음식덩이의 꼬리 부분이 반지인두영역(cricopharyngeal region) 혹은 인두식도(pharyngoesohphageal, PE) 부분을 통과하는 순간까지로 정의된다. 이 시간은 최대 1초, 보통은 훨씬 적게 걸리는 것(0.35에서 0.48초)이 정상이다(Blonsky, Logemann, Boshes, & Fisher, 1975; Mandelstam & Lieber, 1970; Randemaker, Pauloski, Logemann, & Shanahan, 1994; Tracy et al., 1989).

구강, 인두 그리고 후두의 측면촬영상은 또한 흡인(aspiration)이 일어나는지의 여부에 대한 관찰과 흡인된 음식덩이의 대략적인 백분율 그리고 흡인의 원인을 확정할 수 있게 해 준다. 뒤-앞면촬영상에서는 기관과 식도가 서로 겹쳐져서 흡인의 발생과 대략적인 양 그리고 흡인의 원인을 평가하기가 어렵다. 흡인이 인두삼킴 이전에, 도중에 혹은 이후에 일어났는지 파악하고, 흡인의 생리학적인 또는 해부학적인 원인이 무엇인지를 밝히고, 이와 같은 정보를 환자의 평가보고서에 기록하는 일은 매우 중요하다. X-ray 검사를 하는 동안 흡인을 방지하는 치료책략들이 시도된다. 그 후 흡인의 원인을 제거하여 절대 흡인이 일어나지 않도록 하는 치료가 계획된다.

1) 신경근육적, 해부학적 삼킴의 장애

삼킴장애에 대한 평가와 치료에 있어서 가장 중요한 단계는 임상적으로 혹은 방사선촬영술상에서 관찰된 증상을 그러한 삼킴의 장애를 초래한 실제적인 해부학적 혹은 신경근육의 장애와 관련짓는 것이다. 이 장에서는 씹기와 삼킴의 순서에 따라 발생할 수 있는 장애가 차례대로 설명되어 있다. 제2장에서 설명된 바와 같이 정상적인 씹기에는 손상되지 않은 아래턱과 위턱, 그리고 볼과 혀의 근육이 필요하다.

2) 삼킴의 구강준비의 장애

삼킴의 구강준비단계는 음식을 삼키기에 적당한 농도로 부수고, 그것을 침과 섞고, 부분으로 혹은 전체로 응집력 있는 덩어리(cohesive ball) 혹은 음식덩이를 만들어 삼키기 위한 준비를 하는 것이다.

(1) 구강 앞쪽에 음식을 물고 있지 못함: 입술 폐쇄의 어려움

음식이 입 안에 들어오면, 정상적으로는 입술이 닫히고 삼킴의 전 과정 동안 음식을 입 안 앞쪽에 위치시키기 위해 입술을 닫은 채로 유지한다. 이때는 코로 숨을 쉬어야만 한다. 만약 환자가 입으로 숨을 쉬고, 씹는 동안 그리고 구강 조작 중에 입을 벌리고 있다면 임상가는 반드시 코를 통한 호흡로가 막히지 않았는지 검사해 보아야 한다. 음식이 구강 앞쪽으로 흘러내리면, 이는 [그림 4-1]에서 볼 수 있듯이 입술폐쇄가 저하되어 있다는 것을 의미한다.

(2) 음식덩이를 물고 있지 못함: 혀의 모양형성/협응 기능저하

액체나 으깬 음식(paste)은 구강 내에 응집된 혹은 반응집된 음식덩이의 형태로 놓인다. 특별히 음식을 맛보려 하거나, 다른 이유에서 음식물을 입 안에서 조작하

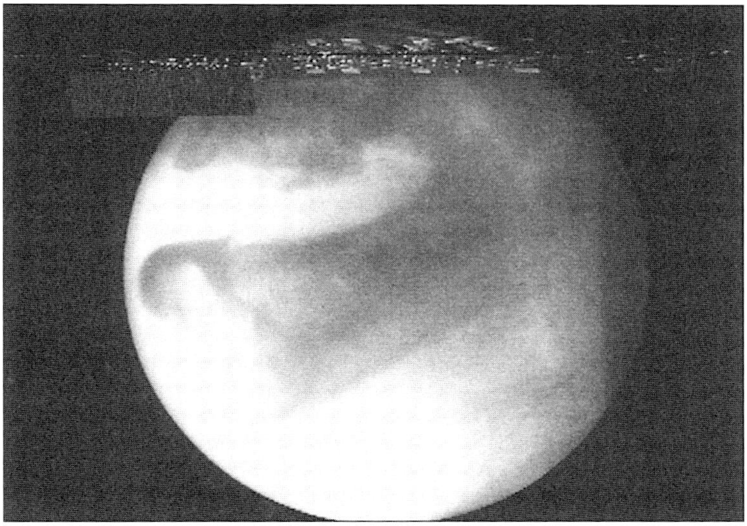

[그림 4-1] 입술폐쇄가 감소된 환자의 구강과 인두의 방사선촬영 측면 영상. 음식물이 입의 앞쪽으로 흘러나옴.

지 않는다면 액체나 으깬 음식은 응집된 음식덩이(bolus) 혹은 덩어리(ball) 형태로 삼킴의 구강단계가 시작될 때까지 유지될 것이다. 만약 환자가 액체나 으깬 음식을 둘러싸고 혀의 모양을 형성하는 기능이 저하되어 있다면 환자는 액체나 으깬 음식을 응집된 음식덩이의 형태로 유지하고 있을 수 없을 것이고 음식은 바로 구강 전체에 흩어져 버릴 것이다. 이 기간 동안 여린입천장은 혀의 뒤를 향해서 아래로 그리고 앞쪽으로 당겨져([그림 4-2] 참고), 삼킴이 시작될 때까지 음식이 인두로 들어가는 것을 막아 준다. 만약 여린입천장이 혀의 뒷부분에 닿기 위해서 앞쪽으로 돌출되지 않거나 돌출될 수 없다면 음식은 미숙한 상태로 인두로 흘러들어 갈 수 있다. 음식덩이가 미숙한 상태로 혀의 기저부로 흘러내려 인두로 들어가는 것은 씹는 도중에는 정상적인 일이나 액체나 푸딩형태의 음식덩이를 물고 있는 동안은 그렇지 않다. 음식덩이의 미숙유출(premature loss)은 액체나 음식이 혀의 기저부를 넘어 인두로 그리고 열려 있는 기도로 들어가는 경우 삼킴 전 흡인(aspiration before the swallow)을 초래할 수 있다.

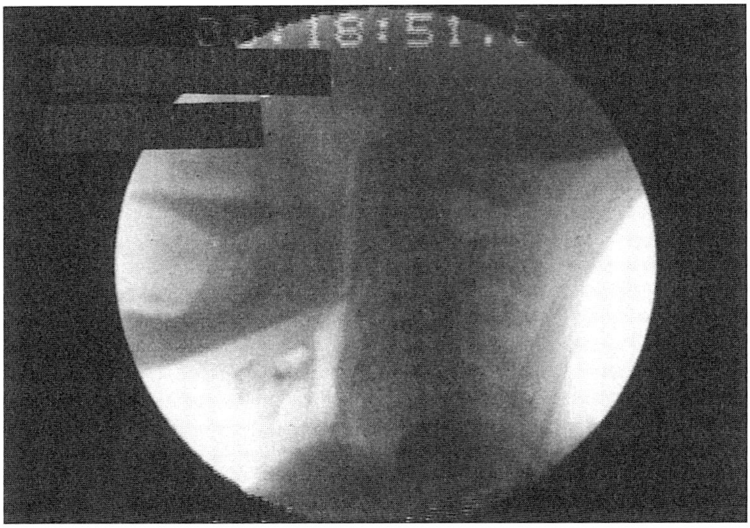

[그림 4-2] 입 안에 액체를 물고 있을 때, 여린입천장이 혀의 뒷부분을 향해 아래쪽, 앞쪽으로 완전히 당겨진 것을 보여 주는 구강의 방사선촬영 측면 영상.

흡인의 발생 여부는 음식의 양이나 농도, 환자의 자세에 따라 달라진다. 음식덩이를 물고 있지 못하는 것은 혀의 협응 기능이 저하되었다는 것을 말한다. 액체나 으깬 음식이 후두계곡(valleculae)으로 미숙유출 되는 것은 여린입천장을 앞쪽에 위치시키는 것 그리고/또는 혀의 통제기능 저하를 가리킨다.

(3) 음식덩이를 형성하지 못함: 혀 운동범위 또는 협응운동의 장애

씹는 동안 혹은 삼키기 전에 입 안에서 음식을 맛보는 동안에도 음식은 구강 내에서 조작되고 움직이는 것이 정상이다. 씹기나 구강조작이 끝나면 삼킴을 시작하기 위해 혀로 음식을 모두 모아 하나의 덩어리 혹은 음식덩이로 만든다. 만약 혀의 운동범위가 제한적이거나 협응운동에 장애가 있으면, 음식을 한데 모아서 응집된 음식덩이를 만들기가 어렵고, 따라서 종종 구강 전체에 음식물이 흩어진 상태에서 삼킴을 시작해야만 한다.

(4) 음식물이 앞쪽 고랑에 떨어짐: 입술의 근긴장도/근력 감소

음식물이 입 안에 들어온 후에 또는 환자가 씹고 있는 동안 음식물이 앞쪽 고랑(anterior sulcus)으로 떨어지는 것은 입술이나 안면근육의 근력(muscle tone)이 저하된 것을 가리킨다. 입술이나 안면근육 조직의 근력은 앞쪽 고랑을 닫아서 음식이 그곳에 끼는 것을 막아 준다.

(5) 음식이 측면 고랑에 떨어짐: 볼근육의 긴장도/근력 감소

환자가 씹을 때 [그림 4-3]에서와 같이 측면고랑(lateral sulcus) 안으로 떨어진 음식물은 볼 근육 조직의 긴장도(muscle tension)나 근력이 저하된 것을 가리킨다. 정상적으로 볼 근육 조직의 긴장도나 근력은 측면 고랑을 닫고 음식물을 혀의 가운데로 보냄으로써 음식물이 그곳에 끼는 것을 막아 준다.

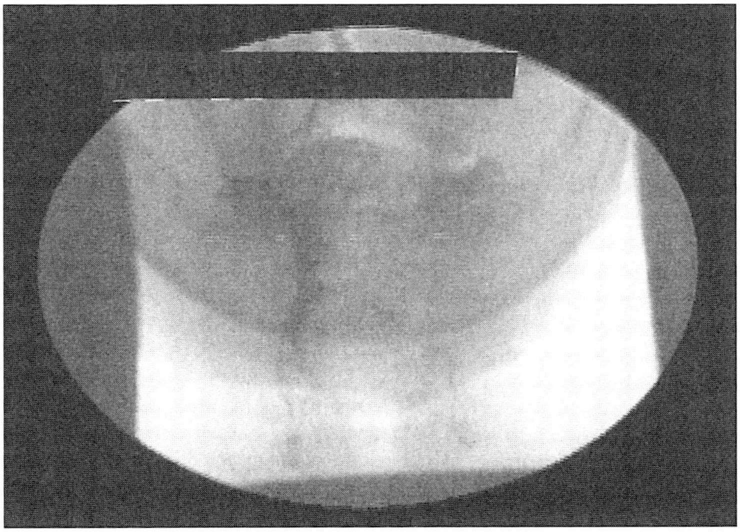

[그림 4-3] 턱의 측면과 얼굴근육 사이에 있는 측면고랑에 남은 음식 잔여물을 보여 주는 구강의 앞면 촬영상.

(6) 비정상적으로 물고 있는 위치: 혀의 조절장애, 혀 밀어내기

삼킴의 구강단계를 시작하기 위한 준비로 음식덩이는 혀와 굳은입천장 사이에 놓이거나 혹은 수축되어 있는 혀끝 앞쪽의 구강바닥에 위치해 있는 것이 정상이다. 구강바닥에 있다면 삼킴이 시작될 때 혀는 앞으로 움직여서 음식덩이를 모아 올려 혀 위로 가져온다. 정상인의 약 20%가 음식덩이를 구강바닥에 위치시킨다(Dodds et al., 1989). 음식덩이를 물고 있거나 모아 올리기 위해서 혀는 음식덩이를 둘러싸는 모양을 형성할 수 있어야 하고 혀의 양 옆을 치조돌기(alveolar ridge)에 대고 밀폐시켜야 한다. 만약 혀의 모양을 형성하는 일이 불가능하다면 환자는 음식덩이를 비정상적인 위치에 물고 있을 것이다. 만약 음식덩이가 [그림 4-4]에서와 같이 앞니 쪽에 자리 잡고 있다면 삼킴은 혀 밀어내기(tongue thrust)의 형태(즉, 혀가 입술과 가운데 앞니를 향해 앞으로 움직여 음식덩이를 앞쪽으로 밀게 됨)로 이루어질 것이다. 간혹 이런 혀 밀어내기가 너무 강해서 실제로 음식물을 구강 밖으로

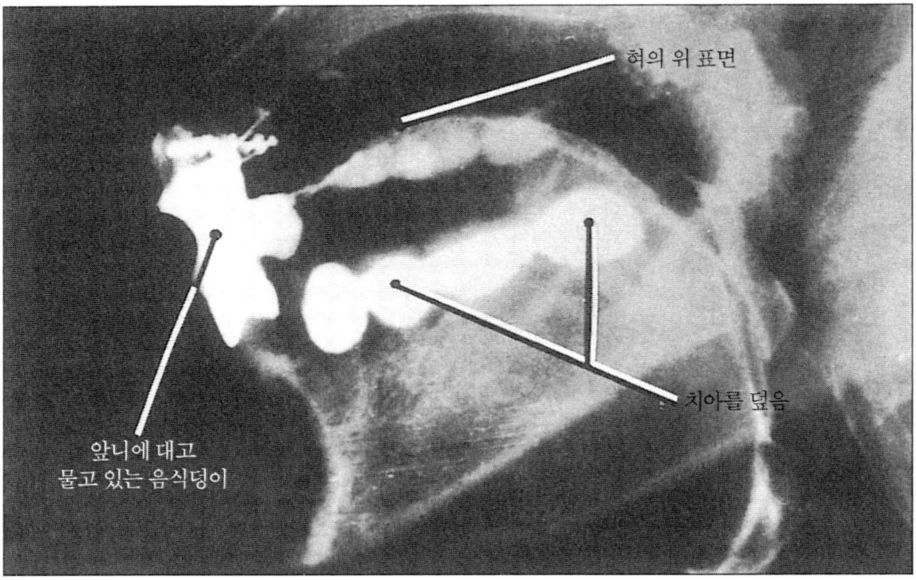

[그림 4-4] 삼킴을 시작하기 전에 앞니 중앙에 대고 비정상적으로 음식물을 물고 있는 모습을 보여 주는 구강의 측면 촬영상.

밀어내기도 한다. 여기에 설명된 바와 같이 혀 밀어내기는 신경학적 장애와 관련이 있으며 뇌성마비(cerebral palsy)나 뇌졸중(stroke) 또는 머리외상(head trauma) 후의 일부 환자에게서 관찰된다.

(7) 기 타

이 부분은 임상가들이 측면촬영상에서 삼킴의 구강준비단계 동안 관찰할 수 있는 다른 비정상적인 운동패턴을 기록할 수 있도록 마련된 것이다.

(8) 도입되는 자세/치료

이 공간은 방사선촬영 검사 동안 시도하거나 평가한 모든 치료 절차를 용지에 기록할 수 있도록 마련된 것이다.

3) 삼킴의 구강단계의 장애

삼킴의 구강단계(oral phase)는 입 안에서 음식덩이를 옮기기 위해 혀가 밀어 넘기는 것(propulsion)으로 구성된다. 이 삼킴의 단계는 수의적인 대뇌피질의 통제하에 있는 것으로 알려져 있으며, 인두삼킴을 유발시키는 역할을 한다. 삼킴의 구강단계는 치조돌기에 맞닿아 밀폐되어 있는 혀의 측면과 앞면 가장자리에서부터 시작된다. 혀의 앞쪽 중앙선은 위쪽, 뒤쪽 움직임을 통해 음식덩이를 뒤로 옮기는 운동을 시작한다. 구강통과는 인두삼킴이 유발되는 순간 끝난다(Kahrilas, Lin, Logemann, Ergun, & Facchni, 1993; Shawker, Sonies, Stone, & Baum, 1983). 음식덩이의 머리 부분이 앞쪽 구개활(anterior faucial arch)에서부터 아래턱의 아래 경계(lower edge)와 혀의 기저부가 교차하는 지점 사이의 어느 부분에 닿아 감각정보가 (주로) 뇌신경 IX(즉, 설인신경, glossopharyngeal nerve)에 전달되면 인두삼킴이 유발된다. 정상인의 경우 총 구강통과시간은 어떤 농도의 음식이건 약 1~1.25초 정도 소요된다(Mandelstam & Lieber, 1970; Tracy et al., 1989).

(1) 삼킴의 구강시작 지연: 삼킴실행증, 구강 감각의 저하

심한 신경학적 장애가 있는 일부 환자는 삼키라는 지시에 따라 구강삼킴을 시작하는 데 심한 지연을 보인다. 간혹 입 안에 음식덩이를 문 채 혀의 움직임을 전혀 보이지 않는다. 이와 같은 증상은 심한 삼킴실행증(apraxia of swallow)이나 구강감각의 저하 혹은 음식덩이를 삼켜야 할 대상으로 인식하지 못하는 것(음식에 대한 구강 촉각실인증, oral tactile agnosia)으로 인한 것일 수 있다. 이런 환자에게 임상가는 음식덩이를 공급할 때 혀에 대는 숟가락의 압력을 증가시키거나 찬 음식덩이를 이용하거나, 음식덩이를 크게 하거나, 맛이 강한 음식덩이를 이용하거나 혹은 촉감을 느낄 수 있는 음식덩이를 주거나 하여 감각자극을 높이는 것을 통해 구강삼킴의 시작을 촉진시킬 수 있다(제6장 참조). 또한 이런 환자는 입 안에 들어온 액체나 퓌레(puree) 상태의 음식에는 반응을 보이지 않을 수도 있으나, 과자 조각에는 반응하여 씹기 시작하고 씹은 후에는 구강삼킴을 시작할 것이다.

(2) 혀의 탐색운동: 삼킴실행증

삼킴실행증은 종종 심한 구강실행증(oral apraxia)과 함께 나타난다. 삼킴실행증의 증상에는 혀의 탐색 운동, 운동범위에 문제가 없음에도 정상적인 삼킴 과정에서 나타나는 앞쪽에서 뒤쪽으로의 혀와 음식덩이의 움직임을 구성하지 못하는 것, 또는 앞서 언급한 바와 같이 일부 환자의 경우 어떠한 구강활동의 시작도 보이지 않고 음식덩이를 물고만 있는 것이 있다. 음식덩이를 공급할 때 감각자극을 높이거나 독특한 맛, 온도 혹은 촉각을 갖고 있는 음식을 이용하면 구강삼킴 동안 더욱 체계화된 혀의 움직임을 촉진시킬 수도 있다. 또는 음식을 숟가락에 얹어 환자에게 쥐어 주고 스스로 자신의 입에 음식을 넣도록 하거나 혹은 병이 나기 전처럼 음식과 숟가락을 주고 환자에게 혼자 먹도록 하는 것이 구강 활동을 촉진시킬 수도 있다. 삼키기 위한 어떠한 지시도 하지 않는 것이 도움이 될 수도 있는데, 왜냐하면 실행증은 보통 목표활동이 고도의 자발성을 요구할 경우 더 악화되기 때문이다.

(3) 삼키기 위해 혀를 앞으로 움직임: 혀 밀어내기

음식덩이가 혀 위에 있을 때, 혀끝은 치조돌기에 단단히 붙어 있다가 구개를 향해서 위쪽으로 그리고 뒤쪽으로 중간선(midline)을 순차적으로 들어 올려 삼킴을 시작한다. 때로 신경학적 장애가 있으면 [그림 4-5]에서와 같이 혀를 앞니 가운데를 향해 앞쪽으로 내밀고, 때로는 입 밖으로 음식을 밀어낼 수도 있다. 보통 혀 밀어내기(tongue thrust)는 일부의 뇌성마비 환자에게서 볼 수 있듯이 음식덩이를 가운데 앞니를 향해 비정상적으로 물고 있는 것이나 혹은 전혀 음식덩이를 물고 있을 수 없는 것에 의해 초래된다.

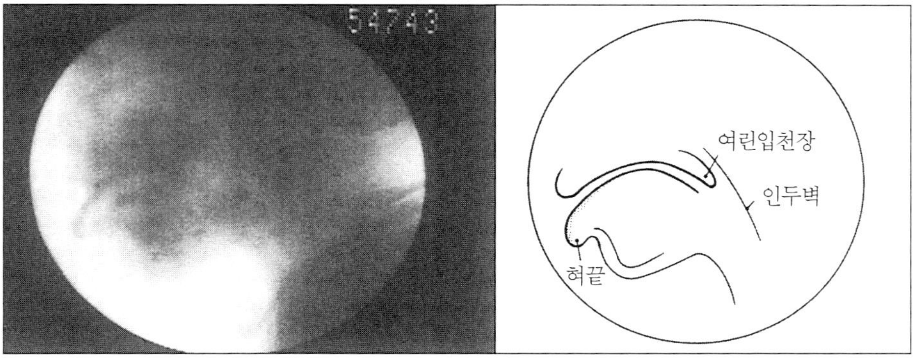

[그림 4-5] 입술 사이로 심한 혀 밀어내기를 보이는 뇌성마비 아동의 구강 방사선촬영 측면 영상.

(4) 앞쪽 고랑의 잔여물: 입술근육의 긴장도/근력 저하

삼킴의 구강단계가 시작될 때 음식덩이가 앞쪽 고랑에 걸려 있다면, 이는 입술-볼 근육의 긴장도나 근력의 저하로 인한 증상이다.

(5) 측면 고랑의 잔여물: 볼근육의 긴장도/근력 저하

삼킴의 구강단계가 시작될 때 [그림 4-3]과 같이 음식이 측면 고랑으로 떨어지

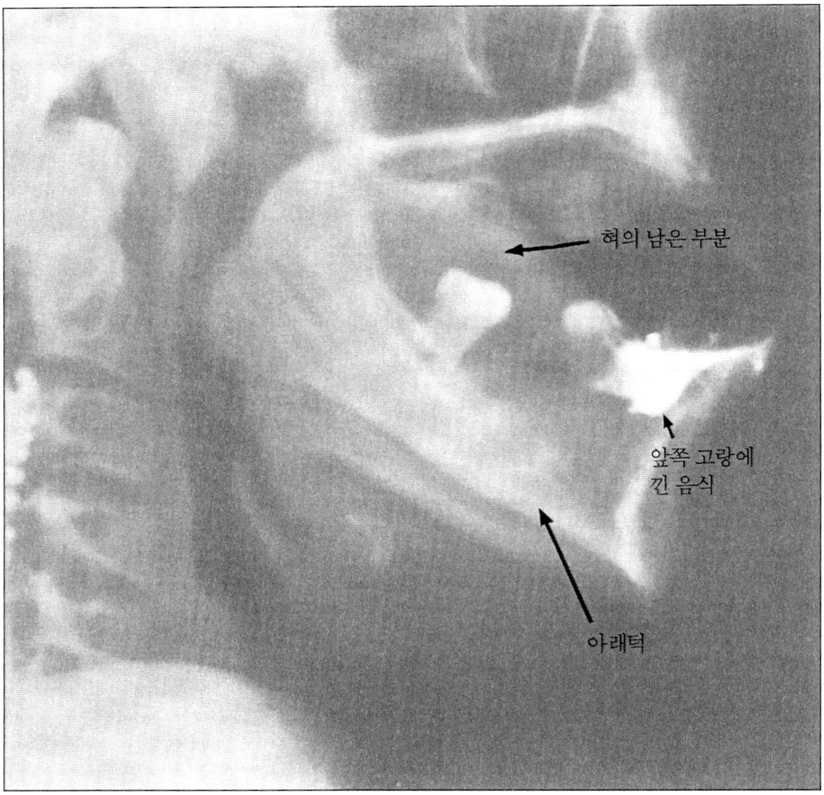

[그림 4-6] 앞쪽 구강바닥이 절제된 구강암 환자에서 앞쪽 구강바닥과 앞쪽 고랑에 고인 음식물을 보여 주는 방사선촬영 측면 영상.

거나 고여 있다면 이는 볼근육조직의 긴장도나 근력이 저하되었다는 것을 말한다. 일부 연구자는 볼근육의 긴장이 구강 내 측면 벽에 압력이나 저항을 제공함으로써 구강을 통과하는 동안 음식덩이가 뒤쪽으로 움직이게 하는 데 하나의 역할을 한다고 믿고 있다(Shedd, Scatliff, & Kirchner, 1960).

(6) 구강바닥의 잔여물: 혀의 모양형성 혹은 앞쪽과 측면 치조에 혀 가장자리를 밀착시키지 못함

구강 운반을 시도하는 동안 음식물이 구강 앞쪽 혹은 측면 바닥에 떨어진다면 이는 음식덩이를 둘러싼 혀의 모양형성이나 협응능력이 그리고/또는 음식덩이가 뒤로 움직일 때 혀끝이나 혀의 측면을 치조에 대고 밀착시킨 채 유지하는 능력이 저하된 것을 가리킨다. [그림 4-6]은 구강암으로 수술을 받은 환자에서 구강 앞쪽 바닥에 남아 있는 음식물을, [그림 4-7]은 다른 구강암 수술 환자의 구강 측면 바닥의 잔여물을 보여 준다.

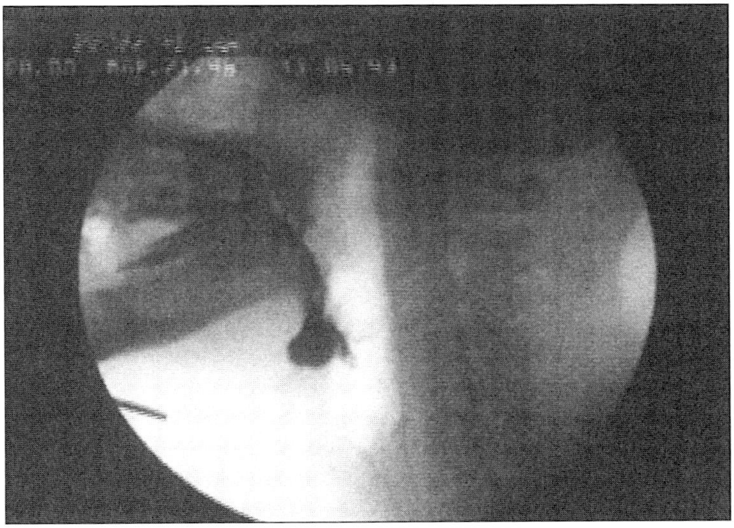

[그림 4-7] 수술을 받은 구강암 환자에서 측면 구강바닥에 고인 음식 잔여물을 보여 주는 방사선촬영 측면 영상. 입에서 후두계곡으로 미숙유출을 보이기도 함.

(7) 혀 중앙 함몰부의 잔여물: 혀의 흉터

만약 음식이 혀 표면의 함몰부에 남는 경향이 있다면 이는 보통 혀에 흉터조직(scar tissue)이 있다는 것을 말한다. 흉터조직은 해부학적 검사의 매우 초기에서부터(즉, 언어병리전문가나 의사가 혀의 구강검사를 할 때) 발견된다. 그러나 보통 흉터조직은 굳어 있고 비교적 잘 움직이지 않아서 삼킬 때 상처를 둘러싸고 있는 정상적인 혀 조직은 상승하고 움직이는 데 반해 흉터조직은 그렇지 못하기 때문에 함몰

부위가 생기게 되고, 환자가 삼키려고 애를 쓸 때 이 부분에 음식이 들어가게 된다. 삼키려고 혀를 많이 움직일수록 흉터조직으로 인한 악영향은 더욱 커지고, 흉터조직으로 인해 생긴 함몰부위에 고이는 음식의 양도 더 많아진다. [그림 4-8]은 구강암으로 수술을 받은 환자의 혀 중앙 함몰부에 남은 잔여물을 보여 준다. 흉터조직이 있다면 그것은 보통 구강암으로 수술을 받은 것이거나 혹은 칼이나 총으로 인한 구강 외상의 상처다.

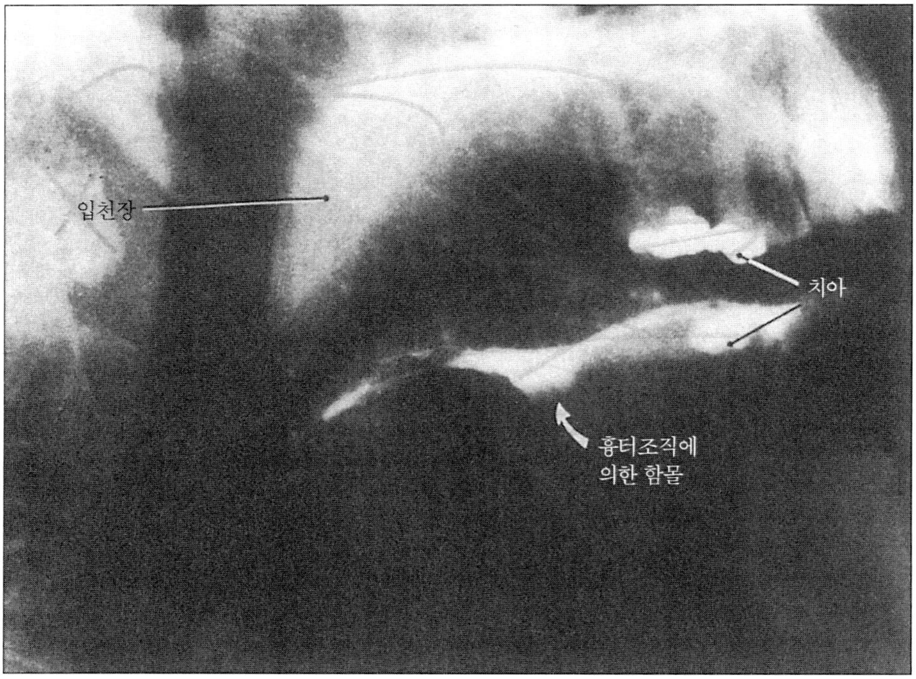

[그림 4-8] 수술을 받은 구강암 환자에서 흉터조직(scar tissue)에 의해 형성된 혀 중앙의 함몰부위에 고인 음식 잔여물을 보여 주는 방사선촬영 측면 영상.

(8) 혀의 음식 잔여물: 혀의 운동범위 혹은 강도의 저하

혀의 움직임의 범위가 매우 저하되어 있다면 음식은 혀의 표면이나 굳은입천장에 붙어 있거나, 여러 번 삼키려는 시도에도 불구하고 그곳에 남아 있을 수 있다. 이와 같은 일은 보통 농도가 진한 음식에서 발생하는데, 그 이유는 액체는 구강 내에 흩어져 버려 혀보다는 구강 내의 자연스럽게 움푹 파인 부위에 들어가는 경향이 있기 때문이다. 혀에 음식물이 정체되어 있거나 잔여물이 있는 것은 혀의 움직임의 범위가 저하되었다는 것을 가리킨다. 만일 음식물의 농도가 진해질수록 잔여물이 증가한다면 이는 혀의 근력(strength)이 저하된 것으로 해석할 수 있다.

(9) 혀 수축(연동운동)의 장애: 혀의 협응장애

정상 삼킴에서는 혀의 앞과 중앙이 음식덩이를 감싼 다음 구강 뒷부분이나 인두에 닿을 때까지 굳은입천장을 따라 음식덩이를 밀어올리고 압착시키거나 굴리는 동안, 혀끝과 양 측면은 치조돌기의 앞쪽 그리고 양 측면과의 접촉을 유지한다. 그리고 혀의 중간선(midline)이 입천장을 향해 압착될 때 순차적으로 상승하는데, 이는 하나의 조직화된 활동으로 이루어진다. 만일 이 순차적인 압착 활동이 어떤 방법으로든 장애를 입게 되면(가령 혀가 다소 불규칙하게 비생산적인 동작으로 움직인다거나 하면) 정상적으로 매끄러운 혀의 앞뒤 운동은 무너지게 된다. 이와 같이 교란된 혀의 수축(연동운동, peristalsis)은, 나중에 언급이 되겠지만 파킨슨병 환자에게서 종종 관찰되는 반복적인 혀의 굴림동작(rolling motion)과 같은 반복적인 종류의 혀 운동 패턴과는 구별되어야 한다.

(10) 불완전한 혀와 입천장의 접촉: 혀의 상승 저하

정상적인 삼킴의 시작에서, 음식덩이는 앞쪽에서 뒤쪽으로의 순차적인 혀-입천장 접촉을 통해 뒤로 옮겨진다. 만일 혀-입천장의 접촉이 불완전하다면, 이는 혀의 수직적인 움직임의 범위가 저하된 것을 가리킨다. 이는 또한 혀 수축의 장애 혹은 혀로 안간힘을 쓴(struggling behavior) 결과일 수도 있다. 만일 이와 같이 혀의 애쓰는 동작이 두드러지는 경우 음식덩이는 입 안 전체에 흩어져 버릴지도 모른다.

(11) 굳은 입천장에 음식이 붙음(잔여물): 혀의 상승 혹은 강도의 저하

정상적으로는 혀가 음식덩이를 뒤로 밀어 넘기면, 구강구조에 코팅되는 정도로 최소한의 음식 잔여물만이 남는다. 음식이 굳은입천장에 모여 있거나 삼킨 후 그곳에 남아 있는 것이 관찰된다면 이는 혀의 상승(elevation)이 저하된 것을 가리킨다. 만일 점도가 높은 음식일수록 굳은 입천장에 붙어 있는 음식의 양이 증가한다면 이는 혀의 근력이 저하된 것을 말하는데, 입 안에서 점도가 높은 음식을 깨끗하게 밀어 넘기기 위해서는 혀의 압력을 증가시켜야 하기 때문이다. [그림 4-9]는 운동신경장애(motor neuron disease) 환자의 입천장에 붙어 있는 음식의 잔여물을 보여 준다.

(12) 혀의 앞뒤운동의 저하: 혀의 협응운동 저하

정상적으로 혀가 음식덩이를 밀어 넘기는 것(propulsion)은 혀의 양옆과 혀끝을 치조돌기의 양 측면과 앞에 붙인 채, 혀의 중간선을 매끄럽게 앞쪽에서 뒤쪽으로 움직이는 것이다. 만일 이러한 매끄러운 앞쪽에서 뒤쪽으로의 운동이 정상적인 운동범위를 갖고 있더라도 다발적이고 작은 혀 움직임으로 방해되거나 중단되는 모습을 보인다면 이는 혀의 협응운동(coordination)이 저하된 증상이다.

(13) 반복적인 혀의 회전-굴림운동: 파킨슨병

정상 삼킴에서, 혀 중간선은 단 1회의 위쪽 그리고 뒤쪽 움직임으로 음식덩이를 뒤로 밀어 넘긴다. 파킨슨병 환자는 특징적인 혀 움직임의 패턴을 보이는데, 이는 혀의 중앙 부분의 반복적인 위쪽 그리고 뒤쪽 움직임이다(Robbins, Logemann, & Kirshner, 1986). 그러나 혀의 뒷부분을 적절한 때에 내리는 것에 실패하여, 음식덩이는 굳은입천장의 뒷부분까지만 왔다가 다시 앞쪽으로 밀려간다. 그러면 혀 앞부분의 움직임은 삼킴을 다시 시도하기 위해 같은 동작을 반복하게 된다. 파킨슨병 환자에게서 완전한 삼킴이 이루어지기까지 이와 같은 반복적

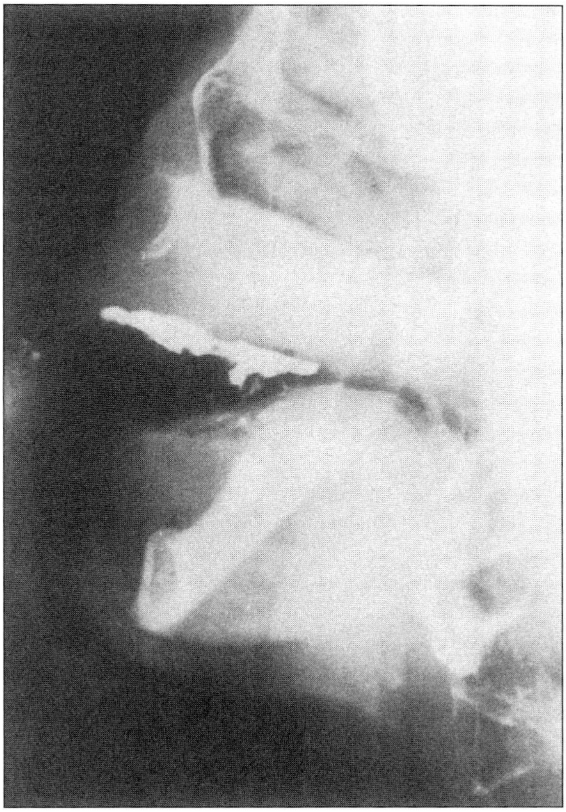

[그림 4-9] 혀의 강도 저하로 굳은입천장에 푸딩이 모두 들러붙은 것을 보여 주는 방사선촬영 측면 영상. 환자는 입천장에 닿을 만큼 적절한 위아래 움직임을 보이지만 입천장에서 음식물을 떼어 낼 만큼 강도가 충분하지 못함.

인 혀의 앞뒤 굴림운동(front-to-back rolling motion)은 종종 10초 이상 지속되기도 한다.

(14) 음식덩이 통제 저하/인두로 액체나 푸딩농도 음식의 미숙유출: 혀 통제의 감소, 혀 입천장 밀폐의 감소

삼킴의 구강단계가 시작되기 전의 구강준비단계 동안 혹은 삼키기 위한 혀 움직임이 시작되는 동안 통제되지 않은 음식덩이 혹은 액체나 푸딩이 미숙한 상태로 인두로 흘러드는 것은 음식덩이의 일부 혹은 전체가 미리 혀의 기저부를 넘어서 미숙한 상태로 인두로 떨어지는 것을 말한다. 정의에 따르면 미숙유출은 삼킴의 구강준비 혹은 구강단계가 진행되는 동안 인두삼킴이 유발되기 전에 발생한다. 액체나 푸딩과 같은 음식덩이가 입 안에 들어오면 여린입천장은 혀의 뒷부분을 향해 아래로 그리고 앞쪽으로 당겨져 음식덩이를 입 안의 뒤쪽에서 밀폐시켜야 한다. 만일 이에 실패하면 음식덩이의 부분 혹은 전체가 미숙한 상태에서 인두로 흘러들어 가 버릴 수 있다. 씹기를 필요로 하는 음식의 경우는, 후두계곡으로 음식이 미숙유출되는 것은 정상인데, 이는 활발한 씹기 동작으로 인해 여린입천장과 혀 뒷부분의 접촉이 유지되지 않기 때문이다. 따라서 구강인두삼킴의 방사선촬영 검사 중에 액체나 푸딩과 같은 음식에서 미숙유출을 보인다면 이는 비정상이나, 씹는 동안에는 혀의 움직임으로 인해 여린입천장과 혀 뒷부분의 밀폐가 깨지기 때문에 이를 비정상으로 간주하지 않는다.

액체나 푸딩 종류의 음식이 미숙한 상태로 인두로 떨어질 때 후두계곡이나 조롱박굴에 머물거나 열려 있는 기도로 들어갈 수도 있다. 음식이 인두로 들어갈 때의 정확한 통로는 환자의 자세나 음식의 양 그리고 음식의 농도에 따라 다르다. 통제를 벗어난 음식덩이나 미숙한 흐름은 삼킴의 구강준비 혹은 구강단계에서의 혀의 통제력이 감소된 것을 가리킨다. 이는 삼킴 전 흡인을 초래할 수 있는데, 음식덩이의 일부가 인두삼킴이 유발되기 전에 기도가 열려 있는 동안 인두로 흘러들어 가기 때문이다. 이와 같이 인두로 흘러 든 음식은 인두삼킴을 유발시키지 않는다는 것을 반드시 알아 두어야 한다. 어떠한 경우에도 삼킴의 구강단계에서 필요한 혀의 움직임이 완전히 이루어지기 전에는 인두삼킴은 유발되지 않는다. 음식물의 일부가 통제되지 않은 상태로 인두에 떨어졌을 때 환자가 삼킴의 구강단계를 시작하는 일은 거의 없다. 혀가 나머지 음식덩이를 인두삼킴이 유발되는 지점으로 밀어 보낼 때까지, 흘러든 음식물이 단지 인두에 있다는 것만으로 인두삼킴이 유발되지는 않을 것이다. 인두에 있는 음식에 대한 반응으로 인두삼킴이 유발되지 않는 것은 신경학적인 '우선권(priority)' 시스템을 보여 준다. 이는 환자가 아직 삼킴의 구강준비나 구강단계에 있을 때는 신경학적으로 자발적인 운동활동이 인두에 있는 음식물에서 오는 감각자극보다 우선한다고 할 수 있는데, 만약 그렇지 않았다면 인두삼킴이 유발되었을 것이다. [그림 4-10](A와 B)은 음식덩이가 미숙한 상태로 인두로 흘러든 것을 보여 준다.

환자에게 주어진 음식이 씹기를 필요로 한다면, 음식이 미숙 상태로 인두(후두계곡)로 흘러드는 것은 정상이다. 입 안에 씹어야 할 음식의 양이 많을 때 가장 그렇게 되기가 쉽다. 그러나 씹지 않는 한 소량(1~10ml)의 액체나 푸딩에서 보이는 음식의 미숙유출은 정상이 아니다.

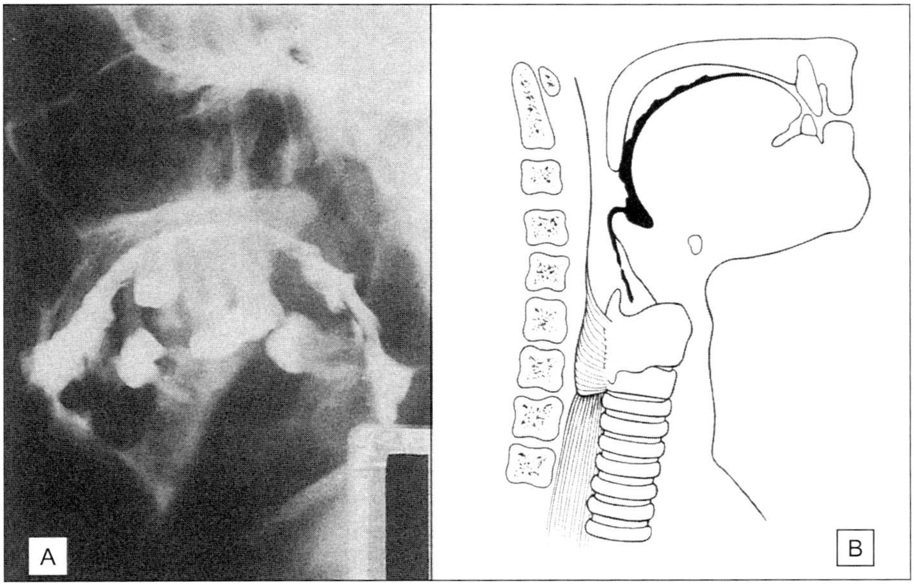

[그림 4-10] (A) 구강에서 인두 안으로 음식덩이를 놓치는 것을 보여 주는 방사선촬영 측면영상. 이런 경우 음식덩이는 구강 앞쪽에서부터 혀의 기저부를 넘어 후두계곡 안으로 흘러들어감. (B) 혀의 협응기능이나 운동범위의 저하로 음식덩이의 조절기능이 감소되어 음식덩이가 구강에서 후두계곡으로, 그리고 기도 안으로 흘러드는 환자에서 흡인의 메커니즘을 보여 주는 측면 그림.

(15) 소량씩 삼킴

소량씩 삼킴(piecemeal deglutition)이라는 용어는 환자가 하나의 응집된 덩어리로 음식덩이를 삼키지 못하고, 한 번에 음식덩이의 일부나 한 조각씩만 삼키는 것을 말한다. 따라서 환자는 입 안의 음식을 모두 삼키기 위해 두세 번 혹은 그 이상으로 삼키는 동작을 여러 차례 반복해야 한다. 만약 음식덩이가 매우 큰(가령 20~30ml 정도) 경우, 이는 정상적일 수 있지만, 수정된 바륨삼킴(modified barium swallow) 검사에서는 환자에게 처음에는 매우 소량의 음식을 주고 삼키도록 하며, 이와 같은 소량의 음식은 단 한 번의 삼킴으로 구강으로부터 모두 넘어가야 한다. 소량씩 삼킴은 삼킴에 대한 두려움의 표시일 수 있는데, 이는 환자가 음식덩이 전체를 삼켰을 때 흡인이 되는 것이 두려워 조심스럽게 삼킬 양을 재는 것이다.

(16) 구강통과시간

앞서 언급한 바와 같이, 정상인의 구강통과시간(oral transit time)은 1~1.50초를 넘지 않아야 하며, 이는 음식덩이의 점도가 증가할 경우 다소 길어질 수 있다. 60세 이상의 노인도 구강통과시간이 다소(약 0.25초 정도까지) 지연될 수 있다. 구강통과시간이 비정상적으로 지연된 원인이 삼킴의 구강단계에서 관찰된 어떤 장애에서 기인한 것인지 반드시 판별해야 한다. 지연된 구강통과시간은 구강인두삼킴의 전체 경과시간을 알아보기 위해 인두통과시간(pharyngeal transit time)과 함께 짝을 이루어 고려되어야만 한다. 구강과 인두단계를 통한 삼킴의 속도는 환자가 입을 통해 충분한 영양 그리고/또는 수분을 섭취할 수 있을지의 여부를 결정하는 데 중요한 요인이다.

(17) 기 타

기록용지의 이 부분은 임상가가 측면촬영상에서 삼킴의 구강단계 중에 관찰한 다른 어떤 비정상적인 운동패턴이나 장애를 기록할 수 있도록 마련해 두었다. 특정 유형의 환자가 일정하게 보이는 독특한 혀 운동의 비정상적 패턴을 이곳에 기록할 수 있을 것이다.

(18) 도입되는 자세/치료

구강단계의 장애를 완화시키기 위해 도입되는 자세나 치료의 기법은 이 기록용지의 마지막 부분에 기록할 수 있으며, 이와 같은 중재 전략의 효과에 대해서도 마찬가지다.

4) 인두삼킴 유발의 장애: 삼킴의 구강과 인두단계 사이의 과도기

(1) 인두삼킴의 지연

정상적으로 음식덩이의 머리 부분(맨 앞 가장자리)이 혀의 기저부, 즉 아래턱의 아래 경계와 교차되는 지점의 혀의 기저부를 통과하면 [그림 4-11]과 [그림 4-12]에 나타난 것과 같이 인두삼킴이 시작되어야만 한다. 지연된 인두삼킴이란 음식덩이의 머리 부분이 인두로 들어갔음에도, 후두의 상승과 그 뒤로 이어지는 일련의 인두삼킴이 유발되지 않을 때를 말한다. 혀의 기저부와 아래턱의 아래 경계가 교차되는 지점 아래로 음식덩이의 머리 부분이 들어가는 것은 인두삼킴이 시작되지 않는 한 흡인이 될 위험성을 증가시키는 것이다. 인두삼킴의 유발이 지연되는 대부분의 환자는 액체를 삼키기가 어렵다고 호소한다. 묽은 액체는 보통 많은 양(10~20ml)을 삼키게 되고 인두 안으로 빨리 흘러 떨어질 것이다. 만일 액체가 혀의 기저부를 통과할 때까지 인두삼킴이 시작되지 않는다면, 인두삼킴이 활성화되기 전에 열려 있는 기도로 액체가 들어갈 위험성이 높다. 인두삼킴이 지연되는 동안 음식덩이는 조롱박굴, 후두계곡 혹은 열려 있는 기도로 들어갈 수 있다. 이와 같이 지연되는 동안 음식덩이가 어디에 머물게 되느냐 하는 것은 중력이나 머리의 자세 그리고 음식의 농도에 따라 달라지며, 그것이 지연된 인두삼킴의 주된 증

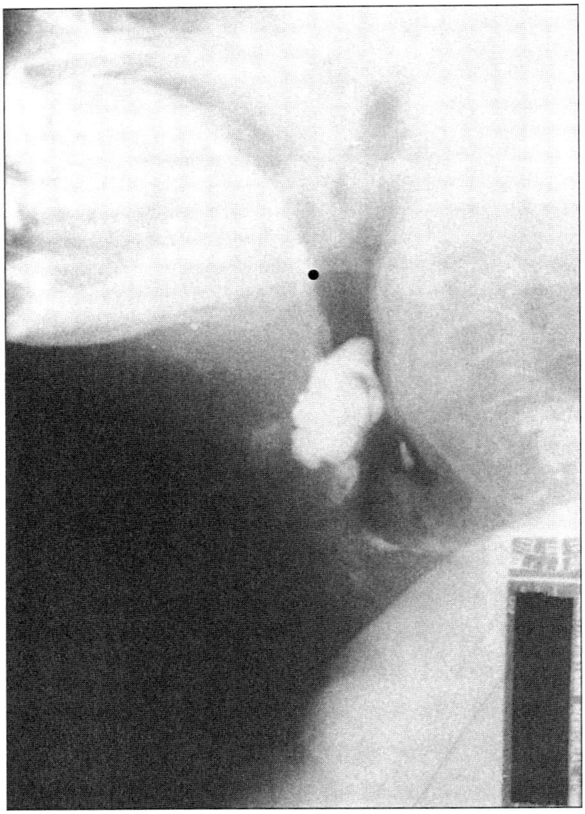

[그림 4-11] 푸딩 덩어리가 인두지연으로 후두계곡에 얹혀 있는 것을 보여 주는 방사선촬영의 측면 영상. 검은 점은 음식덩이의 머리 부분이 닿으면 인두삼킴이 유발되어야 하는 지점을 표시한 것.

상은 아니다. 지연의 결정적인 증상은 음식덩이 머리 부분의 위치인데, 즉 인두삼킴이 활성화되기 전에 인두 안으로 너무 깊이 들어가 버리는 것이다. 음식덩이의 머리 부분은 미숙한 음식덩이의 유실과는 구별되어야 한다. 음식덩이의 머리 부분은 음식덩이의 중심 부분(main portion)을 이끄는 앞쪽 가장자리다. 미숙한 음식덩이의 유실은 삼킴의 구강준비 혹은 구강단계 동안 음식덩이의 중심 부분 중 일부가 이탈되어 혀의 기저부 너머로 떨어지는 것이다. 미숙한 음식덩이의 유실

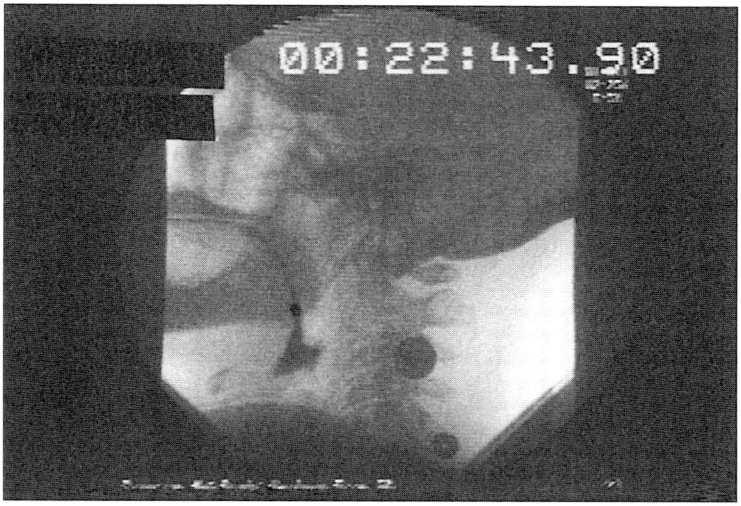

[그림 4-12] 인두지연 동안 후두계곡에서부터 조롱박굴로 음식덩이가 흘러 들어 가기 시작하는 것을 보여 주는 인두의 방사선촬영 측면 영상. 검은 점은 인두삼킴의 유발 지점을 표시함. 즉, 음식덩이의 머리 부분이 이 지점에 닿으면 인두삼킴이 유발되어야 함.

은 인두 삼킴의 유발이 지연된 것이 아니다.

만일 음식덩이가 [그림 4-13]과 같이 인두삼킴이 유발되기 전에 조롱박굴에 도달하면 인두삼킴이 활성화될 때 흡인이 발생할 위험성이 높아지는데, 이는 인두삼킴이 이루어지는 동안 인두와 후두가 상승하면서 조롱박굴은 매우 축소되기 때문이다. 만일 인두삼킴의 유발이 지연되는 동안 음식이나 액체가 조롱박굴에 가득 차게 되면 [그림 4-14]에서 볼 수 있듯이 조롱박굴 안의 내용물이 기도 안으로 쏟아져 버릴 위험성이 크다. 인두삼킴이 지연된 환자 중 음식덩이가 조롱박굴로 흘러드는 경우, 턱 내리기 자세(chin-down posture)는 도움이 안 될지도 모른다 (Shanahan, Logemann, Rademaker, Pauloski, & Kahrilas, 1993). 턱 내리기 자세는 인두의 앞뒤 면적에 영향을 미치고, 이는 후두덮개와 인두벽 사이, 혀의 기저부와 인두벽 사이 그리고 후두 입구를 좁게 한다. 이와 같은 변화는 조롱박굴보다 위의 단계에서 이루어진다. 턱 내리기 자세는 삼키는 동안 인두가 축소되는 정도에 영

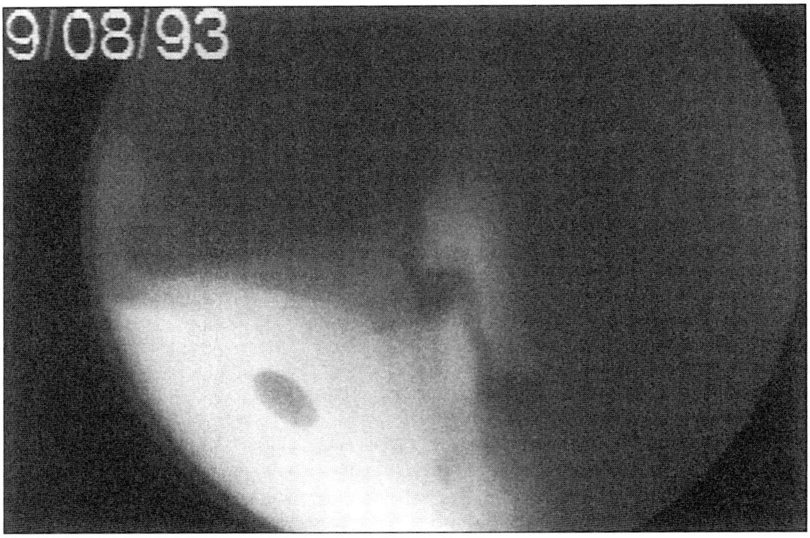

[그림 4-13] 인두지연 동안 조롱박굴 안으로 많은 양의 음식덩이가 들어간 인두의 방사선촬영 측면 영상.

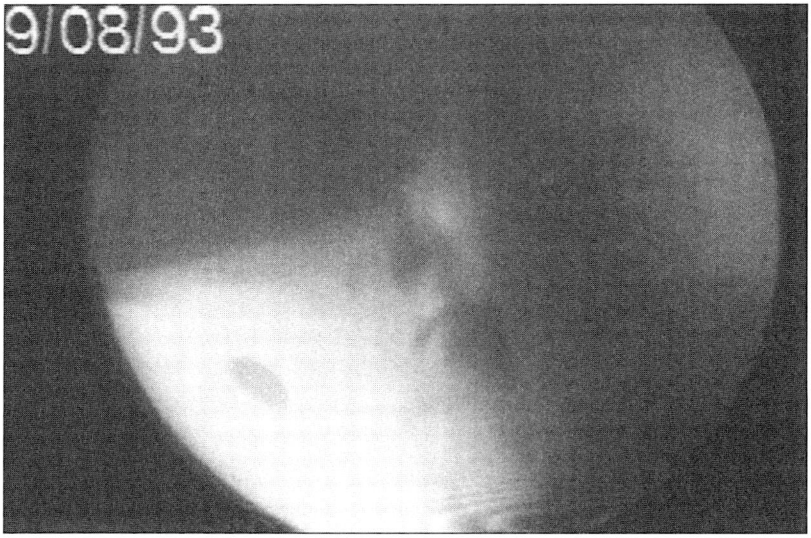

[그림 4-14] 인두삼킴이 유발된 직후 후두가 상승하기 시작하는 인두의 방사선촬영 측면 영상. 후두가 상승하면서 인두는 짧아지고 조롱박굴에 들어 있던 내용물이 후두로 넘쳐흐르는 것을 보여줌. 검은 점은 인두삼킴의 유발 지점.

향을 주지 못하며, 만일 음식덩이가 조롱박굴에 도달했다면 그 안의 내용물이 기도로 들어가는 것을 방지하지 못한다.

간혹 삼킴에서 인두지연 동안 조롱박굴로 떨어진 음식덩이를 반지인두근 장애나 반지인두근의 '지연된 열림(late opening)'으로 잘못 진단하는 경우가 있다. 이는 반지인두근 장애가 아니다. 반지인두 영역의 기능이 나쁜 것이 아니다. 이 조임근(sphincter)은 뇌줄기(brainstem) 안의 숨뇌(medulla)에 있는 삼킴중추(swallow center) 혹은 중앙패턴생성기(central pattern generator)가 그것을 열도록 계획하지 않았기 때문에(즉, 전체적인 인두삼킴이 유발되지 않았기 때문에) 열리지 않은 것이다.

(2) 인두지연시간

방사선촬영 검사의 결과지에 인두지연의 지속시간은 반드시 기록되어야 한다. 이에 대한 측정은 어떤 치료가 효과적일 수 있을지를 결정짓는 데 기초가 된다. 지연시간은 음식덩이의 머리 부분이 아래턱의 아래 경계와 혀의 기저부가 교차되는 지점([그림 4-11]와 [그림 4-12]에서 볼 수 있듯이 참조)을 통과하는 것을 보여 주는 첫 비디오 장면에서부터 인두삼킴이 시작되는(인두삼킴의 부분으로써 목뿔-후두의 상승이 시작되는) 지점의 첫 장면까지로 측정한다. 인두삼킴에서 가장 먼저 일어나는 일은 후두와 목뿔뼈의 상승이며, 그 뒤로 일련의 나머지 인두삼킴의 활동이 이어진다면, 이를 인두삼킴이 유발되었다는 지표로 사용한다. 인두삼킴의 지연 동안 많은 환자는 삼킴을 유발시키려고 노력하며 이렇게 애를 쓰는 행동을 하는 중에 환자는 혀의 기저부를 앞뒤로 움직이거나 후두를 위아래로 움직인다. 그러나 이런 움직임은 인두삼킴 동안에 나타나는 움직임과는 다르다. 인두삼킴의 지연시간을 측정할 때는 이러한 후두의 상하운동과 삼킴을 유발하기 위해 구강 부분의 혀와 혀의 기저부를 움직이는 것은 인두삼킴의 부분이 아니므로 제외해야 한다. 삼킴이 진행될 때 이를 지켜보면서 인두삼킴의 유발은 쉽게 확인할 수 있으며, 비디오테이프를 느린 동작으로 뒤로 돌려 후두의 움직임이 처음 시작하는 부분으로 가면 된다. 실제적인 인두삼킴이 시작되기 전의 모든 후두의 움직임은 지연되는 부분으로 간주해야 한다.

젊은 정상 성인의 경우, 인두 지연은 최소한으로(0~0.2초), 보통 음식덩이의 머리 부분이 앞쪽 구개활(anterior faucial arch)에 닿으면 인두삼킴이 유발된다. 60세 이상의 정상 성인은 약 0.4~0.5초 정도로 통계적으로 유의미한 지연을 보인다(Tracy et al., 1989). 정상 노인층에서는 음식덩이의 머리 부분이 혀의 기저부 가운데 부분, 명확하게는 방사선촬영술에서 혀의 기저부와 아래턱의 아래 테두리가 교차되는 지점에 닿을 수도 있다. 나이에 관계없이 2초 이상의 지연을 보이거나 혹은 흡인이 발생할 때의 짧은 지연이라도 성인에서는 비정상적인 지연으로 간주된다.

영유아와 아동의 인두유발과 지연시간은 성인과는 매우 다른데 왜냐하면 음식덩이가 인두삼킴이 유발되기 전에 후두계곡에 모여 있을 수 있기 때문이다. 영유아의 경우, 비정상적인 지연은 혀의 마지막 빨아들이기(last tongue pump)에서부터 인두삼킴의 시작까지 혹은 음식덩이가 모여 흡인이 발생될 때까지 1초 이상 경과하는 것이라고 정의된다.

5) 삼킴의 인두단계의 장애

삼킴의 인두단계는 음식덩이가 앞쪽 구개활 혹은 혀의 뒷부분이나 기저부(base)를 통과함으로써 인두삼킴이 유발될 때 시작되고 음식덩이가 반지인두(cricopharygeal) 영역, 또는 상부식도 부분(upper esophageal segment, UES)이나 인두식도(pharyngoesophageal, PE) 부분이라고도 알려진 영역을 통과할 때까지 이어진다. 정상적인 인두통과시간은 환자의 나이나 삼키는 음식의 종류에 관계없이 최대한 1초다. 적은 양을 삼킬 때의 인두통과시간은 약 0.32초 정도이고, 이는 양이 증가함에 따라 길어진다. 삼킴의 인두단계의 장애는 인두삼킴을 실현하는 혹은 인두운동반응을 특징짓는 모든 신경근육적 요소의 기능장애를 포함한다.

(1) 삼킬 때 코로 침습: 연인두폐쇄의 감소

연인두폐쇄(velopharyngeal closure)가 적절하지 않으면, 삼키는 동안 음식이 [그림 4-15]에서와 같이 코로 환류(backflow)될 수 있다. 그러나 연인두폐쇄는 음식덩이가 연인두 영역을 통과할 때 단지 몇 분의 1초 동안만 지속된다는 것을 알아 두어야 한다. 만일 삼킴의 후반부에서 코로 환류된다면 이는 아마도 인두의 훨씬 아래쪽 기능장애로 인한 것일 것이다. 만일 음식덩이가 인두를 통해 식도로 들어가지 못한다면 음식 특히 액체는 종종 인두의 삼키려고 애쓰는 동작에 의해 다시 위로 되돌아가며 그 순간 연인두 영역은 정상적으로 열려 있는데, 왜냐하면 연인두폐쇄는 음식덩이가 코인두(nasopharynx)를 통과할 때만 닫히기 때문이다. 환자가 음식이 코로 새어 나온다고 호소한다면 삼키는 동안 인두의 전체적인 검사가 필수적이다.

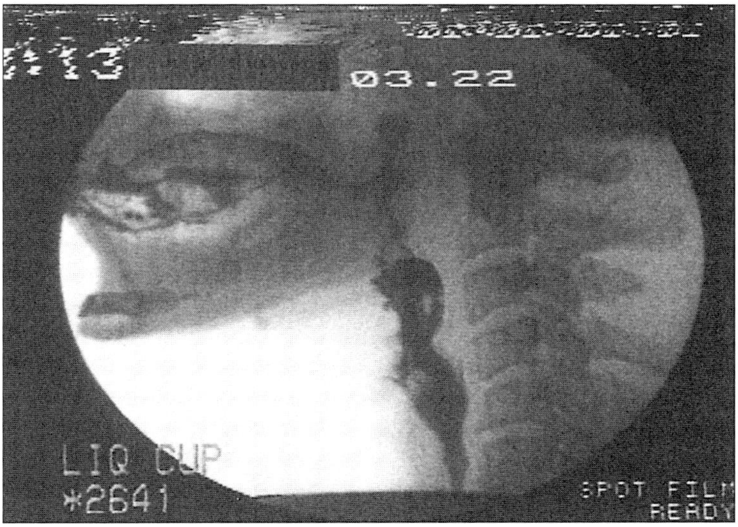

[그림 4-15] 구강암으로 수술을 받은 환자의 수정된 바륨삼킴 검사에서 코로 역류되는 되는 것을 보여 주는 측면 영상 비디오프린트.

(2) 유사후두덮개(전체후두절제술 후)

전체후두절제술(total laryngectomy) 후에 일부 환자는 혀의 기저부에 점막의 주름(fold)을 보인다. 이 주름조직(fold of tissue)은 방사선촬영술의 측면촬영상에서 볼 때는 후두덮개(epiglottis)와 같은 모양을 띤다([그림 4-16] 참조). 이와 같은 유사후두덮개(psedoepiglottis)는 휴식 시 해부학적으로 볼 때는 전혀 문제될 것이 없어 보일 수 있는데, 왜냐하면 혀의 기저부를 향해 꺾여 있고 뒤쪽으로는 인두 공간이 보존되어 있기 때문이다. 그러나 환자가 삼키려고 할 때, 인두의 수축근(constrictors)이 조금이라도 수축을 하면 조직주름은 뒤로 당겨지고 인두를 좁게 만들어 거의 어떤 음식도 이 유사후두덮개를 지나 이동할 수가 없다. 따라서 이와 같은 주름조직이 삼킴기능에 미치는 영향을 단지 해부학적인 검사에 의존하지 않고, 투시조영 검사를 통해 생리학적으로 평가하는 일은 중요하다.

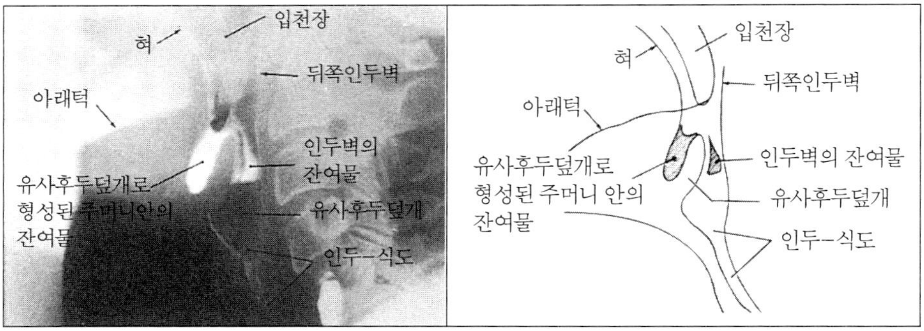

[그림 4-16] 유사후두덮개와 유사후두덮개에 의해 형성된 주머니에 바륨 잔여물이 남아 있는 것을 보여 주는 방사선촬영 측면 영상.

(3) 경추의 뼈 이상성장: 경부 뼈돌기

경추에서의 뼈의 이상성장은 경부 뼈돌기(cervical osteophytes)라고 알려져 있다([그림 4-17] 참조)(Blumberg, Prapote, & Viscomi, 1977). 가끔 이것이 너무 커져서 인두를 좁게 만들어 삼키는 것을 방해하거나 혹은 음식덩이를 기도 입구로 유

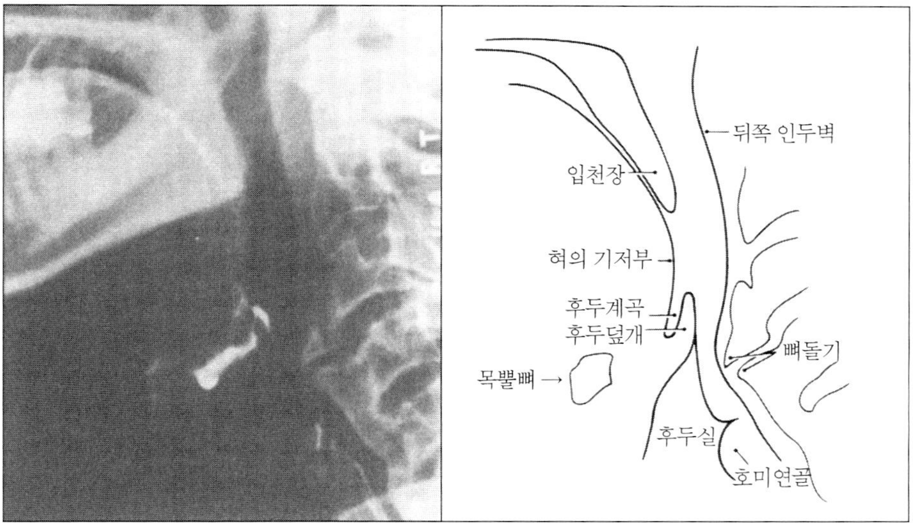

[그림 4-17] 큰 경부 뼈돌기를 보여 주는 방사선촬영 측면 영상.

도하기도 한다(Parker, 1989; Saunders, 1971; Valadka, Kubal, & Smith, 1995). 그렇지 않은 경우는 단지 환자에게 삼킴장애가 있다는 느낌(즉, 환자가 삼킬 때 '뭔가 있는 것' 같은 느낌)만을 줄 것이다. 방사선촬영 검사 동안 임상가는 경추에 어떤 이상이 있는지 항상 유심히 살펴봐야 한다.

(4) 한쪽 인두와 조롱박굴의 잔여물: 한쪽 인두벽의 약화

만일 한쪽 인두가 약하다면 음식은 약한 쪽 인두벽에 달라붙는 경향을 보이고 그쪽 조롱박굴에 고인다. 이는 A-P 촬영상에서 볼 수 있고 이 장의 후반부에서 다시 논의된다.

(5) 삼킨 후 인두벽의 코팅: 양쪽 인두의 수축 저하

삼킨 후에 정상인은 인두에 단지 극소량의 음식 잔여물만이 남아 있다. 많은 정상 성인은 아무것도 남아 있지 않다. 연령이 증가하면 젊은이와 비교하여 아주 약간의 잔여물이 증가하는 것을 보인다. [그림 4-18]과 [그림 4-19]는 정상적인 인두 잔여물의 정도를 보여 준다. 검사에서 사용한 바륨 조영제의 종류에 따라 인두에 코팅이 되는 양은 다소 차이가 있다. 일부 유형의 바륨 조영제는 다른 종류에 비해 정상인의 경우라도 많은 양의 코팅을 보인다. 일반적으로는 삼킨 후에 바륨이 침이나 점액과 섞인 것처럼 보이고 인두의 구조가 단지 가볍게 바륨으로 코팅되는 정도라면, 이는 정상적인 양의 잔여물이라고 본다. 그러나 만일 매우 많은 양의 잔여 물질이 인두벽에 남아 있거나 남은 물질의 밀도가 뚜렷하게 높다고 판단되면 이는 비정상적인 것으로 양측의 인두 수축(연동운동)이 감소된 증상으로 간주될 수 있다. 정상 성인은 이와 같은 잔여물을 제거하기 위해 음식을 삼킨 직후 바로 마른 삼킴(dry swallow)을 할 것이다. 삼킨 후에 인두에 남아 있는 어떤 잔여물이건 이에 대한 환자의 반응을 잘 살펴보는 일은 중요하다. 즉, 환자가 잔여물에 대해 자각하고 있다는 지표로, 마른 삼킴이나 마른 삼킴을 하려는 시도를 보

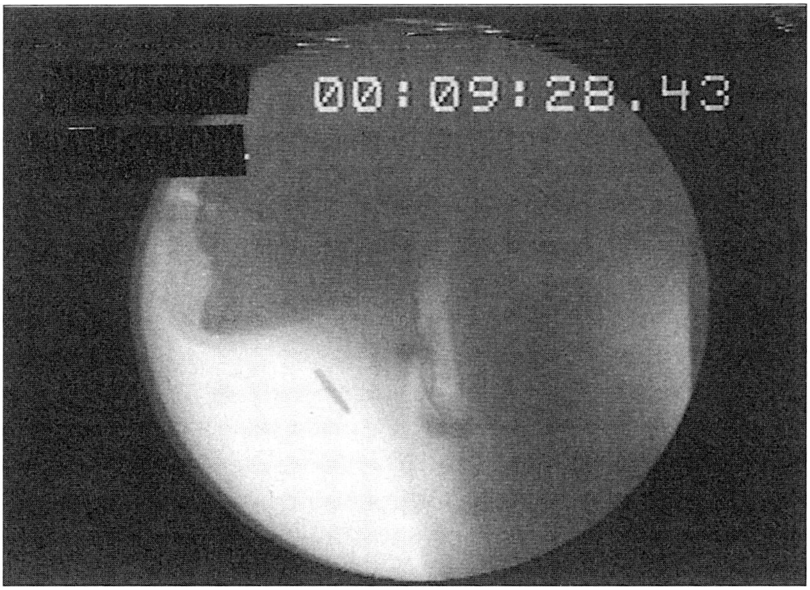

[그림 4-18] 정상인에서 삼킴 후 관찰되는 인두에 남은 매우 적은 양의 잔여물. 일부 정상인은 잔여물이 전혀 남지 않음.

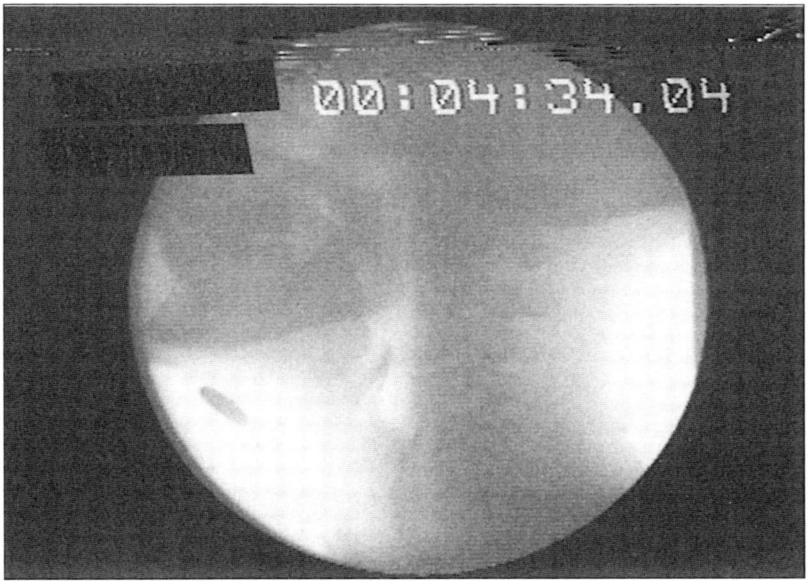

[그림 4-19] 정상인에서 삼킴 후 관찰되는 인두에 남은 최대한의 양의 잔여물에 대한 방사선촬영 측면 영상. [그림 4-18]은 32세 정상인이며 [그림 4-19]는 74세 정상인의 경우임.

이는지 관찰한다. 삼킨 다음 인두에 많은 양의 잔여물이 남는다면 환자가 이를 흡입하게 될 경우, 항상 삼킴 후 흡인을 일으킬 위험성이 높다.

(6) 삼킴 후 후두계곡의 잔여물: 혀의 기저부의 뒤쪽운동 저하

정상 삼킴에서 음식덩이의 꼬리 부분이 혀의 기저부 그리고/또는 후두계곡 부분에 도달하면 혀의 기저부는 앞쪽으로 돌출되는 인두벽과 접촉하기 위해 뒤쪽으로 움직인다. 대략 휴식 시의 혀의 기저부와 뒤쪽 인두벽 간의 거리의 2/3 정도는 혀의 기저부가 뒤로 움직이고, 1/3 정도는 뒤쪽 인두벽이 앞으로 움직여 만나게 된다(Kahrilas, Logemann, Lin, & Ergun, 1992). 후두계곡의 잔여물을 없애는 것은 혀의 기저부 운동으로 인한 부분이 크게 작용하는 것 같다. 후두계곡의 잔여물이 보인다면 혀의 기저부의 운동이 적당한지 그리고 앞으로 돌출되는 뒤쪽 인두벽과

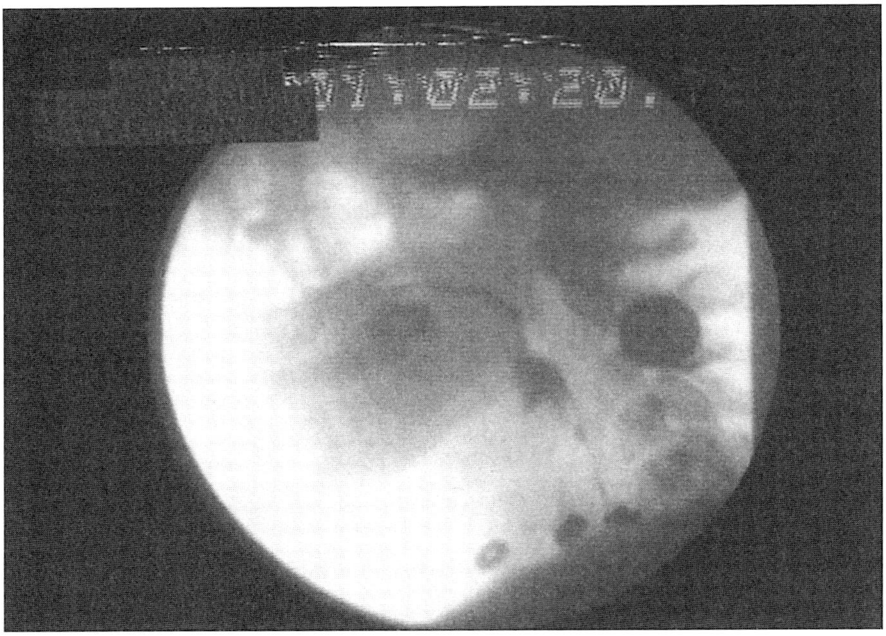

[그림 4-20] 혀의 기저의 움직임의 저하로 인해 삼킴 후 많은 양의 푸딩이 후두계곡에 잔여물로 남은 인두의 방사선촬영 측면 영상.

완전한 접촉을 이루는지를 주의 깊게 관찰해야만 한다. [그림 4-20]은 혀의 기저부의 뒤쪽으로의 움직임이 저하된 결과로 나타나는 후두계곡의 잔여물을 보여 주고 있다. 만일 후두계곡에 많은 양의 잔여물이 관찰된다면 그 환자는 삼킨 다음 숨을 쉴 때 잔여물의 일부나 전체가 흡인 될 위험성이 클 수 있다. 만일 환자가 잔여물을 인지하고 있다면 이를 넘기기 위해 역시 마른 삼킴을 보여야만 한다.

(7) 인두벽 함몰부위의 코팅: 흉터조직: 인두 주머니

인두벽의 함몰 부위에 음식물이 고이는 것은 인두의 흉터조직이나 인두 주머니(pharyngeal pouch)가 생기기 시작하는 것을 의미할 수 있다. 만일 환자가 인두피부누공(pharyngocutaneous fistula)이 있다면 종종 누공(fistula)의 안쪽 끝이 치유되면서 흉터조직의 함몰 부위로 남게 되고, 삼키는 동안 혹은 삼킨 후 음식이 그곳에 고이게 된다. 잔여물의 양이 많다면, 다른 인두의 잔여물과 마찬가지로 환자는 삼킴 후 흡인(aspiration after the swallow)을 보일 위험성이 크다.

(8) 후두상승의 저하: 기도 위의 잔여물

정상인에서 인두삼킴이 유발되면 기도를 보호하는 한 요소로서 후두는 상승하고 앞쪽으로 움직여 혀의 기저부 아래로 후두를 밀어 넣는다. 성인 남자의 경우 삼키는 동안 후두는 약 2cm 정도 상승한다(Jacob, Kahrilas, Logemann, Shah, & Ha, 1989).

만일 삼키는 동안 후두 상승에 경미한 정도의 장애가 있으면 삼킨 후 소량의 잔여물이 후두 위에 남게 된다. 인두 수축은 후두가 비정상적으로 낮게 위치해 있으면 기도 위로부터 음식물을 완전히 제거할 수 없다. 따라서 환자가 삼킨 후 숨을 들이쉬기 위해 후두를 열었을 때, 삼킨 후에 기도 위에 얹혀 있던 음식물이 흡인될 위험성이 크다.

후두가 올라가 있을 때 호미 연골은 후두덮개 기저부에 가까운 위치까지 오게 되고 두터워진 후두덮개의 기저 부분에 닿기 위해 앞쪽으로 기울어져 기도 입구를 막는다(Logemann, et al., 1992). 그러므로 후두상승이 중등도(moderate)로 저하되면 호미연골이 후두덮개 기저부와 접촉할 수 있을 만큼 충분히 앞쪽으로 기울어지지 못하고, 기도 입구가 약간 열려 있게 되어, 음식덩이가 기도 입구 안까지 침습하게 된다. 만일 후두가 끝까지 정상 범위로 움직이지 못하면 기도 입구로 음식물이 침습되고, 침습된 음식물은 기도 입구에 남아 있게 될 것이며, 일반적으로 삼킨 후에 흡인이 된다. 일부 환자는 후두의 상승이 저하된 것을 보상하기 위해 정상적으로 기도를 닫을 때보다 호미연골을 더 많이 앞쪽으로 기울이기도 한다. 이런 경우는 후두 상승이 저하되었어도 기도 입구로 침습되지 않는다. 가끔 이런 환자는 삼킴이 시작되기 전에 호미연골을 기울이기 시작하여 삼키기 전이나 삼키는 도중에 미리 예방적으로 기도를 닫는다. 이는 많은 양을 삼킬 때 더 자주 나타난다.

(9) 삼킴 후의 후두침습과 흡인: 기도 입구(호미연골에서 후두덮개의 기저부와 가성대)의 폐쇄 저하

후두침습(laryngeal penetration)은 음식이나 액체가 기도의 전정(vestibule) 혹은 입구의 어느 수준이든 들어오는 것을 말하며, 이때 진성대의 위쪽 표면 밑으로는 내려오지 않아야 한다. 반면 흡인은 음식이 기도의 진성대 밑까지 들어오는 것을 말한다. 침습이나 흡인은 모두 다양한 삼킴의 문제로 인해 비롯된 증상이다. 임상가는 삼킴의 X-ray 검사에서 침습이나 흡인을 관찰하게 되면 침습이나 흡인의 해부나 생리학적 원인을 규명하기 위해 녹화된 삼킴과정을 주의 깊게 다시 검토해야 한다.

(10) 후두침습의 원인

후두침습은 다양한 원인들에 의해 초래될 수 있다. 음식덩이는 [그림 4-21]과 [그림 4-22] 그리고 [그림 4-23]에서와 같이 다양한 수준의 침습을 보일 수 있다

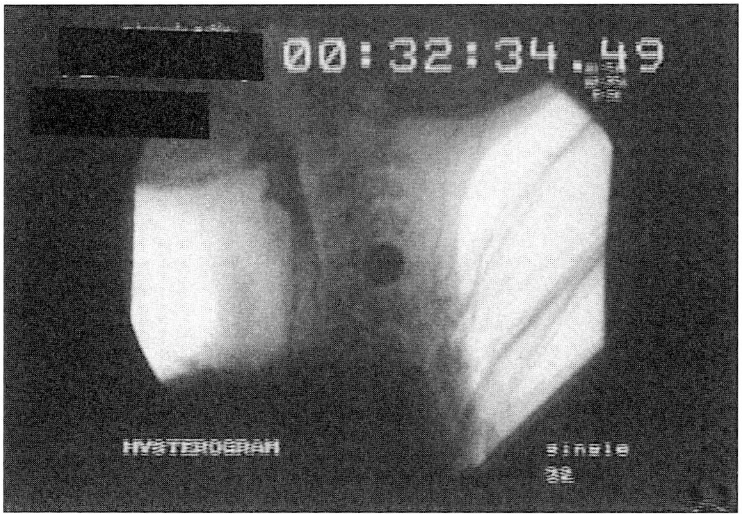

[그림 4-21] 기도 입구로 아주 적은 양의 음식덩이가 침습된 것을 보여 주는 방사선촬영 측면 영상. 호미연골(arytenoids) 너머로 '갈고리(hook)' 같은 모양을 볼 수 있음.

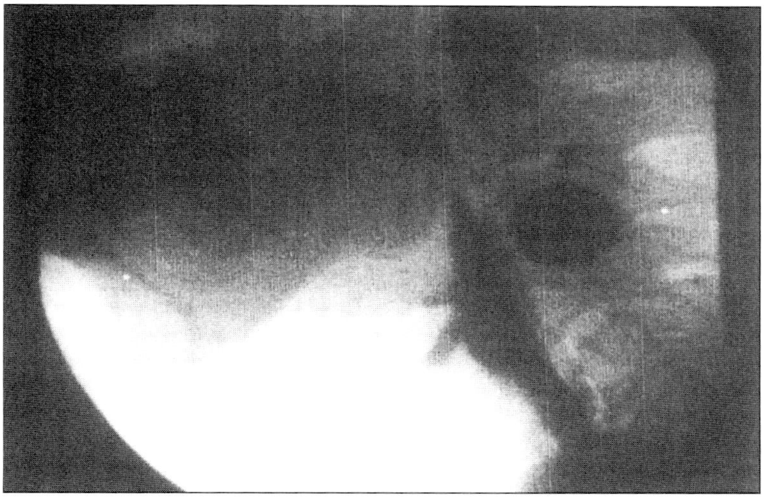

[그림 4-22] 중등도 정도로 저하된 후두상승으로 인해, 액체가 기도 입구로 들어와 가성대(false vocal folds) 수준까지 침습된 것을 보여 주는 측면 영상 비디오프린트.

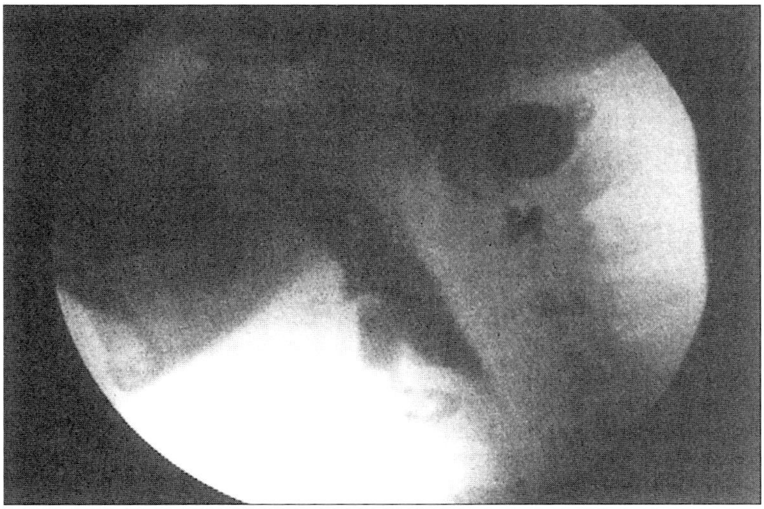

[그림 4-23] 인두삼킴의 지연으로 인해 인두삼킴이 유발되기 전에 음식덩이가 후두 입구로 들어와 진성대 수준까지 침습된 것을 보여 주는 측면 영상 비디오프린트. 10ml의 음식덩이가 인두와 후두실로 들어와 진성대의 표면까지 닿음.

(Rosenbek, Robbins, Roecker, Coyle, & Wood, 1996). 음식덩이는 호미연골의 중간 수준, 가성대의 표면 수준 혹은 진성대 수준의 기도까지 들어갈 수 있다. 침습은 후두 운동이 부적절하여 기도 입구가 약간 열린 채로 있거나 혹은 호미연골이 기도 입구를 닫기 위해 앞쪽으로의 기울어지는 것이 적절하지 못할 경우 혹은 후두가 삼키는 동안 너무 천천히 움직일 때 발생할 수 있다. 만일 후두의 움직임이 너무 늦지만 궁극적으로는 완전한 범위의 움직임을 보인다면, 침투한 음식물은 보통은 기도 입구에 남아 있지 않을 것이다. [그림 4-24]와 [그림 4-25]는 호미연골이 충분히 기울어지지 않아 혀의 기저부와 접촉을 이루는 데 어려움을 보이는 성문위

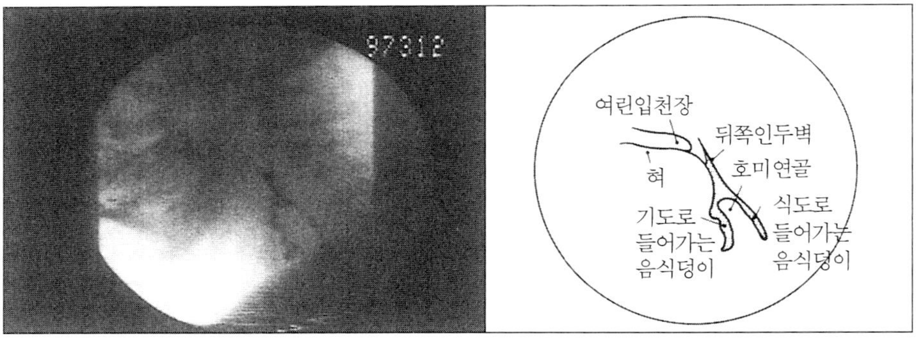

[그림 4-24] 성문위 후두절제술 환자에서 음식덩이가 기도로 들어가 진성대 표면까지 침습된 것.

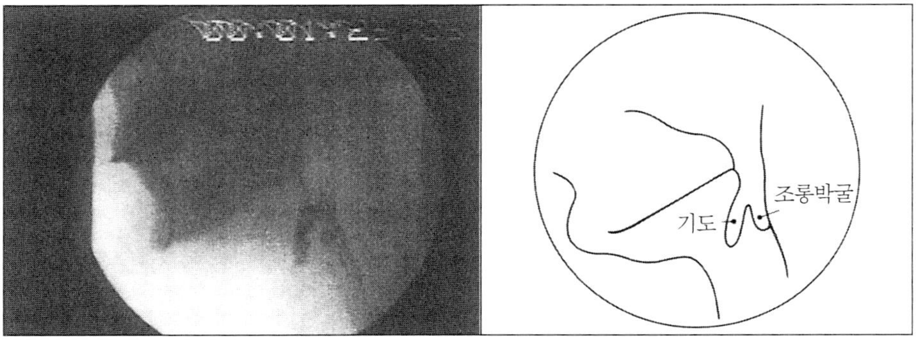

[그림 4-25] 또 다른 성문위 후두절제술 환자에서 음식덩이가 기도에서 진성대 수준까지 침습된 것.

후두절제환자(supraglottic laryngectomees)에서의 침습을 보여 준다.

정상인은 후두침습이 발생했을 때, 삼킴이 진행되는 동안 후두가 지속적으로 움직이며 아래쪽에서부터 위쪽으로 닫혀가기 때문에 기도 입구의 음식물은 항상 밖으로 배출된다. 침습은 삼키는 과정 중에 후두가 적절하게 움직이지 못했을 때와 침습된 음식물이 삼킨 후에 후두 안에 남아 있을 때, 그리고 삼킨 후 숨을 들이쉴 때 남아 있던 음식물이 흡인이 될 때만 문제가 된다. 침습은 또한 음식덩이가 인두삼킴이 유발되기 전에 기도 입구로 떨어지는 경우 발생하기도 하는데, 이는 [그림 4-23]에서 볼 수 있듯이 인두삼킴의 유발이 지연된 결과로 나타나는 침습이다. 만일 인두삼킴이 지연되는 환자가 지연되는 동안 성대를 닫고 있다면, 음식이나 액체는 기도 입구로 들어갈지도 모르지만 진성대 표면보다 더 안으로는 진

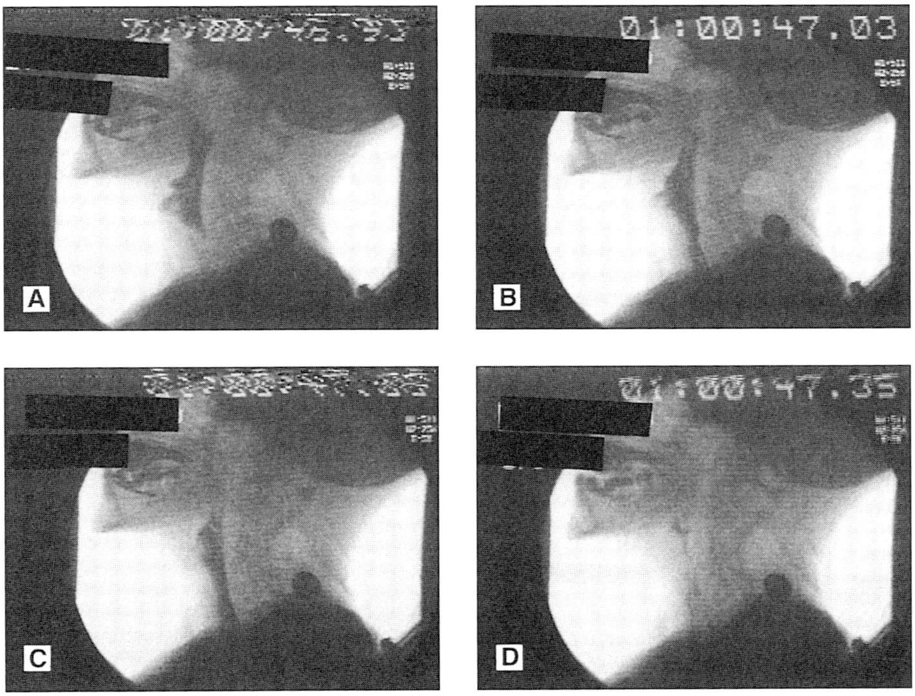

[그림 4-26] (A) 기도 입구로 침습된 것, (B)~(D) 삼킴이 진행됨에 따라 음식물이 순서적으로 제거되는 것.

행하지는 않을 것이다. 인두삼킴이 유발되고 후두가 진성대 수준에서 위쪽으로 닫히면, 침습된 음식물은 보통 [그림 4-26]에서와 같이 효과적으로 제거된다.

흡인은 침습과 마찬가지로 다양한 원인에 의해 비롯된다. 비디오투시조영 검사에서 흡인이 관찰되면 임상가는 흡인의 원인을 밝히기 위해 녹화된 비디오테이프를 느린 동작으로 그리고 각 장면에서의 삼킴을 주의 깊게 다시 검토해야만 한다. 모든 흡인의 원인은 환자의 보고서에 명확하게 기술해야 한다.

(11) 삼킴 도중 흡인: 후두 폐쇄의 저하

삼킴의 인두단계 동안 후두는 3단계 혹은 3겹의 밸브인 ① 진성대, ② 후두덮개 기저부의 호미연골과 가성대(즉, 기도 입구), ③ 호미후두덮개주름(aryepiglottic folds)과 후두덮개에 의해 닫힌다. 진성대는 후두가 전체 상승하는 거리의 약 50% 정도 움직였을 때 닫힌다. 만일 후두가 삼킴 도중 아래에서부터 위로 적절하게 닫히지 않는다면, 음식물은 삼킴 도중 기도로 들어오게 된다. 이는 [그림 4-27]의 A, B에서와 같이, 마치 후두가 기도로 들어오는 음식물의 흐름에 대해 어떠한 저지도 하지 않는 것처럼 보일 것이다. 이것이 삼키는 도중 일어나는 흡인의 유일한 원인이다.

(12) 양쪽 조롱박굴의 잔여물(정체): 후두의 앞쪽운동 저하 반지인두근의 기능장애 협착

삼킨 후에는 조롱박굴에 음식물이 거의 남아 있지 않은 것이 정상이다. 양쪽 조롱박굴에 많은 양의 잔여물이 남는다면 이는 후두의 앞쪽운동의 저하 그리고/또는 반지인두근의 기능장애(cricopharyngeal dysfunction, 상부식도밸브의 기능장애)나 식도 입구 부분의 협착에 의해 나타나는 증상으로 볼 수 있다(Calcaterra, Kadell, & Ward, 1975). 이때 인두삼킴의 유발을 포함한 삼킴의 다른 모든 측면은 정상이어야 한다. 만일 인두삼킴이 유발되지 않았을 경우에는 반지인두근의 장애라고 진단할 수 없다. 목뿔후두(hyolaryngeal)의 앞쪽 그리고 수직 운동이 반지인두근의

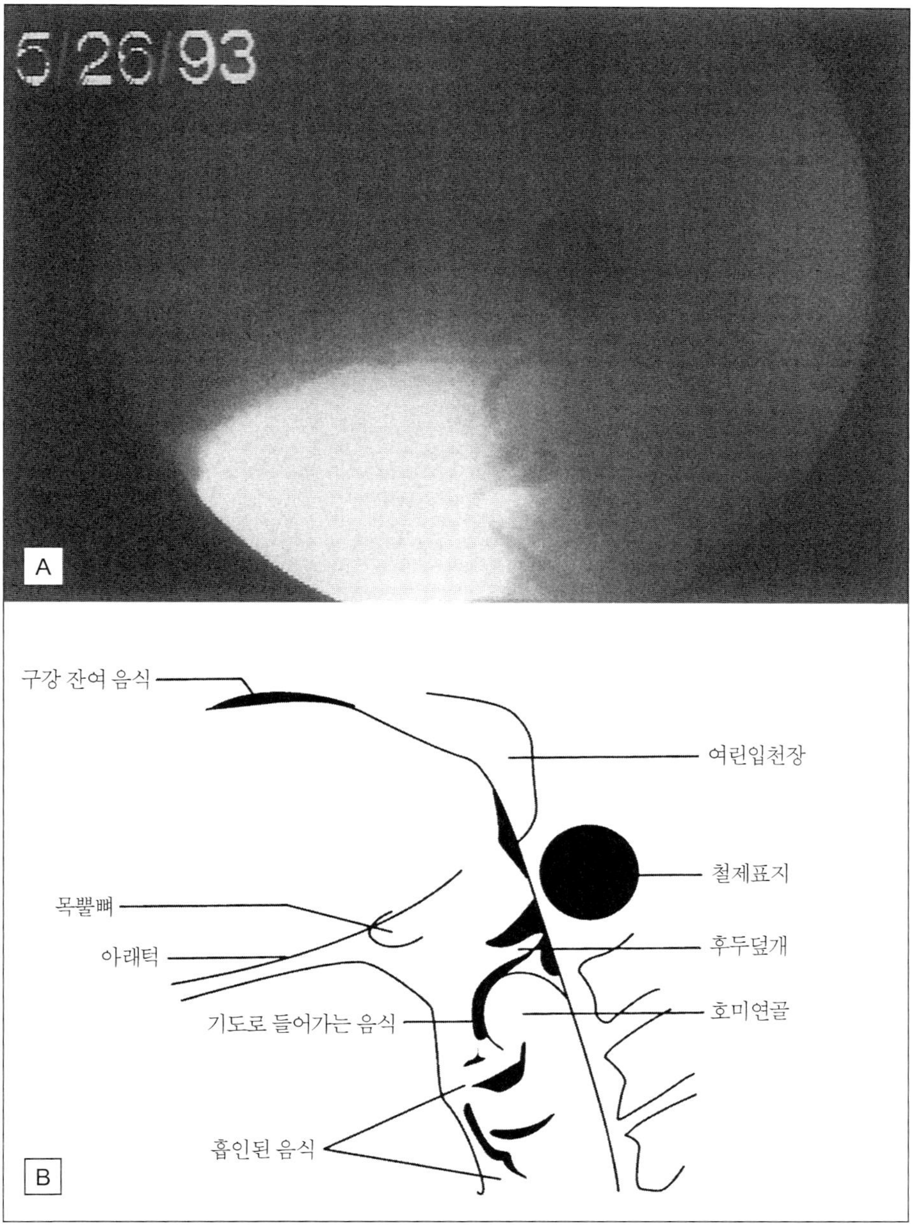

[그림 4-27] 후두입구와 성대에서의 후두폐쇄 저하로 인해 삼킴 동안 흡인을 보임. 그림 B는 구조들의 위치를 보여 주는 것.

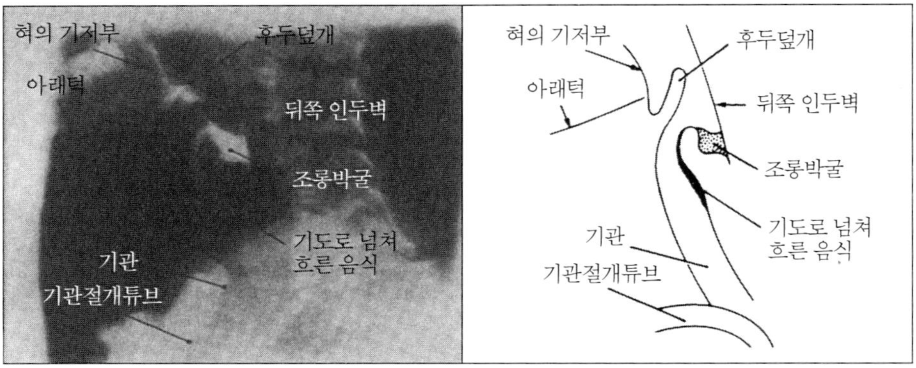

[그림 4-28] 머리손상을 입은 3세 아동에서, 후두의 앞쪽 운동 저하로 조롱박굴에 잔여물이 남으며, 또한 반지인두 열림이 충분히 이루어지지 않아서 음식물이 기도로 넘쳐흐르는 것을 보여 주는 방사선촬영 측면 영상.

열림을 조절하며, 반지인두근의 이완은 이로 인해 이루어지는 일이므로 상부조임근(sphincter)이 제대로 열리지 않는다면 반드시 어떤 장애요인으로 인한 것인지를 알아내기 위해 추가적인 조사를 해야만 한다(Kahrilas, Dodds, Dent, Logemann, & Shaker, 1988). 일반적으로 이와 같은 요소들을 평가하기 위해서는 비디오투시조영 검사와 인두계측 검사(pharyngeal monometry)를 결합하여 함께 사용해야 한다(Kahrilas & Logemann, 1993). [그림 4-28]은 머리손상(head injury)을 입은 3세 아동의 양쪽 조롱박굴의 잔여물 및 후두의 앞쪽운동 저하와 관련된 반지인두근의 장애를 보여 준다.

(13) 인두 전체의 잔여물

만일 [그림 4-29]와 같이 조롱박굴의 잔여물과 함께 인두의 다른 부분(후두계곡, 인두벽)에도 잔여물이 남아 있다면, 이는 반지인두근 하나만의 문제가 아니라 삼키는 동안 인두의 압력생성 전반에 걸친 기능장애로 인한 증상이다. 전반적인 인두 기능장애에는 혀의 기저부의 뒤쪽운동의 저하, 인두벽 운동의 저하가 포함된다. 간혹 후두상승이 저하된 경우도 있다.

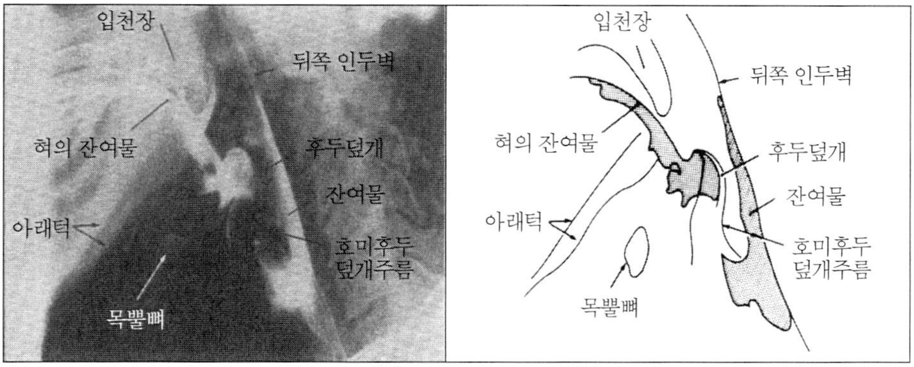

[그림 4-29] 잔여물이 혀의 기저부 아래와 후두계곡, 뒤쪽 인두벽 그리고 조롱박굴의 인두 전체에 퍼지는 것을 보여 주는 방사선촬영 측면 영상.

(14) 인두통과시간(몇 초에 걸친)

정상적으로 인두통과시간은 환자의 연령이나 음식의 농도에 관계없이 1초를 넘지 않는다. 인두통과시간의 지연은 구강인두삼킴의 전체 시간을 알아보기 위해 구강통과시간과 함께 고려되어야만 한다. 구강과 인두단계에 걸친 삼킴의 속도는 환자가 입을 통해 충분한 영양과 수분을 취할 수 있을지 여부를 결정하는 데 중요한 요인 중의 하나다.

(15) 기 타

기록용지의 이 부분은 임상가가 측면촬영상(lateral plane)에서 삼킴의 인두단계 동안 관찰되는 다른 어떤 비정상적인 움직임의 패턴이나 구조적인 문제들을 기록할 수 있도록 마련된 것이다. 가령 인두 주머니(pharyngeal pouch)를 그 예로 들 수 있다.

(16) 도입되는 자세/치료

이 부분은 방사선촬영검사 중에 도입되거나 평가된 치료의 절차를 기입하도록 마련된 공간이다.

6) 삼킴의 경부식도단계의 장애

삼킴의 경부식도단계 초기에 식도근육조직의 연동파형(peristaltic wave)을 보인다. 수정된 바륨삼킴(modified barium swallow) 검사 중에 방사선촬영술의 측면 촬영상(lateral plane)에서 환자를 보는 동안 삼킴의 경부식도(cervical esophageal) 양상을 관찰할 수 있다. 만일 환자의 식도기능에 대해 조금이라도 의문이 생기는 점이 있다면, 수정된 바륨삼킴 검사가 끝난 후에 식도 검사(전통적인 바륨삼킴 검사)를 시행하거나 혹은 위장병전문의(gastroenterologist)에게 평가를 받을 수 있도록 의뢰해야 한다. 이와 같은 방법으로 환자가 흡인 없이 삼킬 수 있는 능력이 확립될 것이고, 안전한 바륨삼킴 검사가 시행될 수 있다. 만일 환자가 흡인 없이 안전하게 삼킬 수가 없다면, 식도평가는 흡인의 위험이 없어질 때까지 연기될 수 있다.

삼킴의 식도단계는 자세의 변화를 통해 도움이 되는 경우도 있기는 하지만 삼킴치료를 통해서 개선될 수 없다. 그러나 음식물이 식도에서 인두로 환류되고 때로는 이것이 흡인을 초래하기도 하여 삼킴의 인두단계의 장애로 오인될 수 있는, 이런 식도장애에 대해서 삼킴임상가(swallowing clinician)는 잘 알고 있어야만 한다. 많은 식도장애, 특히 수정된 바륨삼킴 검사를 시행하는 삼킴치료전문가와 방사선과 의사에게 진단의 문제를 가져올 수 있는 장애를 여기에 명시하였다.

(1) 식도에서 인두로 환류

수정된 바륨삼킴 검사를 시행하는 중에 간혹 음식이 식도에서 인두로 환류되는 것을 관찰할 수 있는데, 이는 이완불능증(achalasia) 혹은 하부식도조임근(lower esophageal sphincter)의 이완장애, 역류(reflux), 종양(tumor), 협착(stenosis) 등과 같은 다양한 식도장애들의 증상이다. 식도에서 인두로 음식물의 환류(backflow)가 일어나려면 상부식도조임근(upper esophageal sphincter)이 열려야 한다. 일단 음식물이 식도에서 나와 인두로 들어가면, 이는 기도 안으로 흘러 넘쳐 흡인이나 기타 다른 인두삼킴장애를 초래할 수도 있다. 환류의 한 원인은 위식도역류

(gastroesophageal reflux)다. 역류가 있는 환자들은 간접후두경 검사(indirect laryngoscopy)에서 후두의 호미연골 부근이 벌겋게 된 것이 관찰될 수 있는데, 이는 기도로 넘어오는 음식물이 위산을 함유하고 있기 때문이다. 환자는 또한 인두 그리고/또는 식도에 작열감(burning sensation)이나 혹은 잦은 구역질 또는 기침을 호소할 수도 있다. 위산이 조금이라도 함유된 음식물이 흡인되면 침이나 음식보다 폐를 더 많이 자극한다.

(2) 기관식도 누공

간혹 기관과 식도 사이의 공통벽의 연조직에 누공(구멍)이 생길 수 있다. 이 누공 관은 식도로 들어간 음식이 다시 기관으로 거꾸로 흘러들어 가게 한다. 기관식도 누공(Tracheoesophageal fistula) 환자는 다른 이유로 인해 삼킨 후에 흡인을 보이는 환자와 비슷한 증상을 보인다(즉, 삼킨 후의 기침). 따라서 이런 환자가 평가를 위해 삼킴치료전문가에게 의뢰될 수 있다. 흡인이 의심되는 일이 있었던 환자가 방사선촬영 검사에 의뢰된 경우, 수정된 바륨삼킴 검사 결과가 정상이라면, TE 누공이 없는지를 알아보기 위해 방사선촬영 검사를 계속 진행하면서 식도를 주의 깊게 살펴봐야만 한다. 누공은 보통 흉추(thoracic vertebrae)의 위쪽 1/3 단계에 위치해 있기 때문에, 측면 촬영상에서는 종종 어깨가 방사선촬영 영상을 가린다. 이 부분의 식도와 기관이 좀 더 잘 보이게 하기 위해서는 환자의 머리와 몸은 측면 촬영상의 상태에 있게 하면서 어깨를 대각선 방향으로 돌려야 한다. 이 자세로 환자는 다시 삼킴을 반복하고 투시조영 튜브를 누공 관을 볼 수 있도록 경부식도의 기저부까지 낮춘다.

(3) 젠커의 곁주머니

곁주머니는 인두 혹은 식도 근육이 탈출되어 형성된 측면 주머니다(Lund, 1968; Ponzoli, 1968). 젠커의 곁주머니(Zenker's diverticulum)는 반지인두 영역이나 상부 식도조임근 부근에 발생한다. 이것의 발생에 대한 한 이론은 반지인두근육의 과

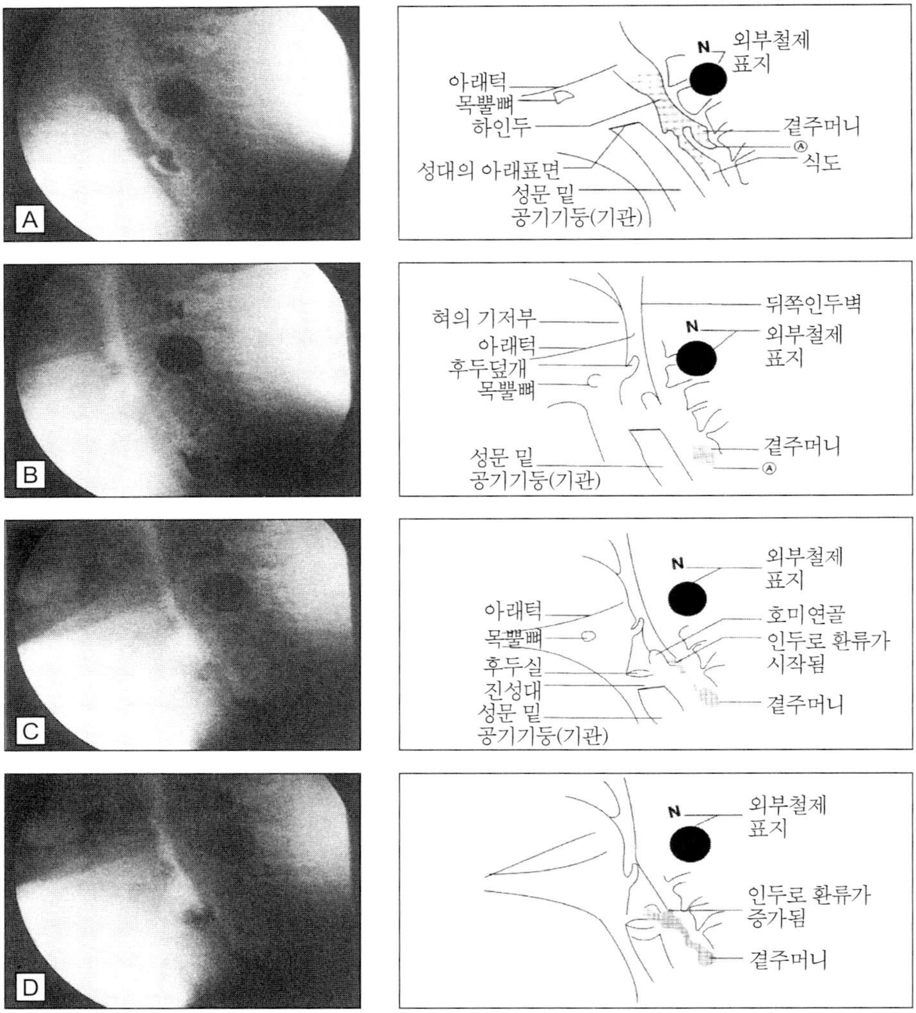

[그림 4-30] 젠커 곁주머니(Zenker' s diverticulum)에 채워졌다가 인두로 다시 환류되는 역학적인 모습. (A) 삼킴의 인두 및 초기 경부식도 측면으로, 목뿔뼈(hyoid)와 기도가 충분히 상승되어 있고, 반지인두 영역은 열려 있으며, 음식덩이가 곁주머니와 반지인두영역으로 흘러가는 것을 보여 주는 측면 영상의 비디오프린트 및 그림. 삼킴 동안, 인두벽의 한부분으로 곁주머니가 후두, 인두와 함께 움직임. (A) 지점은 곁주머니의 아래 부분을 가리킴. (B) 기도가 열려 있고, 반지인두 영역은 닫혀 있으며, 곁주머니는 조영제의 잔여물로 채워져 있는, 휴식 시의 인두와 경부식도. 곁주머니의 아래 부분((A)지점)이 삼킬 때 올라갔던 위치((A)에서 볼수 있듯이)에서부터 휴식 시에는 척추뼈 두 개 정도 아래로 내려와 있는 것을 주목하기 바람. (C) 곁주머니 안에 있는 잔여물의 내용이 다시 위로 올라가 인두 안으로 흘러들기 시작함. (D) 환류가 증가하여 인두(조롱박굴, pyriform sinus) 안으로 많은 양의 음식물이 다시 들어감.

다긴장으로 인해서 환자는 상부식도 조임근을 통과할 수 있도록 음식을 미는 인두의 압력을 증가시키게 되며, 이것이 반복되면서 조직의 탈출(herniation)이 초래된다는 것이다. X-ray 검사에서 곁주머니는 환자가 삼킨 방사선 비투과물질이 가득 찬 둥그런 풍선 모양처럼 보인다. 삼킨 후에 음식물은 보통 곁주머니에서 나온다. 다시 나올 때 이 음식물이 기도로 떨어지면 삼킴 후 흡인을 일으킬 수 있다. [그림 4-30]은 젠커의 곁주머니 및 환류의 역동적인 모습을 보여 준다.

(4) 역류 혹은 위식도역류장애(GERD)

역류(reflux)라는 용어는 특정 유형의 환류를 일컫는데, 즉 하부식도조임근(lower esophageal sphincter, LES)이 위 안에 음식을 보존하고 있지 못하여 음식물과 위산이 위장에서 식도로 환류되는 것이다(Henderson, Woolf, & Marryatt, 1976). 수정된 바륨삼킴 검사에서 보통 역류는 진단되지 않는데, 이 검사는 하부식도조임근은 보지 않기 때문이다. 만일 환자의 병력에서 역류가 의심된다면 위장병 전문의에게 의뢰해야 한다.

(5) 기 타

기록용지의 이 부분은 임상가가 삼킴의 경부식도 측면에서 관찰되는 다른 어떤 비정상적인 움직임의 패턴이나 구조적인 문제를 기록할 수 있도록 마련된 것이다.

(6) 도입되는 자세/치료

이 공간은 방사선촬영 검사 중에 도입되거나 평가된 치료의 절차를 기록하기 위해 마련된 것이다. 일반적으로 식도장애의 치료는 수술이나 약물을 이용한다. 그러나 간혹 자세변경기법이 환자의 삼킴을 촉진시키기도 하는데, 가령 젠커의 곁주머니는 머리를 한쪽이나 혹은 다른 쪽으로 돌리게 하면 곁주머니의 입구를 막을 수도 있다.

2. 뒤-앞면 촬영상

뒤-앞면 방사선 촬영상(The posterior-anterior view)을 통해 임상가는 삼키는 동안의 구강과 인두 그리고 발성 시의 후두의 구조 및 기능의 대칭성을 검사할 수 있다. 정상인의 약 80%는 음식덩이가 비슷한 정도로 나누어져 인두의 양 측면을 통해 식도로 내려가는데, 약 20% 정도는 한쪽으로 삼킨다(Logemann, Kahrilas, Kohara, & Vakil, 1989). 또한 뒤-앞면에서 씹기 및 삼킴을 위한 준비 중의 구강기능에 대해 평가할 수 있다.

1) 구강준비단계

뒤-앞면 촬영상에서, 구강준비단계 동안 임상가는 ① 음식을 옆으로 옮기는 혀의 기능, ② 씹기 동안 음식을 부수는 아래턱의 운동패턴을 검사할 수 있다. 또한 구강 내에서 삼킴을 시작하기 전에 음식덩이를 물고 있는 혀의 모양도 평가할 수 있다. 혀의 중앙은 움푹한 홈을 만들어 음식덩이를 둘러싸고, 혀의 양옆은 치조 측면에 밀착되어 있어야 한다.

(1) 치아를 맞추지 못함: 아래턱 움직임의 저하

일부 환자, 특히 아래턱 수술을 받은 환자는 씹기 위해 아래턱을 적절하게 맞물리는 데 어려움을 보일 것이다. 이는 아래턱의 운동범위가 저하된 것을 가리키며, 보통 아래턱의 일부를 제거했을 때 나타난다.

(2) 혀로 음식을 옆으로 움직이지 못함: 혀의 측면운동 저하

씹는 동안 혀는 음식을 옆으로 밀거나, 구강 옆쪽으로 움직여 치아 위에 올려놓는다. 만일 환자가 음식을 중앙에서 옆으로 밀지 못하면, 이는 혀의 측면운동의 범위가 저하된 것을 가리킨다.

(3) 음식을 으깨지 못함: 혀 상승의 저하

만일 환자가 씹기 위해 음식을 옆으로 미는 것이 불가능하다면, 음식을 혀와 입천장 사이에 두고 수직적으로 으깨는 방법으로 보상하려고 하거나, 그렇게 하도록 요구될 것이다. 만일 환자가 이렇게 음식을 부수는 방법을 사용하지 못한다면, 이는 굳은입천장 쪽으로 혀를 상승시키는 운동의 범위가 제한적이라는 것을 가리키는 것이다.

(4) 음식이 측면 고랑으로 떨어짐: 볼 근육의 긴장도/근력 저하

환자가 씹을 때 음식이 측면 고랑으로 떨어진다면 이는 안면-볼(facial-buccal) 근육의 긴장도나 근력이 저하된 것을 말한다. 측면고랑을 막고 씹는 동안 음식을 혀를 향해 중앙으로 보내는 것은 안면-볼 근육이다.

(5) 음식이 구강 바닥으로 떨어짐: 혀 통제의 저하

환자가 씹을 때 음식이 구강바닥으로 떨어진다면 이는 혀의 통제, 특히 치조 측면에 혀의 옆면을 밀착시키는 것이 저하된 증상이다.

(6) 음식덩이가 입안에 넓게 퍼짐: 혀 모양형성과 미세한 혀 통제기능의 저하

액체나 으깬 음식농도의 음식덩이가 구강 안에 들어가면 혀는 보통 응집된 덩어리로 음식덩이를 물고 둘러싸는 모양을 형성한다. 또한 씹은 후에 혀는 보통 음식을 모아 하나의 음식덩이로 만들고 그것을 둘러싸는 형태가 되는데, 그 결과 혀의 양 옆면은 상부 치조돌기의 측면에 밀착된다. 만일 환자가 자신의 혀로 음식덩이를 둘러싸는 형태를 만들지 못한다면(즉, 혀의 한쪽이나 양쪽 옆면을 올리지 못하거나 음식을 담을 수 있도록 중앙을 움푹하게 만들지 못한다면), 이는 미세한 혀의 통제기능이 저하된 것을 가리킨다.

(7) 도입되는 자세/치료

기록용지의 이 부분은 방사선촬영 검사 중에 도입된 자세변경 방법이나 치료의 기법 그리고 그 효과를 기록하기 위한 것이다.

2) 인두단계

뒤-앞면 촬영상에서 삼킴의 인두단계에 대한 평가는 인두삼킴장애의 모든 편측(unilateral) 특성에 대한 정보를 제공한다.

(1) 한쪽 후두계곡의 잔여물: 혀 기저부 뒤쪽 운동의 편측기능 저하

삼킨 후에 후두계곡의 한쪽 편에만 음식이 남아 있을 때, 이는 한쪽 혀의 기저부 혹은 인두 수축의 기능 저하를 가리킨다. 이와 같은 잔여물은, 만일 그 양이 많은 경우라면 삼킨 후에 흡인될 수도 있다.

(2) 한쪽 조롱박굴의 잔여물: 편측 인두의 기능저하

삼킨 후에 한쪽 조롱박굴에만 잔여물이 남는 것은 편측 인두벽의 기능 저하를 가리킨다. 이는 신경학적인 혹은 구조적인 손상으로 인해 초래된 결과일 수 있다. 삼킨 후에 많은 양의 잔여물이 인두에 남으면, 그 일부가 기도로 떨어지거나 숨을 들이쉴 때 함께 기도로 들어가 환자는 삼킨 후에 흡인을 일으킬 위험성이 높다. [그림 4-31]과 [그림 4-32]는 각각 성인과 아동에서의 편측 인두벽의 손상을 보여 준다. 이와는 대조적으로 [그림 4-33]는 양측 인두벽의 손상으로 인두의 양쪽에 잔여물이 남은 것을 보여 준다.

(3) 성대 폐쇄의 저하

환자의 고개를 뒤로 젖히게 하여 아래턱이 영상을 가리지 않도록 하면, 성대가

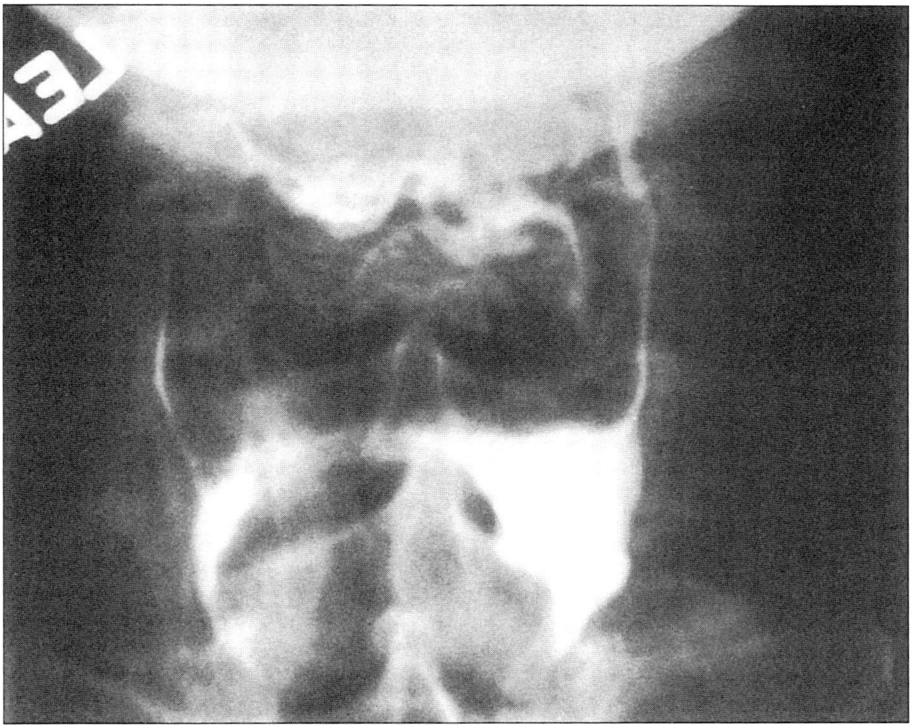

[그림 4-31] 편측 인두벽의 손상으로 인한 한쪽 조롱박굴의 잔여물을 보여 주는 인두의 앞면 영상. 손상된 쪽의 인두벽과 같은 쪽의 조롱박굴은 확대될 수 있다.

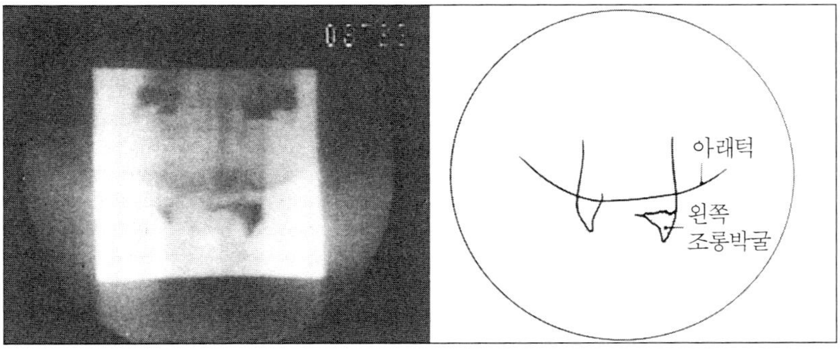

[그림 4-32] 편측 인두벽의 손상을 가리키는 인두의 비대칭적 잔여물을 보여 주는 방사선촬영의 앞면 영상.

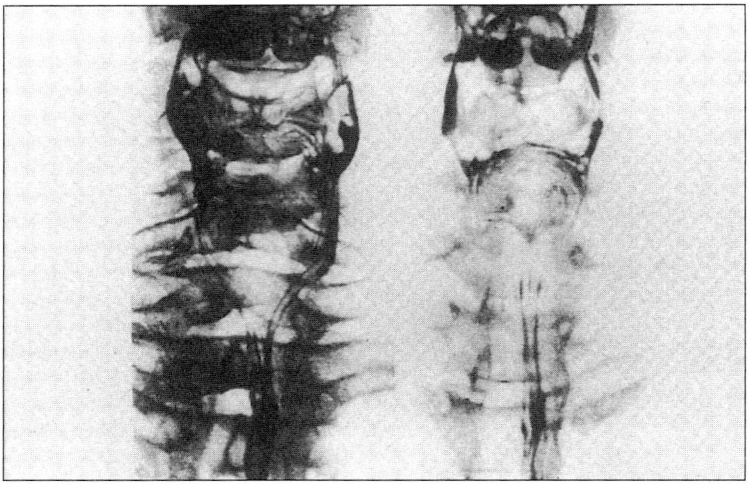

[그림 4-33] 양측 인두벽의 손상을 가리키는 비교적 대칭적인 후두계곡과 인두벽, 조롱박굴의 잔여물에 대한 방사선촬영 앞면 영상.

닫히는 것을 평가할 수 있다. 임상가는 성대의 위치를 쉽게 파악할 수 있도록 환자에게 짧게 '아, 아, 아' 라고 반복하게 한다. 성대를 찾은 다음에는, 환자에게 숨을 들이쉰 다음 몇 초 동안 길게 '아' 라고 발성하고, 다시 숨을 들이쉬고 몇 초 동안 '아' 라고 발성하는 것을 반복하게 한다. 이와 같은 방법은 성대의 열림과 닫힘을 잘 보여 주며, 임상가는 성대 움직임 특히 폐쇄 시의 움직임이 대칭적인지 평가할 수 있다. 한쪽 성대의 움직임이 저하된 것은 후두 폐쇄의 저하와 편측 성대 내전근의 불완전마비(paresis) 혹은 마비(paralysis)의 가능성을 시사한다. 이는 삼키는 도중 흡인의 원인이 될 수 있는데, 왜냐하면 후두가 인두삼킴 동안 기도를 보호하지 못할 수도 있기 때문이다.

(4) 성대의 높이가 다름

간혹 부분적으로 후두절제술(laryngectomy)을 받은 환자는 재건술(reconstruction)을 받은 쪽 후두의 수직적인 위치가 수술을 받지 않은 쪽의 성대와 다를 수 있다. 따라서 환자가 삼킬 때 기도를 보호하기 위해 후두를 닫으려고 하면, 양쪽의 후두

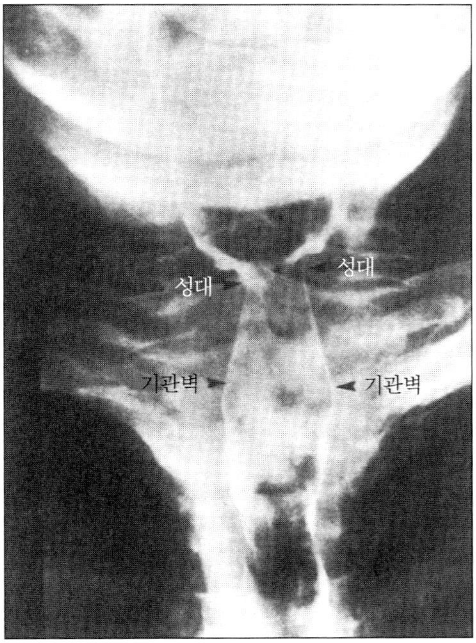

[그림 4-34] 성대의 높이가 서로 다른 것을 보여 주는 기도의 앞면 영상. 성대와 기관벽은 조영제로 코팅되어 있다.

가 잘 움직인다고 해도 양쪽 후두가 서로 만나지 않아 [그림 4-34]와 같이 기도가 완전히 폐쇄되지 않는다. 이는 삼키는 동안 흡인을 일으키는 또 다른 원인이 되는데, 왜냐하면 후두가 기도를 보호할 수 있을 만큼 충분히 닫히지 않기 때문이다.

(5) 기 타

기록용지의 이 부분은 임상가가 수정된 바륨삼킴 검사에서 관찰되는 다른 어떤 비정상적인 방사선촬영술에서의 증상을 기록할 수 있도록 마련된 것이다.

(6) 도입되는 자세/치료

이 부분은 방사선촬영검사 중에 도입되거나 평가된 다양한 치료의 절차를 기록하기 위한 것이다.

부록 4A 삼킴의 비디오투시조영 검사 기록지

이 기록지의 목적은 수정된 바륨삼킴(modified barium swallow)의 비디오투시조영(videofluorographic examination) 검사를 하는 동안 이루어지는 해부와 생리에 대해 체계적으로 관찰할 수 있게 하는 것이다. 기록지에는 가장 흔히 볼 수 있는 해부학적, 생리학적 삼킴장애가 포함되어 있고, 그 외에 검사자가 방사선촬영 검사 중에 보게 되는 다른 장애를 기록할 수 있도록 공간을 마련해 두었다. 기록지는 수정된 바륨삼킴 검사를 이용한 구강, 인두 그리고 경부식도검사에 초점이 맞춰져 있다(Logemann, 1983). 이 기록지는 이 책 초판(Logemann, 1983)에 실렸던 것을 개정한 것으로 더욱 사용하기 쉽고, 측면 영상뿐만 아니라 뒤-앞(P-A) 영상의 자료를 기록할 수 있는 공간을 마련하였다.

임상가는 기록지 맨 위에 환자의 이름과 나이, 방사선촬영 검사 날짜, 구강식사(oral feeding)가 (부분적으로 혹은 전적으로) 시작된 날짜, 환자의 삼킴장애에 대한 명백한 원인(즉, 뇌혈관사고 혹은 머리손상과 같은 삼킴의 문제를 일으킨 기저의 원인), 현재 환자의 영양공급 방법(즉, 구강식사, 코위영양튜브, 위창냄술gastrostomy, 빈창자창냄술jejunostomy), 기관절개술의 유무 및 유형(예: 마개가 없음, 가압대), 그리고 방사선촬영 검사의 목적을 기록한다. 방사선촬영 검사는 삼킴의 생리학적 메커니즘에 대한 평가나 특정 치료책략의 효과 혹은 회복효과를 평가하기 위해, 그리고 흡인의 유무 및 원인을 확인하기 위해 시행할 수 있다.

기록지는 두 부분으로 나누어져 있는데, 첫 번째 부분은 다양한 양의 액체를 삼킬 때, 그리고 두 번째 부분은 으깬 음식, 과자 그리고 다른 음식을 주고 삼킬 때 이용한다. 각 부분은 다시 삼킴의 증상과 비디오투시조영 검사의 측면 영상에서 관찰된 장애, 뒤-앞 영상에서 관찰된 장애로 나누어져 있다. 각 부분의 왼쪽 세로 칸에는 방사선촬영에서의 증상이 앞쪽에서부터 뒤쪽으로, 그리고 위쪽에서부터 아래쪽의 증상순으로 열거되어 있다.

각 증상 옆에 있는 빈 칸은 임상가가 그 증상이 특정한 양이나 농도의 삼킴에서 관찰될 때 표시할 수 있도록 마련된 것이다. 다섯 가지 양의 액체와 다른 농도의 음식물을 각각 세 번씩 삼킨 데이터를 기록할 수 있도록 공간이 마련되어 있다. 보통 액체 바륨(가능한 한 물농도에 가까운 것), 바륨(식도조영)이 들어 있는 푸딩, 그리고 바륨푸딩으로 코팅한 과자(씹는 음식)가 사용되는데, 임상가는 다른 농도의 음식을 제공하는 경우 그 이름을 기록해 둔다. 임상가는 평가에서 다른 농도의 음식으로 대체하거나 일부 음식농도를 생략할 수도 있는데, 특히 환자가 치료책략을 사용했음에도 불구하고 심한 흡인을 보일 경우 그러하다.

삼킴 전, 도중 혹은 후에 흡인을 초래할 수 있는 증상을 확인하고, 각 삼킴에서 흡인된 양을 임상가가 판단하여 각각의 증상 밑에 마련된 기록지의 공간에 기록한다.

기록지의 각 부분의 끝에는, 도입된 자세기법이나 치료책략과 함께 그런 방법을 사용하였을 때 관찰되는 다양한 종류의 음식덩이에서의 삼킴의 효과를 기록하는 공간이 있다.

방사선촬영의 증상에 대응하는 삼킴의 생리학적 장애는 임상가가 환자의 삼킴 장애를 진단할 때 참고할 수 있도록 오른쪽 세로 칸에 나열하였다.

여러 유형의 음식덩이를 삼키는 것을 뒤-앞(P-A) 촬영상에서 관찰한 것을 기록하기 위한 공간도 마련되어 있다. 실제로 뒤-앞 촬영상에서는 보통 구조적인 혹은 생리학적인 비대칭성을 확인하기 위해, 그리고 동시에 흡인의 위험성을 최소화하기 위해 한두 번의 삼킴만을 하게 한다.

삼킴의 비디오투시조영 검사

Jeri A. Logemann, Ph. D., Northwestern University

환자명: ______________________ 나이: ______________

검사일: ______________________ 구강식사 시작일: ______________

삼킴장애 원인: ______________________

영양섭취 방법: ______________________ 기관절개튜브: ______________

검사목적: ______________________

____

측면 촬영상(Lateral View)

방사선촬영 증상	액체 1ml	액체 3ml	액체 5ml	액체 10ml	액체 컵	의심되는 삼킴장애
삼킴 준비(Preparation to Swallow)						
음식덩이를 구강 앞쪽에 물고 있지 못함	❑❑❑	❑❑❑	❑❑❑	❑❑❑	❑❑❑	입술 폐쇄 감소
음식덩이를 형성하지 못함	❑❑❑	❑❑❑	❑❑❑	❑❑❑	❑❑❑	혀의 운동범위 혹은 협응능력 감소
음식덩이를 물고 있지 못함–음식덩이의 미숙유출	❑❑❑	❑❑❑	❑❑❑	❑❑❑	❑❑❑	혀의 모양형성/협응능력 감소; 입천장 운동기능 감소
삼킴 전 흡인 (%)	___	___	___	___	___	
음식물이 앞쪽 고랑으로 들어감	❑❑❑	❑❑❑	❑❑❑	❑❑❑	❑❑❑	입술 긴장도 저하
음식물이 측면 고랑으로 들어감	❑❑❑	❑❑❑	❑❑❑	❑❑❑	❑❑❑	볼 긴장도 저하
음식물을 비정상적인 위치에 물고 있음	❑❑❑	❑❑❑	❑❑❑	❑❑❑	❑❑❑	혀 밀어내기(tongue thrust), 혀의 조절기능 감소
기타: ______________	❑❑❑	❑❑❑	❑❑❑	❑❑❑	❑❑❑	설명: ______________
도입된 자세/치료법	❑❑❑	❑❑❑	❑❑❑	❑❑❑	❑❑❑	방법: ______________

측면 촬영상(계속)

방사선촬영 증상	액체 1ml	3ml	5ml	10ml	컵	의심되는 삼킴장애
구강단계(Oral Phase)						
삼킴의 구강시작이 지연됨	❑❑❑	❑❑❑	❑❑❑	❑❑❑	❑❑❑	삼킴실행증; 구강감각의 저하
혀움직임의 탐색운동	❑❑❑	❑❑❑	❑❑❑	❑❑❑	❑❑❑	삼킴실행증
삼킴을 시작할 때 혀가 앞쪽으로 움직임	❑❑❑	❑❑❑	❑❑❑	❑❑❑	❑❑❑	혀 밀어내기
앞쪽 고랑의 잔여물	❑❑❑	❑❑❑	❑❑❑	❑❑❑	❑❑❑	입술 긴장도 저하; 혀의 조절기능 저하
측면 고랑의 잔여물	❑❑❑	❑❑❑	❑❑❑	❑❑❑	❑❑❑	볼의 긴장도 저하
구강바닥의 잔여물	❑❑❑	❑❑❑	❑❑❑	❑❑❑	❑❑❑	혀의 모양형성 혹은 조절기능 저하
혀 중앙 함몰 부위의 잔여물	❑❑❑	❑❑❑	❑❑❑	❑❑❑	❑❑❑	혀의 흉터
혀 위의 잔여물	❑❑❑	❑❑❑	❑❑❑	❑❑❑	❑❑❑	혀의 운동기능 저하; 혀의 근력 저하
혀 수축의 장애	❑❑❑	❑❑❑	❑❑❑	❑❑❑	❑❑❑	앞쪽-뒤쪽 혀 움직임이 조직화되지 못함
혀-입천장 접촉이 불완전함	❑❑❑	❑❑❑	❑❑❑	❑❑❑	❑❑❑	혀 상승의 저하
굳은입천장의 잔여물	❑❑❑	❑❑❑	❑❑❑	❑❑❑	❑❑❑	혀 상승의 저하; 혀의 근력 감소
앞쪽-뒤쪽 혀 움직임의 저하	❑❑❑	❑❑❑	❑❑❑	❑❑❑	❑❑❑	앞쪽-뒤쪽 혀 협응기능의 감소
반복적인 혀의 굴림 동작	❑❑❑	❑❑❑	❑❑❑	❑❑❑	❑❑❑	파킨슨병
음식덩이를 조절하지 못함 / 미숙유출	❑❑❑	❑❑❑	❑❑❑	❑❑❑	❑❑❑	혀 조절기능이 감소; 혀입천장 밀폐의 감소

측면 촬영상(계속)

방사선촬영 증상	액체 1ml	3ml	5ml	10ml	컵	의심되는 삼킴장애
구강단계(Oral Phase)(계속)						
삼킴 전 흡인 (%)	___	___	___	___	___	(어떤 종류의 혀 조절기능의 감소든 삼킴 전 흡인을 초래할 수 있음)
여러 번 나누어 삼킴	❑❑❑	❑❑❑	❑❑❑	❑❑❑	❑❑❑	
구강통과시간 (초)	___	___	___	___	___	
기타: ______________	❑❑❑	❑❑❑	❑❑❑	❑❑❑	❑❑❑	설명: ______________
도입된 자세/치료법	❑❑❑	❑❑❑	❑❑❑	❑❑❑	❑❑❑	방법: ______________
인두삼킴의 유발(Triggering the Pharyngeal Swallow)						
지연시간 (초)	___	___	___	___	___	인두삼킴 유발의 지연
삼킴 전 흡인 (%)	___	___	___	___	___	
인두단계(Pharyngeal Phase)						
코로 침습(penetration)됨	❑❑❑	❑❑❑	❑❑❑	❑❑❑	❑❑❑	연인두폐쇄 저하
혀의 기저부의 점막주름	❑❑❑	❑❑❑	❑❑❑	❑❑❑	❑❑❑	유사후두덮개(전체후두절제술)
경부 척추뼈의 과다성장	❑❑❑	❑❑❑	❑❑❑	❑❑❑	❑❑❑	경부 뼈돌기(osteophytes)
삼킴 후 인두벽이 코팅됨	❑❑❑	❑❑❑	❑❑❑	❑❑❑	❑❑❑	인두수축의 저하
삼킴 후 후두계곡의 잔여물(%)	___	___	___	___	___	혀의 기저부의 뒤쪽 움직임 저하
삼킴 후 흡인(%)	___	___	___	___	___	
인두벽의 함몰부위가 코팅됨	❑❑❑	❑❑❑	❑❑❑	❑❑❑	❑❑❑	흉터조직; 인두벽/인두주머니
삼킴 후 흡인(%)	___	___	___	___	___	

측면 촬영상(계속)

방사선촬영 증상	액체					의심되는 삼킴장애
	1ml	3ml	5ml	10ml	컵	
인두단계(계속)						
기도 위의 잔여물	□□□	□□□	□□□	□□□	□□□	후두상승의 저하
삼킴 후 흡인(%)	___	___	___	___	___	
기도입구로 침습됨	□□□	□□□	□□□	□□□	□□□	후두상승의 저하; 기도입구 폐쇄의 저하
삼킴 후 흡인(%)	___	___	___	___	___	
후두폐쇄의 감소	□□□	□□□	□□□	□□□	□□□	기도입구 폐쇄의 저하
삼킴 후 흡인(%)	___	___	___	___	___	
삼킴 도중 흡인	□□□	□□□	□□□	□□□	□□□	후두폐쇄의 저하
삼킴 도중 흡인(%)	___	___	___	___	___	
양측 조롱박굴의 잔여물	□□□	□□□	□□□	□□□	□□□	후두의 앞쪽 움직임 저하; 반지인두근 기능저하, 협착
삼킴 후 흡인(%)	___	___	___	___	___	
인두 전체의 잔여물	□□□	□□□	□□□	□□□	□□□	삼킴 중 전체적인 압력의 저하
삼킴 후 흡인(%)	___	___	___	___	___	
인두통과시간 (초)	___	___	___	___	___	
기타: ________________	□□□	□□□	□□□	□□□	□□□	설명: ________________
도입된 자세/치료법	□□□	□□□	□□□	□□□	□□□	방법: ________________
경부 식도단계(Cervical Esophageal Phase)						
식도에서 인두로 환류됨	□□□	□□□	□□□	□□□	□□□	식도이상–추후 검사 요함
기관식도 누공(fistula)	□□□	□□□	□□□	□□□	□□□	기관식도 누공
젠커 곁주머니	□□□	□□□	□□□	□□□	□□□	젠커 곁주머니
기타: ________________	□□□	□□□	□□□	□□□	□□□	설명: ________________

뒤-앞 촬영상(Posterior-Anterior View)

방사선촬영 증상	액체					의심되는 삼킴장애
	1ml	3ml	5ml	10ml	컵	
삼킴 준비(Preparation to Swallow)						
치아를 맞추지 못함	❑❑❑	❑❑❑	❑❑❑	❑❑❑	❑❑❑	턱 움직임의 저하
음식물을 옆으로 보내지 못함	❑❑❑	❑❑❑	❑❑❑	❑❑❑	❑❑❑	혀의 측면운동 저하
음식물을 부수지 못함	❑❑❑	❑❑❑	❑❑❑	❑❑❑	❑❑❑	혀의 상승 저하
음식물이 측면 고랑으로 들어감	❑❑❑	❑❑❑	❑❑❑	❑❑❑	❑❑❑	볼 긴장도 저하
음식물이 구강바닥에 떨어짐	❑❑❑	❑❑❑	❑❑❑	❑❑❑	❑❑❑	혀의 조절기능 저하
음식덩이가 입 안 전체에 흩어짐	❑❑❑	❑❑❑	❑❑❑	❑❑❑	❑❑❑	혀의 미세 조절기능 저하
도입된 자세/치료법	❑❑❑	❑❑❑	❑❑❑	❑❑❑	❑❑❑	방법: ________________
인두단계(Pharyngeal Phase)						
편측 후두계곡의 잔여물	❑❑❑	❑❑❑	❑❑❑	❑❑❑	❑❑❑	혀의 기저의 편측 기능저하
한쪽 조롱박굴의 잔여물 ____ 오른쪽 왼쪽 ____ 삼킴 후 흡인(%)	❑❑❑ ___	❑❑❑ ___	❑❑❑ ___	❑❑❑ ___	❑❑❑ ___	인두의 편측 기능저하
후두의 중앙으로의 움직임이 저하됨 ____ 오른쪽 왼쪽 ____ 삼킴 도중 흡인(%)	❑❑❑ ___	❑❑❑ ___	❑❑❑ ___	❑❑❑ ___	❑❑❑ ___	성대폐쇄 저하
성대의 높이가 서로 다름	❑❑❑	❑❑❑	❑❑❑	❑❑❑	❑❑❑	성대의 높이가 서로 다름
삼킴 도중 흡인(%)	___	___	___	___	___	
기타: ________________	❑❑❑	❑❑❑	❑❑❑	❑❑❑	❑❑❑	설명: ________________
도입된 자세/치료법	❑❑❑	❑❑❑	❑❑❑	❑❑❑	❑❑❑	방법: ________________

측면 촬영상(Lateral View)

방사선촬영 증상　　1ml　　기타　　의심되는 삼킴장애

으깬음식 과자 ___ ___ ___

삼킴 준비(Preparation to Swallow)

방사선촬영 증상						의심되는 삼킴장애
음식덩이를 구강 앞쪽에 물고 있지 못함	❑❑❑	❑❑❑	❑❑❑	❑❑❑	❑❑❑	입술 폐쇄 감소
음식덩이를 형성하지 못함	❑❑❑	❑❑❑	❑❑❑	❑❑❑	❑❑❑	혀의 운동범위 혹은 협응능력 감소
음식덩이를 물고 있지 못함–음식덩이의 미숙유출	❑❑❑	❑❑❑	❑❑❑	❑❑❑	❑❑❑	혀의 모양형성/협응능력 감소; 입천장 운동기능 감소
삼킴 전 흡인 (%)	___	___	___	___	___	
음식물이 앞쪽 고랑으로 들어감	❑❑❑	❑❑❑	❑❑❑	❑❑❑	❑❑❑	입술 긴장도 저하
음식물이 측면 고랑으로 들어감	❑❑❑	❑❑❑	❑❑❑	❑❑❑	❑❑❑	볼 긴장도 저하
음식물을 비정상적인 위치에 물고 있음	❑❑❑	❑❑❑	❑❑❑	❑❑❑	❑❑❑	혀 밀어내기, 혀의 조절기능 감소
기타: ________________	❑❑❑	❑❑❑	❑❑❑	❑❑❑	❑❑❑	설명: ________________
도입된 자세/치료법	❑❑❑	❑❑❑	❑❑❑	❑❑❑	❑❑❑	방법: ________________

구강단계(Oral Phase)

방사선촬영 증상						의심되는 삼킴장애
삼킴의 구강시작이 지연됨	❑❑❑	❑❑❑	❑❑❑	❑❑❑	❑❑❑	삼킴실행증 구강감각의 저하
혀움직임의 탐색운동	❑❑❑	❑❑❑	❑❑❑	❑❑❑	❑❑❑	삼킴실행증
삼킴을 시작할 때 혀가 앞쪽으로 움직임	❑❑❑	❑❑❑	❑❑❑	❑❑❑	❑❑❑	혀 밀어내기
앞쪽 고랑의 잔여물	❑❑❑	❑❑❑	❑❑❑	❑❑❑	❑❑❑	입술 긴장도 저하; 혀의 조절기능 저하
측면 고랑의 잔여물	❑❑❑	❑❑❑	❑❑❑	❑❑❑	❑❑❑	볼의 긴장도 저하

측면 촬영상(계속)

방사선촬영 증상	1ml		으깬음식 과자 기타			의심되는 삼킴장애
구강단계(계속)						
구강바닥의 잔여물	❑❑❑	❑❑❑	❑❑❑	❑❑❑	❑❑❑	혀의 모양형성 혹은 조절기능 저하
혀 중앙 함몰 부위의 잔여물	❑❑❑	❑❑❑	❑❑❑	❑❑❑	❑❑❑	혀의 흉터
혀 위의 잔여물	❑❑❑	❑❑❑	❑❑❑	❑❑❑	❑❑❑	혀의 운동기능 저하; 혀의 근력 저하
혀 수축의 장애	❑❑❑	❑❑❑	❑❑❑	❑❑❑	❑❑❑	앞쪽–뒤쪽 혀 움직임이 조직화되지 못함
혀–입천장 접촉이 불완전함	❑❑❑	❑❑❑	❑❑❑	❑❑❑	❑❑❑	혀 상승의 저하
굳은입천장의 잔여물	❑❑❑	❑❑❑	❑❑❑	❑❑❑	❑❑❑	혀 상승의 저하; 혀의 근력 감소
앞쪽–뒤쪽 혀 움직임의 저하	❑❑❑	❑❑❑	❑❑❑	❑❑❑	❑❑❑	앞쪽–뒤쪽 혀 협응기능의 감소
반복적인 혀의 굴림 동작	❑❑❑	❑❑❑	❑❑❑	❑❑❑	❑❑❑	파킨슨병
음식덩이를 조절하지 못함/미숙유출	❑❑❑	❑❑❑	❑❑❑	❑❑❑	❑❑❑	혀 조절기능이 감소
삼킴 전 흡인 (%)	___	___	___	___	___	(어떤 종류의 혀 조절기능의 감소이건 삼킴 전 흡인을 초래할 수 있음)
여러 번 나누어 삼킴	❑❑❑	❑❑❑	❑❑❑	❑❑❑	❑❑❑	
구강통과시간 (초)	___	___	___	___	___	
기타: ________________	___	___	___	___	___	설명: ________________
도입된 자세/치료법	❑❑❑	❑❑❑	❑❑❑	❑❑❑	❑❑❑	방법: ________________

측면 촬영상(계속)

방사선촬영 증상	1ml	기타	의심되는 삼킴장애
	으깬음식 과자 ___ ___ ___		

인두삼킴의 유발(Triggering the Pharyngeal Swallow)

지연시간 (초)	___ ___ ___ ___ ___	인두삼킴 유발의 지연
삼킴 전 흡인 (%)	___ ___ ___ ___ ___	

인두단계(Pharyngeal Phase)

코로 침습(penetration)됨	❑❑❑ ❑❑❑ ❑❑❑ ❑❑❑ ❑❑❑	연인두폐쇄 저하
혀의 기저부의 점막주름	❑❑❑ ❑❑❑ ❑❑❑ ❑❑❑ ❑❑❑	유사후두덮개(전체후두절제술)
경부 척추뼈의 과다성장	❑❑❑ ❑❑❑ ❑❑❑ ❑❑❑ ❑❑❑	경부 뼈돌기(osteophytes)
삼킴 후 인두벽이 코팅됨	❑❑❑ ❑❑❑ ❑❑❑ ❑❑❑ ❑❑❑	인두수축의 저하
삼킴 후 후두계곡의 잔여물(%)	___ ___ ___ ___ ___	혀의 기저의 뒤쪽 움직임 저하
삼킴 후 흡인(%)	___ ___ ___ ___ ___	
인두벽의 함몰부위가 코팅됨	❑❑❑ ❑❑❑ ❑❑❑ ❑❑❑ ❑❑❑	흉터조직; 인두벽/인두주머니
삼킴 후 흡인(%)	___ ___ ___ ___ ___	
기도 위의 잔여물	❑❑❑ ❑❑❑ ❑❑❑ ❑❑❑ ❑❑❑	후두상승의 저하
삼킴 후 흡인(%)	___ ___ ___ ___ ___	
기도입구로 침습됨	❑❑❑ ❑❑❑ ❑❑❑ ❑❑❑ ❑❑❑	기도입구 폐쇄의 저하
삼킴 후 흡인(%)	___ ___ ___ ___ ___	
후두폐쇄의 감소	❑❑❑ ❑❑❑ ❑❑❑ ❑❑❑ ❑❑❑	기도입구 폐쇄의 저하
삼킴 후 흡인(%)	___ ___ ___ ___ ___	
삼킴 도중 흡인	❑❑❑ ❑❑❑ ❑❑❑ ❑❑❑ ❑❑❑	후두폐쇄의 저하

측면 촬영상(계속)

방사선촬영 증상	1ml	기타 으깬음식 과자 ___ ___ ___	의심되는 삼킴장애
인두단계(계속)			
삼킴 도중 흡인(%)	___ ___ ___ ___ ___		
양측 조롱박굴의 잔여물	❑❑❑ ❑❑❑ ❑❑❑ ❑❑❑ ❑❑❑		후두의 앞쪽 움직임 저하; 반지인두근 기능저하, 협착
삼킴 후 흡인(%)	___ ___ ___ ___ ___		
인두 전체의 잔여물	❑❑❑ ❑❑❑ ❑❑❑ ❑❑❑ ❑❑❑		혀의 기저부의 운동저하 및 후두상승 저하
삼킴 후 흡인(%)	___ ___ ___ ___ ___		
인두통과시간 (초)	___ ___ ___ ___ ___		
기타: ______________	❑❑❑ ❑❑❑ ❑❑❑ ❑❑❑ ❑❑❑		설명: ______________
도입된 자세/치료법	❑❑❑ ❑❑❑ ❑❑❑ ❑❑❑ ❑❑❑		방법: ______________
경부 식도단계(Cervical Esophageal Phase)			
식도에서 인두로 환류됨	❑❑❑ ❑❑❑ ❑❑❑ ❑❑❑ ❑❑❑		식도이상-추후 검사 요함
기관식도 누공(fistula)	❑❑❑ ❑❑❑ ❑❑❑ ❑❑❑ ❑❑❑		기관식도 누공
젠커 곁주머니	❑❑❑ ❑❑❑ ❑❑❑ ❑❑❑ ❑❑❑		젠커 곁주머니
기타: ______________	❑❑❑ ❑❑❑ ❑❑❑ ❑❑❑ ❑❑❑		설명: ______________
도입된 자세/치료법	❑❑❑ ❑❑❑ ❑❑❑ ❑❑❑ ❑❑❑		방법: ______________

뒤-앞 촬영상(Posterior-Anterior View)

방사선촬영 증상	1ml 으깬음식 과자	기타	의심되는 삼킴장애
	___ ___ ___		

삼킴 준비(Preparation to Swallow)

치아를 맞추지 못함	❑❑❑ ❑❑❑ ❑❑❑ ❑❑❑ ❑❑❑	턱 움직임의 저하
음식물을 옆으로 보내지 못함	❑❑❑ ❑❑❑ ❑❑❑ ❑❑❑ ❑❑❑	혀의 측면운동 저하
음식물을 부수지 못함	❑❑❑ ❑❑❑ ❑❑❑ ❑❑❑ ❑❑❑	혀의 상승 저하
음식물이 측면 고랑으로 들어감	❑❑❑ ❑❑❑ ❑❑❑ ❑❑❑ ❑❑❑	볼 긴장도 저하
음식물이 구강바닥에 떨어짐	❑❑❑ ❑❑❑ ❑❑❑ ❑❑❑ ❑❑❑	혀의 조절기능 저하
음식덩이가 입 안 전체에 흩어짐	❑❑❑ ❑❑❑ ❑❑❑ ❑❑❑ ❑❑❑	혀의 미세 조절기능 저하
도입된 자세/치료법	❑❑❑ ❑❑❑ ❑❑❑ ❑❑❑ ❑❑❑	방법: ________________

인두단계(Pharyngeal Phase)

편측 후두계곡의 잔여물	❑❑❑ ❑❑❑ ❑❑❑ ❑❑❑ ❑❑❑	혀의 기저의 편측 기능저하
한쪽 조롱박굴의 잔여물 ____ 오른쪽 왼쪽 ____ 삼킴 후 흡인(%)	❑❑❑ ❑❑❑ ❑❑❑ ❑❑❑ ❑❑❑ ___ ___ ___ ___ ___	인두의 편측 기능저하
후두의 중앙으로의 움직임이 저하됨 ____ 오른쪽 왼쪽 ____ 삼킴 도중 흡인(%)	❑❑❑ ❑❑❑ ❑❑❑ ❑❑❑ ❑❑❑ ___ ___ ___ ___ ___	성대폐쇄 저하
성대의 높이가 서로 다름	❑❑❑ ❑❑❑ ❑❑❑ ❑❑❑ ❑❑❑	성대의 높이가 서로 다름
삼킴 도중 흡인(%)	___ ___ ___ ___ ___	
기타: ________________	❑❑❑ ❑❑❑ ❑❑❑ ❑❑❑ ❑❑❑	설명: ________________
도입된 자세/치료법	❑❑❑ ❑❑❑ ❑❑❑ ❑❑❑ ❑❑❑	방법: ________________

참고문헌

Blonsky, E., Logemann, J., Boshes, B., & Fisher, H. (1975). Comparison of speech and swallowing function in patients with tremor disorders and in normal geriatric patients: A cinefluorographic study. *Journal of Gerontology, 30,* 299-303.

Blumberg, P., Prapote, C., & Viscomi, G. (1977). Cervical osteophytes producing dysphagia. *Ear, Nose and Throat Journal, 56,* 15-21.

Calcaterra, T., Kadell, B., & Ward, O. (1975). Dysphagia secondary to cricopharngeal muscle dysfunction. *Archives of Otolaryngology, 101,* 726-729.

Dodds, W. J., Taylor, A. J., Steward, E. T., Kern, M. J., Logemann, J. A., & Cook, I. J. (1989). Tipper and dipper types of oral swallows. *American Journal of Roentgenology, 153,* 1197-1199.

Henderson, R., Woolf, C., & Marryatt, G. (1976). Pharyngoesophageal dysphagia and gastroesophageal reflux. *Laryngoscope, 86,* 1531-1539.

Jacob, P., Kahrilas, P., Logemann, J., Shah, V., & Ha, T. (1989). Upper esophageal sphincter opening and modulation during swallowing. *Gastroenterology, 97,* 1469-1478.

Kahrilas, P., Dodds, W., Dent, J., Logemann, J., & Shaker, R. (1988). Upper esophageal sphincter function during deglutition. *Gastroenterology, 95,* 52-62.

Kahrilas, P. J., Lin, S., Logemann, J. A., Ergun, G. A., & Facchini, F. (1993). Deglutitive tongue action: Volume accommodation and bolus propulsion. *Gastroenterology, 104,* 152-162.

Kahrilas, P. J., & Logemann, J. A. (1993). Volume accommodation during swallowing. *Dysphagia, 8,* 259-265.

Kahrilas, P. J., & Logemann, J. A., Lin, S., & Ergun, G. A. (1992). Pharyngeal clearance during swallow: A combined manometric and videofluoroscopic study. *Gastroenterology, 103,* 128-136.

Logemann, J. (1983). *Evaluation and treatment of swallowing disorders.* Austin, TX: PRO-ED.

Logemann, J. A. (1993). *Manual for the videofluoroscopic study of swallowing* (2nd ed.). Austin, TX: PRO-ED.

Logemann, J. A. (1997). Role of the modified barium swallow in management of patients with dysphagia. *Otolaryngology-Head and Neck Surgery, 116,* 335.

Logemann, J. A., Kahrilas, P. J., Cheng, J., Pauloski, B. R. Gibbons, P. J., Rademaker, A. W., & Lin, S. (1992). Closure mechanisms of the laryngeal vestibule during swallow. *American Journal of Physiology, 262 (Gastrointestinal Physiology, 25),* G338-G344.

Logemann, J., Kahrilas, P., Kobara, M., & Vakil, N. (1989). The benefit of head rotation on pharyngoesophageal dysphagia. *Archives of Physical Medicine and Rehabilitation, 70,* 767-771.

Lund, W. (1968). The cricopharyngeal sphincter: Its relationship to the relief of pharyngeal paralysis and the surgical treatment of the early pharyngeal pouch. *Journal of Laryngology and Otology, 82,* 353-367.

Mandelstam, P., & Lieber, A. (1970). Cineradiographic evaluation of the esophagus in normal adults. *Gastroenterology, 58,* 32-38.

Miller, A. (1972). Characteristics of the swallowing reflex induced by peripheral nerve and brain stem stimulation. *Experimental Neurology, 34,* 210-222.

Parker, M. D. (1989). Dysphagia due to cervical osteosophytes: A controversial entity revisited. *Dysphagia, 3,* 157-160.

Pommerenke, W. (1928). A study of the sensory areas eliciting the swallowing reflex. *American Journal of Physiology, 84,* 36-41.

Ponzoli, V. (1968). Zenker's diverticulum: A review of pathogeneses and presentation of 25 cases. *Southern Medical Journal, 61,* 817-821.

Rademaker, A. W., Pauloski, B. R., Logemann, J. A., & Shanhan, T. K. (1994). Oropharyngeal swallow efficiency as a representative measure of swallowing function. *Journal of Speech and Hearing Research, 37,* 314-325.

Robbins, J., Logemann, J., & Kirshner, H. (1986). Swallowing and speech production in Parkinson's disease. *Annals of Neurology, 19,* 283-287.

Rosenbek, J. C., Robbins, J., Roecker, E. B., Coyle, J. L., & Wood, J. L. (1996). A Penetration Aspiration Scale. *Dysphagia, 11,* 93-98.

Saunders, W. (1971). Cervical osteophytes and dysphagia. *Journal of Otology, Physiology and Laryngology, 79,* 1091-1097.

Shanahan, T. K., Logemann, J. A., Rademaker, A. W., Pauloski, B. R., & Kahrilas, P. J. (1993). Chin-down posture effect on aspiration in dysphagia patients. *Archives of Physical and Medical Rehabilitation, 74,* 736-739.

Shawker, T. H. Sonies, B. C., Stone, M., & Baum, B. (1983). Real-time ultrasound visualization of tongue movement during swallowing. *Journal of Clinical Ultrasound, 11,* 485-494.

Shedd, D., Scatliff, J., & Kirchner, J. (1960). The buccopharyngeal propulsive mechanism in human deglutition. *Surgery, 48,* 846-853.

Tracy, J., Logemann, J., Kahrilas, P., Jacob, P., Kobara, M., & Krugler, C. (1989). Preliminary observations on the effects of age on oropharyngeal deglutition. *Dysphagia, 4,* 90-94.

Valadka, A. B.. Kubal, W. S., & Smith, M. M. (1995). Updated management strategy for patients with cervical osteophytic dysphagia. *Dysphagia, 10,* 167-171.

|5장|

삼킴장애의 평가

이 장에서는 선별 검사 방법에서부터 시작하여 전체적인 병상(bedside) 혹은 임상 검사(clinical examination)의 과정, 방사선촬영 검사의 순서로 평가의 과정을 검토할 것이다. 병상 혹은 임상평가와 방사선촬영 검사는 특히 심층적으로 논의될 것인데, 이 검사들은 가장 자주 사용되는 방법이며 환자의 구강, 인두 생리학(X-ray 검사)뿐만 아니라 환자의 먹는 습관, 언어, 인지 그리고 구강운동기능(병상검사)에 대한 가장 많은 정보를 제공해 주기 때문이다. 보통 병상 혹은 임상 검사는 비디오투시조영 검사(수정된 바륨삼킴 검사)에 앞서 시행되는데, 이런 절차를 통해서 환자가 수정된 바륨삼킴 검사(modified barium swallow)에 적합한지를 알 수 있기 때문이다.

1. 선별 검사 방법

선별 검사(screening procedure)를 통해 임상가(clinician)는 환자에게서 삼킴장애가 있다는 어느 정도의 간접적인 증거를 얻을 수 있지만 장애에 대한 생리학적인 정보는 얻을 수 없다. 가령 검사에서 환자가 흡인을 보인다는 것은 확인할 수 있을지 모르나, 어떠한 이유로 흡인이 되는지에 대한 생리학적 정보는 얻을 수가 없다. 선별 검사를 통해 삼킴장애의 징후(sign)과 증상(symptom)에 대해 알 수 있는데, 가령 기침을 하는지, 폐렴을 앓았던 적이 있는지, 삼킴장애를 보일 위험성이 높은 특정 진단을 받았는지, 흡인(aspiration)이나 침습(penetration)이 있다는 것을 말해 주는 기관절개(tracheostomy) 부위 밖으로 분출된 음식이 있는지 혹은 구강 내부에 음식 잔여물이 남아 있는지 등이 그 예가 될 수 있다. 선별 검사는 일반적으로 환자의 병상이나 혹은 가정, 학교 환경에서 시행되며, 임상가는 이를 통해 보다 심도 깊은 생리학적 평가가 필요한 환자에 대한 많은 증거를 수집할 수 있다. 일부의 경우, 선별 검사는 차트 검토와 함께 아마도 환자가 입으로 먹는 것을 관찰하거나 침 관리(saliva management)를 관찰하는 것에 그친다. 선별 검사는 반드시 빠른 시간 내에 낮은 위험성과 적은 비용으로 이루어져야만 한다. 이 검사의 목적은 그 이상의 평가를 필요로 하는 고위험군의 환자를 찾아내는 것이다.

최근 들어 비디오투시조영 검사나 다른 도구적 검사에 대한 필요성을 없애기 위해, 선별 검사 방법을 정교화하기 위한 관심이 높아져 왔다(Depippo, Holas, & Reding, 1992; Hamlet, Nelson, & Patterson, 1990; Hamlet, Patterson, Fleming, & Jones, 1992; Nathadwarawala, McGroary, & Wiles, 1994; Nathadwarawala, Nicklin, & Wiles, 1992; Zenner, Losinski, & Mills, 1995). 그러나 선별 검사는 비디오투시조영 검사와 같은 진단적 방법과는 매우 다른 종류의 질문에 대한 답을 주는 것이다. 선별 검사는 '환자가 삼킴장애가 있는가?'와 같은 질문에 답을 하기 위한 것이며, 이 검사는 '환자의 삼킴과정에 있어서 생리학적 특성이 무엇인가?'와 같은 질문에 답할 수는 없다. 후자와 같은 질문은 진단적 검사방법으로 알 수 있는 것이다. 일부 새롭게 개발된 선별 검사에는 많은 양의 액체를 계속적으로 삼키는 것(3-oz water test and the timed swallowing test)이 포함되어 있다(DePippo et al., 1992; Nathadwarawala et al., 1992; Nathadwarawala et al., 1994). 이와 같은 방법을 시행할 경우 매우 주의해야만 하는데, 흡인의 위험이 조금이라도 있는 환자는 즉각적인 혹은 지연된 양상의 심한 폐반응을 일으킬 수 있기 때문이다(Batchelor, Neilson, & Sexton, 1996).

일반적으로 선별 검사에서 삼킴장애의 증상이 있는지의 여부를 정확하게 알아내기 위해서는 통계학적으로 두 가지 특성을 조사한다. 첫 번째는 방법상의 민감도(sensitivity)라고 알려져 있는 바와 같이 실제로 흡인이 되거나 잔여물이 있는 환자(참된 긍정, true positive)와 특이도(specificity)로 알려져 있는 이런 증상이 전혀 없는 환자(참된 부정, true negatives)를 정확하게 찾아내는 것이다. 두 번째는 이 검사가 많은 거짓긍정(false positive: 흡인이 된다는 검사결과였으나 실제로는 흡인이 되지 않는 경우)이나 거짓부정(false negative: 흡인이 되는 환자인데 흡인이 없다는 검사결과인 경우)이 없어야 한다는 것이다. 선별 검사에서 흡인이나 음식의 인두 잔여물과 같은 증상이 있는지의 여부를 잘 분별할 수 있는 능력은 어떤 선별 검사이건 현재까지 완료된 연구에서는 100%의 정확도에 결코 도달할 수 없었다(DePippo et al., 1992; Nathadwarawala et al., 1992; Nathadwarawala et al, 1994; Zenner et al., 1995). 흡인을 정확하게 판별하는 확률이 높은 검사일수록 보통은 거짓긍정의 비율도 더 높았는데, 다시 말해 그 검사들은 실제로는 흡인을 보이지 않는 환자를 흡인이 되는 것으로 과대 판단한 것이다. 현재 삼킴치료전문가에게는 시간이 오래 걸리지 않고 쉬우며, 침습적이지 않고 위험성이 낮은 검사를 사용하도록 권고된다. 우리는 〈표 5-1〉의 체크 리스트를 사용한 결과가 다른 검사와 같은 민감도와 특이도를 갖는다는 것을 밝혔다. 이 방법은 차트 검토와 환자가 구강식사를 하고 있다면 먹는 것을, 다른 방법으로 먹는다면 침을 삼키는 것을 관찰하는 것으로, 검사자가 사용하기 간단하고 비침습적 선별검사방법의 기준을 만족시킨다. 만일 환자에게 이 특성 중에 어느 것이든 하나 이상이 나타난다면, 더욱 심도 깊은 생리학적 평가가 필요하다.

영유아나 아동, 그리고 발달지체를 보이는 성인이 먹는 동안 아래 언급한 것과 같은 비정상적인 행동을 보인다면, 심도 깊은 생리학적 검사를 실시할 필요가 있

〈표 5-1〉 삼킴 장애 선별검사를 위한 체크 리스트

선별 검사는 빠르고(15분 이하), 쉽고, 비용이 적게 들어야 한다.
각 항목에 대해 네모 안에 적절히 표시하시오.

예	아니요	
☐	☐	1. 재발되는 폐렴의 병력이 있음
		2. 진단명
☐	☐	• 부분후두절제술 (partial laryngectomy)
☐	☐	• 구강절제술
☐	☐	• 두경부의 방사선치료 (전 과정)
☐	☐	• 산소결핍증 (anoxia)
☐	☐	• 파킨슨병(Parkinson' s disease)
☐	☐	• 운동신경질환(예: 버디히-호프만씨병, Werdnig-Hoffmann disease)
☐	☐	• 중증근무력증 (Myasthenia gravis)
☐	☐	• 숨뇌 회색질척수염(bulbar polio)
☐	☐	• 앞쪽 경부척추고정술 (cervical spinal fusion)
☐	☐	• 뇌줄기 뇌졸중 (brainstem stroke)
☐	☐	• 길랭-바레증후군(Guillain-Barré)
☐	☐	• 후두 외상(laryngeal trauma)
☐	☐	3. 삽관(intubation) 혹은 응급 기관절개술(tracheostomy)의 외상 혹은 장기간 착용
☐	☐	4. 심한 호흡기 문제
☐	☐	5. 거르렁거리는 소리(gurgly voice), 울음
☐	☐	6. 삼킴 전/도중/후의 기침
☐	☐	7. 분비물에 대한 인식 및 조절 저하
☐	☐	8. 자주 삼키지 않음 (5분 동안 1회 혹은 그 이하의 삼킴)
☐	☐	9. 지속적인 다량의 흉부 분비물
☐	☐	10. 환자가 식사 중인 경우, 식사하는 것을 관찰한다. 그렇지 않다면 침을 삼키는 것을 관찰한다. 아래의 항목에 대해, 특히 식사 도중이나 직후에 변화를 보이는지 살펴본다.
☐	☐	• 호흡곤란
☐	☐	• 분비물의 증가
☐	☐	• 음성 변화 (거르렁거리는 소리)
☐	☐	• 매번 여러 번에 걸쳐 삼킴
☐	☐	• 삼킴 시에 후두의 움직임이 감소됨
☐	☐	• 목 가다듬기(throat clearing)
☐	☐	• 기침
☐	☐	• 심한 피로감

주의: 1~4번까지 항목은 차트 검토를 통해 알 수 있음. 5~10번까지 항목은 환자에 대한 간단한 관찰을 통해 알 수 있음.

다는 중요한 지표가 된다.

1. **음식의 거부**: 만일 아동(혹은 발달지체를 보이는 성인)이 입으로 먹는 것을 거부한다면, 생리학적 삼킴 평가가 필수적이다. 영양의 섭취는 생존에 반드시 필요한 것인데, 먹는 것을 모두 거부하는 것은 종종 먹는 것이 안전하기보다 더 위험한 것으로 지각된다는 표지가 되고, 만성 흡인의 하나의 주요한 지표가 된다. 이런 환자는 반드시 수정된 바륨삼킴 검사를 받아야 한다.
2. **편식**(food selectivity): 일부 아동은 몇 가지 음식만 입으로 먹고 다른 모든 음식은 거부한다. 종종 특정한 맛, 가령 짜거나 단맛에 대한 선호도를 보일 수 있다. 임상가는 제6장에서 설명하고 있는 바와 같이 다양한 맛과 온도, 감촉의 조합을 가지고 아동의 반응을 검사해 봐야 한다. 이런 추가적인 검사 후에 방사선촬영검사가 필요한지를 결정해야 한다.
3. **구역질**(gagging): 먹는 동안 구역질을 하는 것은 몇 가지 다른 문제점의 지표가 될 수 있다. 음식이 입 안에 들어갔을 때 구역질을 하는 것은 종종 구강이 지나치게 과민하거나 혹은 구강 감각이 비정상적이라는 것을 말한다. 정상 유아(약 6~12개월)의 경우, 입 안의 앞쪽에서 구역질이 유발된다. 입에 장난감이나 손가락, 발가락을 집어넣는 모든 놀이활동을 통해 구강 앞쪽의 구역질이 둔감화되고 정상 성인과 같은 장소인 인두를 향해 뒤쪽으로 옮겨 간다. 신경운동(neuromotor) 문제가 있는 아동은 보통 장난감이나 다른 물건을 입에 넣는 일에 어려움이 있고 구강자극에 과민하다. 구역질은 촉각실인증(tactile agnosia: 음식을 음식이 아니라 이물질로 인식하는 것)으로 인해 초래될 수도 있다. 만일 음식이 음식으로 인식되지 않으면 이 이물질을 구강과 인두 밖으로 밀어내기 위해 구역질이 유발된다. 매번 식사를 하려고 할 때마다 구역질이 자주 일어난다면 보통 방사선촬영 검사가 권고된다.
4. **입을 벌린 자세**: 만일 아동이 먹는 동안 입을 벌리고 있는 자세를 보인다면, 아동의 기도(airway) 윗부분이 삼키는 동안 코로 숨을 쉬기에 적합한지 여부를

반드시 평가해야 한다. 입을 다무는 데 치열이 방해가 되지 않는지 확인하기 위해 치아구조에 대한 평가도 이루어져야 한다. 정상 아동은 입 안에 음식이 들어온 순간부터 삼킴의 인두단계가 끝날 때까지 입을 다문 상태를 유지하는 것이 가능하다.

선별 검사를 마치면서 임상가는 환자가 정상인지 혹은 삼킴장애의 위험성이 높은지 그리고 추가적인 진단평가가 필요한지의 여부를 반드시 확인해야 한다.

2. 병상 혹은 임상 검사

삼킴의 병상 혹은 임상평가는 임상가가 삼킴장애의 진단과 치료계획에 사용할 다음과 같은 자료를 얻을 수 있도록 고안된 것이다(K. Griffin, 1974; Linden & Siebens, 1980).

1. 현재의 의학적 진단명과 환자의 병력, 환자가 자신의 삼킴장애에 대해 인식을 하고 있는지를 포함한 삼킴장애 병력, 장애의 위치 및 특성의 지표에 대한 정보
2. 환자의 영양과 호흡 상태를 포함한 의학적 상태, 즉 코위영양튜브(nasogastric tube)나 위창냄술(gastrostomy)의 여부 그리고 가압대(cuff) 혹은 무가압대(uncuffed) 기관 절개튜브(tracheostomy tube)의 위치
3. 환자의 구강 해부
4. 환자의 호흡기능 및 삼킴과의 관련성
5. 환자의 입술 조절기능. 이는 입 안에 음식물을 물고 있는 데 영향을 줄 수 있음
6. 환자의 혀 조절기능. 이는 입 안에서 음식을 조작하거나 구강의 뒤쪽으로 음식을 넘기는 데 영향을 줄 수 있음

⑦ 환자의 구개 기능. 이는 삼키는 동안 음식이 코로 들어가는 데 영향을 줄 수 있음
⑧ 환자의 인두벽(pharyngeal wall) 수축. 이는 음식이 인두를 통과하는 데 영향을 줄 수 있으며, 삼킴 후 흡인을 초래할 수 있음
⑨ 환자의 후두 조절기능. 이는 기도의 보호와 삼킴 도중 흡인에 영향을 줄 수 있음
⑩ 환자가 지시에 따르거나 스스로의 행동을 모니터하거나 조절할 수 있는 일반적인 능력
⑪ 맛, 온도, 촉감을 포함한 구강 감각자극에 대한 환자의 반응
⑫ 삼키려고 하는 동안의 환자의 반응이나 증상

병상 혹은 임상 검사는 두 부분으로 나눌 수 있는데, 실제적인 삼킴이 없는 준비 검사와 실제적인 삼킴을 시도해 보며 일부 생리학적 측면을 관찰할 수 있는 초기 삼킴 검사로 나눌 수 있다.

1) 준비 검사

준비 검사는 환자의 차트에서 정보를 수집하는 것에서 시작하며 성도조절기능(vocal tract control)에 대한 철저한 검사를 포함한다(Griffin, 1974).

(1) 환자차트 검토

우선 삼킴치료전문가는 환자의 의료 차트에서 최근 폐렴이나 폐의 기능, (가압대 혹은 무가압대) 기관절개튜브(tracheostomy tube)의 유무, 인공호흡기(mechanical ventilation)와 삽관(intubation)을 한 적이 있는지 등에 대해 어떠한 기록이나 언급이 되어 있는지를 포함한 환자의 호흡상태에 대해 살펴본다. 또한 병상검사를 시작하기 전에 삼킴치료전문가는 환자의 삼킴문제에 대한 병력과 전반

적인 의학적 상태, 지시에 따르는 능력, 의욕 그리고 다른 측면에 대한 환자의 일반적인 행동에 대한 정보를 알아 두는 것이 유용하다. 영양상태(구강식사를 하는지의 여부와 대체 방법의 유형)에 대해서도 반드시 차트에서 확인해 두어야 한다.

구체적으로 차트와 병력의 검토를 통해 ① 삼킴장애를 일으킬 수 있는 현재와 과거의 의학적인 문제, ② 현재와 최근에 복용한 약물, 특히 삼킴에 문제를 일으킬 수 있다고 생각되는 구강건조(xerostomia), 각성수준(alertness) 감소, 반응시간 지연을 초래하는 것, ③ 삼킴장애의 병력, 즉 장애가 시작된 시기와 특성, 증상으로 기침이나 인두에 음식이 걸리는 것, 그것이 어떤 종류의 음식에서 더하거나 덜한지, 그리고 그런 문제에 대한 환자의 일반적인 인식과 이해, ④ 기도 장치(기관절개, 인공호흡장치, 삽관)가 있는지의 여부와 유형, 기간, 장착 방법(응급인지 혹은 계획된 것인지), ⑤ 구강 혹은 비구강 영양법의 여부, 유형, 사용 기간, 적합성 그리고 합병증을 확인해야만 한다.

(2) 병실 입실 시의 관찰

임상가가 환자의 병실에 들어섰을 때 관찰해야만 하는 몇 가지 점이 있다. 침대에서의 환자의 자세, 환자의 각성수준(alertness)과 임상가가 들어오는 것에 대한 반응, 기관절개튜브의 존재 여부와 상태(가압대가 부풀려 있는지, 공기를 뺀 상태인지) 그리고 환자의 전반적인 인지도와 자신의 분비물을 잘 처리하고 있는지, 튜브의 관리 등이다. 병상 검사의 시작 부분에서는 병력을 조사하는 동안 임상가는 비공식적으로 환자의 전반적인 각성수준뿐만 아니라 환자의 지시에 따르는 능력과 질문에 답하는 것에 대해 관찰해야 한다. 또한 임상가는 이때 기관절개튜브를 하고 있는 환자의 경우, 환자가 자신의 분비물과 튜브를 관리하는 것을 관찰해야 한다.

(3) 호흡상태

삼킴장애 환자의 평가에서 임상가가 상부호흡소화관(aerodigestive tract)을 그 생리학적 위계에 따라 검사하는 것은 매우 중요하다. 이는 생존을 위해 어떤 희생을 치르더라도 반드시 유지되어야 하는 호흡과 삼킴 그리고 언어 평가다. 심각한 호흡의 문제가 삼킴에 영향을 준다는 증거가 서서히 증가하고 있는데, 왜냐하면 그 구조는 기능적인 수준에서 호흡을 유지하기 위해 자연적으로 변화를 가져오기 때문이다(Loughlin & Lefton-Greif, 1994; Martin, Corlew, et al., 1994).

병상임상 검사에서 임상가는 휴식 시의 환자의 호흡 정도를 관찰해야 한다. 만일 환자가 조금이라도 호흡에 어려움을 보인다면, 이에 부가적인 압력을 줄 수 있는 삼킴치료를 시작하거나 평가를 지속하는 것이 부적합할 수 있다. 정상적인 삼킴이라도 호흡상태에 부담이 되는데, 왜냐하면 비록 몇 분의 1초 동안(삼키는 양에 따라 0.3~0.5초)이긴 하지만 얼마간의 기도 폐쇄와 숨쉬기의 중단이 필요하기 때문이다(Logemann et al., 1992; Martin, Logemann, Shaker, & Dodds, 1994). 일부 치료방법, 특히 삼킴책략(swallowing maneuvers)은 그보다 긴 무호흡(apnea, 숨을 참음)이 요구되고, 따라서 호흡에 문제가 있는 환자에게는 적합하지 않을 것이다.

호흡의 정도를 관찰하는 것에 덧붙여 임상가는 다음의 사항을 관찰해야 한다.

1 호흡주기(들숨과 날숨)의 단계와 관련하여 환자가 침을 삼키는 시점. 정상인의 삼킴에 관한 연구를 보면 대부분 (연구에 따라 60~80%) 음식을 삼킬 때 날숨이 중단되고(Martin, Logemann, et al., 1994), 대부분의 성인은 삼킨 후에 다시 날숨을 이어서 쉰다고 한다. 임상가는 환자가 삼킬 때 그리고 다시 호흡으로 돌아갈 때, 호흡의 어느 단계인지 관찰해야 한다.

2 호흡-삼킴의 협응과 관련하여 기침을 하는 시점. 환자가 들숨 뒤에 삼키면 흡인의 위험성이 높아질 수 있다.

3 가능한 경우, 편하게 숨을 참을 수 있는 시간. 임상가는 환자가 1초, 3초, 5초 동안 어렵지 않게 숨을 참을 수 있는지의 여부를 확인해야 한다.

4 휴식 시에 환자의 호흡패턴, 입으로 숨을 쉬는지 혹은 코로 숨을 쉬는지의 확인. 만일 환자가 입으로 숨을 쉰다면, 임상가는 환자가 씹을 때 그리고 삼킴의 구강단계 동안 정상인과 같이 코를 통해 편하게 숨을 쉴 수 있는지의 여

부를 관찰해야 한다.

(4) 기관절개튜브, 삽관 그리고 인공호흡기

기관절개튜브(tracheostomy tube)는 보통 ① 진성대(true vocal folds)나 그 위의 단계에서 상부 기도가 폐쇄된 경우, ② 구강, 인두 혹은 후두 수술 후 부종으로 인해 상부 기도폐쇄의 가능성이 있는 경우 그리고/또는 ③ 호흡관리의 대책으로 장착된다. 튜브는 일반적으로 세 번째와 네 번째 기관 연골고리(tracheal ring) 사이를 절개하는 수술을 통해 기관 안에 삽입된다. 이는 후두의 손상을 피하기 위해 진성대 훨씬 아래에 위치하는 것이다. 간혹 응급상황에서 기관창(tracheostoma)이 두 번째 기관 연골고리보다 위에 위치하여 후두에 흉터(scar)를 낼 수 있다. 튜브는 보통 기도 폐쇄 혹은 기도 폐쇄의 가능성이 사라질 때까지 그리고 호흡관리의 필요성이 없어질 때까지 그 위치에 유지된다. 때로는 기관절개튜브를 영구적으로 하고 있는 경우도 있다.

기관절개튜브는 [그림 5-1]에서 볼 수 있듯이 일반적으로 세 부분, 즉 외부 삽입관(outer cannula), 내부 삽입관(inner cannula), 밀폐기구(obturator)로 이루어져 있다. 일반적인 사용에서 외부 삽입관은 항상 그 위치에 고정되어 있고 내부 삽입관은 청소를 할 때를 제외하고는 튜브 안에 위치하며 밀폐기구는 기관절개튜브를 처음 삽입할 때만 부드럽고 둥그런 끝을 이용하기 위해 삽입된다. 외부 삽입관은 기관절개 부분을 개방된 채로 유지하기 위해 막아도 될 때까지 그 위치에 둔다. 환자가 기관절개튜브를 떼어 내도 될 때가 되면 두 가지 방법이 사용된다. 첫째, 기관절개부분을 통한 호흡과 함께 구강-비강을 통한 호흡을 병행하도록 격려하기 위해 튜브(어른의 경우 대부분 사이즈 8)를 좀 더 작은 사이즈로 교체한다. 만일 작은 사이즈(보통 사이즈 6 혹은 4)를 잘 견뎌 내면 튜브를 완전히 제거하기 전에 환자가 고통 없이 구강-비강 호흡을 유지하는 능력이 있는지를 평가하는 기간을 갖기 위해 코르크나 밀폐기구로 튜브를 막는다.

보통은 기관절개튜브와 기관벽(wall of the trachea) 사이에 [그림 5-2]의 A와

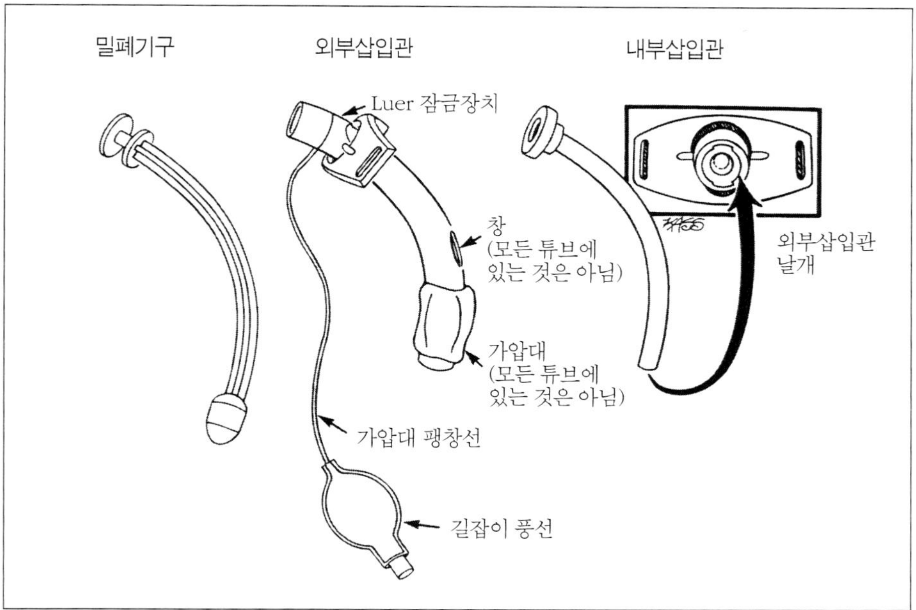

[그림 5-1] 기관절개튜브의 각 부분.

같이 약간의 공간이 있다. 환자가 숨을 들이쉰 다음 손가락으로 기관절개튜브의 바깥쪽 끝을 막으면, 공기는 튜브 주변을 지나 후두를 통과하여, 음성을 산출할 수 있다([그림 5-2]의 B 참조). 튜브와 기관 벽 사이를 통과할 수 있는 공기의 양이 정상에 비해 적기 때문에 음성은 정상인보다 크기가 작고 기식성(breathy)을 띤다.

기관절개튜브에는 두 가지 중요한 변인이 있다. 기관절개튜브가 가압대(cuffed) 혹은 무가압대(uncuffed)일 수 있으며 창이 나 있는 것(fenestrated)과 없는 것(unfenestrated)이 있다.

■ 가압대 기관절개튜브

가압대 기관절개튜브([그림 5-3] 참조)는 간혹 ① 호흡치료를 필요로 할 때 혹은 ② 이물질이 흡인될 가능성이 있을 때 장착된다. 가압대는 풍선처럼 기관절개튜브의 아래 부분을 둘러싸고 있다. [그림 5-3]과 같이 가압대의 바람이 빠져 있을

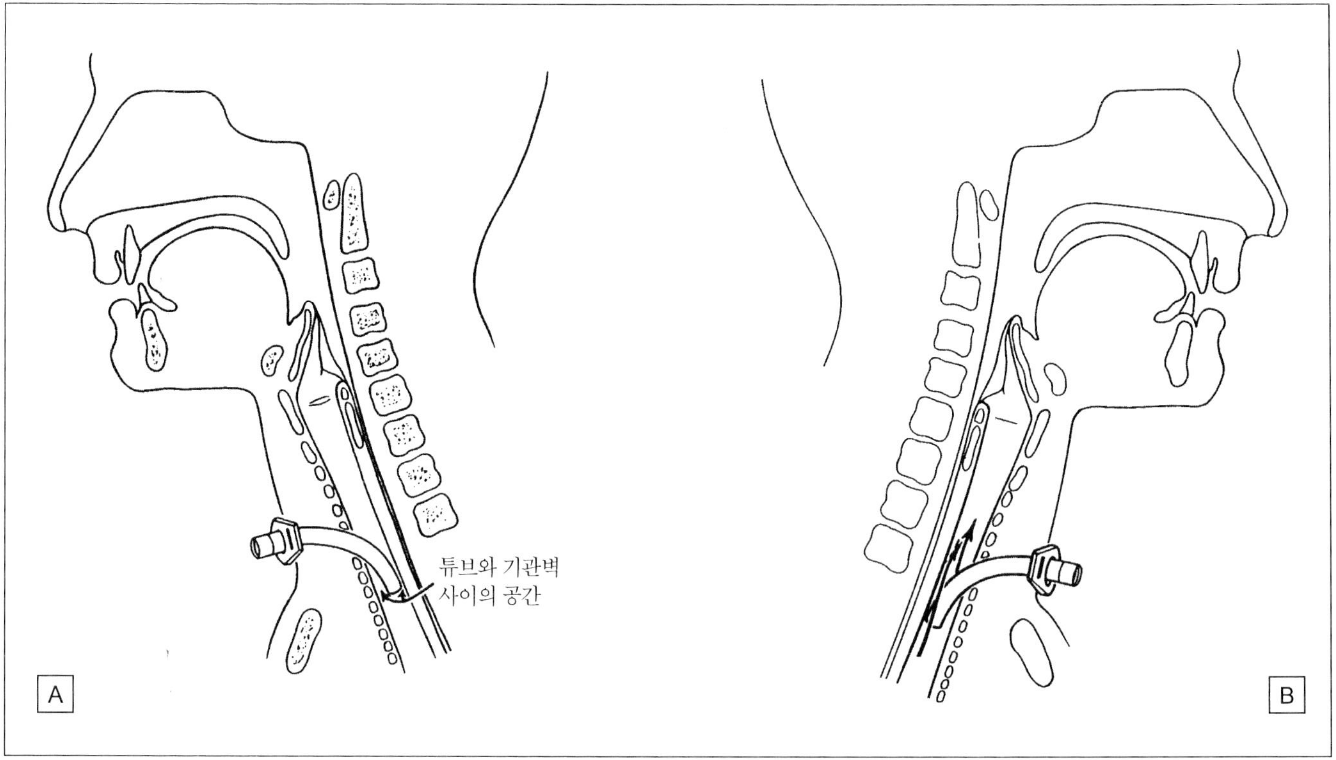

[그림 5-2] (A) 무가압대 기관절개튜브의 위치를 보여 주는 두경부의 중간시상단면. (B) 기관절개튜브와 기관벽 사이의 공기의 흐름을 보여 주는 두경부의 중간시상단면.

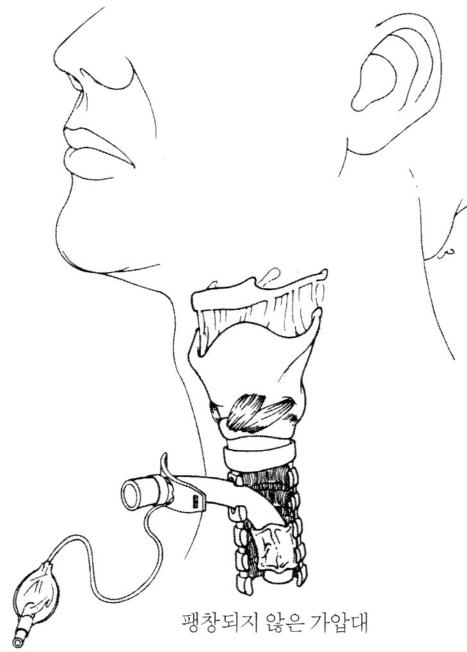

[그림 5-3] 팽창되지 않은 가압대 기관절개튜브의 위치를 보여 주는 두경부 그림.

때는 기관절개튜브는 가압대가 없는 것과 같이 된다. 즉, [그림 5-4]에 화살표로 표시된 것과 같이 기관벽과 튜브 사이의 공간을 통해 공기가 위로 올라갈 수 있다. 그러나 [그림 5-5]에서와 같이 완전히 팽창되면 가압대가 기관벽과 만나게 되고 공기가 위로 통과하는 것을 막으며, 위에서부터 분비물이 내려오지 못하도록 하부기도를 밀폐시킨다. 따라서 가압대를 완전히 팽창시키면 후두 위의 어떤 물질도 기관과 기관지를 통과할 수 없다. 만일 환자가 양압법(positive pressure principle)으로 작동되는 인공호흡기(mechanical ventilation)를 착용하고 있다면 가압대를 반드시 팽창시켜 두어야 한다. 환자에게 호흡치료를 하는 동안에만 가압대를 일시적으로 팽창시킬 수도 있다. 간혹 자신의 침에도 흡인을 보이는 환자의 경우는 흡인성 폐렴(aspiration pneumonia)를 방지하기 위해 가압대를 완전히 팽

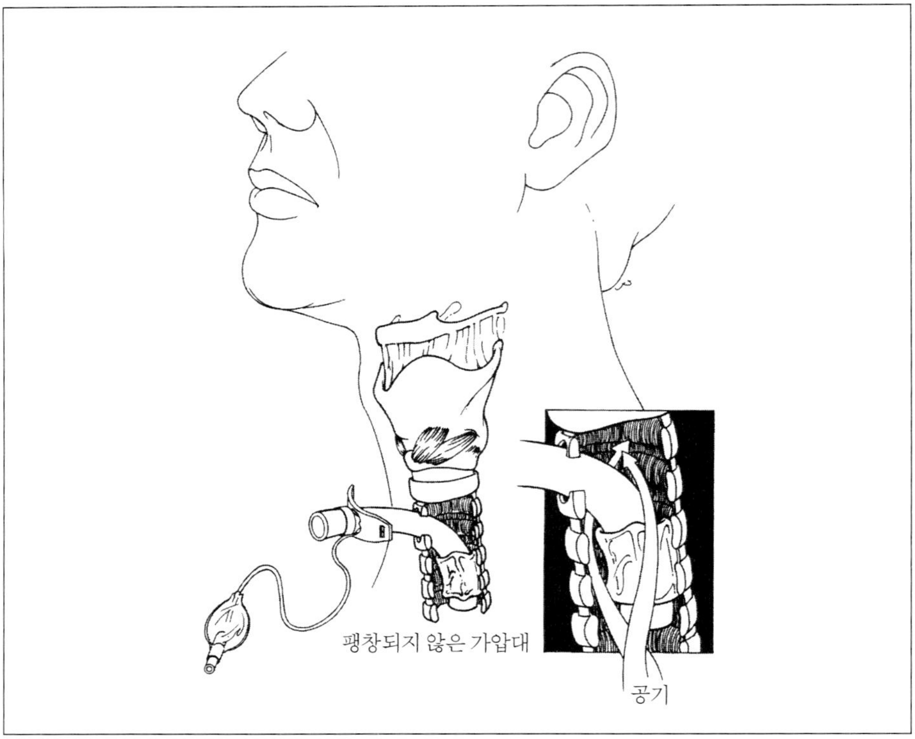

[그림 5-4] 팽창되지 않은 가압대 기관절개튜브와 기관벽 사이로 공기의 흐름을 보여 주는 두경부 그림.

창시켜 둔다. 그렇게 해 두면 침이나 다른 분비물은 가압대 위쪽에 쌓인다. 따라서 이와 같은 경우, 바람을 뺄 때는 튜브 근처의 물질이 하부 기도로 흘러들어 가지 않도록 빼내기 위해 먼저 흡입(suction)을 해야 한다. 일반적으로 완전히 팽창된 가압대 기관절개튜브는 기관벽에 닿는 가압대의 압력이 기관을 자극(irritation)할 수 있기 때문에 말기의 환자가 아니면 오랜 기간 동안 착용하지 않으며, 장기적인 효과와는 관련이 없다. 가압대가 기관벽에 최소한의 압력을 주도록 디자인되었다고 해도, 그와 같은 자극이 발생할 수 있다. 만일 가압대가 완전히 팽창되어 기관벽에 닿으면, 이로 인해 기관벽에 허혈(ischemia)이 초래될 수 있고, 기관협착(tracheal stenosis)과 같이 조치를 취하기 어려운 문제로 발전할 수 있다(Miller &

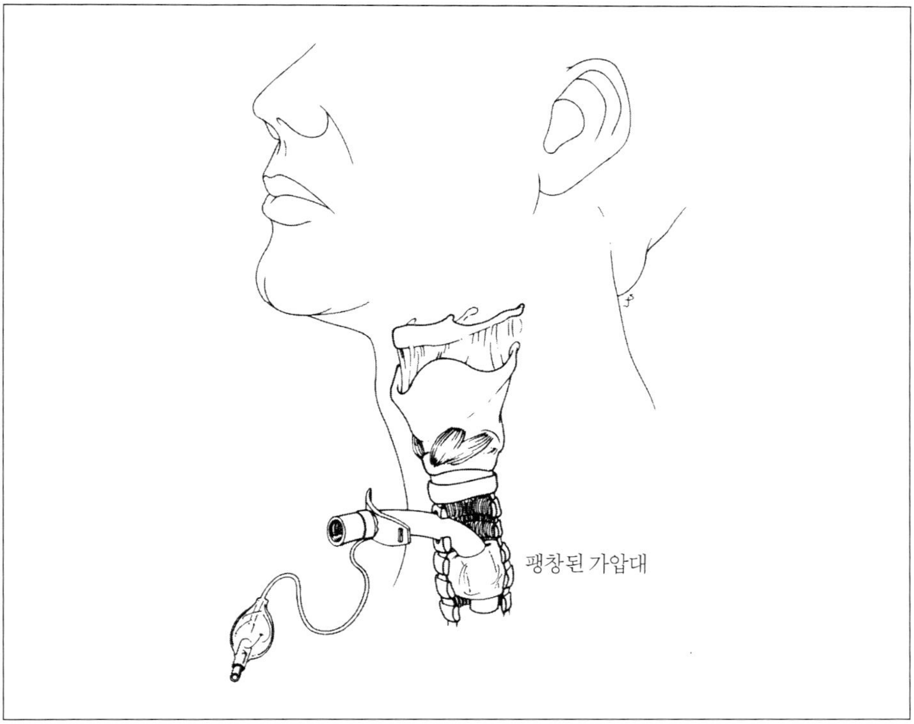

[그림 5-5] 팽창된 가압대 기관절개튜브가 기관벽에 닿아 있는 모습을 보여 주는 두경부 그림.

Sethl, 1970).

이런 이유에서 호흡치료를 시행하는 각 과에서 가압대 기관절개튜브를 '최소 누출기법(minimal leak technique)'을 이용하여 관리한다. 이 방법은 튜브 주변으로 공기가 통과하지 못할 때까지 가압대를 팽창시킨 다음 1~2cc 정도의 공기를 다시 가압대로부터 빼내어 최소한의 누출이 있게 하는 것이다. 이를 통해 기관 협착을 방지할 수 있지만, 가압대 주변으로 일부 이물질이 새어 들어 갈 수(흡인) 있다. 또한 팽창된 기관절개튜브는 후두의 상승을 제한하거나(Bonanno, 1971), 후두 감각의 저하를 가져오거나(Feldan, Deal, & Urquhart, 1966) 혹은 기관과 식도 사이에 공유하고 있는 뒤쪽 벽을 통해 식도에 압력을 주어 환자가 삼키는 것을 재학습하는 데 방해가 될 수 있다. 그리고 만일 기관절개술이 응급 상황에서 이루어

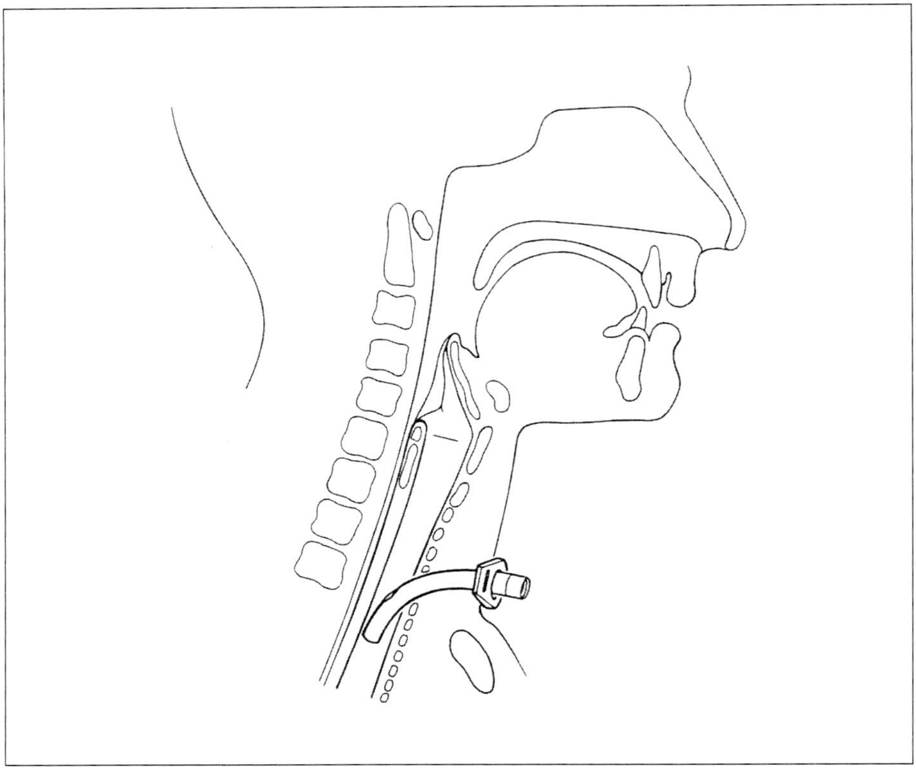

[그림 5-6] 창이 난 기관절개튜브가 있는 두경부 중간시상단면.

지거나 기관의 표면 조직에 봉합하여 부착하는 방법으로 이루어졌다면 이와 같은 영향이 악화되는 것 같다(Paloschi & Lynn, 1965). 만일 기관절개 상태가 6개월 이상 지속적으로 유지되면 상처조직이 더 커지고, 성대 아래의 감각수용기관에 자극이 감소하는 것으로 인해 성대 폐쇄가 저하되는 것 같다(Buckwalter & Sasaki, 1984; Sasaki, Suzaki, Horiuchi, & Kirchner, 1972). 또한 간헐적으로 기관벽의 굴곡(deviation)이나 혹은 잘 맞지 않는 튜브 때문에 팽창된 가압대 기관절개튜브가 기관을 완벽하게 막지 못하여 팽창된 가압대를 지나 일부가 흡인되고 있는지 잘 살펴보아야 한다.

■ 창이 난 기관절개 튜브

만일 환자가 일반적인 기관절개 튜브로 음성을 산출하는 데 어려움을 보인다면 [그림 5-6]과 [그림 5-7]에서와 같이 더 많은 기류가 통과할 수 있도록 튜브에 창이나 구멍을 낼 수 있다. 종종 이와 같은 창(fenestration)은 외부 삽입관에만 만들어져 있어서 환자가 말을 하려면 내부 삽입관을 빼야 한다. 내부 삽입관이 기관절개튜브 안에 들어 있으면 창이 닫힌다. 창이 난 튜브는 기관절개튜브를 곧 제거하게 될 환자나, 일반적으로는 가능하지만 창이 없는 튜브의 적은 양의 기류로는 의사소통이 효과적이지 않은 환자에게 사용할 수 있다. 가압대 기관절개튜브에 창이 난 경우는 매우 드문데, 왜냐하면 창을 내게 되면 팽창된 가압대의 폐쇄 효과를 무효화할 수 있기 때문이다. 그러나 환자가 더 이상 가압대를 팽창시킬 필요가

[그림 5-7] 창이 난 기관절개튜브가 있는 두경부 중간시상단면에서, 화살표가 튜브와 창을 통해 공기가 기관절개튜브와 기관벽 사이로 통과하는 것을 보여 줌.

없다면 가압대 튜브에 창을 낼 수도 있다.

(5) 삼킴 평가와 치료 시의 기관절개 환자 관리

병상-임상검사 혹은 방사선촬영 검사 초기에 임상가는 기관절개 환자의 튜브가 가압대가 있는 것인지의 여부와 가압대의 상태(팽창되어 있는지 혹은 바람이 빠져 있는지), 기관절개튜브의 사이즈 그리고 창이 난 것인지 여부를 확인해야 한다. 또한 임상가는 환자의 차트를 검토하여 기관절개튜브를 얼마나 오래 하고 있었는지 확인해야 한다. 만일 기관절개튜브를 6개월 이상 하고 있었다면 후두상승을 제한할 수 있는 상처조직이 형성되었을 수 있다. 또한 기관절개튜브를 6개월 이상 하고 있으면 성대폐쇄에 기여하는 기류(airflow)와 성문 밑 감각수용체(subglottic sensory receptors)에 자극이 감소하는 결과를 초래한다. 이와 같은 장기 기관절개 환자는 삼킴이나 음성산출을 위한 성대폐쇄가 저하될 수 있다. 가압대의 바람이 빠져 있는 상태라면 기관절개튜브를 하고 있는 기간이 짧을수록 후두상승에 미치는 영향이 적을 것이다. 만일 의학적으로 문제가 없다면, 기관절개 가압대는 병상 혹은 방사선촬영 검사 동안 바람을 빼고 있어야 하는데, 왜냐하면 팽창된 가압대는 기관벽에 마찰을 일으켜 후두상승을 저해할 수 있기 때문이다. 그러나 기관절개 가압대는 의학적인 문제가 해결되기 전까지 팽창시켜 두어야 한다. 만일 기관절개 가압대가 병상 혹은 방사선촬영검사 동안 팽창된 상태였다면 임상가는 이를 보고서에 기록해야 한다.

만일 방사선촬영검사에서 기관절개튜브를 하고 있는 환자가 삼키는 동안 그리고 삼킨 후 몇 초 동안 튜브의 바깥쪽 끝을 거즈나 장갑을 낀 손가락으로 가볍게 막는 것이 삼킴을 향상시키는 것으로 확인되었다면 이런 방법을 교육해 볼 수 있다. 이와 같은 방법으로 증가된 기류가 후두로 올라가 삼키기 전에 성문 밑 감각수용체들을 자극하고 성대폐쇄를 향상시킬 수 있다. 대부분의 삼킴은 호흡 주기의 날숨(exhalation) 단계에서 일어나며 삼킴에 의해서 날숨은 일시적으로 중단된다(Martin, Logemann, et al., 1994). 날숨은 보통 삼킴 후에 다시 이어진다. 따라서 만일 기관절개 환자가 삼키는 동안 그리고 삼킨 직후까지 튜브를 막는다면, 삼킨 후 얼마간의 날숨 기류가 기도 위의 음식잔여물을 제거하는 데 기여할 가능성이 있고 삼킴 후 흡인의 확률을 낮출 수 있을 것이다. 기관절개튜브를 막는 것은 삼키는 동안 성문밑 압력을 더욱 정상적으로 되돌릴 수 있고, 따라서 삼키는 동안 성대폐쇄의 향상에도 도움이 된다(Shin, Maeyama, Morikawa, & Umezaki, 1988). 튜브를 막음으로써 흡인을 감소시키거나 제거했다는 몇몇 보고가 있다(Muz, Hamlet, Mathog, & Farris, 1994; Muz, Mathog, Nelson, & Jones, 1989). 다른 연구들과 저자의 경험에 따르면 튜브를 막는 것에 의한 긍정적인 결과는 가변적이거나 다소 일관적이지 않았다(Leder, Tarro, & Burrell, 1996). 우리 연구실에서 최근 완료된 연구결과에 따르면 손가락으로 튜브를 막는 것은 삼킴에 부정적인 영향은 미치지 않으며 실제로 후두상승의 향상을 가져올 수 있었다(Logemann, Pauloski, & Colangelo, 출판 중). 그러나 그런 효과는 일반적이지 않아서 방사선촬영 검사에서 평가되어야 한다.

기관절개튜브 환자에게 한 방향 밸브(one-way valve)를 사용하면 손가락으로 튜브를 가볍게 막는 것과 같은 효과를 가져올 수 있는데, 이는 환자의 호흡상태가 안정적이고 밸브의 사용을 어렵지 않게 견딜 수 있는 경우에서다. 이 방법은 또한 말 산출을 촉진시킬 수 있다. 한 방향 밸브는 안정적으로 숨을 쉬는 동안은 열리고, 말을 할 때 증가하는 들숨의 압력에 의해서 닫힌다. 밸브가 닫히면 공기는 튜브의 주변과 위쪽으로 향하게 된다. 밸브에 대한 환자의 내성은 삼킴치료전문가와 호흡 담당자가 함께 협력하여 평가해야 한다. 손가락으로 막는 것과 같이 밸브가 환자의 삼킴에 주는 영향은 방사선촬영 검사상에서 평가되어야 한다. 삼킴장애가 있는 기관절개 환자에게 한 방향 밸브가 모두 효과적이었다는 한 연구의 보고(Dettelbach, Gross, Mahlmann, & Eibling, 1995)가 있긴 하지만, 저자의 임상적인 경험에 따르면 효과가 일관적이지 않았으므로 임상가는 각 환자에 대한 효과를 방사선촬영술적으로 검증해 보아야 할 것이다.

(6) 인공호흡기 의존 환자

인공호흡기를 사용하는 환자는 간혹 인공호흡기를 하고 있을 때 삼킴이 나빠진다고 호소한다. 삼킴과 호흡은 상호 보완적인 관계다. 인공호흡기가 호흡주기를 조절하고 있기 때문에 환자는 삼키기 위해서 날숨을 연장시킬 수가 없다. 만일 환자의 삼킴의 구강 혹은 인두 단계가 약간 늦다면 인공호흡기에서 날숨을 위해 할당된 주기의 시간 내에 그것이 완료되지 못하고, 나아가 다시 시작되는 들숨(inhalation)에 의해 삼킴이 방해될 수 있다. 또한 인공호흡기 의존 환자는 일반적으로 가압대가 팽창된 상태의 기관절개튜브를 착용하고 있다. 기관절개튜브의 팽창된 가압대는 후두의 상승을 저해시킬 수 있고 따라서 기도입구 폐쇄의 저하를 초래하며 이는 또한 음식이 기도입구에 침습될 수 있게 하여 삼킴 후 흡인을 일으킬 수 있다. 정상적인 삼킴은 날숨의 시작 부분에서 일어나기 때문에 병상검사를 하는 동안 일반적으로 환자에게 호흡주기의 날숨단계에 음식을 주는 것이 도움이 된다.

청색소검사(blue dye test)는 기관절개 환자의 병상검사에 사용된다(Thompson-Henry & Braddock, 1995; Tippett & Siebens, 1995). 이 검사는 흡인이 있는지의 여부에 대한 선별 검사다. 환자에게 청색으로염색된 일정 양의 음식을 주고, 삼킨 직후 기관절개에서 흡입하여 청색으로 염색된 음식이 나오는지의 여부를 살펴서 흡인이 되는가를 본다. 이 검사는 흡인의 해부 혹은 생리학적 원인을 밝히지는 못하지만 만일 결과가 확실하게 양성(즉, 청색소 음식이 기침으로 나오거나 기관절개 부분에서 흡입되는 것)이라면 임상가는 방사선촬영 검사를 권고해야만 한다. 만일 기관절개 부위에서 나중에 파란 분비물이 흡입된다면, 환자가 확실하게 흡인을 보인다는 결론을 내리기는 어렵다. 정상적인 분비물은 구강과 인두에서부터 흘러 내려가고, 청색 색소가 분비물과 섞여 점차적으로 기관 표면을 덮는 것은 매우 정상적이다. 또한 다양한 농도(consistency)의 음식물을 제공하지 않은 한, 환자는 검사한 음식물의 농도에서 흡인된 것이 아니라 다른 농도의 음식에서 흡인이 되었을 수 있다.

(7) 삽 관

기관절개(tracheostomy)의 경우와는 대조적으로 삽관은 보통 [그림 5-8]에서와 같이 튜브를 입이나 코를 통해 인두, 후두를 지나 기관 아래쪽에 위치시킨다. 삽관은 종종 응급상황에서 시행되고 더욱 안정적으로 기도를 확보하는 것으로 생각된다. 삽관은 환자의 손상 특성이나 중증도에 따라 몇 시간, 며칠 혹은 몇 주 동안 유지될 수 있다. 만일 튜브의 위치에 외상이 발생했다면 환자의 후두에 손상이 생겼을 것이다. 또한 튜브를 며칠 혹은 몇 주 동안 하고 있을 경우, 삼키는 동안 후두폐쇄에 영향을 줄 수 있는 여러 유형의 후두조직 손상이 생길 수 있는데, 발적(redness), 부종, 결절(nodule)이나 폴립(polyp)의 형성 그리고 한쪽 내전근(unilateral adductor)의 불완전마비(paresis)나 마비(paralysis) 등이 이에 포함된다.

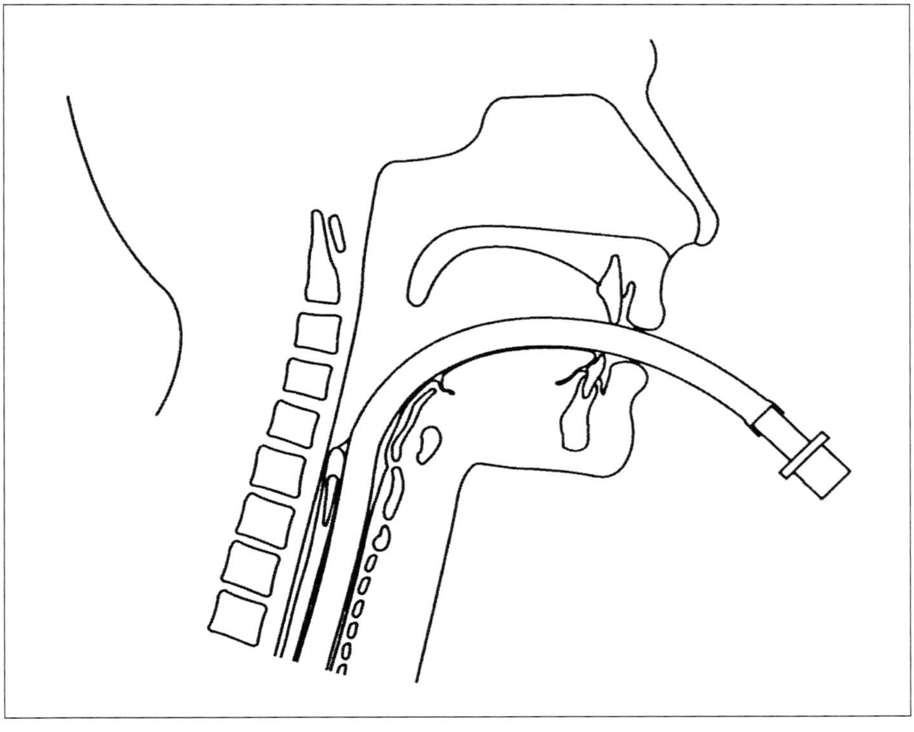

[그림 5-8] 구강 삽관법에서 튜브의 위치를 보여 주는 두경부 중간시상단면 그림.

또한 튜브 끝의 가장자리가 기관(trachea) 뒤쪽의 공유벽 연조직(soft tissue)에 마찰과 자극이 될 수 있으며, 조직이 파괴되는 경우 기관식도 누공이 생긴다(DeVita & Spierer-Rundback, 1990; Gallivan, Dawson, & Robbins, 1989).

어느 시점에서 환자의 호흡 상태가 안정화되면 삽관에서 기관절개로 대체되기도 한다. 삽관 튜브가 제거될 때까지 삼킴장애의 치료는 유보되어야 한다. 삽관이 제거되고 나면 말이나 삼킴을 위한 입술이나 혀, 인두, 후두의 움직임의 범위가 저하될 수 있으며 이런 증상은 일주일 가까이 지속될 수 있다(Delarminat, Montravers, Dureuil, & Desmonte, 1995). 가벼운 운동범위 향상을 위한 훈련이 도움이 될 수 있다.

2) 병 력

가능하면 환자에게서 직접 정보를 얻는 것이 좋지만 환자 스스로 충분히 보고할 수 없는 상황이라면 가족이나 담당 간호사를 통해 삼킴장애의 가능성을 시사하는 환자 증상의 정확한 특성에 관한 정보를 수집하는 것이 중요하다(Dobie, 1978; Donald & Dawes, 1977; Edwards, 1970; J. Griffin & Tollison, 1980; K. Griffin, 1974; Kirchner, 1967; McConchie, 1973; O' Connor & Ardran, 1976; Phillips & Hendrix, 1971; Pitcher, 1973). 언제부터 장애가 시작되었는가? 증상이 서서히 혹은 급속하게 나빠지는가? 그런 문제는 음식의 다른 농도(즉, 액체, 푸딩, 고기나 빵과 같은 고형 음식)에 따라 어떻게 달라지는가? 환자가 삼키려고 할 때 정확하게 어떤 일이 발생하는가? 음식이 내려가다가 어딘가에 걸리는가? 만일 그렇다면 어디인가(목의 위쪽 혹은 아래쪽)? 환자가 기침을 하고 숨이 막혀 하는가? 만일 음식이 고여 있다면, 환자는 음식이 고여 있다고 느껴지는 입이나 목의 정확한 지점을 가리킬 수 있는가?

방사선촬영 검사는 구강인두 삼킴장애를 인식하는 환자가 자신의 장애에 대해 지적하거나 설명하는 것이 매우 신뢰성이 높다는 것을 보여 준다. 그러나 환자가 삼킴장애가 있다는 것을 부인한다면 그 사람은 자신이 깨닫지 못하는 부분에 대해서 빈번하게 오류를 보이며 종종 삼킴의 문제를 가지고 있고, 때로는 사실상 심한 경우도 있다.

전형적으로 환자가 혀의 기저 부분이나 후두덮개를 가리키거나 언급한다면 음식은 바로 그 부분에 고여 있는 것이고, 혹은 환자가 음식이 목의 그 부분에 '달라붙어' 있는 것처럼 느낀다면 음식은 혀의 기저부의 후두계곡에 있을 것이다. 그러나 만일 환자가 후두 바로 밑의 목의 아래 부분을 지적하거나 음식이 거기에 붙어 있다고 하면 보통 음식이 조롱박굴 안에 고여 있다. 기침이나 숨막힘이 발생한다면 일반적으로 흡인이나 음식이 환자의 기도 안에 진입한 것을 가리키는 것이지만, 흡인을 일으킨 특정한 징후(sign)가 명확하게 나타나지 않기도 한다. 흡인을 보이는 환자 중 50% 이상이 기침을 하지 않는다.

특정한 농도의 음식에서 환자가 보이는 삼킴장애의 패턴 또한 임상가에게 유용한 정보가 된다. 왜냐하면 치료에서는 일반적으로 가장 쉬운 농도에서부터 시작하는 것이 최선이기 때문에, 환자가 어떤 농도에서 삼키기가 가장 쉽다고 느끼는지 아는 것이 중요하다. 특정 삼킴장애는 음식의 농도에 따라 증상이 다르게 나타난다. 가령 구강통과(oral transit)에 어려움을 보이는 환자는 혀의 조절이 잘 되지 않기 때문에 액체가 가장 삼키기 쉬울 수도 있지만 으깬 음식(paste)이나 좀 더 된 음식은 매우 어려울 수 있다. 반면 인두삼킴의 유발이 매우 지연되거나 결여된 환자들은 일반적으로 인두삼킴이 유발될 때까지 혀의 기저부나 후두계곡에 붙어 있는 경향이 있는 좀 더 진한 농도의 음식이 가장 좋으며, 묽은 액체의 경우는 인두삼킴이 유발되기 전에 인두와 기도 안으로 흩어져 버리기 때문에 심한 어려움을 보인다. 그러나 특정 장애가 특정 농도의 음식에서 항상 특정한 패턴의 어려움을 가져온다고 임상가가 단언할 수 있는 신속하고 견고한 법칙은 없다. 이는 특히 삼킴의 구강과 인두단계에 모두 영향을 미치는 다발성 삼킴장애(multiple swallowing disorders) 환자의 경우 그러하다.

많은 경우에는 환자가 삼킴의 문제에 대해 설명할 때, 환자에게 그들이 삼키려고 할 때 자신이 어떻게 하는지 직접 해 보라고 하는 것이 중요하다. 이와 같은 실연(demonstration)을 통해 종종 환자가 입에 너무 많은 양을 넣는다거나, 입 안의 부적절한 위치에 음식을 둔다거나, 혹은 스스로 잘 다룰 수 없는 용기나 도구를 사용하는 것을 확인할 수 있다. 환자가 실제로 음식이나 물을 삼킬 필요는 없다. 단지 삼키기 위한 동작을 재연하는 것만으로도 임상가에게 많은 정보를 줄 수가 있다.

자세한 병력에 기초하여 삼킴치료전문가는 ① 삼킴장애의 위치 추정, 즉 삼킴의 구강 혹은 인두단계 또는 양쪽 모두, ② 환자가 삼키기 가장 쉬운 음식과 가장 어려운 음식의 유형, ③ 삼킴장애의 특성에 대한 정보를 얻을 수 있다.

(1) 구강해부검사

구강해부검사(The examination of oral anatomy)에서는 입술의 형태(configuration), 굳은입천장의 형태(높이와 넓이), 뒤쪽 인두벽까지의 거리와 관련된 여린입천장과 목젖의 크기, 앞뒤 구개활의 상태, 혀의 형태, 아래턱(mandible)의 앞쪽과 양옆 고랑(sulcus)의 적절함에 대해 주의 깊게 관찰해야만 한다. 구강이나 목의 어떤 상처이건 그리고 구조상의 어떤 비대칭성이건 상세하게 조사해야 한다. 치아의 상태나 구강 분비물도 평가되어야 한다. 구강은 촉촉한가, 건조한가? 만일 건조하다면 물에 적신 거즈를 입에 넣어 두어 분비물을 부드럽게 완화시키고 평가가 진행되기 전에 입 안에서 닦아 내야 한다. 해부 검사가 완료되면 기능 평가를 시작한다.

(2) 구강운동기능검사

구강운동기능 검사(oral-motor control examination)는 말을 할 때, 반사활동 시에, 그리고 삼킬 때 입술, 혀, 여린입천장, 인두벽의 움직임의 범위, 속도 그리고 정확성에 대해 평가한다(Dobie, 1978). 임상가는 이 검사를 할 때 항상 보편적인 지침을 따라야 한다.

■ 스스로 입을 벌리는 능력

일부 머리손상(head injury) 환자나 기타 심한 신경학적 손상이 있는 환자의 경우 자발적으로 입을 벌리는 것이 어려우며 3~5초를 소요할 만큼 매우 느리다(Logemann, 1989). 이와 같은 환자는 바로 방사선촬영 검사(radiographic study)를 하기보다 입 벌리기의 조절에 관한 훈련을 포함한 구강운동 자극을 병행하는 병상 평가가 가장 유익할 것이다. 방사선촬영 검사는 환자가 좀 더 쉽게 입을 벌릴 수 있게 되었을 때 시행할 수 있다.

임상가가 입을 벌리는 것이 매우 느린 환자에게 방사선촬영 검사를 해 보기를 원할 때가 있는데, 이는 인두삼킴이 정상적으로 유발되며 신경운동(neuromotor) 기능이 정상적인지를 알기 위해서다. 이에 대해 알게 되면 임상가는 환자가 흡인이 될지도 모른다는 염려 없이 필요한 경우 음식을 이용하여 구강에 대한 더욱 적극적인 치료를 할 수 있다.

이런 환자에게는 보통 입을 벌릴 수 있게 하는 구강 마사지가 필요하다. 일반적으로 한쪽 볼(깨물근, masseter) 근육에 원을 그리듯이 돌려가며 마사지를 하는 것과 함께 아래턱에 아래쪽으로 세게 누르는 압력을 주며, 계속적인 언어적 강화(verbal reinforcement)를 몇 분 동안 주게 되면 환자는 입을 벌리게 될 것이다. 환자가 입을 벌렸을 때, 임상가는 교합반사(bite reflex)가 있는지 확인하여야 한다. 이는 4″×4″의 두루마리 거즈를 이용하여 치아나 치조돌기(alveolar ridge)를 건드려 보면 알 수 있다. 두루마리 거즈를 사용하면 환자가 교합반사가 있다고 해도 거즈조각을 깨물게 됨으로써 이가 부러지는 것을 방지할 수 있다. 교합반사가 있는 환자에게는 입 안에 음식을 넣을 때 쉽게 부러지거나 깨지지 않는 숟가락을 사용해야 하고, 가능하면 임상가는 숟가락이 환자의 치아나 치조돌기에 닿지 않도록 해야 한다. 어떤 경우에는 이것이 어려운데, 왜냐하면 환자가 극히 제한적인 정도만 입을 벌릴 수 있기 때문이다. 그러나 보통 환자는 마사지와 언어적 강화를 제공하여, 입을 벌리는 데 성공하게 됐을 때 그에 대한 피드백을 받는 꾸준한 치료를 통해 입을 벌리는 일이 가능하게 된다.

■ 최적의 구강감각 자극과 음식 유형의 검증

일부 인지장애 환자들은 특정한 맛, 감촉, 온도의 결합에서 가장 왕성한 구강활동을 보인다. 병상에서 임상가는 4″×4″ 크기의 거즈나 삼베, 공단과 같은 천 조각을 유연한 일회용 플라스틱 빨대에 감아서 구강 안에 다양한 촉감을 제공해 줄 수 있다. 이와 같이 천이 감긴 한쪽 끝을 다양한 온도(차가운 것, 실내온도)와 맛(신맛, 단맛, 쓴맛, 짠맛)이 나는 액체에 담가서 환자의 구강 안에 다양한 자극을 줄 수 있다. 과도하게 적셔진 천은 환자의 입에 넣기 전에 물기를 짜내야 한다. 다양한 맛과 온도, 촉감의 조합을 이용하여 임상가는 특정한 조합의 자극이 씹기나 정상적인 구강인두 삼킴을 특징짓는 구강의 움직임을 유발시키는지를 확인할 수 있다. 그러면 이런 자극은(바륨과 섞어) X-ray 검사 동안 음식 중의 하나로 제공될 수 있다. 이와 같은 방법으로 방사선촬영 검사를 하는 동안 임상가는 가능한 한 여러 번 표준 방사선촬영 절차에 포함된 규정 양의 음식을 줄 수 있을 뿐만 아니라 병상에서 최적이라고 생각되었던 자극에 대한 환자의 반응을 평가할 수 있다.

■ 삼킴실행증의 확인과 보상

삼킴실행증 환자는 보통 병상에서 먹거나 삼키는 데 있어서 말로 지시를 하지 않을 때는 전혀 문제가 없다(Tuch & Weilsen, 1941). 말로 아무런 지시도 하지 않고 환자 앞에 식판을 놓았을 때 환자는 숟가락과 포크를 들고 확실한 정상 삼킴을 보이며 정상적으로 먹기 시작한다. 반면 이 환자를 X-ray실로 데려오면 환자는 종종 삼킴의 구강단계를 시작하는 데 심한 어려움을 보이는데, 이는 언제 삼킬지에 대해 말로 지시가 주어지기 때문이다. 이와 같은 환자는 삼키는 동작에 의식적으로 초점을 맞출수록 삼킴에 더욱 심한 어려움을 보인다. 만일 환자가 다른 삼킴장애, 특히 인두에서의 증상이 없이 오직 실행증만 보인다면 방사선촬영 검사는 불필요하다.

■ 비정상 구강반사의 확인과 보상

신경학적 장애를 보이는 일부 환자는 과다구역질(hyperactive gag), 혀 밀어내기

(tongue thrusting) 혹은 긴장 교합(tonic bite)과 같은 비정상적인 구강반사를 보인다(Logemann, 1989). 이런 반사는 보통 입 안에 음식을 받아들이고 정상적으로 삼키는 데 악영향을 미친다. 병상에서 이와 같은 비정상적인 반사를 확인할 수 있고 방사선촬영 검사에 앞서 이런 반사가 일어나는 것을 방지하고 둔감화시키는 방법이 도입될 수 있다. 입 안의 어느 위치에서 이러한 반사가 유발되는지 그리고 반사를 일으키는 자극의 특성을 확인하는 일은 중요하며 이를 통해 X-ray 검사 절차에서 그와 같은 상황을 피할 수 있다.

입술 기능 입술의 기능을 검사하기 위해 임상가는 환자에게 모음 /이/를 말할 때 같이 입술을 양옆으로 가능한 한 넓게 벌리게 하고, /우/라고 말할 때처럼 가능한 한 둥글게 만들고, 이 두 형태(/이/와/우/)를 약 10회 정도 가능한 한 빨리 반복하게 한다. 또한 교대운동속도(diadochokinetic rate)를 보기 위해 /파/를 빠르게 반복하게 하고, 입을 꽉 다물게 하여 휴식 시와 침을 삼키는 동안 환자의 구강폐쇄를 관찰한다. 임상가는 또한 환자에게 입술 파열음(가령 '파란 포장지로 바지를 포장해요.')이 많이 포함된 문장을 따라 말하게 하고 각각의 발음을 할 때 양 입술의 폐쇄가 완전한지를 검사한다.

씹기에 있어서, 임상가는 음식을 조작하기 위해 머리의 자세를 바꾸거나 아래턱을 움직일 때도 환자가 구강폐쇄를 유지할 수 있는지를 주의해서 살펴봐야만 한다. 임상가는 환자에게 입술을 다문 채로 턱을 움직이도록 하거나, 입술로 빨대, 숟가락 혹은 포크를 둘러싸는 모양을 만들어 보라고 할 수 있다. 임상가는 항상 환자가 코로 숨쉬는 것을 편하게 유지하고 있는지 확인해야 한다.

혀 기능 혀의 기능은 앞쪽과 뒤쪽 모두 평가해야 한다. 앞쪽 혀 검사에서 환자에게 ① 혀를 입 밖으로 가능한 한 많이 내밀었다 다시 가능한 한 많이 뒤로 들여보내기, ② 입술 양 끝에 혀를 대고 왔다 갔다 하는 운동을 빠르게 반복하기, ③ 구강의 양쪽 측면 고랑에 음식이 가득 찼다고 생각하고 그것을 빼내기, ④ 입을 크게 벌리고 그대로 유지한 채로 혀끝을 올려 치조돌기에 댄 다음 혀끝을 올리고 내리는 것을 빠르게 반복하기, ⑤ 교대운동속도를 보기 위해 /타/를 빠르게 반복하기, ⑥ 혀끝과 치조 파열음이 많이 포함된 문장(가령 '터널을 타고 도토리가 툭 툭 떨어져요.')을 따라 말하게 하고, 말하는 동안 혀가 치조측면에 밀착이 되는지, 혀끝이 치조돌기에 완전히 닿는지 평가한다. 또한 환자는 마치 입천장에 붙은 음식을 떼어내듯이 혀를 치조돌기 부근의 앞쪽에서부터 입천장을 따라 뒤쪽으로 구개에 대고 훑어가도록 한다.

뒤쪽 혀 기능은 환자에게 ① 입을 벌리고 혀 뒤쪽을 /ㄱ/을 발음하듯이 올리고 몇 초 동안 이 상태를 유지하기 ② 교대운동속도를 보기 위해 /카/를 가능한 한 빠르게 반복하게 하기 그리고 ③ 연구개 파열음이 많이 포함된 문장(가령 커피와 콜라가 쿨렁쿨렁 쏟아진다)을 따라 말하게 하고 이때 혀와 여린입천장의 접촉이 완전히 이루어지는지 확인한다.

씹는 기능 씹기 평가는 음식보다는 거즈를 이용하여 최대한 안전하게 한다. 병상에서는 언제 씹기가 끝나고 삼킴의 구강단계가 시작되는지는 확실히 알기가 어렵다. 따라서 병상평가에서 음식을 씹게 하는 것은 권고되지 않는다. 씹기 평가를 위해 4″×4″ 크기의 거즈 패드를 4″ 두루마리로 말아 한쪽 끝을 맛있는 음료수에 적신다. 지나치게 많이 적셔진 거즈는 물기를 짜내고 거즈의 촉촉한 끝을 환자의 혀 중간선에 놓고 마른 쪽 거즈의 끝은 입 밖으로 나오도록 한다. 그런 다음 환자에게 거즈를 치아 위에 올려놓기, 씹기, 반대쪽으로 옮기기, 씹기 등을 하도록 한다. 거즈는 음식처럼 부드럽지만 입 안에서 사라지지 않는다. 만일 거즈가 '들러붙어' 환자가 이를 옮길 수 없다면 임상가는 거즈를 환자 입에서 빼내(거즈의 마른 쪽 끝은 입 밖으로 나와 있으므로) 촉촉한 쪽의 거즈 끝을 혀 중간에 다시 놓는다. 거즈는 전혀 위험하지 않으면서도 음식의 유연성을 제공한다. 따라서 환자의 씹는 기능을 안전하게 평가할 수 있다. 만일 환자가 이 과제를 어려워한다면 이는 치료훈련이 될 수 있다.

여린입천장 기능과 구강 반사 여린입천장의 기능은 환자에게 크고 강하게 /아/

라고 하게 하고, 이 소리를 몇 초 동안 지속하게 하여 평가할 수 있다(Dobie, 1978). 또한 환자가 /아/를 빠르게 반복할 수도 있다. 임상가는 관찰 가능한 측면이나 뒤쪽 인두벽과 여린입천장의 움직임뿐만 아니라, 구개를 올릴 때 올림근(levator muscle)의 움직임과 구개를 수축할 때 구개인두근(palatophryngeus)의 움직임을 살펴봐야 한다.

그러나 이 과제에서 연인두폐쇄(velophayrngeal closure)는 삼킬 때만큼 강하게 나타나지 않을 것이다. 구개(palatal) 혹은 구역(gag) 반사도 검사해야 한다. 구개반사를 일으키기 위해서는 00 사이즈(직경 1/4″)의 후두경(laryngeal mirror)과 같은 차가운 기구를 [그림 5-9]에서와 같이 굳은입천장과 여린입천장의 이음부나 혹은 여린입천장과 목젖(uvula)의 아래쪽 가장자리에 댄다(DeJong, 1967). 이런 접촉은 여린입천장의 위쪽 그리고 뒤쪽 움직임을 유발시킬 것이나 인두벽의 반응은

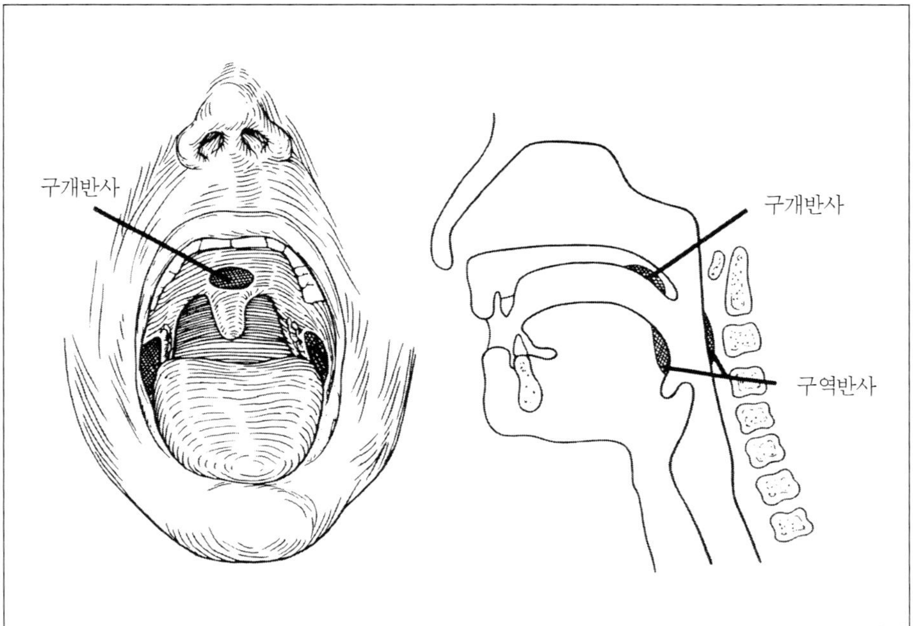

[그림 5-9] 구개반사와 구역반사의 유발에 민감한 구강과 인두의 영역을 보여 주는 앞면과 측면 그림.

나타나지 않을 것이다. 구개반사는 여린입천장의 움직임을 자극하지만 구역반사(gag reflex)와 같은 전체적인 인두의 반응은 일으키지 않는다. 저자의 경험에 따르면 구개반사는 구강반사 중에서 가장 안정적이지 않아서 종종 이를 유발시키기 위해서는 두 번의 자극이 필요하기도 하다. 신경학적으로 이 반사의 구심(afferent) 부분은 설인신경(glossopharyngeal nerve) (그리고 아마도 미주신경)을 통해 전달되는 반면 원심(efferent) 부분은 미주신경(vagus nerve) (그리고 아마도 설인신경)을 통해 전달되는 것 같다. 구개 부분을 지배하는 삼차신경(trigeminal nerve)도 이 반사에 관여하는 것 같다.

구역반사는 설압자나 후두경의 머리 부분을 혀의 기저부에 혹은 뒤쪽 인두벽에 갖다 대면 유발된다. 결과적으로 인두벽 전체와 여린입천장의 강하고 대칭적인 수축이 관찰된다. 만일 인두벽의 수축이 비대칭적이라면 임상가는 삼킴에 영향을 줄 수 있는 편측인두약화(unilateral pharyngeal weakness)를 의심해 볼 수 있다. 삼킴에 문제가 없는 많은 정상인이 구역반사가 감소되어 있거나 없음에도 불구하고(Davies, Kidd, Stone, & MacMahon, 1995; DeJong, 1967; Leder, 1996, 1997), 많은 의료 전문가는 신경학적 손상이 있는 환자에게서 구역반사의 존재 여부가 환자의 삼키는 능력을 시사하는 것이라고 잘못 생각한다. 이런 관계를 뒷받침해 주는 자료도 없으며, 점점 더 많은 연구가가 아무런 관련이 없다는 것을 확증하고 있다(Davies et al., 1995; Leder, 1996, 1997). 구역반사의 구심 홍분(afferent impulses)은 뇌신경 IX번이 관여할지도 모르나 주로는 뇌신경 X번에 의해 전달된다(DeJong, 1967). 구역반사는 구토나 역류와 같은 해로운 자극에 의해 유발되며, 그 운동반응은 물질을 인두 위와 바깥으로 짜내도록 되어 있다. 이는 음식을 입에서부터 위장으로 안전하고 효과적으로 옮기기 위한, 조직화된 운동활동 세트인 삼키기와는 상반되는 것으로 유해한 물질을 인두에서 제거하는 것이다. 또한 삼킴은 심층고유감각수용체(deep proprioceptive receptors)에 의해 유발되는 반면, 구역반사는 표면촉각수용체(surface tactile receptors)에 의해 유발된다.

구강민감도 검사 구강민감도 검사는 가벼운 터치에 대한 평가가 포함되어야 한다. 임상가는 구강의 어느 부분이건 감각이 저하된 곳이 있는지 확인할 필요가 있다. 구강민감도 검사의 해석에 관한 확실한 지침은 없으므로 단지 임상가는 환자 입 안의 다양한 영역을 비교하여 가장 민감한 영역과 가장 민감도가 떨어지는 영역을 확인할 수 있을 뿐이다. 면봉을 이용하여 임상가는 혀를 따라 앞쪽에서 뒤쪽으로, 볼의 점막층(mucosa)을 따라, 그리고 구개활(faucial arches)의 기저부와 위쪽의 다양한 지점을 살짝 건드려 보고 환자가 이를 인식하는지를 확인한다. 만일 구역반사가 일어나지 않는다면 뒤쪽 인두벽에 이와 같은 검사를 시행해야 한다. 이러한 정보는 임상가가 입 안 어디에 음식을 넣을지를 결정하는 데 도움이 되는데, 모든 음식은 가장 민감도가 높은 지점에 놓아야 하기 때문이다. 인두를 살짝 건드리는 것을 인식하지 못하는 것은 환자가 삼킨 후 남아 있는 인두 잔여물에 대해 지각하지 못할 것이라는 점을 시사한다.

구강검사에서 수집된 정보의 관리 입술평가 결과에서 임상가는 환자가 입에 음식을 넣었을 때 입술폐쇄를 유지하기 어려운 어떤 문제이건 그리고 어느 정도의 안면마비(facial paralysis)이건 유의해야 한다. 혀 기능 검사에서는 음식을 뒤로 넘기거나 응집된 음식덩이로 물고 있는 데 영향을 미칠 수 있는 제한적인 기능이 있는지를 확인하여 최선의 혀 운동 조절을 위해 구강 내의 어느 지점에 음식을 놓는 것이 좋을지 알아본다(K. Griffin, 1974). 마찬가지로 혀 기능이 저하된 것을 찾아내는 것은 임상가가 환자에게 가장 좋은 특정한 음식의 농도를 선택하는 데 도움이 될 것이다.

(3) 후두기능 검사

후두기능 검사는 음성의 질(voice quality)에 대한 평가에서 시작되어야 한다(Dobie, 1978). 가릉거리는(gurgly) 음성은 흡인과 관련된 것으로 생각되어 왔고, 흡인의 가능성이 있다고 판단하기에 충분한 중요한 징후로 방사선촬영 검사에 의뢰할 근거가 된다. 쉰 목소리를 보이는 환자는 삼키는 동안 후두폐쇄 기능이 저하될 것으로 추정해야 한다. 이는 쉰 목소리를 보이는 모든 환자가 삼킴의 문제를 갖고 있다는 의미라기보다는 삼킴장애를 보이는 환자의 음성 질이 쉰 소리를 보이면 상세한 후두검사를 해야 한다는 것이다. 간접후두경 검사(indirect laryngoscopy)를 위해 이비인후과 의사에게 의뢰해야 한다. 이에 덧붙여 삼킴치료전문가는 후두 교대운동속도(가령 /하/를 빠르게 반복하게 하고 깨끗한 모음의 산출과 무성자음 /h/의 산출을 듣는 것)를 검사해야 한다. 또한 환자에게 기침을 가능한 한 크게 해 보고, 강하게 목을 가다듬으라고 해 보아야 한다. 이런 과제에서 삼킴치료전문가는 기침의 뚜렷한 강도와 질을 평가하여 흡인이 되었을 때 뱉어 낼 수 있는지를 판단한다. 그렇다고 자발적인 기침이나 목을 가다듬는 정도의 크기가 흡인이 되었을 때 환자가 반드시 반사적으로 기침을 보일 것이라거나, 반사적인 기침을 보인다고 해도 그것이 효과적일 것이라고 할 수는 없다. 환자에게 점차로 음을 높여 가거나 낮춰 가는 발성을 하게 함으로써 임상가는 반지방패근(cricothyroid muscle)과 성대 내재근(intrinsic muscle)의 기능, 반지방패근을 지배하는 상부후두신경(superior laryngeal nerve)을 검사한다. 인두삼킴과 기침반사(cough reflex)는 상부후두신경에 의해 유발될 수 있으므로 음의 높이(pitch)를 변화시키지 못하는 것은 후두 안이나 그 주변의 감각이 저하된 것을 의미할 수 있다. 발성시간 검사는—가령 환자에게 숨을 들이 쉰 다음 /z/를 될 수 있는 대로 길게 이어서 발성하게 하거나 /s/를 길게 이어 발성하게 하는 것—후두의 조절과 관련된 일부 정보를 제공한다. 발성시간을 측정하는 것은 또한 호흡에 대한 검사이기도 하므로 임상가는 이러한 발성을 지속하는 동안 날숨 동안의 흉벽(chest wall)과 복부 움직임을 관찰해야 한다.

■ 후두검사를 통해 수집된 정보의 관리

후두조절 검사에 기초하여 임상가는 삼킴장애에 후두 기능이 관련이 있는지를 의심해 볼 수 있다. 만일 후두기능이 경계선급(borderline)에 있다면 임상가는 환자가 매번 삼킴을 시작하기 전에 기도보호(airway protection)를 강화할 수 있도록 성문위삼킴(supraglottic swallow) 혹은 최대성문위삼킴(super-supraglottic swallow)을 훈련하도록 할 수 있다. 이 기법은 제6장에서 설명된다.

(4) 폐기능 검사

폐기능 검사(Pulmonary function)는 환자가 어느 정도 양의 흡인을 견딜 수 있는지를 임상가가 결정하는 데 도움을 준다. 이 검사는 의사에 의해 시행 여부가 결정되고 결과가 해석된다. 소량의 흡인이 있을지도 모르는 상황에서 구강식사(oral feeding) 방법을 시도해 보려고 할 때 이 검사의 정보를 고려해야만 한다. 아직 환자가 어느 정도의 양이 흡인이 되면 흡인성폐렴(aspiration pneumonia)에 걸리게 되는지에 대한 자료는 없다. 또한 환자가 어느 정도 흡인을 견딜 수 있기 위해서는 폐기능이 어느 수준이 되어야 하는지에 대한 지침서도 없다. 따라서 의사는 어떤 경우 흡인이 있어도 구강식사를 할 수 있는지를 결정하는 자신의 지침서를 각자 마련해야 한다. 많은 의사가 폐기능에 대한 자료가 이런 결정을 하는 데 유용하다고 한다. 방사선촬영 검사에서 흡인이 있는 것으로 관찰된 환자는 그렇지 않았던 환자보다 향후 6개월 내에 흡인성폐렴에 걸릴 위험성이 훨씬 높은 것으로 나타났다(Holas, DePippo, & Reding, 1994; Taniguchi & Moyer, 1994). 일부 흡인이 되는 환자는 즉각적인 기침을 보이지 않지만 이후 반시간 내에 기침을 하여 흡인된 물질을 모두 제거해 내기도 한다. 이것이 아마도 흡인을 보이는 모든 환자가 폐렴에 걸리지 않는 이유 중의 하나인지도 모른다.

(5) 준비검사에서 수집된 정보

병상임상검사의 준비부분에 기초하여 삼킴치료전문가는 ① 최선의 삼킴을 보인다고 생각되는 자세, ② 구강 안의 음식의 가장 좋은 위치, ③ 가장 좋다고 생각되는 음식의 농도, ④ 환자의 삼킴장애의 특성을 나타내는 지표에 대한 정보를 얻어야 한다.

3) 병상에서 삼킴을 시도해 봐야 하는가

삼킴치료전문가는 병상에서 삼킴을 시도해 봐야 할지의 여부를 결정할 때 위험-이익의 정도를 잘 고려해야 한다. 만일 환자가 현재 건강이 나쁘고, 심한 폐 합병증이 있으며, 자발적인 기침이 약하고, 연령이 80세 이상이고, 그리고/또는 지시를 따르지 못하며 인두삼킴의 장애가 의심된다면 이익은 별로 없고 위험성은 크다. 더욱이 환자에게는 인두삼킴 기능장애에 대한 평가를 위해 방사선촬영 검사가 필요하므로, 병상에서 삼킴을 시도함으로써 얻는 것은 거의 없을 것이다. 반면에 환자가 지시에 따르는 일이 가능하고, 수의적으로 기침을 할 수 있으며, 폐 기능이 좋다면 위험성이 낮기 때문에 몇 차례 삼킴을 시도하여 평가할 수 있다.

현재까지 이와 관련된 확실한 지침은 존재하지 않는다. 삼킴치료전문가는 반드시 환자의 모든 기능적인 측면을 살펴보고 삼킴을 시도할지에 대한 최선의 행동 방침을 결정해야만 한다. 만일 환자가 구강식사를 하고 있으면, 임상가는 식사 중에 ① 음식에 대한 환자의 반응, ② 음식을 다루고 씹는 데 있어서의 구강 움직임, ③ 기침이나 목 가다듬기 또는 안간힘을 쓰는 행동이나 호흡의 변화, 그리고 이런 행동이 삼킴과 관련하여 나타나는 빈도와 식사 중 언제 나타나는지(시작, 중간, 혹은 끝), ④ 식사 전체에 걸쳐서 변화하는 분비물 정도, ⑤ 식사 시간의 길이와 전체 섭취량, ⑥ 호흡과 삼킴의 조화를 주의하여 관찰해야 한다.

(1) 최선의 자세 결정

삼킴장애에 대한 관리에서 자세는 매우 큰 도움이 될 수 있다. 평가에서 환자가 혀 조절이 잘 되지 않아 입 안의 음식덩이를 잘 처리하는 데 어려움을 보이거나, 자발적인 삼킴이 시작되기 전에 음식덩이가 혀의 기저부나 인두 안으로 흘러들어가는 것이 관찰될 수 있다. 이런 경우 환자의 입에 음식을 넣을 때 고개를 앞으로 숙이게 하고, 환자가 삼킬 준비가 되었을 때 [그림 5-10]에서와 같이 고개를 뒤로 젖혀서 입 안의 음식이 넘어가도록 하는 것이 가장 좋을 것이다.

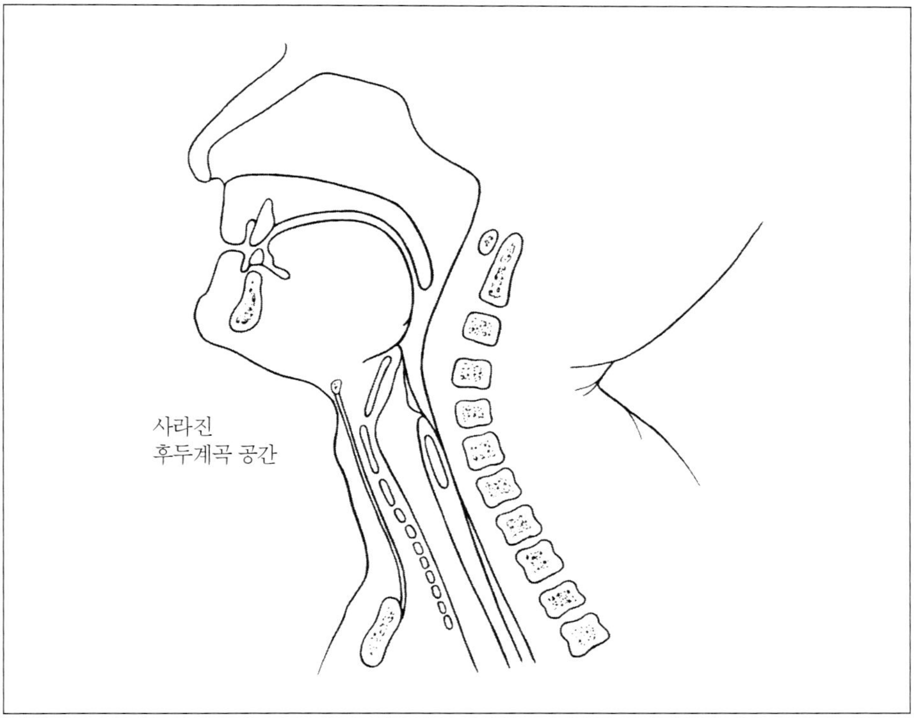

[그림 5-10] 머리를 뒤로 젖힌 자세에서 후두계곡의 공간이 없어진 것을 보여 주는 두경부 중간시상단면.

고개를 뒤로 젖히는 것은 전적으로 환자가 정상적인 인두와 후두의 조절능력을 보일 때만 안전한 기법이다. 이런 조건하에서만 적절한 기도보호(airway protection)가 가능할 것이다. 만일 자세한 병력 조사를 통해서 환자가 반후두절제술(hemilaryngectomy)을 받았거나 혹은 어떤 이유로든 인두삼킴의 유발이 지연될 수 있다면 환자는 고개를 앞으로 숙여서 [그림 5-11]에서와 같이 후두계곡 공간을 넓히고 기도 입구를 좁히며 후두덮개가 좀 더 뒤쪽으로 위치하도록 하는 것이 도움이 될 것이다(Shanahan, Logemann, Rademaker, Pauloski, & Kahrilas, 1993; Welch, Logemann, Rademaker, & Kahrilas, 1993).

이런 자세에서 음식은 인두삼킴이 유발될 때까지 좀 더 오랫동안 후두계곡에

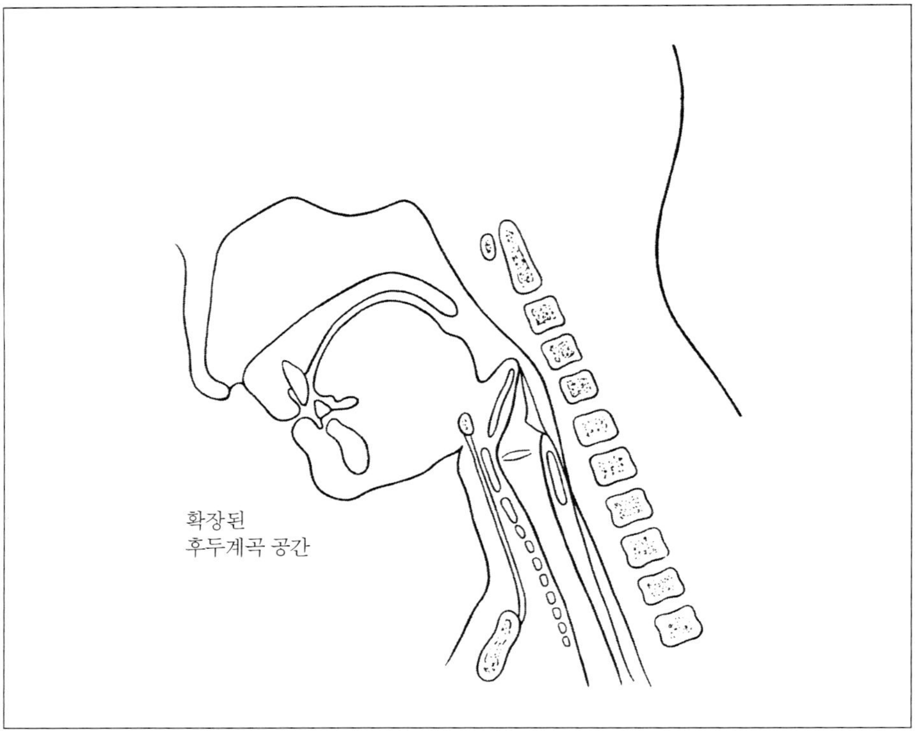

[그림 5-11] 머리를 숙인 자세에서, 후두계곡의 공간이 넓어지고 후두덮개는 인두벽 가까이 뒤로 위치하게 되는 것을 보여 주는 두경부 중간시상단면.

머물게 되고, 후두계곡과 후두덮개는 음식을 기도가 아닌 다른 곳으로 가게 할 것이다. 마찬가지로 환자가 다소 부적절한 후두폐쇄를 보인다면 고개를 앞으로 숙이는 것이 음식을 후두덮개 위에 걸리게 하여 기도를 더 잘 보호하는 결과를 가져올 것이다. 만일 병력과 의학적 검사를 통해 환자가 숨뇌(medulla) 뇌졸중에서처럼 편측 인두마비(unilateral pharyngeal paralysis)를 보인다면 환자의 머리를 손상된 쪽으로 돌려서 그쪽 조롱박굴을 막고 음식을 좀 더 기능적인 쪽으로 내려가게 하는 것이 도움이 될 것이다(Kirchner, 1967).

한편 만일 환자가 편측 인두마비와 함께 같은 쪽의 혀에 반불완전마비(hemiparesis)나 구강기능 저하를 보인다면, 머리를 강한 쪽으로 기울이는 것이 삼킴의 구강과 인두단계에서 모두 음식을 그쪽으로 내려가게 하는 결과를 가져올 것이다. 만일 이 기법을 이용한다면, 일반적으로 환자는 입 안에 음식을 넣기 전에 머리를 기울여야 한다. 그렇지 않으면 머리를 정상적으로 한 자세에서는 음식이 손상이 있는 쪽으로 흘러들어 가는 경향이 있기 때문이다. 이런 자세의 결정은 환자가 병상에서 삼킴을 시도해 보기 전에 이루어져야 하며, 자세한 병력조사와 차트 검토를 포함한 삼킴 전 평가에서 수집된 정보를 바탕으로 해야 한다.

(2) 구강 내 음식을 넣는 최적 위치 선택

구강 내 어느 위치에 음식을 넣느냐는 구강 민감도와 구강 기능에 대한 정보에 의해 결정되어야 한다. 일반적으로 음식은 가장 좋은 감각과 기능을 보이는 쪽에 놓여야 한다. 만일 액체를 구강 뒤쪽에 넣어야 한다면 빨대를 피펫(pipette)이나 주사기처럼 사용할 수 있다. 설압자는 종종 짙은 농도의 음식을 혀의 특정 위치에 놓을 때 도움이 된다.

(3) 삼키기 쉬운 음식농도 선택

실제적인 삼킴평가에서 사용되는 음식의 촉감(texture)에 대한 선택은 ① 병력에서 수집한 정보, ② 구강 조절기능에 대한 자료, ③ 인두와 후두의 조절기능에 대한 정보에 기초하여야 한다.

일반적으로 구강 조절기능이 저하된 환자는 우선 진하게 만든 액체가 가장 용이할 것이고 그 다음 연한 농도의 음식의 순이며, 인두삼킴이 지연된 환자는 사과잼이나 으깬 감자처럼 진한 농도의 음식이 가장 용이할 것이고 혀의 기저부나 인두 벽의 수축이 저하된 환자는 액체에서 가장 양호할 것이며, 후두 상승이 저하되었거나 상부식도조임근의 이완이 저하된 환자는 액체에서 좀 더 양호할 것이고, 후두 입구의 폐쇄가 저하된 환자는 진한 농도의 음식이 가장 양호할 것이다. 그러나 여러 기능저하가 합병되어 있을 때는 음식의 선택이 더욱 어려워진다. 가령 구강기능에 장애가 있고 인두삼킴이 지연되는 환자는 액체와 으깬 음식 사이의 어느 정도의 농도에서 가장 양호할 것이다. 즉, 중력은 삼킴의 구강단계에서 음식덩이의 구강 이동에 도움이 될 수 있지만, 인두삼킴이 유발되기를 기다리는 동안 음식이 인두나 후두 안으로 흩어지지 않고 후두계곡이나 후두덮개에 들러붙는 경향이 있을 것이다. 삼킴치료전문가는 병상에서 삼킴을 시작하기 전에 음식의 농도를 선택하는 데 주의를 기울여야만 한다.

(4) 최적의 삼킴 지시 선택

환자에게 처음 삼키라고 할 때 가능한 한 가장 정상적인 삼킴을 유발시키기 위해 고안된 일련의 지시를 주어야 한다. 삼킴지시(swallowing instructions)의 순서는 준비 검사(preparatory examination)에서 수집된 정보를 바탕으로 해야 한다. 자세 혹은 자세의 순서는 특히 삼키는 동안 자발적인 기도보호에 주의하여 지시되어야 한다. 가령 혀의 조절기능이 다소 저하되고 후두 조절기능에 장애를 보이는 환자는 입 안에 음식을 넣을 때는 고개를 앞으로 숙이는 것으로 시작하여 삼키려고 하는 순간에는 고개를 뒤로 젖히고 자발적으로 기도를 보호하기 위해서 삼키는 동안 숨을 멈추는 것이 필요할지도 모른다.

삼킴지시의 순서는 모두 다섯 내지 일곱 단계일 수도 있다. 이 순서의 자세한 내용은 환자마다 서로 다를 것이며 전적으로 임상준비 검사(preparatory clinical examination)의 결과에 의존한다. 이 방법은 심한 인지기능 장애나 치매가 있는 환자에게는 절대 사용할 수 없다.

(5) 초기 삼킴 평가에 사용되는 도구

임상가는 삼킴평가를 위해 환자의 병실에 몇 가지 도구를 가지고 가야 한다. 이 도구들에는 ① 0 혹은 00 사이즈 후두경, ② 혀 뒷부분을 문지르기 위한 설압자, ③ 환자에게 소량의 음식을 주기 위한 컵, ④ 액체나 진한 으깬 음식농도의 음식을 떠넣기 위한 숟가락, ⑤ 구강 뒤쪽에 액체를 넣기 위해 피펫처럼 사용되는 빨대, ⑥ 구강 뒷부분에 소량(1ml)의 액체를 적시기 위한 주사기가 포함된다.

4) 삼킴 검사

실제적인 삼킴을 시작하기 전, 환자의 준비가 가장 중요하다. 만일 환자에게 과도한 분비물이 있으면 구강을 통해, 만일 기관절개튜브를 하고 있다면 기관절개부위를 통해 우선 분비물을 모두 흡입해야 한다.

(1) 기관절개튜브 관리

삼킴에 관련된 활동에서, 일반적으로 삼킴을 시도하기 전에 가압대 기관절개튜브는 바람을 빼는 것이 가장 좋다. 팽창되어 있는 가압대는 삼킬 때 후두가 상승하면 기관을 자극하거나 후두상승을 제한할 수 있다. 그러나 삼킴에 앞서 혹은 가압대의 바람을 빼기 전에 임상가는 반드시 담당 의사에게 확인을 하고, 적은 양이라도 흡인이 되었을 경우 환자가 견딜 수 있을지뿐만 아니라 가압대의 바람을 빼는 것이 괜찮을지에 대해서도 평가를 받아야 한다.

치료를 시작하기 전에 구강과 기도가 깨끗한지를 확인하기 위해 환자의 구강과 기관절개부를 통해 잘 흡입해야 한다는것을 반드시 기억해 둬야 한다. 특히 가압대의 바람을 뺀 직후에 잘 흡입하는 것이 필요한데, 이렇게 함으로써 가압대 위에 얹혀 있던 분비물이 튜브 주변으로 그리고 기도 안으로 흘러들어 가는 것을 막을 수 있다. 이 흡입은 일반적으로 삼킴치료전문가보다는 흡입 기술을 훈련받은 담당간호사가 하는 것이 가장 좋다. 그러나 응급 시와 담당 간호사가 할 수 없는 상황일 때를 대비하여 삼킴치료전문가는 구강과 기관절개부를 통해 흡입하는 방법을 알아 두어야 한다. 만일 이 과정에 간호사가 참여한다면 간호사는 환자의 삼킴훈련을 관찰할 수 있고, 그 후로도 환자의 경과를 강화할 수 있다.

삼킬 때마다 매번 환자는 가능한 한 정상에 가까운 기관 압력을 형성하기 위해 장갑을 낀 손가락 혹은 거즈패드로 기관절개튜브를 가볍게 막아야 한다. 이 단계는 비디오투시조영 검사를 통해 이것이 도움이 되는지의 여부를 확인하고 나서 삼킴의 지시순서에 포함시켜야 한다.

기관절개튜브를 하고 있을 때 삼킴치료를 시작하는 것에는 몇 가지 이점이 있다. 우선 삼킴치료전문가는 튜브를 통해서 배출되어 나오는 것을 검사함으로써 더욱 직접적으로 (완벽하게는 아니지만) 흡인을 관찰할 수 있다. 동시에 기침이나 흡입을 함으로써 흡인된 물질을 더욱 쉽게 제거할 수 있다. 몇몇 연구가는 기관절개튜브가 있는 상태에서 삼킴치료를 하는 것에 관련하여 자주는 아니지만 특정적으로 발생하는 문제에 대해 보고하였는데, ① 흉터나 흉터조직의 경로를 따라 기관이 띠근육(strap muscles)과 목의 피부에 고착됨으로써 기도 보호를 위한 후두의 상승운동에 제한을 가져오고, 따라서 흡인될 확률을 높이는 것(Bonanno, 1971; Pinkus, 1973), ② 튜브가 기관과 식도 사이에 공유하고 있는 벽을 뒤쪽으로 밀어서 식도를 압박하는 것(특히 가압대 기관절개튜브의 경우) (Betts, 1965; Pinkus, 1973), ③ 튜브를 함으로써 기관 내 압력이 변하는 것이다. 노스웨스턴 대학 센터에서 초기 10년 동안 삼킴의 문제로 치료를 받은 2,000명이 넘는 환자 중에 기관절개튜브로 인해 삼킴장애가 발생했을 가능성이 있는 환자는 단 1명뿐이었다. 대다수의 삼킴치료를 받는 환자는 기관절개술로 인한 장점이 단점보다 훨씬 많다. 그러나 기관절개술과 직접적으로 관련이 있는 삼킴의 문제가 발생하는 것은 사실이며, 기관절개술을 받은 환자, 특히 기관절개튜브를 6개월 이상 하고 있는 환자가 삼킴장애를 보일 수 있다는 점을 염두에 두어야 한다.

환자에게 실제적으로 삼키라는 지시를 하기 전에 임상가는 일련의 특정 지시사항을 환자와 함께 다시 검토하고, 종이에 직접 써 봐야 한다. 환자에게 그 순서에 따라 몇 차례 마른 삼킴(dry swallow)으로 연습할 기회를 주어야 한다. 일반적으로 환자들은 실제로 음식이나 물을 삼키기를 시도하기 전에 삼킴치료전문가와 함께 지시사항을 재검토하고 그 내용을 습득하기 위해 충분한 시간을 가지면 좀 더 좋은 수행을 보인다. 환자가 순서에 따라 해 나갈 때 삼킴치료전문가가 옆에서 적절한 지시를 해 주면 매우 도움이 된다. 일단 환자가 지시사항의 개요를 따를 수 있는 능력을 보이면 몇 차례에 걸쳐 실제적인 삼킴을 시도해 볼 수 있다. 환자에게 삼키기 위해 주어지는 양이 매우 적은 양이라는 것을 확인시켜 두는 것이 좋다.

환자는 필요한 경우 언제든지 기침을 하도록 해야 하나, 가능하면 삼킴의 전체 순서대로 하도록 최선을 다하게 한다. 또한 환자에게 적은 양의 음식을 삼킬 것이므로, 삼킬 때나 삼키고 나서 숨을 쉬는 데 어려움이 없을 것이라고 안심을 시키는 것이 좋다. 그리고 다시 강조하지만 기침은 기도를 깨끗하게 하는 것이므로 격려해 주어야 한다. 간혹 환자가 기침을 잘못된 수행 때문에 나오는 것으로 생각하고 자신이 잘하고 있다는 것을 보여 주기 위해 기침을 의식적으로 참으려고 한다.

환자의 삼킴을 검토하려고 할 때, 임상가는 약 1/3 티스푼 정도의 물, 그리고 으깬 음식 혹은 푸딩 같은 농도를 이용해야 한다. 이와 같이 적은 양의 음식은 환자의 기도를 막을 염려가 없고 만일 흡인이 되어도 어려움을 최소화할 것이다.

(2) 삼킴 시도 중의 관찰

삼키는 동안 임상가는 [그림 5-12]에서와 같이 손을 환자의 턱밑에 놓고 손가락을 벌려 가볍게 갖다 대는 것이 좋다. 둘째 손가락은 아래턱의 바로 아래 앞쪽으로, 셋째 손가락은 목뿔뼈(hyoid born)에, 넷째 손가락은 방패연골(thyroid cartilage)의 가장 튀어나온 부분에, 그리고 새끼손가락은 방패연골 아랫부분에 가볍게 댄다. 이와 같은 방법으로 삼키는 동안 턱밑의 운동, 목뿔뼈 운동 그리고 후두 운동을 평가할 수 있다. 어떤 압력도 조직에 가해져서는 안 되며, 단지 운동의 강도를 확인하고 평가하기 위한 가벼운 접촉만 이루어져야 한다(K. Griffin, 1974). 그런 다음 환자에게 연습했던 순서대로 입 안의 음식을 삼키라고 해야 한다. 환자가 삼킬 때, 환자의 목에 놓인 임상가의 손가락 중에서 아래턱 앞쪽 바로 밑부분의 둘째 손가락에 감지되는 움직임을 통해 혀 운동이 시작되는 것을 평가할 수 있다. 셋째 손가락은 목뿔뼈 운동을 감지할 수 있고, 넷째 손가락과 새끼손가락은 인두삼킴이 유발되었을 때 후두 운동을 알 수 있다. 혀 운동의 시작과 목뿔뼈 운동의 시작 그리고 후두 운동 사이에 경과된 시간을 비교함으로써 임상가는 구강통과시간(oral transit time)과 인두지연시간(pharyngeal delay time) 혹은 혀에 의해 삼킴이 시작된 후부터 인두삼킴이 유발되기까지 걸린 시간을 대략적으로 추정할 수 있다.

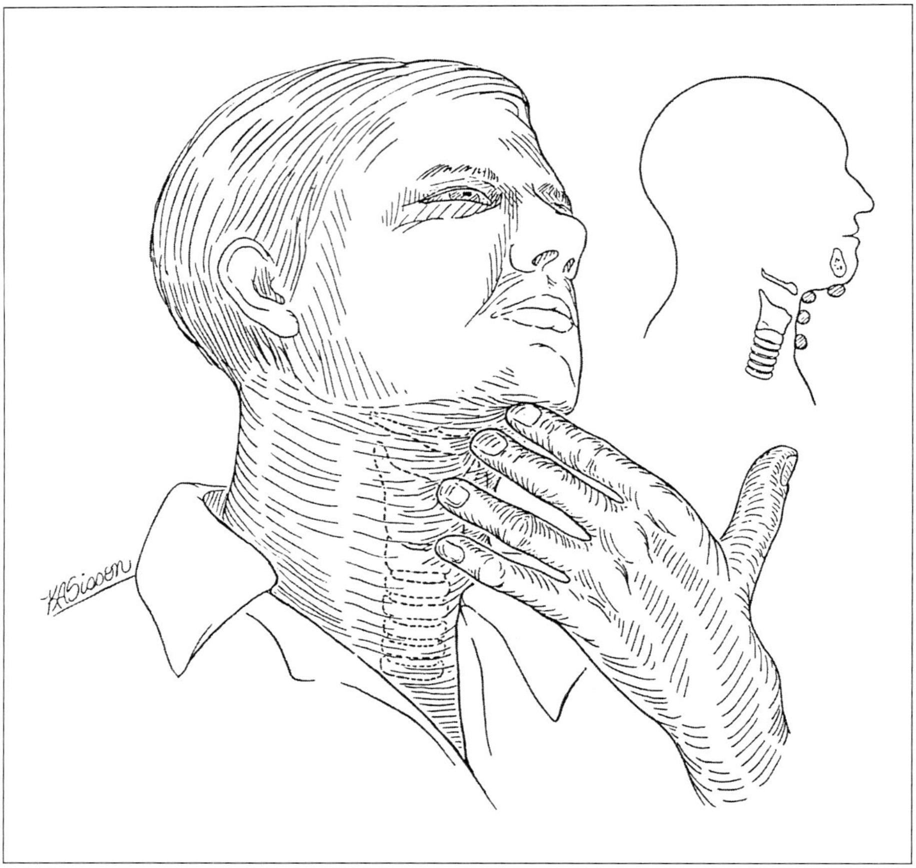

[그림 5-12] 임상 혹은 병상평가에서의 올바른 손가락의 위치.

이 방법의 가장 큰 제한점은 만일 인두삼킴이 정상 시간범위(1초 이하) 내에 유발되지 않을 경우 병상에서 임상가는 지연시간 동안 생리학적으로 어떤 일이 벌어지고 있는지 평가할 수가 없다는 것이다. 구강통과시간과 지연시간의 정확한 길이를 따로 분리하여 규명할 수 없다. 그러나 임상가는 시점(timing)의 차이를 평가하기 위해 온도-촉각자극법(thermal-tactile stimulation)을 이용할 수 있는데, 온도-촉각자극법 후의 삼킴으로 삼킴의 초기를 추적할 수 있다. 이 방법은 제6장에 설명되어 있다. 만일 전체 시간이 온도-촉각자극법 후의 삼킴에서 몇 초 짧아진다면, 임상가는 시간의 단축이 인두지연 부분이라고 가정할 수 있다. 음식덩이(bolus)가 인두 안이나 기도로 들어가는 것은 평가할 수 없다. 따라서 구강통과시간과 인두지연시간의 대체적인 추정만 할수 있으며 삼킴의 인두단계에 대한 실제적인 정보는 수집할 수가 없다.

만일 환자에게 삼킴 후 몇 가지 추가적인 과제를 하도록 하면 흡인을 평가하는데 간혹 도움이 된다. 우선 삼킨 직후 환자에게 몇 초 동안 /아/라는 발성을 하게 하는 것이다. 그러면 삼킴치료 전문가는 음성의 질에서 음식이 성대 위에 얹혀 있다는 것을 알려 주는 '거르렁' 거리는 소리의 징후가 있는지 검사할 수 있다. 발성을 한 직후, 환자에게 몇 초 동안 급하게 반복적으로 숨을 쉬도록 한다. 이렇게 하면 인두의 공간(후두계곡이나 조롱박굴)에 있는 음식물이 이러 저리 흔들리고 기도 안으로 떨어지기 쉽다. 급하게 반복해서 숨을 쉰 후에 환자에게 다시 발성을 하게 하고 치료전문가는 음성의 질을 다시 평가한다.

그런 다음 임상가는 환자에게 머리를 양 쪽으로 돌려보게 하거나, 일어서서 양쪽으로 돌려보게 하고 환자가 양쪽으로 머리를 돌린 상태에서 각각 발성을 하도록 한다. 이와 같이 머리를 돌리면 양쪽 조롱박굴에 압력이 가해져 조롱박굴에 남아 있던 음식이 인두 안으로 밀려들어 가서 가릉거리는 음성이 될 수 있다. 이런 과제에서 음성이 깨끗하다면 임상가는 환자에게 턱을 위로 올리고 몇 초 동안 그대로 있게 한 다음 다시 발성을 하게 한다. 턱을 위로 올리는 자세는 혀의 기저부가 후두계곡 공간으로 밀리게 하고 후두계곡에 남아 있는 음식물을 나오게 해서 가릉거리는 음성이 될 수 있다.

만일 환자가 이러한 일련의 과정에서 기침을 하고 음식물을 뱉어 내거나 거르렁거리는 음성을 낸다면 흡인을 의심할 수 있다. 그러나 많은 환자가 무증상 흡인(silent aspiration)을 보이는데, 즉 이는 음식물이 진성대를 지나 기도로 들어가도 기침과 같은 흔히 보이는 반응을 전혀 보이지 않는 것이다. 따라서 임상가는 병상에서 확실하게 흡인을 검사할 방법이 없다. 임상가는 흡인을 보이는 환자 중 50%

에서 60%의 환자가 기침을 하지 않는다는 사실을 잘 기억해 두어야 한다. 만일 환자가 흡인이 되는데도 기침이나 다른 가시적인 흡인의 증상을 보이지 않는다면 임상가는 음식물이 기도로 들어가는 것을 알 수 없을 것이다. 삼킴의 병상임상 검사의 정확도에 대한 우리의 연구에서는 임상검사 동안 실제로 흡인이 되는 환자의 약 40% 정도를 찾아내지 못하는 것으로 나타났다. 다른 연구에서도 비슷한 결과를 보였다(Linden & Siebens, 1983; Splaingard, Hutchins, Sulton, & Chauhuri, 1988). 이런 연구결과는 환자가 흡인이 되는지의 여부 및 그 흡인의 원인과 양을 밝히기 위한 삼킴 검사 그리고 삼키는 동안의 인두 생리학적 평가를 위해 방사선촬영 검사가 필요하다는 강력한 근거가 되는 것이다.

3. 비디오투시조영 검사-수정된 바륨삼킴 검사

삼킴은 역동적이고 빠른 과정이기 때문에 투시조영 검사(fluoroscopy) 방법은 이런 생리학적 기능을 연구하는 데 특히 적합하다(Dobie, 1978; Dodds, Logemann, & Stewart, 1990; Dodds, Stewart, & Logemann, 1990; Kirchner, 1967; Linden & Sidbens, 1980; Logemann, 1983, 1993; O' Connor & Ardran, 1976; Palmer, Kuhlemeier, Tippett, & Lynch, 1993; Palmer, Rudin, Lara, & Crompton, 1992; Pitcher, 1073; Sloan, 1977). 투시조영 영상은 보통 영구적으로 보관할 수 있도록 비디오테이프에 녹화된다. 영화투시조영 검사(cinefluoroscopy) 혹은 투시조영 영상을 영화필름에 녹화하는 것은 다양한 구조의 움직임의 패턴과 음식덩이 혹은 액체를 각 프레임마다 분석할 수 있는 장점이 있지만(Kelley, 1970; Phillips & Hendrix, 1971; Scatliff, 1963; Schultz, Niemtzow, Jocobs, & Naso, 1979; Sloan, 1977), 이 영화투시조영 검사는 다른 기록 방법(즉, 비디오투시조영 검사)에 비해 방사선 노출이 많고 대부분의 병원에서 더 이상 사용하지 않는다. 또한 영화 필름은 음성을 녹음할 수 없다. 반면 투시조영 검사를 비디오로 녹화하는 것(비디오투시조

영 검사)은 투시조영 영상과 동시에 음성 녹음이 가능하며, 방사선 노출 양이 적다(O' Connor & Ardran, 1976). 그러나 비디오투시조영 검사는 영화투시조영 검사에 비해 프레임을 구성하기가 어렵다. 하지만 비디오 스크린 한구석에 숫자를 넣고 각 숫자를 비디오테이프에서 한 장면으로 간주하는 비디오 카운트 타이머(video count timer)를 이용하여 장면을 구성할 수 있다. 비디오는 1초에 60필드를 30 화면으로 구성하기 때문에, 숫자를 매초 30 혹은 60의 비율로 넣을 수 있다. 몇몇 비디오 기기(VCR)는 1/2 그리고 1/4 인치 모두 느린 동작이나 각 프레임별 혹은 정지화면으로 진행시킬 수 있다. 따라서 이런 비디오 기기로 화면에 숫자가 들어간 테이프를 재생시키면 영화필름 분석과 같이 구조의 움직임이나 음식덩이에 대한 각 장면별 분석이 가능하다. 삼킴의 분석에서 비디오투시조영 검사가 갖는 또 하나의 이점은 투시조영 기기의 모니터와 비디오를 케이블로 연결하는 방법으로 투시조영 장비에 어떠한 비디오 녹화기라도 장착하기 쉽다는 것이다. 이런 연결은 영구적인 것이 아니며, 비디오는 사실상 병원의 교육부서에서 두세 건의 비디오투시조영 검사에 필요한 시간(30분에서 60분) 동안 빌릴 수도 있을 것이다. 그런 장비는 일반적으로 모든 병원에서 이용할 수 있는 것이며, 투시조영 부분도 가장 많이 사용되는 방사선촬영 장비 중의 하나다. 따라서 규모가 작은 병원에서도 삼킴에 대한 상세한 비디오투시조영 검사를 할 수가 있다. 최근 재활센터와 요양원(nursing home)에서 검사가 필요한 삼킴장애 환자를 위해 투시조영 검사가 가능하도록 이동 투시조영 부문이 고안되었다.

삼키는 동안 상세한 구강, 인두 그리고 경부 식도의 생리학에 대한 검사가 가능하도록 고안된 투시조영 검사 방법이 수정된 바륨삼킴 검사 방법이다. 이것은 간혹 환자에게 주어지는 음식의 종류 때문에 '쿠키 삼키기' 검사로 불리기도 한다. 이 방법은 검사의 목적, 유형, 검사에서 사용되는 음식의 양 그리고 도입되는 치료 책략을 포함하여 검사에 사용되는 방법 등에서 전통적인 상부 위장관(gastrointestinal) 혹은 바륨삼킴 검사와 다르다(Mandelstam & Lieber, 1970).

1) 검사의 목적

수정된 바륨삼킴 검사에는 두 가지 목적이 있다. ① 환자의 증상을 초래한 해부, 생리학적인 이상을 밝히는 것, ② 즉시, 환자가 안전하고 효과적으로 먹을 수 있는 치료기법을 찾아내고 평가하는 것이다. 삼킴 동안 구강 그리고 인두통과시간을 평가한다. 삼킴 시스템에서의 밸브의 기능(연인두velopharynx, 후두larynx 그리고 반지인두cricopharyngeal 혹은 인두식도pharyngoesophageal 영역)과 경부 식도의 연동운동을 평가 한다. 반면 바륨삼킴 검사는 식도의 구조를, 특히 식도의 아래쪽 2/3 부분을 평가하며 구강과 인두에서의 삼킴 생리학에 대한 부분에는 주의를 기울이지 않는다. 수정된 바륨삼킴 검사는 환자가 흡인을 보이는지의 여부뿐만 아니라 그 원인이 무엇인지를 평가하고, 그에 적합하고 효과적인 치료를 할 수 있도록 고안된 것이다. 흡인은 제4장에서 설명한 바와 같이 저하된 혀 기능, 지연되거나 결여된 인두삼킴, 후두 입구나 성대에서의 후두폐쇄의 저하, 반지인두근의 기능저하 등과 같은 다양한 원인에 의해 발생할 수 있다. 이와 같이 각기 다른 삼킴장애의 원인에 따라 서로 다른 치료가 필요하다.

2) 환자 입 안의 음식의 위치

일반적으로 음식은 일회용 플라스틱 숟가락을 이용하여 환자의 입에 넣는다. 그러나 환자에게 교합반사가 있다면 더 무거운 플라스틱 숟가락이 좀 더 적합할 것이다. 다른 경우, 가령 영유아는 젖병과 젖꼭지가 사용된다. Weathers, Becker와 Genieser(1974)는 영유아에게 바륨 액체를 먹이기 위한 특별 장치에 대해 설명하였는데, 이는 한쪽 끝이 일반 우유병 젖꼭지에 연결되어 있는 플라스틱 튜브다. 50cc 주사기 혹은 450cc 용량의 플라스틱 백이 열린 다른 쪽 끝에 연결되어 있다. 그러면 영유아는 삼킴치료전문가나 방사선과 의사의 손이 노출 영역에 들어오지 않은 상태에서 액체를 빨 수 있다. 그렇지 않으면 납 장갑을 낀 손으로 바륨과 섞인 분유가 든 병의 한쪽 끝을 잡고 아이에게 먹일 수 있다.

3) 사용되는 음식의 종류와 양

수정된 바륨삼킴 검사에서는 환자가 호소하는 다양한 삼킴의 기능을 검사하기 위해 최소한 세 가지 농도의 음식을 사용한다. 묽은 액체 바륨(가능한 한 물에 가깝게), 으깬 음식 농도의 바륨(식도 조영제를 섞은 초콜릿 푸딩), 씹을 수 있는 음식(식도 조영제와 섞인 푸딩으로 싼 쿠키) 등이다. 만일 환자가 특정 음식에서 삼키기 어렵다고 호소하거나, 일상적으로 환자에게 특정 농도의 음식을 준다거나 혹은 환자가 병상 검사에서 특정 맛, 온도, 촉감의 조합에 좋은 반응을 보였다면, 이 음식은 방사선촬영 검사 중에 반드시 제공해야 한다. 각각의 음식에 대해 최소한 두 번씩 묽은 액체 1ml, 3ml, 5ml, 10ml 그리고 컵으로 마시기, 푸딩 1/3 티스푼, 바륨을 바른 쿠키 1/4쪽(Logemann, 1993) 정도의 양으로 준다. 만일 환자가 모든 양의 액체, 푸딩, 쿠키에서 뚜렷한 어려움을 보이지 않고 통과한다면, 임상가는 다른 종류의 음식을 바륨과 섞어서 더 주고 검사를 진행한다. 반드시 환자에게 스스로 먹어 보도록 하기도 해야 하는데, 이와 같은 방법을 통해 일상적인 식사에서의 상황을 방사선촬영 검사에서 관찰할 수 있다. 만일 환자가 불편을 호소하거나 환자의 담당 직원에 의해 방사선촬영 검사 동안에는 보이지 않았던 행동이 관찰된다면, 임상가는 환자가 실제로 식사를 하는 환경과 같은 상황에서 방사선촬영 검사를 시행해야만 한다.

액체의 양은 환자가 흡인을 보이지 않을 경우 계속 증가시키며, 흡인이 일어나면 더 이상 증가시키지 않는다. 일단 흡인의 원인이 밝혀지면 흡인을 제거하기 위한 치료방법을 도입한다. 치료방법은 환자에게서 관찰된 삼킴장애에 효과적이라고 알려진 방법에 기초하여 선택한다. 또한 환자가 다른 농도, 즉 꿀 혹은 넥타 농도로 진하게 만든 액체를 흡인 없이 삼킬 수 있다면, 이런 음식도 1ml, 3ml, 5ml, 10ml의 양으로, 그리고 안전한 경우 컵으로 마시기까지 검사한다. 액체에서만 다양한 양으로 검사를 하는데, 왜냐하면 음식의 점도가 증가하면 일반적으로 삼키는 양은 줄어들기 때문이다. 따라서 푸딩이나 쿠키의 양을 증가시킬 필요가 없다. 그러나 환자가 음식을 입 안에 지나치게 많이 넣을지도 모르기 때문에 임상가는 환자가 입에 넣는 음식의 양을 보기 위해 환자 스스로 먹어 보게 하는 것이 좋다. 일반적으로 시도치료(trial therapy)에서는, 자세변경, 감각입력의 강화 그리고 환자의 식사방법의 변경과 같은 보상책략이 우선적으로 시도되고, 그 다음 삼킴기법과 같은 치료 방법이 사용된다. 이런 각각의 기법은 제6장에서 설명된다. 보상책략이 우선적으로 시도되는 이유는 지시사항이 매우 간단하며, 근육의 힘을 거의 필요로 하지 않기 때문이다. 저자와 동료들이 이와 같은 절차를 이용했을 때 비록 환자가 모든 치료방법에서 실패하여 한두 번의 추가적인 흡인이 있었다고 해도 환자의 폐에 문제가 발생한 적은 없었다(Logemann, Rademaker, Pauloski, & Kahrilas, 1994; Rasley et al., 1993).

환자를 검사할 때, 처음에는 반드시 아주 적은 양의 음식만을 주어야만 한다. 대부분 비디오투시조영 검사에 의뢰되는 환자는 병에 걸리고, 호흡 상태가 나쁘며, 흡인을 보이는 경우가 많다. 만일 많은 양(1 티스푼 이상)의 바륨이 환자의 기도로 들어가면 호흡정지(respiratory arrest)와 같은 합병증을 일으킬 수 있다. 처음에는 정확한 진단을 위해 아주 적은 양의 음식만이 필요하다(Rossato & Wringhtson, 1977; Schultz et al., 1979). 이 방법은 식도의 구조적 손상이나 해부학적 기형을 진단하기 위해 고안된 전통적인 바륨삼킴 검사와는 매우 다르다. 바륨삼킴 검사의 목표는 식도를 재료로 채우고, 구조의 윤곽이 나타나게 하여 연동수축(peristaltic contraction)을 관찰하는 것이다(Bachman, 1963; Haubrich, 1977). 만일 이 방법을 구강인두 삼킴장애 환자에게 사용한다면, 많은 양의 물질이 흡인될 수 있다.

수정된 바륨삼킴 검사에서 액체부터 시작하는 것은 만약 흡인이 되더라도 이 물질이 기도를 막지 않을 것이 확실하기 때문이다. 또한 진한 농도의 음식이 흡인되었을 때보다 액체가 흡인되었을 때 폐렴이 더욱 적게 유발된다는 증거가 있다(Holas et al., 1994). 폐는 기침이나 섬모운동(ciliary action)을 통해 기관지나무(tracheobronchial tree)로부터 액체를 더욱 쉽게 제거할 수 있을 것이다.

4) 환자의 위치

방사선촬영 검사에서 종종 가장 어렵고 시간이 오래 걸리는 일은 환자의 위치를 잡는 것이다. 환자를 앉게 하고, 측면촬영상에서부터 검사를 시작하는 것이 가장 이상적이다. 방사선촬영 검사를 하는 동안 환자를 앉힐 수 있는 의자가 많이

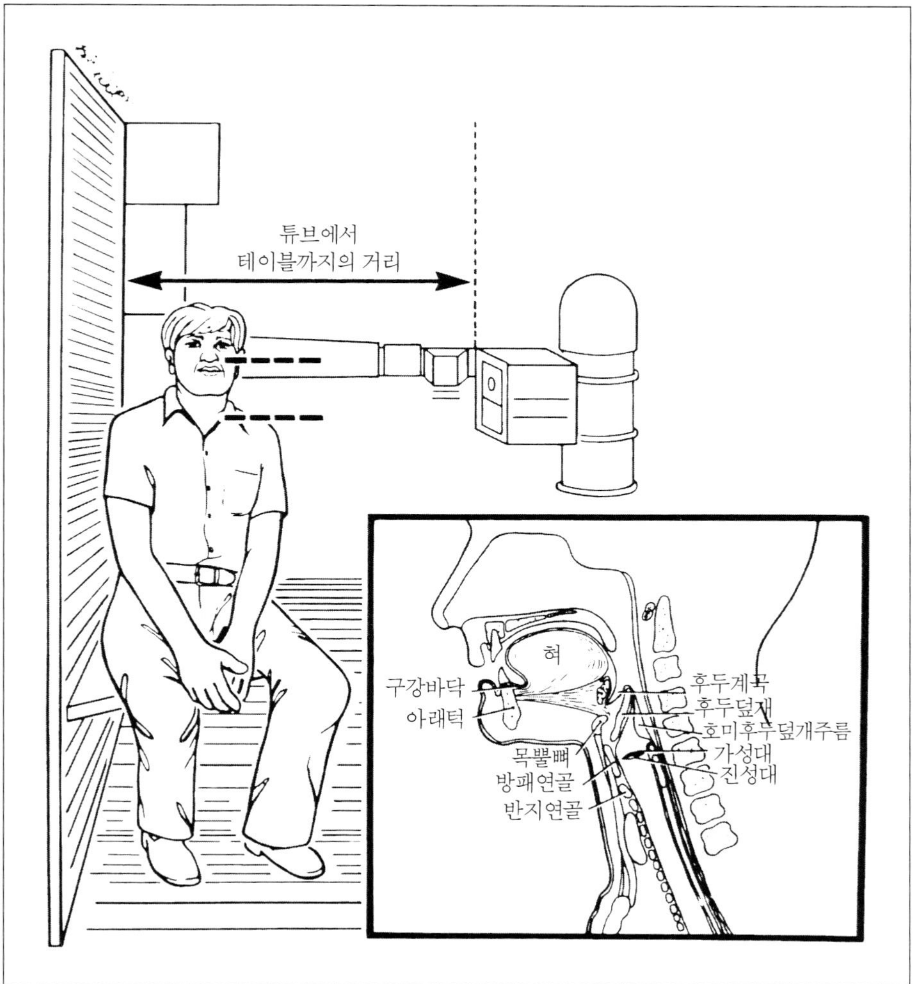

[그림 5-13] 오른쪽 아랫부분에 삽입된 그림에서와 같이, 상부호흡소화관의 측면 영상을 볼 수 있도록 투시조영 테이블에 붙여 놓은 단 위에 앉아 있는 환자.

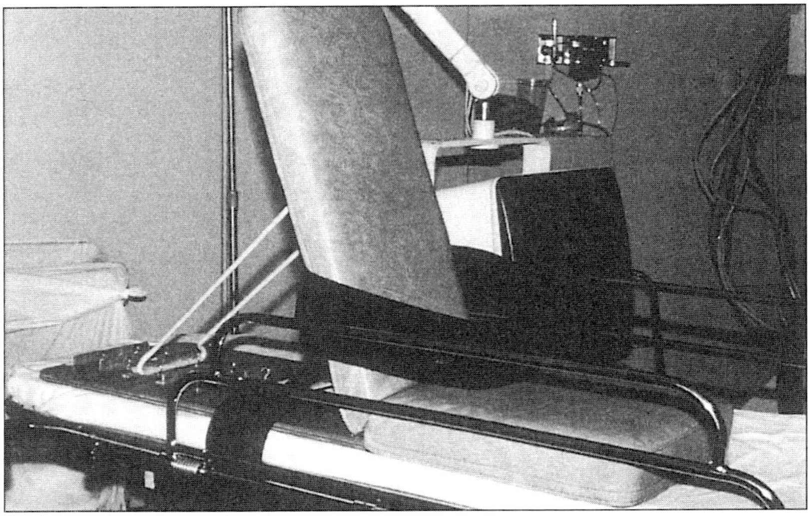

[그림 5-14] 투시조영 장비에 맞도록 좁은 등받이를 붙인 침대차 혹은 환자수송차.

고안되고 상품화되어 왔다(Logemann, 1993). 걸을 수 있고 뒤로 기대지 않고 앉을 수 있는 환자는 [그림 5-13]에서와 같이 투시조영(fluoroscopy) 테이블에 부착된 수평판에 앉게 한 다음, 원하는 높이에 맞게 올리거나 내릴 수 있다. 대부분의 투시조영기계에는 손잡이가 붙어 있어서 환자가 그것을 잡고 안정된 자세를 취할 수 있다. 그러면 처음에 환자를 투시조영기계의 테이블이 환자의 몸 옆으로 오도록 앉게 하고, 성도(vocal tract)를 측면으로 볼 수 있다(Kirchner, 1967; Rossato et al., 1977).

일부 투시조영기계는 휠체어에 기대서 밖에 앉을 수 없거나, 침대차에 누워서 도움이 없이는 앉을 수 없는 환자에게는 사용할 수 없을 것이다. 많은 종류의 투시조영기기는 튜브와 테이블 사이의 거리가 휠체어나 침대차가 들어갈 수 있을 만큼 넓게 설계되어 있지 않다. 그러나 [그림 5-14]에서처럼 침대차에 폭이 좁은 등받이가 붙어 있으면 환자가 어떤 투시조영기계라도 이용할 수 있다(T. Slominski와의 사적인 토의, 1993년 6월 10일). 또한 많은 투시조영기계가 튜브의 위아래 움직임에 제한이 있어 튜브를 아래로 충분히 내릴 수 없기 때문에 보통 환자

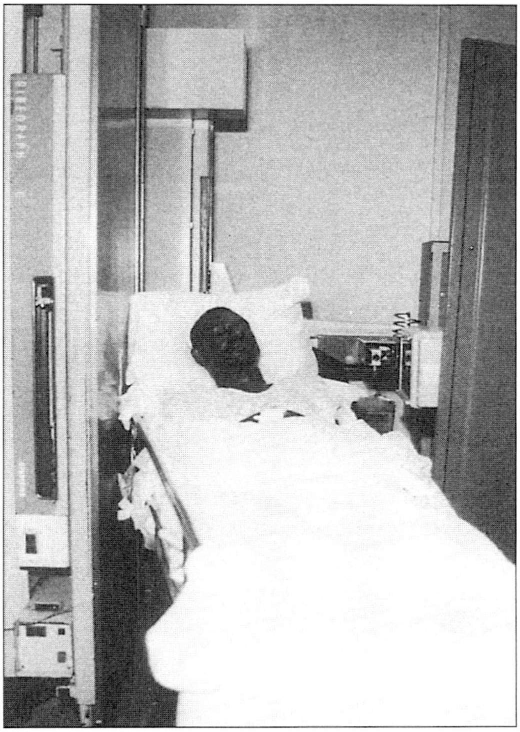

[그림 5-15] 상부호흡소화관을 측면으로 볼 수 있도록 머리 부분을 올린 침대차에 누워 있는 환자.

가 휠체어에 앉아 있으면 환자의 후두인두를 볼 수가 없다. 만일 투시조영기계가 [그림 5-15]와 같이 침대차를 수용할 수 있으면, 걷지 못하거나 도움이 없이는 앉지 못하는 환자도 침대차에 눕힌 다음 침대차의 머리 쪽을 최소한 90도로 올려서 투시조영 검사를 할 수 있다.

5) 투시조영영상의 초점

투시조영튜브(fluoroscopic image)의 중심은 앞쪽으로는 입, 위쪽으로는 굳은입천장, 뒤쪽으로는 인두벽 그리고 아래쪽으로는 기도와 식도의 분기점(bifurcation)

에 두어야 한다. 많은 투시조영기계가 영상을 확대할 수 있게 되어 있다. 만일 흡인이 의심되는 경우, 한두 번의 삼킴에서 흡인된 양에 대한 더욱 깨끗한 영상을 얻기 위해 기도와 식도의 분기점 주변 영역을 확대해 보는 것이 때로 도움이 된다. 그런 다음 나머지 삼킴에서는, 만일 아직 흡인의 원인을 밝히지 못했다면 그 원인을 찾아내기 위해 영상을 성도 전체가 포함되도록 다시 되돌릴 수 있다. 환자의 팔은 옆으로 늘어뜨리게 하는데, 의자 팔걸이에 올려놓으면 어깨가 올라가기 때문이다. 환자의 어깨는 가능한 한 낮게 해서 인두에 그림자가 지거나 인두가 가려지지 않도록 하는 것이 중요하다.

6) 측정하고 관찰해야 할 점

(1) 측면 촬영상

측면 촬영상(lateral view)에서 환자의 해부학적 혹은 생리학적 삼킴장애를 밝히는 데 중요한 몇 가지 점에 대한 측정과 관찰이 가능하다. 첫째, 구강통과시간과 인두통과시간을 측정할 수 있다. **구강통과시간**은 혀에 의해 음식덩이가 뒤로 움직이기 시작하는 순간부터 음식덩이의 머리 부분이 아래턱과 혀의 기저부가 교차하는 지점([그림 5-16] 참조)을 통과하기까지 음식덩이가 구강을 통해 움직이는 데 걸린 시간으로 정의된다. 삼킴의 인두단계(pharyngeal phase of the swallow)는 인두삼킴이 유발되면서 시작되어 음식덩이의 꼬리부분이 반지인두이음부(cricopharyngeal junction)를 통과할 때 끝이 난다. **인두통과시간**은 음식덩이가 이 두 지점 사이를 움직일 때 걸린 시간으로 정의된다. 인두지연시간(pharyngeal delay time)은 구강통과시간의 끝에서부터, 목뿔후두(hyolayrngeal)의 상승과 그 뒤를 이어 인두단계를 구성하는 다른 근육활동으로 확인되는 인두삼킴이 유발되기까지의 시간 간격을 말한다.

식도통과시간(esophageal transit time)도 측정할 수 있지만 보통 이 검사에는 포

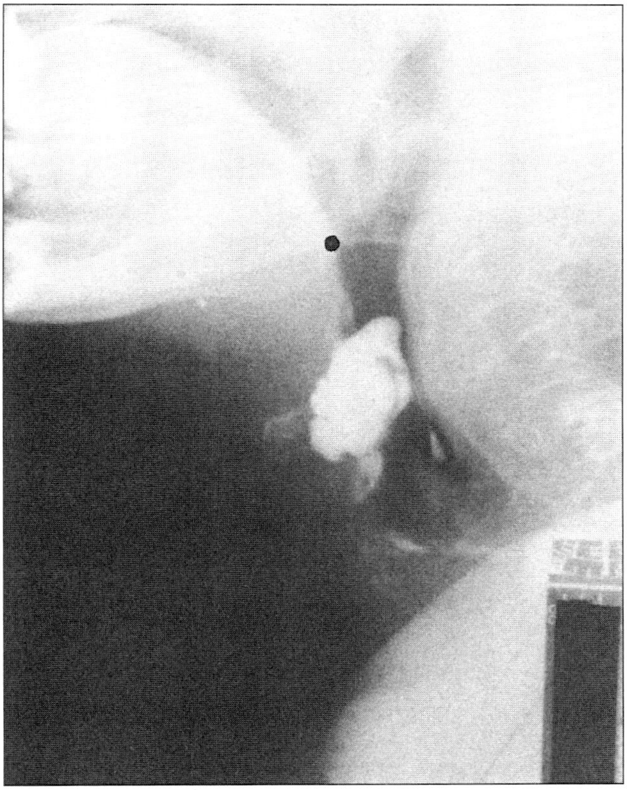

[그림 5-16] 구강통과시간이 끝나고 인두지연시간이 시작되는 지점(아래턱과 혀의 기저가 교차하는 부분의 검은 점)을 보여 주는 방사선촬영 측면 영상. 만일 인두삼킴이 제때에 유발된다면, 혀의 기저부와 아래턱이 교차하는 지점은 인두통과시간의 시작이 되기도 한다.

함되지 않는데, 왜냐하면 삼킴장애를 위한 훈련 프로그램은 일반적으로 식도장애를 치료하는 데는 효과적이지 않기 때문이다. 식도장애는 보통 약물이나 수술로 치료해야 한다. 일반적으로 삼킴의 인두와 구강의 측면을 검사하면서 동시에 식도를 평가하고자 하는 것은 바람직하지 않다. 투시조영튜브는 수정된 바륨삼킴 검사 내내 구강과 인두에 중점을 두어야 한다. 삼킴의 구강과 인두기능을 평가하면서 동시에 투시조영튜브로 식도를 통과하는 음식덩이를 추적해 내려가지 않아야 한다(Dodds, Logemann, & Stewart, 1990; Dodds, Stewart, & Logemann, 1990).

측면 촬영상에서는 구강 그리고 인두통과시간에 대한 측정뿐만 아니라, 앞쪽 위에서부터 뒤쪽 아래까지 상부호흡소화관(upper aerodigestive tract)을 따라 움직이는 음식덩이의 위치를 확인할 수 있다. 아울러 흡인의 해부학적인 혹은 생리학적인 원인뿐 아니라 혀 운동의 패턴, 삼킨 후 대략적인 후두계곡 잔여물의 양, 음식덩이마다 대략적으로 흡인된 양을 분석할 수 있다. 인두삼킴의 유발과 관련된 흡인의 시기(즉, 삼키기 전, 도중 혹은 후)도 또한 측면촬영상에서 가장 잘 검사할 수 있다.

(2) 뒤-앞면 촬영상

측면 촬영상에서 여러 음식의 종류로 필요한 정도의 삼킴을 모두 마치면, 환자를 [그림 5-17]에서와 같이 돌아앉게 하여 뒤-앞면(P-A plane)으로 본다(Ardran & Kemp, 1951). 뒤-앞면 촬영상(Posterior-Anterior View)에서 액체나 음식덩이가 인두로 들어갈 때 이것은 후두계곡을 채우게 되는데, 후두계곡을 가운데에서 세분하는 목뿔후두덮개 인대(hyoepiglottic ligament) 때문에 조가비 모양처럼 보인다. 그런 다음 음식덩이는 나누어져 기도 주변을 돌아 조롱박굴 안으로 들어간다. 보통 음식덩이는 양 측면으로 거의 똑같이 나누어지고 식도의 입구 높이 정도에서 다시 합쳐진다(Ardran & Kemp, 1951). 그러나 정상인의 약 20%는 한쪽으로만 삼킨다(Logemann, Kahrilas, Kobara, & Vakil, 1989). 뒤-앞 촬영상은 기능의 비대칭성 특히 인두벽과 성대의 비대칭성을 관찰하는 데 도움이 되고, 후두계곡과 한쪽 혹은 양쪽 조롱박굴의 음식 잔여물을 보기에 좋다. 뒤-앞 촬영상에서는 통과시간(transit time)을 측정하는 것과 흡인을 관찰하는 것은 측면 촬영상에서보다 어렵다. 뒤-앞 촬영상에서 삼킴 후 인두의 잔여물을 양쪽을 비교하여 검사하는 것이 중요하다. 환자에게 머리를 뒤로 젖히고 /아/를 지속적으로 발성하고, 또 /아/를 빠르게 반복하게 하여 성대 움직임에 대한 깨끗한 영상을 얻으면 좋다. 이런 방법으로 성대 운동을 자세하게 검사할 수는 없다 할지라도 양쪽 성대의 닫힘과 열림

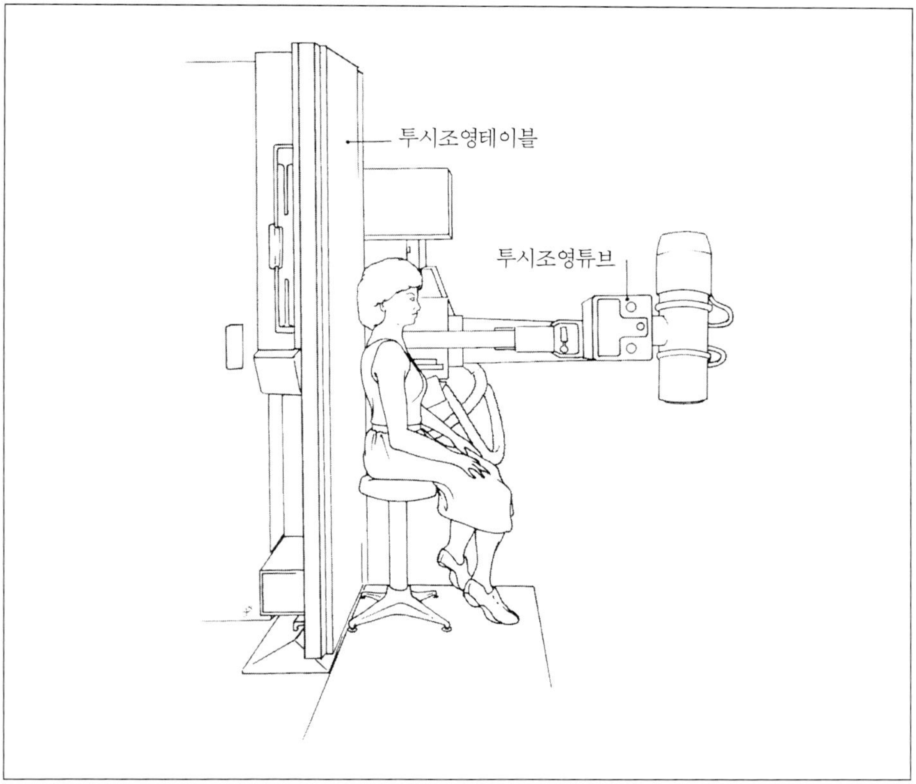

[그림 5-17] 상부호흡소화관을 뒤-앞면 영상으로 볼 수 있도록 투시조영 테이블에 붙여 놓은 단 위에 앉아 있는 환자.

의 상대적인 움직임에 대한 대체적인 판단은 가능하다(Bachman, 1963; Maguire, 1966). 종종 이 방법은 임상가가 삼키는 동안 환자의 성대 폐쇄기능을 평가하는 데 도움이 된다.

7) 환자에 대한 지시

환자가 자리를 잡으면, 임상가는 환자에게 몇 가지 다른 종류의 음식을 삼키게 될 것이며, 처음에는 각각의 음식을 아주 적은 양부터 줄 것이라고 설명해야 한다. 그리고 환자의 입에 음식을 넣기 전에 숟가락 위에 놓인 적은 양(1ml)을 직접 보게 한다. 환자에게 만일 잘되지 않으면 언제든지 기침을 할 수 있고 필요한 경우 음식을 뱉어 낼 수 있다고 설명을 해야 한다. 그러나 환자에게 이 검사의 처음부터 끝까지 최선을 다하도록 강조한다.

8) 삼키게 될 다양한 음식의 검사 순서

일반적으로 정량의 액체 바륨을 가장 먼저 사용한다. 우선 주사기로 1ml의 액체 바륨을 측정하여 숟가락 위에 놓는다. 임상가가 준비되면 음식을 삼키라고 할 때까지 환자는 음식을 입에 물고 있도록 한다. 흡인이 될 것을 알고 있어도 처음에 액체를 주는데, 왜냐하면 보통 초기 몇 번의 삼킴 동안 흡인의 원인과 흡인되는 양을 확인하기에 액체가 가장 좋기 때문이다. 액체에서 가장 흡인이 잘될 수도 있지만 환자에 따라서 그렇지 않은 경우도 있고, 무엇보다 기도를 폐쇄시킬 위험성이 가장 낮으며 삼킴에 대한 환자의 공포를 감소시킨다. 두 번 1ml씩 삼키고 난 다음, 액체 3ml를 역시 숟가락으로 두 번 주고 삼키게 한다. 그런 다음 5ml를 주사기로 부드럽게 환자의 입 안에 넣거나, 컵에 넣어 환자에게 주고 두 번 삼키게 한다. 5ml에서 흡인을 보이지 않으면 10ml를 준다. 이처럼 양을 변화시킴으로써 양을 조절하는 메커니즘의 기능을 관찰할 수 있다(Cook, Dodds, Dantas, et al., 1989; Jacob, Kahrilas, Logemann, Shah, & Ha, 1989; Kahrilas, Lin Logemann, Ergun, & Facchini, 1993; Kahrilas, Logemann, Krugler, & Flanagan, 1991; Kahrilas, Logemann, Lin, & Ergun, 1992; Lazarus, Logemann, Rademaker, et al., 1993). 마지막으로 환자에게 컵을 주고 평상시처럼 마시라고 한다. 만일 환자가 특정 양의 액체에서 흡인을 보이면 이 장의 뒷부분에서 설명하고 있는 바와 같이 임상가는 같은 양으로 흡인을 제거하기 위한 치료적 방법을 시도해 보아야 한다. 이런 중재의 결과로 그 양에서 몇 번을 삼켜도 흡인을 보이지 않게 되면, 환자가 가능한 한 많은 양의 묽은 액체를 입으로 먹는 것을 목표로 견딜 수 있을 때까지 양을 증가시킨다

(Logemann et al, 1994; Rasley et al., 1993).

둘째로, 좀 더 농도가 진한 음식을 삼키도록 해 봐야 한다. 만일 흡인이 발생한다면, 흡인이 되지 않도록 치료적 방법도 도입해야 한다. 푸딩 농도를 위해서 초콜릿 푸딩을 식도조영제와 섞어서 제공하는데 좋은 맛은 유지되도록 한다. 만일 환자가 으깬 음식이나 액체를 숟가락으로 먹는 것이 불가능하면, 설압자를 이용하여 진한 음식을 혀 뒷부분에 얹는다.

세 번째로 사용되는 음식은, 식도조영 푸딩으로 가볍게 코팅된 쿠키 1/4쪽이다. 이 마지막 두 번의 삼킴에서, 환자는 음식을 잘 씹고 난 다음 준비가 되면 삼키라는 지시를 받는다. 검사자가 삼키라는 말을 할 때까지 환자가 기다려야 하는 이전의 삼킴과 지시내용이 다소 다르다. 씹기가 필요한 음식에서는 환자에게 먹기 시작하고, 씹기를 마치면 곧바로 삼키도록 한다. 만일 환자가 지시를 따를 수 없을 경우에는 임상가가 쿠키를 환자의 입에 넣어 주고 환자의 자발적인 씹기와 삼킴을 관찰한다.

만일 환자가 치료법을 사용해서 혹은 사용하지 않고도 다양한 음식으로 잘 수행한다면, 임상가는 환자 스스로 먹게 해 보고 환자가 지시사항을 잘 지키는지 그리고 스스로 먹는 상황에서도 마찬가지로 성공적인지를 방사선촬영술적으로 확인해야 한다.

치매나 심한 인지적 문제를 동반한 환자는 수정된 바륨삼킴 검사를 통해 성공적으로 평가할 수 있다. 음식을 환자의 입 안에 넣은 다음 임상가는 재빨리 손을 방사선촬영 화면 밖으로 빼고 투시조영기를 작동시켜 인두삼킴을 볼 수 있다. 일부 환자는 임상가의 지시를 이해하지 못하고 빨리 삼켜 버려 구강단계를 보지 못할 수도 있다. 그러나 검사의 가장 중요한 부분인 삼킴의 인두단계는 관찰할 수 있다.

9) 시도 치료

삼킨 다음 환자가 흡인을 보이거나 인두에 많은 잔여물을 보이면, 임상가는 환자의 특정 삼킴장애에 대한 치료의 내용을 결정하고 투시조영 검사에서 시도 치료(trial therapy)를 해 봐야 한다(Logemann, 1993; O' Connor & Ardran, 1976). 만일 치료 방법을 시행할 수 없는 경우에는, 그 사실을 그에 대한 이유와 함께 기록해 두어야 한다. 임상가는 환자에게 특정한 방법으로 머리나 몸의 자세를 취하게 하거나(지시를 따를 수 없는 환자는 임상가가 직접 자세를 취하게 함), 감각을 강화시킨 음식덩이를 주거나(찬 것, 신맛, 많은 양 등), 혹은 삼키기 전에 구강 감각인지를 높이는 방법을 사용하거나, 환자에게 삼키는 동안 특정한 지시(삼킴 기법)를 따르게 하고, 비디오투시조영 검사를 하여 삼킴의 생리를 이전의 삼킴에서 관찰되었던 것과 비교하여 결과를 검토한다. 간혹 자세의 변경 혹은 다른 보상책략은 이 장의 뒷부분과 제6장에서 설명한 바와 같이 생리학에 극적인 변화를 줄 수 있으며, 환자가 입으로 먹을 수 있게 할 수 있다(Logemann et al., 1994; Rasley et al., 1993). 따라서 비디오투시조영 검사를 이용하여 이런 변화를 기록해 두는 것은 매우 유용하다. 이러한 방법은 또한 경비절감의 효과도 있는데, 왜냐하면 일부 환자는 얼마 지나지 않아 구강 식사(oral intake)를 다시 할 수 있을 것이기 때문이다. 이와 같이 치료적 삼킴이 추가된다고 해도 환자가 방사선에 노출되는 시간은 일반적으로 5분도 되지 않으며, 이는 바륨삼킴이나 하부위장관계열(lower gastrointestinal series)과 같은 표준 방사선촬영 검사를 받을 때보다 훨씬 적은 양의 방사선에 노출되는 것이다.

10) 비디오투시조영 검사 의뢰를 위한 지침

일반적으로 흡인이 의심되거나 삼킴장애가 인두의 문제로 기인된다고 생각되거나 혹은 장애에 인두의 요소가 있는 환자는 누구나 비디오투시조영 검사에 의뢰되어야 한다. 현재 병상에서 인두의 생리학을 확인할 수 있는 방법은 없다. 따라서 인두삼킴장애를 위한 치료 계획이나 수행이 방사선촬영 검사 없이는 불가능하다. 또한 흡인이 되면서도, 이에 대한 아무런 징후를 보이지 않는 환자가 많기 때문에 병상 검사만으로는 흡인의 유무를 확인하기 어렵다. 그리고 무엇보다도 가장 중요한 것은 병상 검사만으로는 흡인의 해부학적 혹은 생리학적 원인을 밝혀 낼 수 없다는 것이다. 몇몇 연구는 같은 증상을 보이는 환자의 삼킴의 병상검사 결과와 비디오투시조영 검사 자료를 비교했다(Splaingard et al., 1988). 비디오투시조영 검사에서 고정적인 흡인을 보이는 환자 중 약 40%가 병상 검사에서는 흡인을 보이는 것으로 확인되지 않았는데, 왜냐하면 그들이 기침이나 다른 어떤 흡인에 대한 외부적 징후를 보이지 않았기 때문이다. 특히 인두 그리고/또는 후두의 민감도가 저하될 수 있는 신경학적 문제가 있는 환자에게서 이러한 양상이 관찰되었다(Aviv et al., 1996).

11) 누가 비디오투시조영 검사를 해야 하나

일반적으로 삼킴치료전문가와 방사선과 의사(radiologist)가 협력하여 비디오투시조영 검사를 하는 것이 가장 좋다. 그들은 각자 삼킴장애의 분석에 특정한 전문가적 의견을 제공한다. 방사선과 의사는 구조적인 기형들을 밝혀 낼 수 있도록 훈련되었지만, 일반적으로 삼키는 동안 상세한 구강과 인두운동 패턴에 대해서는 최소한의 지식만을 가지고 있다. 삼킴치료전문가는 이와 같은 운동 패턴과 특정 장애를 치료하기 위한 치료방법에 정통하다. 그러므로 이 두 전문가의 역량의 결합은 최선의 진단과 치료적 결정이 가능하게 한다.

12) 치료효능에 대한 시험으로써의 삼킴장애 진단 절차

모든 영상 평가의 목적 대부분은 이미 의심되던 바와 같이 환자가 실제로 흡인이 되는지를 확정짓는 것만이 아니라, 흡인을 초래하는 삼킴의 생리학을 밝히는 것이다. 또한 중요한 것은 환자가 효과적으로 삼키는가, 즉 음식을 빠르고 깨끗하게 구강과 인두를 통해 식도로 옮기는 능력이 있는가다. 삼킴평가를 위한 영상 기법은 보통 삼킴재활 프로그램의 일부로서 환자가 완전한 구강식사(oral intake)로 회복되기 위한 궁극적인 목표를 갖고 시행된다. 따라서 임상가는 영상 검사 동안 즉각적으로 안전하고 효율적인 구강식사(oral feeding)를 확립하는 것을 목표로 환자의 구강인두 삼킴장애에 맞게 선택된 몇 가지 치료 조건들의 효율성을 검증하는 기회를 가져야 한다.

(1) 도입되는 중재 순서

진단 검사에서 일반적으로 치료책략의 도입은 자세기법(postural techniques)을 사용해 보는 것으로 시작되고 그 다음에 삼킴기법, 그리고 마지막으로 필요하다면 식이 (음식 농도) 변경(Logemann, 1993)을 사용한다. 이런 중재 순서에 대한 근거는 환자에게 요구되는 근력과 다양한 방법을 배우고 응용하기에 쉬운 정도를 바탕으로 한 것이다. 일반적으로 자세 기법은 인지기능이 저하된 환자나 아동 그리고 신체적 움직임이 어느 정도 제한된 환자에게까지 폭넓은 환자를 대상으로 쉽게 사용할 수 있다. 또한 구강감각을 향상시키기 위한 방법도 넓은 범위의 환자에게 사용되는데, 이와 같은 방법은 임상가가 통제하며, 환자는 임상가가 입에 무언가를 넣을 수 있도록 하는 것 외에 다른 적극적인 협조를 하지 않아도 되기 때문이다. 반면 삼킴기법은 적극적으로 지시에 따를 수 있고, 구강인두 삼킴이 진행 중일 때 그것을 자발적으로 조절할 수 있는 능력을 필요로 한다. 삼킴기법은 또한 대부분의 경우 활동이나 근력의 증가를 수반하며 따라서 환자의 피로도를 증가시킨다. 그러나 일부 환자는 삼킴기법을 사용하지 않고는 성공적으로 삼킬 수 없다 (Lazarus, Logemann, & Gibbons, 1993; Logemann & Kahrilas, 1990). 이 기법은 각각 연구 논문 안에 간략하게 설명되고 입증되어 있다. 또한 다양한 기법의 성공을 측정하거나 관찰하는 방법에 대해서도 설명되어 있다.

(2) 자세 기법

자세 기법(postural techniques)은 환자의 해부학적 혹은 생리학적 삼킴장애에 맞춰 적합하게 선택되었을 때 폭넓은 환자를 대상으로 물이나 음식의 흡인을 효과적으로 제거하는 것으로 소개되어 왔다(Hormer, Massey, Riski, Lathrop, & Chase, 1988; Logemann et al., 1989; Rasley et al., 1993; Shanahan et al., 1993; Welch et al., 1993). 자세 기법은 음식의 흐름을 재조정하고 인두의 크기를 변화시킨다. 〈표 5-2〉는 현재 사용되고 있는 자세와 특정 삼킴장애에 있어서의 효과와 인두의 크기를 보여 준다. 일반적으로 자세 기법은 신경학적 손상이 있는 환자나 두경부암 절제술을 받은 환자 혹은 다른 구조적 손상이 있는 환자에게, 그리고 모든 연령대의 환자에게 좋은 효과를 보인다(Logemann et al., 1994; Rasley et al., 1993).

〈표 5-2〉 다양한 삼킴장애에 이용되는 자세기법의 근거

투시조영검사에서 관찰된 장애	이용되는 자세	근거
구강통과의 효율성 저하 (혀로 음식덩이를 뒤로 밀어넘기기 어려움)	머리 젖히기	중력을 이용하여 구강이동을 도움
인두삼킴 유발의 지연 (음식덩이가 아래턱의 가지 부분을 통과했지만 인두삼킴이 유발되지 않음)	머리 숙이기	음식덩이가 기도로 들어가는 것을 막기 위해 후두계곡을 넓힘 기도입구를 좁게 함
혀의 기저부의 뒤쪽 움직임 저하 (후두계곡의 잔여물)	머리 숙이기	혀의 기저부를 인두벽을 향해 뒤로 밀어 줌
편측 후두기능장애 (삼킴 도중 흡인)	머리 숙이기	후두덮개를 좀 더 뒤쪽으로 가게 하여 방어함 후두입구를 좁게 함
	손상된 쪽으로 머리 돌리기	내재근에 압력을 가해 성대폐쇄를 향상시킴, 후두입구를 좁게 함
후두폐쇄의 저하 (삼킴 도중 흡인)	머리 숙이기	후두덮개를 좀 더 뒤쪽으로 가게 하여 방어함, 기도 입구를 좁게 함
인두수축의 저하 (인두 전체에 남아 있는 잔여물)	한쪽으로 눕게 함	중력이 인두의 잔여물에 미치는 효과의 방향을 변화시킴
편측 인두 불완전마비 (한쪽 인두의 잔여물)	손상된 쪽으로 머리 돌리기	인두를 뒤틀리게 함, 손상된 인두 쪽으로 음식덩이가 흘러가지 않게 함
반지인두근 기능장애 (조롱박굴의 잔여물)	머리 돌리기	반지연골을 뒤쪽 인두벽으로부터 멀리 당김으로써 반지인두조임근의 압력을 감소시킴

자세 기법의 효과를 가장 잘 측정할 수 있는 방법은 자세 기법을 사용했을 때와 하지 않았을 때의 흡인되는 양을 판정하는 것이다(Horner et al., 1988; Logemann et al., 1994; Rasley et al., 1993). 자세 기법은 또한 구강과 인두통과시간을 향상시킬 수 있다. 일반적으로 자세 기법의 효과는 비디오투시조영 검사 중에 가장 잘 관찰되고 측정될 수 있다(Shanahan et al, 1993; Welch et al., 1993). 간혹 잔여물과 흡인에 대한 자세 기법의 효과를 내시경 검사(endoscopy)를 이용하여 삼키는 동안을 제외한 삼킴 전과 후에 관찰할 수 있다. 잔여물과 흡인에 대한 자세 기법의 효과를 측정하는 데 섬광조영 검사(scintigraphy)을 사용할 수도 있다.

(3) 구강감각에 대한 인식을 향상시키는 기법

구강감각에 대한 인식을 향상시키는 기법은 일반적으로 삼킴실행증(swallow apraxia) 환자, 구강삼킴의 시작이 지연된 환자 혹은 인두삼킴의 유발이 지연된 환자에게 사용된다. 이런 방법은 모두 삼킴의 구강단계가 시작되기 전에 환자에게 미리 감각자극을 제공하는 것이다. 감각 자극은 ① 음식을 입 안에 넣을 때 숟가락으로 혀를 누르는 압력을 증가시키는 것, ② 신맛이 나는 음식(레몬주스 50%, 바륨 50%)을 제공하는 것, ③ 찬 음식을 제공하는 것, ④ 씹기를 필요로 하는 음식을 제공하는 것, ⑤ 많은 양(3ml 혹은 그 이상)의 음식을 제공하는 것, ⑥ 온도-촉각자극법(thermal-tactile stimulation)이 있다(Lazzara, Lazarus, & Logemann, 1986; Ylvisaker & Logemann, 1986). 일부 삼킴실행증 환자의 경우는 숟가락을 아래로 누르는 압력 혹은 음식의 양이나 맛, 온도 특성을 증가시키는 등의 사전자극을 통해 구강감각을 증가시킴으로써 구강단계의 시작이나 구강통과를 촉진시킬 수 있다. 온도-촉각자극법은 음식을 주기 전에 00사이즈의 후두경(laryngeal mirror)을 몇 초간 얼음조각 속에 담가 두었다가 꺼내어 구개활(faucial arch)을 위아래 방향으로 세게 문지른다. 이 기법은 구강 자각을 높이고 대뇌 피질과 뇌간으로 민감한 감각자극이 전달되도록 하여 환자가 삼킴의 구강단계를 시작하면 더욱 빨리 인두삼킴이 시작되도록 하기 위한 것이다. 이 기법은 자극 후에 인두삼킴의 유발이 더욱 빨리 촉진되고, 그 뒤로 몇 번의 삼킴에 대해서도 지연을 감소시키는 것으로 알려졌다(Lazzara et al., 1986).

이와 같은 구강감각입력을 향상시키는 방법의 효과를 측정하는 데는 ① 삼키라는 지시가 내려졌을 때부터 삼킴의 구강단계가 시작될 때까지의 시간, ② 구강통과 시간, ③ 인두지연시간이 포함된다. 각각은 모두 비디오투시조영 검사를 통해 측정할 수 있다. 구강시작시간과 구강통과시간은 초음파촬영 검사(ultrasonography)를 통해서도 측정할 수 있다. 일부 환자의 경우, 인두지연시간은 비디오내시경 검사를 통해서 측정할 수 있다. 그러나 환자가 구강의 이상으로 인해 음식덩이의 미숙유출(premature spillage)을 보인다면 비디오내시경 검사로는 삼킴의 구강단계를 볼 수 없기 때문에 비디오투시조영 검사와 같은 정확도를 가지고 인두지연시간을 측정할 수 없을 것이다.

(4) 삼킴기법

삼킴기법은 인두삼킴 생리학의 특정 측면을 환자가 자발적으로 통제할 수 있게 고안된 것이다. 현재까지 네 가지 삼킴기법이 개발되었다.

1. 삼키기 전과 삼키는 동안 진성대 단계에서 기도를 막도록 하는 성문위삼킴
2. 기도 입구를 삼키기 전과 삼키는 동안 닫도록 하는 최대성문위삼킴
3. 인두삼킴 동안 혀의 기저부의 뒤쪽 움직임을 강화시킴으로써 후두계곡(valleculae)의 음식물을 제거하는 데 기여하는 노력삼킴(effortful swallow)
4. 후두 상승의 범위와 지속시간을 향상시킴으로써 반지인두근 열림의 지속시간과 폭을 향상시키는 멘델슨법(Mendelsohn maneuver)

위의 마지막 방법은 전반적인 삼킴의 협응(coordination)도 향상시킬 수 있다. 비디오투시조영 검사를 하는 동안, 만일 자세 기법과 구강감각 촉진기법으로도 환자가 구강식사가 가능할 만큼 충분히 삼킴 생리가 향상되지 못하면, 자발적인 삼킴 기법을 사용하는 편이 바람직하다. 그러나 이런 기법은 주의 깊게 지시를 따

를 수 있는 능력을 필요로 하며, 인지장애나 심한 언어장애를 가지고 있는 환자에게는 적합하지 않다. 이 기법은 또한 근육운동의 강화를 필요로 하며 쉽게 피로를 느끼게 되는 환자에게는 적합하지 않다. 그러나 안전하고 효율적으로 삼키기 위해서 반드시 이와 같은 자발적인 기법을 이용해야만 하는 환자가 있다(Lazarus, Logemann, & Gibbons, 1993; Logemann & Kahrilas, 1990). 일부 환자에게는 삼킴기법과 자세를 결합하여 평가해 보는 것이 좋다(Logemann, 1993).

(5) 음식농도(식이) 변경

일반적으로 어떤 음식의 농도를 식사에서 제한하는 것은 가장 마지막에 검증해봐야 할 책략이다. 어떤 음식의 농도를 먹는 것을 금지하는 것은 환자에게 어려울 수 있다. 이는 다른 치료책략이 적절하지 않을 때만, 즉 계속 움직이며 자세를 바꾸는 운동장애 환자, 지시를 따르지 못하고 삼킴기법을 사용할 수 없는 환자, 그리고 구강감각 방법이 적합하지 않은 환자들을 위해서 사용되어야 한다. 〈표 5-3〉은 각 삼킴장애에서 가장 쉬운 음식의 농도와 피해야 할 음식의 농도를 보여 준다.

환자에 따라서 진단검사 중에 치료방법을 도입해보는 것을 통해 즉시 환자가 먹기 시작할 수 있다. 또한 치료방법의 효과에 대한 평가를 통해 이 치료가 구강식사에 필요한 환자의 신경근육 조절을 향상시키는 데 적합한지를 판단할 수 있다.

그러나 모든 치료절차가 진단 과정 중에 도입될 수 있는 것은 아닌데, 왜냐하면 치료 방법이 모두 즉각적인 효과를 가져오는 것은 아니기 때문이다. 가령 입술, 혀 그리고/또는 아래턱의 운동범위 훈련은 즉각적인 효과는 없지만 일반적으로 2~3주 후에는 효과를 보인다(제6장 참조). 그러나 임상가는 치료 회기마다 환자의 구조적 운동을 측정함으로써 운동범위 훈련의 효과를 수량화할 수 있다. 두 번째 평가가 완료되면, 목표가 되는 구조의 운동범위의 변화는 첫 번째와 두번째 결과를 비교함으로써 평가할 수 있다. 치료 기법을 삼킴의 진단적 평가에 도입하는 데 있어서 임상가는 방사선촬영 검사 혹은 다른 영상검사의 결과를 즉시 판독하고 생리적 기능장애를 확인하여 그에 적합한 치료방법을 선택하고 도입할 수 있어야

〈표 5-3〉 각 삼킴장애 환자에게 가장 쉬운 음식과 피해야 하는 농도의 음식[a]

삼킴장애	가장 쉬운 음식농도	피해야 하는 음식농도
혀 움직임의 범위 저하	진한 액체	된 음식
혀 협응운동 저하	진한 액체	된 음식
혀의 근력 감소	액체	되거나 다루기 힘든 음식
인두삼킴의 지연	진한 액체, 된 음식	묽은 액체
기도폐쇄의 감소	푸딩, 된 음식	묽은 액체
후두 움직임의 감소로 인한 반지인두근 기능장애	액체	되거나 점도가 높은 음식
인두벽 수축의 저하	액체	되거나 점도가 높은 음식
혀의 기저부의 뒤쪽 움직임 저하	액체	점도가 높은 음식

주: a-아직 다양한 음식의 농도를 설명하는 점도의 범위에 대해 정의된 것이 없기 때문에, 위의 농도 범주는 불가피하게 다소 상세하지 못하다.

한다. 비디오투시조영 검사에서는 환자가 방사선에 노출되어 있으므로, X-ray 검사에서 그 상대적인 가치를 평가하기 위해 모든 치료 기법을 시도해 볼 수는 없다. 그러기보다 임상가는 그 환자의 해부와 삼킴 생리학에 가장 적합하다고 생각되는 치료 방법을 선택해야만 한다.

환자에게 그 기법이 효과적이라는 것이 확인되면, 그 진단과정이 녹화된 비디오테이프는 환자, 가족, 간호사, 의사 그리고 기타 다른 사람에게 일정한 자세, 식이의 도입 등과 같은 특정 방법을 환자에게 사용하는 근거에 대해 설명하고 조언해 줄 때 교육적 도구로 사용할 수 있다. 이와 같은 시각적 증거자료는 종종 환자와 가족이 치료의 권고사항을 받아들이는 데 도움이 된다.

13) 비디오투시조영 검사 보고서

검사 보고서는 검사에 참여한 모든 전문가에 의해 작성되고 서명되어야 한다. 일반적으로 보고서는 환자의 증상과 호소에 대한 설명으로 시작한다. 그리고 삼킨 각 음식에 대해 구강통과시간의 측정과 삼킴의 구강단계에서 관찰된 모든 신경근육 혹은 해부학적 문제를 기술한다. 다양한 농도의 음식에 따라 나타나는 삼킴의 모든 변이성도 기록되어야 한다. 만일 삼킴의 구강단계 장애로 인해 환자가 흡인을 보인다면, 이에 대해 기술해야 한다. 인두삼킴의 유발이 조금이라도 지연되는 경우 그 시간, 그리고 음식덩이의 양과 점도에 따른 변화를 제시해야 하며, 지연되는 동안 음식덩이의 위치를 확인해야 한다. 지연되는 동안 흡인이 발생한다면 이에 대해 기술해야 하며, 흡인된 음식덩이의 대략적인 양을 기록해야 한다.

그리고 음식의 농도에 따라 인두통과시간을 명기해야 한다. 삼킴의 인두단계에서 관찰되는 어떠한 해부학적 혹은 신경근육적 문제건 기술해 두어야 한다. 특정 농도의 음식에서 흡인되는 대략적인 양, 그리고 흡인의 원인을 기록해야 한다. 또한 후두계곡과 조롱박굴의 잔여물에 대한 대략적인 양도 확인해야 한다. 흡인이나 많은 양의 잔여물이 관찰되는 경우 치료 책략들을 시도해 보아야 하고 그 결과를 보고해야 한다. 만일 아무런 책략도 도입할 수 없었다면 그 이유를 설명해야 한다.

마지막으로, 권고사항에 대한 윤곽을 잡아야 하는데, 이때 고려되어야 할 점은 다음과 같다.

1. 영양섭취 관리(즉, 비구강식사, 구강식사 혹은 둘의 결합)와 식사를 할 때 사용할 모든 삼킴관리 책략
2. 검사에서 사용된 중재와 치료의 결과
3. 삼킴치료 방법
4. 재평가

이런 내용이 다른 전문가에게서 온 협진(consultation)의 권고사항 안에 포함되어야 한다. 만일 보고서에 흡인이나 잔여물에 대한 해부학적 생리학적 원인이 포함되어 있지 않다면, 그리고 이런 증상을 감소시키거나 제거하기 위해 시도된 중재와 그 결과 혹은 왜 그러한 시도를 할 수 없었는지가 포함되어 있지 않다면, 그 검사는 불완전한 것이다.

참고문헌

Adran, G., & Kemp, F. (1951). The mechanism of swallowing. *Proceedings of the Royal Society of Medicine, 44,* 1038-1040.

Aviv, J. E., Martin, J. H., Sacco, R. L., Zagar, D., Diamond, B., Keen, M. S., & Blitzer, A. (1996). Supraglottic and pharyngeal sensory abnormalities in stroke patients with dysphagia. *Annals of Otology, Rhinology, and Laryngology, 105,* 92-97.

Bachman, A. (1963). Methodology in the radiographic examination of the larynx and hypopharynx. *New York State Journal of Medicine, 63,* 1155-1163.

Batchelor, B., Neilson, S., & Sexton, K. (1996). Issues in maintaining hydration in nursing home patients with aspirated thin liquids. *Journal of Medical Speech-Language Pathology, 4,* 217-221.

Betts, R. (1965). Post-tracheostomy aspiration. *New England Journal of Medicine, 273,* 155.

Bonanno, P. (1971). Swallowing dysfunction after tracheostomy. *Annals of Surgery, 174,* 29-33.

Buckwalter, J. A., & Sasaki, C. T. (1984). Effect of tracheostomy on laryngeal function. *Otolaryngology Clinics of North America, 17,* 41-48.

Cook, I. J., Dodds, W. J., Dantas, R. O., et al. (1989). Opening mechanism of the human upper esophageal sphincter. *American Journal of Physiology, 257,* G748-G759.

Davies, A. E., Kidd, D., Stone, S. P., & MacMahon, J. (1995). Pharyngeal sensation and gag reflex in healthy subjects. *Lancet, 345*(8948), 487-488.

DeJong, R. (1967). *The neurologic examination.* New York: Hoeber Medical Division-Harper & Row.

DeLarminart, V., Montravers, P., Dureuil, B., & Desmonte, J. M. (1995). Alteration in swallowing reflex after extubation in intensive care unit patients. *Critical Care Medicine, 23,* 486-488.

DePippo, K. L., Holas, M. A., & Reding, M. J. (1992). Validation of the 3-ounce water swallow test for aspiration following stroke. *Archives of Neurology, 49,* 1259-1261.

Dettelbach, M. A., Gross, R. D., Mahlmann, J., & Eibling, D. E. (1995). Effect of the

Passy-Muir valve on aspiration in patients with tracheostomy. *Head & Neck, 17,* 297-302.

DeVita, M. A., & Spierer-Rundback, L. (1990). Swallowing disorders in patients with prolonged orotracheal intubation or tracheostomy tubes. *Critical Care Medicine, 18,* 1328-1330.

Dobie, R. (1978). Rehabilitation of swallowing disorders. *American Family Physician, 27,* 84-95.

Dodds, W. J., Logemann, J. A., & Stewart, E. T. (1990). Radiological assessment of abnormal oral and pharyngeal phases of swallowing. *American Journal of Roentology, 154,* 965-974.

Dodds, W. J., Stewart, E. T., & Logemann, J. (1990). Physiology and radiology of the normal oral and pharyngeal phases of swallowing. *American Journal of Roentology, 154,* 953-963.

Donald, A., & Dawes, J. (1977). A case of dysphagia. *British Medical Journal, 30,* 1139-1141.

Edwards, D. (1970). Flow charts, diagnostic keys, and algorithms in the diagnosis of dysphagia. *Scottish Medical Journal, 15,* 378-385.

Feldman, S., Deal, C., & Urquhart, W. (1966). Disturbance of swallowing after tracheostomy. *Lancet, 1,* 954-955.

Gallivan, G., Dawson, J., & Robbins, L. D. (1989). Videolaryngoscopy after endotracheal intubation: Implications for voice. *Journal of Voice, 3*(1), 76-80.

Griffin, J., & Tollison, J. (1980). Dysphagia. *American Family Physician, 22,* 154-160.

Griffin, K. (1974). Swallowing training for dysphagic patients. *Archives of Physical Medicine and Rehabilitation, 55,* 467-470.

Hamlet, S. L., Nelson, R. J., & Patterson, R. L. (1990). Interpreting the sounds of swallowing: Fluid flow through the cricopharyngeus. *Annals of Otology, Rhinology, and Laryngology, 99,* 749-752.

Hamlet, S. L., Patterson, R. L., Fleming, S. M., & Jones, L. A. (1992). Sounds of swallowing following total laryngectomy. *Dysphagia, 7,* 160-165.

Haubrich, W. (1977). In defense of the radiographic diagnosis of dysphagia.

Gastrointestinal Endoscopy, 23, 214.

Holas, M. A., DePippo, K., & Reding, M. J. (1994). Aspiration and relative risk of medical complications following stroke. *Archives of Neurology, 51,* 1051-1053.

Horner, J., Massey, E. W., Riski, J. E., Lathrop, D., & Chase, K. N. (1988). Aspiration following stroke: Clinical correlates and outcomes. *Neurology, 38,* 1359-1362.

Jacob, P., Kahrilas, P., Logemann, J., Shah, V., & Ha, T. (1989). Upper esophageal sphincter opening and modulation during swallowing. *Gastroenterology, 97,* 1469-1478.

Kahrilas, P. J., Lin, S., Logemann, J. A., Ergun, G. A., & Facchini, F. (1993). Deglutitive tongue action: Volume accommodation and bolus propulsion. *Gastroenterology, 104,* 152-162.

Kahrilas, P. J., Logemann, J. A., Krugler, C., & Flanagan, E. (1991). Volititional augmentation of upper esophageal sphincter opening during swallowing. *American Journal of Physiology, 260 (Gastrointestinal Physiology, 23),* G450-G456.

Kahrilas, P. J., Logemann, J. A., Lin, S., & Ergun, G. A. (1992). Pharyngeal clearance during swallow: A combined manometric and videofluoroscopic study. *Gastroenterology, 103,* 128-136.

Kelley, M. (1970). Evaluation of the patient with dysphagia. *Modern Treatment, 7,* 1087-1097.

Kirchner, J. (1967). Pharyngeal and esophageal dysfunction: The diagnosis. *Minnesota Medicine, 50,* 921-924.

Lazarus, C., Logemann, J. A., & Gibbons, P. (1993). Effects of maneuvers on swallowing function in a dysphagic oral cancer patient. *Head & Neck, 15,* 419-424.

Lazarus, C. L., Logemann, J. A., Rademaker, A. W., Kahrilas, P. J., Pajak T., Lazar, R., & Halper, A. (1993). Effects of bolus volume, viscosity and repeated swallows in non-stroke subjects and stroke patients. *Archives of Physical and Medical Rehabilitations, 74,* 1066-1070.

Lazzara, G., Lazarus, C., & Logemann, J. A. (1986). Impact of thermal stimulation on the triggering of the swallowing reflex. *Dysphagia, 1,* 73-77.

Leder, S. B. (1996). Gag reflex and dysphagia. *Head & Neck, 18,* 138-141.

Leder, S. B. (1997). Videofluoroscopic evaluation of aspiration with visual examination of the gag reflex and velar movement. *Dysphagia, 12,* 21-23.

Leder, S. B., Tarro, J. M., & Burrell, M. I. (1996). Effect of occlusion of a trachetomy tube on aspiration. *Dysphagia, 11,* 254-258.

Linden, P., & Siebens, A. (1980, November). *Videofluoroscopy: Use in evaluation and treatment of dysphagia*. A miniseminar presented as the American Speech-Language-Hearing Association annual meeting, Detroit.

Linden, P., & Siebens, A. (1983). Dysphagia: Predicting laryngeal penetration. *Archives of Physical and Medical Rehabilitations, 64,* 281-283.

Logemann, J. A. (Ed.). (1989). Swallowing disorders and rehabilitation. *Journal of Head Trauma Rehabilitation, 4*(4).

Logemann, J. A. (1983). *Evaluation and treatment of swallowing disorders.* Austin, TX: PRO-ED.

Logemann, J. A. (1993). *Manual for the videofluoroscopic study of swallowing*. Austin, TX: PRO-ED.

Logemann, J. A., & Kahrilas, P. J. (1990). Relearning to swallow post CVA: Application of maneuvers and indirect biofeedback-A case study. *Neurology, 40,* 1136-1138.

Logemann, J. A., & Kahrilas, P. J., Cheng, J., Pauloski, B. R., Gibbons, P. J., Rademaker, A. W., & Lin, S. (1992). Closure mechanisms of the laryngeal vestibule during swallowing. *American Journal of Physiology, 262,* G338-G344.

Logemann, J., Kahrilas, P., Kobara, M., & Vakil, N. (1989). The benefit of head rotation on pharyngoesophageal dysphagia. *Archives of Physical and Medical Rehabilitations, 70,* 767-771.

Logemann, J. A., Rademaker, A. W., Pauloski, B. R., & Kahrilas, P. J. (1994). Effects of postural change on aspiration in head and neck surgical patients. *Otolaryngology-Head and Neck Surgery, 110,* 222-227.

Loughlin, A. M., & Lefton-Greif, M. A. (1994). Dysfunctional swallowing and respiratory disease in children. *Advances in Pediatrics, 41,* 135-161.

Maguire, G. (1966). The larynx: Simplified radiological examination using heavy filtration and high voltage, *Radiology, 87,* 102-110.

Mandelstram, P., & Lieber, A. (1970). Cineradiographic evaluation of the esophagus in normal adults. *Gastroenterology, 58,* 32-38.

Martin, B. W., Corlew, M. M., Wood, H., Olson, D., Gallipol, L. A., Wingbowl, M., & Kirmani, N. (1994). The association of swallowing dysfunction and aspiration pneumonia. *Dysphagia, 9,* 1-6.

Martin, B. J. W., Logemann, J. A., Shaker, R., & Dodds, W. J. (1994). Coordination between respiration and swallowing: Respiratory phase relationships and temporal integration. *Journal of Applied Physiology, 76*(2), 714-723.

McConchie, L. (1973). Dysphagia: General principles of management. *Australian New Zealand Journal of Surgery, 42,* 358-359.

Miller, D., & Sethl, G. (1970). Tracheal stenosis following prolonged cuffed intubation: Cause and prevention. *Annals of Surgery, 171,* 283-293.

Muz, J., Hamlet, S., Mathog, R., & Farris, R. (1994). Scintigraphic assessment of aspiration in head and neck cancer patients with tracheostomy. *Head & Neck, 16,* 17-20.

Muz, J., Mathog, R., Nelson, R., & Jones, L. A., Jr. (1989). Aspiration in patients with head and neck cancer and tracheostomy. A*merican Journal of Otolaryngology, 10,* 282-286.

Nathawarawala, K. M., McGroary, A., & Wiles, C. M. (1994). Swallowing in neurological outpatients: Use of a timed test. *Dysphagia, 9,* 120-129.

Nathawarawala, K. M., Nicklin, J., & Wiles, C. M. (1992). A timed test of swallowing capacity for neurological patients. *Journal of Neurology, Neurosurgery and Psychiatry, 55,* 822-825.

O'Connor, A., & Ardan, G. (1976). Cinefluorography in the diagnosis of pharyngeal palsies. *Journal of Laryngology and Otology, 90,* 1015-1019.

Palmer, J. B., Kuhlemeier, K. V., Tippett, D. C., & Lynch, C. (1993). A protocol for the videofluorographic swallowing study. *Dysphagia, 8,* 209-214.

Palmer, J. B., Rudin, N. J., Lara, G., & Crompton, A. W. (1992). Coordination of mastication and swallowing. *Dysphagia, 7,* 187-200.

Paloschi, G. & Lynn, R. (1965). Observations upon elective and emergency tracheostomy. *Surgery, Gynecology and Obstetrics, 120,* 356-358.

Philips, M., & Hendrix, T. (1971). Dysphagia. *Postgraduate Medicine, 50,* 81-86.

Pinkus, N. (1973). The dangers of oral feeding in the presence of cuffed tracheostomy tubes. *Medical Journal of Australia, 1,* 1238-1240.

Pitcher, J. (1973). Dysphagia in the elderly: Causes and diagnosis. *Geriatrics, 28,* 64-69.

Rasley, A., Logemann, J. A., Kahrilas, P. J., Rademaker, A. W., Pauloski, B. R., & Dodds, W. J. (1993). Prevention of barium aspiration during videofluoroscopic swallowing studies: Value of change in posture. *American Journal of Roentgenology, 160,* 1005-1009.

Rossato, R., & Wrightson, P. (1977). Dionosil swallow: A test of laryngeal protection. *Surgical Neurology, 17,* 24.

Sasaki, C. T., Suzaki, M., Horiuchi, M., & Kirchner, J. A. (1977). The effect of tracheostomy on the laryngeal closure reflex. *Laryngoscope, 87,* 1428-1432.

Scatliff, J. (1963). Cinefluorographic evaluation of the soft tissues of the neck. *New York Journal of Medicine, 63,* 1174-1180.

Schultz, A., Niemtzow, P., Jacobs, S., & Naso, F. (1979). Dysphagia associated with cricopharyngeal dysfunction. *Archives of Physical Medicine and Rehabilitation, 60,* 381-386.

Shanahan, T. K., Logemann, J. A., Rademaker, A. W., Pauloski, B. R., & Kahrilas, P. J. (1993). Chin down posture effects on aspiration in dysphagic patients. *Archives of Physical Medicine and Rehabilitation, 74,* 736-739.

Shin, T., Maeyama, T., Morikawa, I., & Umezaki, T. (1988). Laryngeal reflex mechanism during deglutition-Observing of subglottal pressure and afferent discharge. *Otolaryngology-Head and Neck Surgery, 99,* 465-471.

Sloan, R. (1977). Cinefluorographic study of cerebral palsy deglutition. *Journal of the Osaka Dental University, 11,* 58-73.

Splaingard, M. L., Hutchins, B., Sulton, L. D., & Chauhuri, G. (1988). Aspiration in rehabilitation patients: Videofluoroscopy vs. bedside clinical assessment. *Archives of Physical Medicine and Rehabilitation, 69,* 637-640.

Taniguchi, M. H., & Moyer, R. S. (1994). Assessment of risk factors for pneumonia in dyaphagic children: Significance of videofluoroscopic swallowing evaluation. *Developmental Medicine and Child Neurology, 36,* 495-502.

Thompson-Henry, S., & Braddock, B. (1995). The modified Evan's blue dye procedure fails to detect aspiration in the tracheostomized patients: Five case reports. *Dysphagia, 10*(3), 172-174.

Tippett, D. C., & Siebens, A. A. (1995). Reconsidering the value of the modified Evan's blue dye test: A comment on Thompson-Henry and Braddock (1995) [Letter to editor]. *Dysphagia, 11,* 78-79.

Tuch, B. E., & Neilsen, J. M. (1941). Apraxia of swallowing. *Bulletin of Los Angeles Neurologic Society, 6,* 52-54.

Weathers, R., Becker, M., & Genieser, N. (1974). Improved technique for study of swallowing function in infants. *Radiologic Technology, 46,* 98-100.

Welch, M. V., Logemann, J. A., Rademaker, A. W., & Kahrilas, P. J. (1993). Changes in pharyngeal dimensions effected by chin tuck. *Archives of Physical Medicine and Rehabilitation, 74,* 178-181.

Ylvisaker, M., & Logemann, J. A. (1986). Therapy for feeding and swallowing following head injury. In M. Ylvisaker (Ed.), *Management of head injured patients.* San Diego: College-Hill.

Zenner, P. M., Losinski, D. S., & Mills, R. H. (1995). Using cervical auscultation in the clinical dysphagia examination in long-term care. *Dysphagia, 10*(1), 27-31.

|6장|

구강인두 삼킴장애 환자를 위한 치료

구강인두 삼킴장애(oropharyngeal swallowing problem) 환자를 평가하고 난 후, 다음의 세 가지 질문에 답할 수 있어야 한다. 첫째, 어떤 유형의 영양 관리가 필요한가? 둘째, 치료를 시작해야 하는지 여부와 어떤 종류(보상 혹은 훈련, 직접 혹은 간접)의 치료를 해야 하나? 셋째, 어떤 특정 치료기법이 사용되어야 하나? 모든 치료 프로그램의 지속적인 목표는 적절한 수분 및 영양공급과 안전한 삼킴을 계속 유지하면서 구강식사(oral feeding)로 복귀하는 것이다(Aguilar, Olson, & Shedd, 1979; American Dietetic Association, 1980).

치료가 진행되어 가면서 답해야 할 또 하나의 질문은 환자가 치료를 통해 얻는 이익을 지속시키기 위해 혹은 퇴행을 늦추기 위해 치료 프로그램을 계속 유지할 필요가 있는가 하는 것이다. 이 장에서는 임상가가 이런 질문에 답하기 위해 필요한 유형의 정보를 제공하고, 사용 가능한 치료 유형에 대한 설명, 그리고 각각의 해부학적 혹은 생리학적 장애에 적합한 치료 기법에 대해 논의하게 될 것이다(Kasprisin, Clumeck, & Nino-Murcia, 1989; Larsen, 1972; Logemann, 1983; Newman, Dodaro, & Welch, 1980).

1. 치료계획

치료계획은 구강인두삼킴의 생리(oropharyngeal swallow physiology)를 향상시키기 위한 점진적인 훈련 프로그램 혹은 감각자극 활동을 포함한다. 각 치료 회기의 도중이나 후에 환자의 수행은 수량적 측정의 면에서, 가령 구조의 운동범위(range of motion)와 협응(coordination), 구조의 운동패턴, 기술된 운동 세트에서의 기침의 강도와 빈도 등이 평가되어야 한다. 삼킴장애 환자에게 치료를 제공할지의 여부는 환자의 향상과 회복의 가능성 혹은 훈련을 통한 오랜 구강식사(oral intake)의 유지에 기초하여 결정되어야 한다. 환자가 치료의 진행으로 완전히 혹은 부분적인 구강식사를 할 수 있을 만큼 회복될 가능성이 있다면 혹은 좀 더 오랜 기간 동안 구강식사를 유지할 가능성이 있다면, 치료 프로그램을 적용하는 것이 적절하다.

임상가는 삼킴 장애 환자에게 삼킴치료를 시작할지 여부와 어떤 치료를 해야 할지를 결정할 때 여러 가지 환자 특성에 대해 고려해야만 한다. 자세한 내용은 다음과 같다.

1. 진단(Diagnosis): 환자의 삼킴장애의 회복 속도와 가능성에 대한 지식은 치료를 시작할지 여부를 결정하는 데 가장 중요한 요인이 되어야 한다. 만일 환자의 삼킴이 빨리 회복될 것 같으면(가령 1~2주 내에, 종종 첫 번째 뇌경색이며 다른 의학적인 문제가 합병되지 않은 뇌졸중 환자에게서 볼 수 있는 것처럼) 그리고 다른 면에서는 건강하며 기타 의학적인 합병증이 없으면 환자의 삼킴은 회복될 것이므로 구강식사가 가능하도록 단지 보상책략(compensatory strategies)만을 사용할 수도 있다. 적극적인 훈련 프로그램은 적합할 수도 있고 그렇지 않을 수도 있다. 만일 환자가 운동신경질환(motor neuron disease)이 있다면 활발한 근육운동을 필요로 하는 치료, 가령 운동범위 훈련 혹은 노력삼킴법

(effortful swallow maneuvers)과 같은 치료는 피로를 초래하기 때문에 적합하지 않다. 만일 치매환자라면 지시를 따라야 하는 치료에는 적합하지 않을 것이다.

2 예후(prognosis): 치료 프로그램을 시작할지를 결정할 때 환자의 예후를 반드시 고려해야 한다. 만일 환자가 뇌졸중이나 머리손상(head injury) 혹은 척추손상(spinal cord injury)과 같은 급성 신경학적 손상을 입었거나, 두경부암으로 인한 수술이나 방사선 치료, 총상, 기타 외상(trauma) 등으로 구조적 손상을 입었다면, 전적인 혹은 부분적인 구강식사가 가능하게 회복될 것이다. 이런 환자의 경우, 삼킴치료는 매우 적절하다. 퇴행성 질환 환자, 가령 파킨슨병(Parkinson' s disease)이나 운동신경질환(motor neuron disease), 중증근무력증(myasthenia gravis), 다발경화증(multiple sclerosis), 다양한 유형의 근위축증(muscular dystrophy) 그리고 알츠하이머병(Alzheimer' s disease)과 같은 환자에게는 삼킴치료를 시행하는 것은 그 목표에 따라 적합할 수도 있다. 그러나 이런 병이 진행되면, 삼킴치료가 도움이 되지 않을 만큼 환자의 신경근육 조절이 불가능해지거나 일부 혹은 모든 보상책략을 적용해도 환자의 심한 인지기능 장애로 지시에 따르기가 불가능해져서 삼킴치료가 더 이상 효과적이지 않을 때가 올 것이다.

3 보상책략에 대한 반응: 만일 보상책략이 환자의 삼킴장애 증상(즉, 흡인 그리고/또는 음식 잔여물)을 성공적으로 제거하여 구강식사만으로도 안전하게 충분한 수분과 영양공급이 이루어진다면, 그리고 또한 자연회복(spontaneous recovery)을 기대할 수 있다면 삼킴치료는 불필요할지도 모른다. 적극적인 훈련 프로그램을 시작하는 것보다는 보상책략의 사용과 3~4주 후에 환자의 삼킴기능을 재평가하는 것이 더 적합할 것이다.

4 삼킴장애의 중증도: 만일 환자의 삼킴장애가 심하고 방사선촬영 검사에서 보상책략으로 개선되지 않는다면, 아무런 음식이나 물을 사용하지 않고 구강과 구강인두의 운동범위와 협응을 향상시키기 위한 다양한 훈련으로 구성된

간접치료가 필요할 것이다. 삼키기를 시도할 필요가 있을 때는 환자의 침(saliva)을 이용할 수 있다.

5 **지시에 따르는 능력**: 일부 삼킴치료 책략은 환자에게 단순한 능력 혹은 때에 따라서는 좀 더 복잡한 지시에 따를 수 있는 능력을 요구한다. 그리고 삼킴기법은 특히 복잡한 지시에 따르기를 요구한다. 반면에 보상책략은 최소한의 지시에 따르기 정도만이 포함되며, 주로 보호자의 통제하에 있는 경우가 많다.

6 **호흡기능**: 정상적인 삼킴에서 기도는 아주 짧은 시간 동안(즉, 액체는 0.3~0.6초, 컵으로 계속 마실 때는 3~5초 이상) 닫힌다. 만일 환자의 호흡 기능에 문제가 있다면 정상적인 짧은 동안의 기도폐쇄라도 견디기 어려워할 수 있다. 일부 삼킴치료 방법은 기도를 폐쇄하는 시간에 대한 수정(성문위삼킴, 최대성문위삼킴)을 요하거나 치료방법의 부수적 효과로 기도폐쇄 시간에 영향(노력삼킴법, 멘델슨법)을 미친다. 만일 호흡기능에 심각한 영향을 미친다면, 상태가 호전될 때까지 일부 삼킴치료방법을 연기하는 것이 좋을 것이다.

7 **보호자의 지지**: 일부 환자에게는 규칙적인 삼킴방법의 훈련을 위해서 신뢰할 만한 보호자의 도움이 반드시 필요한 경우가 있다. 특히 경한 정도의 기억장애가 있는 환자의 경우, 이와 같은 도움은 치료목표를 달성하는 데 결정적인 역할을 한다. 정기적으로 환자에게 연습할 것을 상기시키는 것만으로도 충분한 경우가 종종 있다.

8 **환자의 의욕과 관심**: 치료에 성공하기 위해서는 환자가 삼킴기능을 회복하기 위해 훈련을 하겠다는 의욕을 가지고 있어야만 한다. 대부분의 삼킴장애 환자는 구강 식사를 다시 하겠다는 강한 의욕을 보인다. 그러나 간혹 어떤 환자는 적절하고 안전한 구강식사에 필요한 신경근육 통제의 재확립을 위해 계속적인 노력을 하는 것보다 비구강식사(nonoral feeding)가 더 쉽다고 생각할 것이다.

2. 구강 대 비구강 식사

환자가 계속 구강으로 식사를 할지 혹은 코위영양튜브(nasogastric tube)나 위창냄술(gastrostomy), 빈창자창냄술(jejunostomy)과 같은 방법을 시행해야 할지의 여부에 대한 결정은 매우 중요하다. 현재 임상가가 이러한 결정을 내릴 때 사용할 수 있는 절대적인 지침은 없다. 그러나 몇몇 연구 결과가 도움이 될 것이다.

1980년 Logemann, Sisson와 Wheeler는 삼킴의 속도와 식이결정 간의 관계에 대한 조사를 했다. 그 대상은 구강암으로 수술을 받고 난 후, 먹고 말하는 것을 위해 구강보철(oral prosthesis)을 했던 환자들이었다. 그 환자들은 6개월 이상의 기간 동안 연구에 참여하였고, 식이선택(diet choices), 식사량 그리고 식사속도에 대해 상세하게 기록하였다. 구강통과시간과 인두통과시간(oral and pharyngeal transit time)은 1, 2, 3개월 그리고 6개월 되는 시점에 측정하였고, 실제적인 환자식이 안의 음식 농도와 비교하였다. 이에 대한 자료는 [그림 6-1]에 제시되어 있다. 이 자료를 검토해 보면 환자들은 특정 농도의 음식을 삼킬 때, 구강통과시간과 인두통과시간을 합해서 10초 이상 걸리면, 그 음식을 식이에 포함시키지 않은 것을 알 수 있다. 이와 같은 자료는 좀 더 초기의 환자 보고들을 뒷받침해 준다. 특정 농도의 음식을 먹는 데 오랜 시간이 걸리면(10초 이상), 대부분의 환자는 그 음식을 먹지 않으려고 하거나 먹는다고 해도 체중 유지를 위해 필요한 양만큼의 음식을 섭취하지 못한다.

따라서 특정 농도의 음식을 한 번 삼키는 데 걸리는 시간은 영양 관리에 중요한 요인으로 생각된다. 만일 방사선촬영 검사에서 환자가 모든 농도의 음식에서 삼킬 때 구강통과시간과 인두통과시간의 합이 10초 이상 걸리지만 흡인은 없었다면, 환자는 입으로 먹어도 되지만 구강식사에 대한 보충으로 그리고 적절한 영양과 수분공급을 위해 비구강 식사가 필요할 것이다. 만일 삼킴치료전문가가 보았을 때 환자 치료의 진전이 느리고 보조적인 식사가 필요 없을 정도로 삼킴이 호전

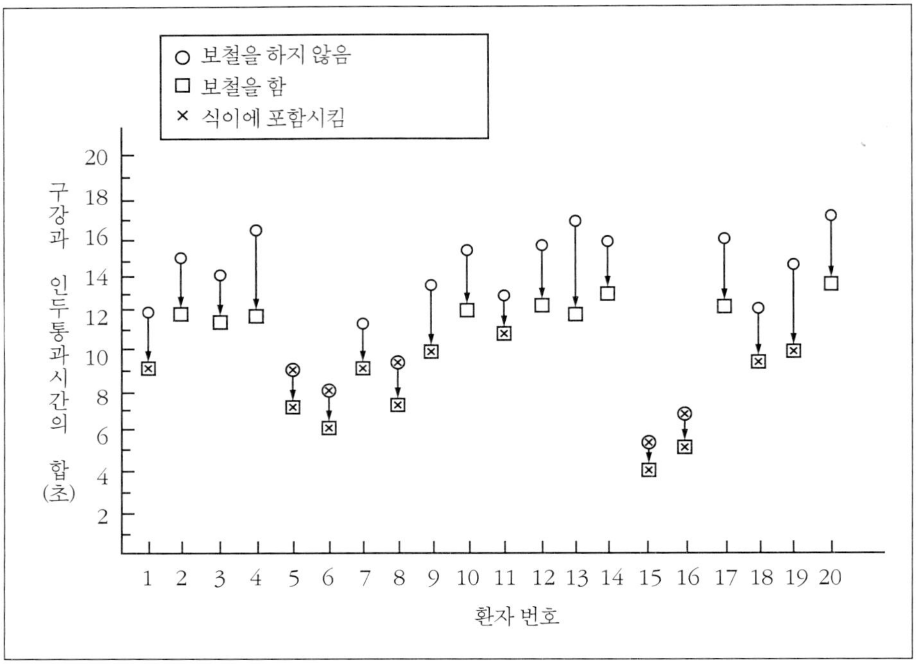

[그림 6-1] 구강암 수술을 받은 환자에서 으깬 음식의 구강과 인두통과시간 합과, 환자의 식이에 으깬 음식을 포함시킬지의 여부를 표시한 것.

되기까지 3~4주 이상 걸릴 것 같다면, 담당 의사는 그렇게 오래 코위영양튜브를 하고 있는 것보다 위창냄술이나 빈창자창냄술을 하는 것이 좋다고 생각할 수도 있다. 일부 의사는 코위영양튜브를 3~4주 이상 하고 있는 것을 꺼린다. 혹은 환자에게 식사 때마다 코위영양튜브를 넣었다가 식사 후 빼도록 교육할 수 있다. 일반적으로 삼킴치료전문가는 굵고 유연성이 떨어지는 영양튜브를 사용하지 않는 것이 좋겠다고 권고하는 것 이외에 환자에게 적합한 비구강 영양법의 유형에 대한 결정은 하지 않는다.

비구강 식사의 유형을 결정하는 데는 여러 요인을 고려해야 하는데, 여기에는 ① 환자의 위창자(gastrointestinal) 병력, ② 식사의 비용과 보험 적용범위, ③ 환자의 행동, ④ 환자의 선호도, ⑤ 환자의 의학적 진단이 포함된다. 삼킴치료전문가

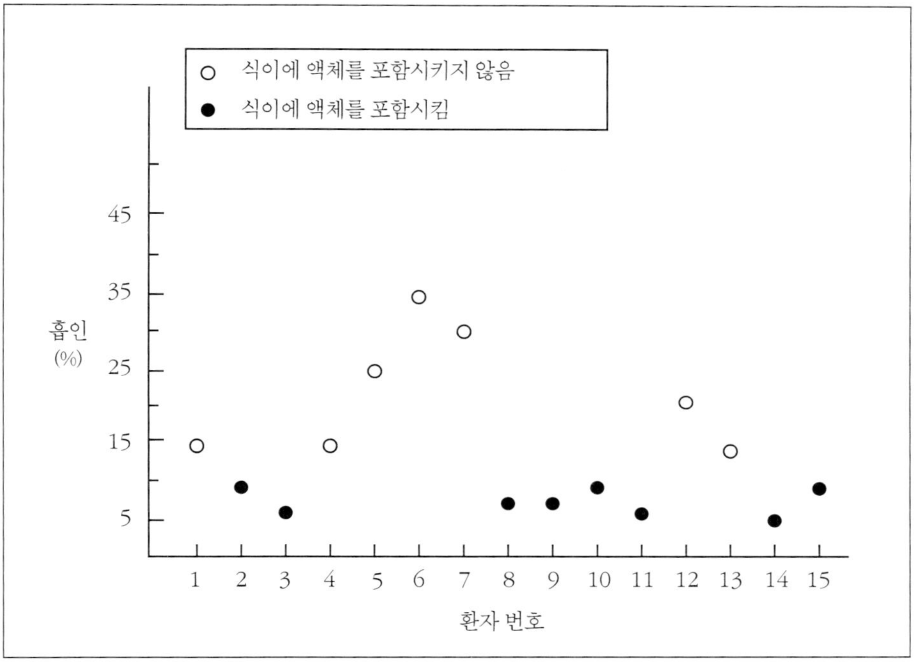

[그림 6-2] 구강암 수술을 받은 환자에서 흡인되는 액체의 백분율과, 환자의 식이에 액체를 포함시킬지의 여부를 표시한 것.

는 이런 모든 요인에 대해 환자의 담당의사보다 잘 알고 있지 못할 것이다. 일부 경우에서 만일 환자의 삼킴기능이 경계선급이면(즉, 구강통과시간과 인두통과시간이 대략 10초인 경우), 영양사가 환자의 입으로 먹는 음식의 칼로리 내용을 향상시키기 위한 식이 보조를 제공할 수 있다.

삼킴기능의 두 번째 요인으로 Logemann 등(1980)이 식이선택과 관련하여 조사한 것은 흡인이다. 흡인된 음식의 대략적인 양은 환자가 식이를 선택하는 것과 관련이 있었다. 이런 모든 환자는 인지기능이 정상이었고 그들의 흡인을 자각하고 그에 대한 반응으로 기침을 보였다. 이에 대한 자료는 [그림 6-2]에 제시되어 있는데, 만일 각각의 음식덩이마다 10% 이상이 흡인되고 환자가 흡인에 대해 자각한다면, 그들은 식이에서 그 농도의 음식을 제외시키는 것으로 나타났다. 이와 같은 자료는 만일 환자가 어떤 농도의 음식이건 매번 삼킬 때마다 10% 이상의 양이 흡인된다면, 환자는 잦은 기침의 불편함 때문에 먹기를 거부할 것이라는 것을 보여 준다. 그러나 삼킴장애가 있다는 것을 스스로 자각하지 못하거나 흡인이 될 때도 기침을 하지 않는 환자, 특히 신경학적 장애가 있는 환자는 많은 양이 흡인이 되는 데도 입으로 먹기를 고집할 것이다.

방사선촬영 검사가 완료된 후, 삼킴치료전문가는 환자의 담당 의사에게 모든 치료적 시도(즉, 자세변경, 감각강화, 자발적인 기도 보호)를 했음에도 불구하고 흡인이 된 각 음식덩이(bolus) 농도의 대략적인 비율을 알려 주어야 한다. 그러면 담당 의사는 구강식사에 대한 결정을 내려야 한다. 그러나 일반적으로 환자가 음식의 농도에 상관없이 모든 음식덩이에서 10% 이상의 흡인을 보이면, 입을 통한 식사는 금해야 한다.

3. 보상적 치료방법

보상적 치료기법(compensatory treatment procedures)은 보통 진단과정에서 가장 먼저 도입된다. 이런 방법은 음식물의 흐름을 통제하고 흡인과 같은 환자의 증세를 호전시키지만 반드시 환자의 삼킴 생리학을 변화시키는 것은 아니다. 또한 많은 부분 보호자나 임상가의 통제에 의존하며 따라서 모든 연령과 인지기능 수준의 환자에게 사용할 수 있다. 보상적 기법은 일반적으로 환자에게 적은 근육 노력(muscle effort)을 요구하므로 일부 훈련처럼 환자를 빨리 지치게 하지 않는다. 보상 책략에는 ① 인두의 면적을 변화시키거나 환자의 훈련이나 노력을 증가시키지 않고도 음식이 내려가는 방향을 변화시킬 수 있는 자세변화(postural changes), ② 감각입력의 향상, ③ 제공하는 음식의 양과 속도의 변화, ④ 음식의 농도 혹은 점도의 변화, ⑤ 구강 내 보철이 포함된다.

1) 자세기법

자세 변경은 많은 삼킴장애 환자에게 사용되는 치료기법이다. 일부 저자는 최선의 삼킴을 위해서 한 가지 자세, 즉 일반적으로 고개를 45도 각도로 앞으로 숙이기(Buckely, Addicks, & Maniglia, 1976; Gaffney & Campbell, 1974; Larsen, 1973)를 권고하지만 모든 환자의 삼킴을 향상시키는 하나의 자세란 존재하지 않는다. 그보다는 다양한 자세의 변화를 통해 특정 삼킴장애를 향상시킬 수 있다. 삼킴치료전문가는 반드시 삼킴의 생리학적 혹은 해부학적 장애에 대한 정확한 진단을 내려야 하며, 그런 다음 정상에 가까운 삼킴을 촉진시키는 자세를 찾아내야 한다.

환자의 머리 혹은 몸의 자세를 변화시키는 것은 신생아와 아동 그리고 일부 인지장애 혹은 언어장애를 동반한 삼킴장애 환자가 액체에서 보이는 흡인의 75~80%를 감소시키는 효과가 있다(Drake, O' Donoghue, Bartram, Lindsay, & Greenwood, 1997; Horner, Massey, Riski, Lathrop, & Chase, 1988; Larnert & Ekberg, 1995; Logemann, 1989; 1993a; Logemann, Kahrilas, Kobara, & Vakil, 1989; Logemann, Rademaker, Pauloski, & Kahrilas, 1994; Rasley et al., 1993; Shanahan, Logemann, Rademaker, Pauloski, & Kahrilas, 1993; Welch, Logemann, Rademaker, & Kahrilas, 1993). 그러나 일부 환자는 머리를 고정시키는 기구나 혹은 인지문제, 기타 신체적 제한 때문에 자세 기법의 사용이 불가능하다.

자세 기법(postural techniques)은 체계적인 방법으로 음식이 내려가는 방향을 바꾸고 인두 면적을 변화시킨다. 〈표 6-1〉에 현재 치료법으로 사용되고 있는 자세와 특정 삼킴장애에 대한 그리고 인두 면적에 대한 그 자세들의 효과를 제시하였다. 일반적으로 자세기법은 신경학적 손상이 있는 환자나 두경부암으로 수술을 받은 환자 혹은 다른 구조적인 손상이 있는 환자에게 그리고 모든 연령의 환자에게 모두 똑같이 효과적이다(Logemann, 1993a; Rasley et al., 1993).

진단적 방사선촬영 검사를 하는 동안 임상가는 각각의 효과를 평가하기 위해 모든 자세를 도입해 볼 수는 없다. 그보다 임상가는 방사선촬영 검사의 앞부분에

〈표 6-1〉 다양한 삼킴장애로 인한 흡인이나 잔여물을 제거하는 자세기법과 그 효과에 대한 근거

투시조영검사에서 관찰된 장애	이용되는 자세	근거
구강통과의 효율성 저하(혀로 음식덩이를 뒤로 밀어넘기기 어려움)	머리 젖히기	중력을 이용하여 구강이동을 도움
인두삼킴 유발의 지연 (음식덩이가 아래턱 가지 부분을 통과했지만 인두삼킴이 유발되지 않음)	턱 내리기	후두계곡을 넓혀서 음식덩이가 기도로 들어가는 것을 방지함, 기도입구를 좁게 함, 후두덮개를 뒤쪽으로 가게 함
혀의 기저부의 뒤쪽 움직임 저하	턱 내리기	혀의 기저부를 인두벽을 향해 뒤로 밀어 줌
편측 후두기능장애 (삼킴 도중 흡인)	손상된 쪽으로 머리 돌리기, 턱 내리기	갑상연골에 외부에서 압력을 가해 폐쇄를 향상시킴
후두폐쇄 감소 (삼킴 도중 흡인)	턱 내리기 손상된 쪽으로 머리 돌리기	후두덮개를 방어가 잘 되는 위치에 있게 함, 후두 입구를 좁게 함, 외부에서 압력을 가하여 성대 폐쇄를 향상시킴
인두수축의 감소 (인두 전체에 남아 있는 잔여물)	한쪽으로 누움	인두의 잔여물에 중력의 효과를 제거함
편측 인두 불완전마비 (한쪽 인두의 잔여물)	손상된 쪽으로 머리 돌리기	손상된 쪽으로 음식덩이가 흘러들어 가지 않게 함
같은 쪽의 편측 구강, 인두약화 (같은 쪽의 구강과 인두의 잔여물)	강한 쪽으로 머리 기울이기	음식덩이가 강한 쪽으로 흘러가게 함
반지인두근 기능장애 (조롱박굴의 잔여물)	머리 돌리기	반지연골을 뒤쪽 인두벽으로부터 멀리 당김으로써 반지인두조임근의 압력을 감소시킴

서 확인된 환자의 생리학적 혹은 해부학적 삼킴장애에 맞는 적합한 자세기법을 선택해야 한다(Logemann, 1993b). 그런 다음 환자에게 그 자세기법을 이용하여 그 전에 흡인이나 심한 잔여물을 보였던 같은 유형의 음식덩이를 삼키게 한다. 이런 방법으로 흡인을 제거하거나 잔여물을 감소시키는 자세의 효과를 검증할 수

있다(Logemann, 1993b).

자세기법은 보통 환자의 삼킴이 회복될 때까지 혹은 구강인두 운동기능을 향상시키기 위한 직접치료(direct therapy) 방법이 효과를 거둘 때까지 일시적으로 사용된다. 간혹 심한 신경학적 혹은 구조적 손상이 있는 환자는 흡인을 제거하고 삼킴의 효율성을 촉진시키기 위해 자세기법을 영구적으로 사용해야 한다.

(1) 턱 내리기

턱 내리기(chin-down posture)는 턱을 목으로 당기는 자세다. 이 자세는 앞쪽 인두벽을 뒤쪽으로 민다(Welch et al., 1993). 턱 내리기를 통해 혀의 기저부와 후두덮개(epiglottis)는 뒤쪽 인두벽(posterior pharyngeal wall)에 가깝게 밀리게 된다. 기도 입구(즉, 후두덮개의 아래 부분과 호미연골arytenoids cartilage 사이의 공간)는 좁아진다. 많은 환자에게서 후두계곡(valleculae)의 공간 또한 넓어진다. 따라서 턱 내리기 자세는 인두삼킴 유발이 지연되었거나 혀의 기저부의 뒤쪽 당김(retraction)이 감소되었거나 그리고/또는 기도입구의 폐쇄가 저하된 환자에게 도움이 된다.

(2) 턱 올리기

턱 올리기(chin-up posture) 자세는 중력을 이용하여 음식을 구강으로부터 흘러내려 오도록 하기 위해 사용된다. 이는 혀의 통제가 감소된 환자에게 도움이 된다. 만일 임상가가 환자가 머리를 뒤로 젖혔을 때 기도 보호가 되지 않을 것이 염려된다면, 환자에게 자발적으로 삼키기 전에 그리고 삼키는 동안 성대를 닫게 하는 삼킴 책략인 성문위삼킴을 사용하도록 할 수 있다. 이 방법에 대한 자세한 내용은 뒤에 소개된다.

(3) 머리 돌리기

머리 돌리기(head rotation)를 할 때는 손상이 있는 쪽으로 머리를 돌리면 인두가 비틀리고 손상이 있는 쪽의 인두를 막아서 음식이 좀 더 정상적인 쪽으로 내려가게 된다(Logemann, Kahrilas, Kobara, & Vakil, 1989). 이 자세는 한쪽 인두벽의 손상이나 한쪽 성대의 약화를 보일 때 사용된다. 후자의 경우, 머리 돌리기는 손상된 쪽의 성대를 중앙으로 밀어서 성대의 폐쇄를 향상시킨다.

(4) 턱 내리고 머리 돌리기

일부 환자의 경우, 턱 내리기와 머리 돌리기(chin down and head rotation)의 결합은 최상의 기도 보호 방법이 될 수 있다.

(5) 머리 기울이기

머리 기울이기(head tilt)는 환자가 한쪽 구강과 한쪽 인두의 손상을 동시에 함께 갖고 있을 때 사용한다. 머리는 항상 더 좋은 쪽이나 강한 쪽으로 기울이게 하여 중력을 이용해 음식이 더 강한 쪽으로 흘러내려 가도록 해서 더욱 잘 통제되도록 한다.

(6) 바닥에 눕기

바닥에 눕기(lying down)의 경우 만일 환자가 양측 인두벽의 수축이 저하되었거나 후두상승이 저하된 결과 인두에 남은 잔여물이 삼킨 후 흡인이 된다면 바닥에 눕는 자세가 흡인을 제거하는 데 효과적일 수 있다(Drake et al., 1997; Rasley et al., 1993). 바닥에 누움으로써 음식 잔여물에 대한 중력의 효과가 달라질 것이다. 앉아 있을 때는 중력이 음식 잔여물을 기도 아래로 떨어지게 한다. 누웠을 때는 중력이 음식덩이를 인두벽에 붙어 있도록 한다. 환자에게 누워서 먹도록 권고하기 전에 방사선촬영 검사에서 환자가 빨대로 마시는 것을 관찰하여, 빨대로 마실 때 들숨을 이용하여 들이마시지 않고 구강에서 흡입을 하는 방법으로 빨대를 사용할 수 있는지를 반드시 확인하여야 한다. 누웠을 때는 빨대로 마시는 것이 액체를 효과적으로 먹을 수 있는 유일한 방법이기 때문이다. 삼키기는 양호하나 인두에 잔여물이 축적되는 환자는 이 자세를 사용하기에 좋은 대상이 아니다. 또한 위식도역류(gastroesophageal reflux)가 있는 환자는 역류를 방지하기로 해야 하지만 흡인도 제거해야 하므로 눕게 한 다음 상체를 15도에서 30도 정도 위로 올리는 것이 필요할 것이다. 이런 모든 문제점은 환자에게 누워서 먹으라고 권고하기 전에 방사선촬영 검사의 일부로서 관찰해야 한다. 누워서 먹을 때 식사의 마지막 부분에서 환자는 일어나 앉기 전에 남아 있는 모든 잔여물을 제거하기 위해 기침을 해야 한다.

자세기법이 성공적이어서 환자가 이를 이용하여 먹을 수 있을 때, 환자에게 삼킴치료를 부가적으로 시행할 수도 있고 그렇지 않을 수도 있다. 환자에게 3~4주 후에 다시 방문하도록 하고, 그 자세를 이용하여 먹는 것 자체가 주된 훈련이 되기도 한다. 왜냐하면 삼키는 것은 말하는 것에 비해 더 강한 근육의 수축과 더 강한 압력을 생성하기 때문이며, 종종 안전하고 효과적이기만 하다면 삼킴을 위한 가장 좋은 훈련은 삼킴이라는 결론에 도달하게 된다(McCulloch, Perlman, Palmer, & Van Daele, 1996; Perlman, Luschei, & DuMond, 1989). 따라서 환자가 반드시 다른 훈련을 하지 않는다고 할지라도 음식을 삼키는 메커니즘을 사용하는 것은 사실상 최선의 근육 활동을 하게 되는 것일 수 있다. 환자가 재평가를 위해 몇 주 후에 다시 왔을 때, 임상가는 그 시점에서의 회복에 대한 평가를 위해 환자가 정상적으로 앉아서 먹는 자세에서부터 재평가를 시작해야 한다. 만일 환자가 아직도 심한 삼킴장애를 보이면, 그 다음에는 선택한 자세에서 다시 평가해야 한다. 일반적으로 자세를 이용하기 시작한 후 1~2주 안에, 환자는 자세기법을 이용하지 않고 구강식사를 할 수 있게 된다. 그러나 일부 환자는 회복되지 않으며, 자세기법을 영구적으로 사용해야 한다.

환자와 가족에게 이 자세기법은 매우 사용하기 쉬워질 것이라는 것과, 재평가를 하기 전에 환자의 삼킴이 향상되었다고 믿고 이 자세를 이용하는 것을 중지하고 싶어질 수 있다는 것을 반드시 미리 알려 두어야 한다. 만일 그런 경우에는, 환자가 자세 기법이 계속 필요할지도 모르는 상황에서 그것을 중지하기보다는 반드시 임상가에게 전화를 해서 재평가를 앞당기도록 해야 한다.

2) 구강감각을 향상시키는 기법

삼키기 전에 구강감각에 대한 인식을 향상시키기 위한 기법은 일반적으로 삼킴 실행증(swallow apraxia), 음식에 대한 촉각실인증(tactile agnosia), 구강삼킴 시작의 지연, 구강감각 저하 혹은 인두삼킴의 유발이 지연된 환자에게 사용된다 (Logemann, 1993b).

어떤 점에서는 삼킴 전 감각입력을 강화시키는 방법은 보상기법과 치료기법에 모두 해당된다. 이것이 보호자의 통제하에 있고 삼킴의 운동조절을 변화시키지 않는다는 점에서는 보상기법이지만, 구강시작시간과 인두지연시간을 모두 감소시킴으로써 삼킴의 시기를 변화시킨다는 점에서는 치료기법으로 볼 수 있다. 이런 방법은 모두 환자가 삼키기를 시도하기 전에 예비적으로 감각 자극을 주는데, 이에 대한 가정은 중추신경계를 각성시킴으로써 삼킴중추의 역치(threshold)를 낮춘다는 것이다(Fujiu, Toleikis, Logemann, & Larson, 1994). 감각강화기법에는 ① 입 안에 음식을 넣을 때 숟가락을 혀에 대는 압력을 증가시키는 것, ② 신맛이 나는 음식덩이를 제공하는 것(50% 레몬주스, 50% 바륨), ③ 찬 음식덩이를 제공하는 것, ④ 씹기를 필요로 하는 음식을 제공하는 것, ⑤ 많은 양의 음식덩이(3ml 이상)를 제공하는 것, ⑥ 온도-촉각자극법(thermal-tactile stimulation)이 포함된다 (Helfrich-Miller, Rector, & Straka, 1986; Sazarus, Logemann, Rademaker, et al., 1993; Lazzara, Lazarus, & Logemann, 1986; Logemann, Pauloski, et al., 1995; Tippett, Palmer, & Linden, 1987; Ylvisaker & Logemann, 1986).

삼킴실행증이 있는 일부 환자의 경우 숟가락의 누르는 압력, 양, 맛, 온도 특성을 증가시킨 음식덩이를 제공하는 것 혹은 온도-촉각자극법과 같은 구강감각에 예비적인 자극을 증가시키는 것을 통해서 삼킴의 구강시작 그리고 구강통과가 촉진될 수 있다. 음식덩이의 맛, 온도, 양 그리고 점도와 같은 감각입력을 강화시키는 이와 같은 기법은 일부 환자에게는 인두지연시간도 감소시키는 결과를 가져올 수도 있다(Lazzara et al., 1986).

임상가는 앞서 설명한 바와 같이 병상 평가에서 천이나 다양한 맛이 나는 음료를 이용하여 음식덩이의 맛, 온도 그리고 감촉에 대한 환자의 구강반응을 검사할 것이다.

온도-촉각자극법과 흡입-삼킴(suck-swallow)은 인두삼킴의 유발을 향상시키기 위해 가장 일반적으로 사용되는 방법이다. 온도-촉각자극법은 음식덩이를 주기 전에 그리고 환자가 삼킴을 시도하기 전에, 00사이즈 후두경(얼음 조각 속에 몇 초 정도 담가 두었던 것)으로 앞쪽구개활(anterior faucial arch)을 위아래로 4~5회씩 세게 문지르는 것이다. 이 기법은 구강자각을 높이고 대뇌와 뇌간으로의 감각자극을 일깨워 환자가 삼킴의 구강단계를 시작할 때 인두삼킴이 좀 더 빨리 유발될 수 있도록 하기 위해 고안된 것이다. 이 기법은 자극 후에 인두삼킴의 유발이 더 빨리 촉진되고 그 후로 얼마간의 삼킴 지연을 줄이는 것으로 나타났다(Lazzara et al., 1986).

입을 다문 상태에서 수직의 강화된 혀-아래턱 흡입 동작을 이용하는 과장된 흡입-삼킴은 인두삼킴의 유발을 촉진시킨다. 이 기법은 또한 침을 구강의 뒤로 끌어 모으는 데, 이는 침의 조절이 잘 되지 않는 환자에게 도움이 된다.

구강감각 입력을 증가시키는 감각강화 방법의 효과를 측정하는 데는 ① 삼키라는 지시에서부터 삼킴의 구강단계가 시작되기까지의 시간, ② 구강통과시간(oral transit time), ③ 인두지연시간(pharyngeal delay time)이 포함된다(Logemann, 1993b). 이런 것은 병상에서 대략적으로 관찰할 수 있기도 하고 손가락을 턱밑 부분(submendibular area)과 목의 앞쪽에 가볍게 대서 근사치를 구하거나 비디오투시조영 검사(videofluoroscopy)를 통해 측정할 수 있다.

일부 환자의 경우는 인두지연시간은 비디오내시경(videoendoscopy)으로 측정할 수 있다. 그러나 만일 환자가 구강의 이상으로 음식덩이의 미숙유출(premature spillage)을 보인다면, 비디오내시경 검사에서는 삼킴의 구강단계를 볼 수 없기 때문에 비디오투시조영 검사와 같이 정확하게 인두지연시간의 시작과 미숙유출을 구분할 수가 없다.

3) 음식의 양과 속도 변경

어떤 환자는 특정 양의 음식물을 삼킬 때 인두삼킴이 가장 빠르게 일어난다. 인두삼킴의 유발이 지연된 일부 환자의 경우, 많은 양의 음식덩이가 유발을 촉진시킬 수 있다. 인두삼킴이 약화된 환자는 음식덩이마다 두세 번씩 삼켜야 하고, 너무 많은 양의 음식을 너무 빠른 속도로 먹으면 인두에 음식물이 많이 누적되어 흡인을 초래할 수 있다. 이런 환자는 단순히 적은 양의 음식물을 천천히 먹는 것으로 흡인의 위험을 제거할 수 있다.

4) 음식의 농도(식이) 변경

일반적으로 식이에서 어떤 농도의 음식물을 금하는 것은 가장 마지막에 검사해야 할 보상 책략이다(Logemann, 1993b). 식이에서 가령 물 농도와 같은 특정 농도의 음식을 제외시키는 것은 환자에게 어려운 문제일 수 있다. 이는 운동장애로 인해서 자세를 일정하게 유지하기 어렵거나, 지시에 따르기나 삼킴기법을 사용하는 것이 힘들거나, 혹은 구강감각 기법을 적용하는 것이 적절하지 않은 경우 등 다른 보상 혹은 치료기법이 효과적이지 않았을 때만 사용되어야 한다. 제5장의 〈표 5-3〉에는 각 삼킴장애에 있어서 제한되어야 하는 농도와 가장 삼키기 쉬운 농도의 음식들이 제시되어 있다. 하지만 일률적으로 같은 점도(viscosity)의 범주 혹은 각기 다른 점도의 범주로 분류해 놓은 음식의 목록은 없다. 삼킴치료전문가는 각 범주에 맞게 준비되는 특정 음식에 대한 결정을 반드시 그 기관의 영양사와 함께 결정해야 한다(〈표 6-2〉 참조).

〈표 6-2〉 음식덩이 농도와 이것이 가장 적합한 삼킴의 문제

음식의 농도	이 음식이 가장 적합한 장애
묽은 액체	구강 부분의 혀의 기능장애[a] 혀의 기저부의 뒤쪽 당김 저하 인두벽 수축의 저하 후두상승의 저하 반지인두근 열림의 저하
진한 액체	구강 부분의 혀의 기능장애[a] 인두삼킴의 지연[b]
진한 액체를 포함한 퓌레와 된 음식	인두삼킴의 지연 후두입구 폐쇄의 저하 전체적인 후두폐쇄 저하

주: a-묽은 액체는 입안에서부터 퍼지고 흩어져 인두와 열려 있는 후두로 들어가기 쉽기 때문에, 구강 부분의 혀에 기능장애가 있는 환자는 초기에는 진한 액체를 다루기가 더 쉬울 것이다. 만일 환자의 인두삼킴(pharyngeal swallow)의 유발이 정상적이고 자발적으로 기도를 보호할 수 있다면, 묽은 액체가 더 쉬울 것이다. 환자는 많은 양의 액체를 마실 때, 쏟아붓고 삼키기 방법(dump and swallow technique)을 사용할 수 있을 것이다.

b-환자에 따라 농도가 된 정도는 각기 다를 것이다. 어떤 환자는 흡인을 방지하기 위해 퓌레(puree) 정도의 점도를 필요로 하는 반면, 다른 환자는 넥타나 꿀 농도의 액체에서도 흡인되지 않는다. 각 환자에게 어떤 농도가 적합한지를 결정하기 위해, 수정된 바륨삼킴 검사 동안 이런 점도를 모두 제공해 봐야 한다.

5) 구강 내 보철

구강 내 보철(prosthetics)은 구강 부분의 혀 조직에 심한 손실(25% 이상)이나 혀 운동장애가 있는 구강암 환자나 양측 혀밑 신경마비(hypoglossal paralysis)를 보이는 신경학적 환자, 그리고 양쪽 그룹의 연인두손상(velopharyngeal deficit)을 보이는 환자의 삼킴을 향상시키기 위한 중요한 보상적 방법이 될 수 있다.

구개올림보철(palatal lift prosthesis)은 입천장이 마비된 환자의 여린입천장을 상승된(닫힌) 위치로 올린다. 구개닫개(palatal obturator)는 여린입천장에 큰 절제술을 받은 구강암 환자에게 사용될 수 있다. 구개확대술(palatal augmentation) 혹은

재건보형술(reshaping prosthesis)은 심한 혀 절제술 환자나 양측 혀 마비 환자에게 매우 효과적일 수 있다(J. W. Davis, Lazarus, Logemann, & Hurst, 1987; Logemann, Kahrilas, Hurst, et al., 1989). 구개재건보형술(palatal reshaping prosthesis)은 굳은입천장과 혀의 상호작용이 가능하도록 수술 후에 환자의 혀가 닿지 않는 굳은입천장의 부분을 메우고 굳은입천장의 모양을 다시 만들어서 환자가 음식덩이를 더 효과적으로 통제하고 넘길 수 있도록 한다([그림 6-3] 참조). 혀의 부분절제술 후에 보철을 하고 나서 환자는 종종 혀가 '입 안에 다시 맞는 것'처럼 느껴진다는 표현을 한다. 보철이 없으면 환자는 넓은 구강과 매우 작은 혀로 씹기 혹은 삼키기 위

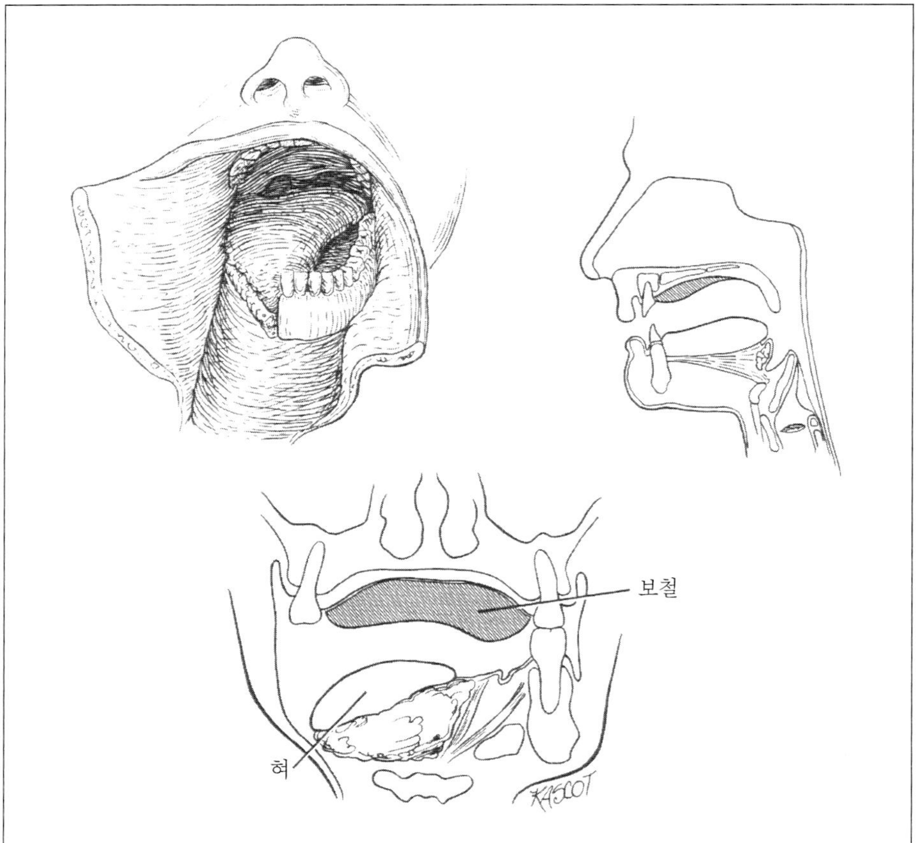

[그림 6-3] 구강암 수술을 받은 환자를 위한 구개낮춤/구개확대 보철의 그림.

해 입 안에서 음식을 조절할 수가 없다.

이런 구강 내 보철은 보통 삼킴치료전문가와 턱얼굴 보형전문가가 협력하여 제작한다. 제작은 수술 후 초기 4~6주 안에 이루어져야 삼키기 위해 환자가 발달시키게 되는 그리고 보철을 받았을 때 제거해야 하는 나쁜 습관을 막을 수 있다.

4. 범주에 따른 치료방법

치료방법은 보상 책략과 대조적으로 삼킴 생리를 변화시키기 위해, 즉 증상을 제거하기 위해 고안된 것이다. 치료방법은 일반적으로 구강과 인두 구조의 움직임의 범위를 향상시키거나, 삼키기 전에 감각 입력을 증대시키거나 또는 삼킴 동안 선택적인 구강인두 운동의 시간과 협응을 수의적으로 조절할 수 있도록 고안되었다(Logemann, 1983). 치료방법은 항상 그런 것은 아니지만 일반적으로는 환자에게 지시에 따르도록 하고 최선의 효과를 얻기 위해서는 독립적으로 연습을 하도록 한다. 여기서는 치료방법을 범주에 따라 설명하고자 한다. 이 장의 후반부에서는 특정 삼킴장애에 따른 치료방법이 논의될 것이다.

1) 직접 대 간접 치료

이 장의 첫 번째 단락에서 언급되었던 바와 같이 식사하는 데 문제가 있는 환자의 치료에 대한 중요한 결정 중의 하나는 삼킴에 대해 직접적인 중재를 할 것인지—즉, 입 안에 음식을 넣고 삼키는 동안 적절한 행동과 운동조절을 강화할 것인지—아니면 정상적인 삼킴에 필수적인 신경운동 조절을 향상시키는 훈련을 하거나 환자 자신의 침으로만 삼키는 연습을 하는 방법으로 삼킴에 대해 간접적으로 접근할 것인지다. 일반적으로 이런 결정은 방사선촬영 검사에서 얻는 흡인에 대한 정보에 기초하여 이루어진다. 여기서 설명되는 모든 치료방법은 직접 혹은 간접적으로 시행될 수 있다.

간접 치료는 음식이 없이 실시되는 훈련 프로그램이나 침 삼키기를 의미한다. 간접치료는 모든 음식의 점도와 양에서 흡인을 보여서 어떤 구강식사라도 안전하지 못한 환자에게 사용된다(Logemann, 1983; Neumann, 1993). 삼킴기법(swallowing maneuvers)도 환자의 침만으로 연습할 수 있다. 전형적으로는 환자의 담당의사에게 흡인에 대한 정보가 제공되고 담당의사는 환자가 명시된 양의 흡인에 대해 내성이 있을지의 여부를 결정해야만 한다. 만일 환자가 삼킨 각 음식덩이의 10% 이상이 흡인된다면 그리고 그때 적용된 치료적 기법으로 이런 흡인을 감소시킬 수 없었다면, 일반적으로 그 환자에게는 음식을 가지고 직접적으로 삼킴을 훈련하는 것보다는 삼킴에 필요한 근육조절을 향상시키는 것에 중점을 둔 치료를 하는 것이 환자의 기능을 개선하는 데 더욱 도움이 될 것이다(Griffin, 1974). 삼킴 훈련(regimen) 동안 음식이 기도로 들어가는 것을 방지하지 못하고 계속적으로 흡인이 되는 상황에 환자를 두는 것은 아무런 도움이 되지 않는다.

방사선촬영 검사만이 이런 결정을 내리는 데 필요한 자료를 제공해 줄 수 있다. 흡인은 방사선촬영 검사에서 때로는 비디오내시경 검사에서 명확하게 관찰할 수 있다. 방사선촬영 검사의 자료가 주는 이점 없이 삼킴을 다루게 되는 임상가는 삼킴 생리와 관련된 많은 치료의 결정에서 오류를 범할 수 있다.

직접 치료는 환자에게 음식이나 액체를 주고 특정 지시에 따라 그것을 삼키도록 하는 것이다. 일부의 경우, 이런 훈련은 단지 머리나 몸을 특정한 위치로 자리 잡는 것을 의미하며 그것으로 흡인이 방지된다. 다른 경우에서는 지시 순서가 7단계까지 되기도 하며, 환자의 삼킴을 어느 정도 밖에는 향상시키지 못할 수도 있다. 어떤 경우든 환자에게 수행해야 할 적절한 단계를 설명하는 지시 내용을 반드시 써 주어야 한다. 이런 방법의 근거를 반드시 환자와 함께 이야기해야 하고, 환자는 음식이나 액체를 삼키기 전에 충분한 시간을 두고 마른삼킴(dry swallow)으로 이 지시 순서에 따라 연습해야만 한다(Buckley et al., 1976; Griffin, 1974).

삼킴훈련을 위해 음식이나 액체를 제공할 때, 반드시 적은 양씩 주어야 한다

(Buckley et al., 1976). 삼키게 될 양을 환자에게 직접 보여 주고 그 음식이나 액체가 기도를 막을 수 없다는 것을 재확인시켜야만 한다. 또한 환자에게 기도를 깨끗이 할 필요가 있을 때면 언제든지 기침을 하도록 권장한다. 환자가 기침은 올바르게 삼키지 못한 증세이므로 참아야 한다는 생각이 들게 해서는 절대 안 된다. 대신 기침은 필요한 것이라고 반드시 긍정적인 강화를 주어야 한다(Dobie, 1978).

2) 치료기법의 유형

이 장의 첫 단락에서 소개된 바와 같이 삼킴장애 환자의 치료에 대한 또 다른 결정은 사용해야 할 치료의 유형과 제공해야 하는 특정 훈련을 선택하는 것이다. 이 단락에서는 현재 제안된 치료 방법의 유형을 소개한다. 여기에는 구강운동조절(oral motor control)과 운동범위 훈련(range-of-motion exercises), 감각 입력을 강하게 하는 방법, 그리고 삼킴기법이 포함된다. 그리고 다양한 삼킴장애를 위한 특정 치료 권고사항이 소개된다. 논의되는 훈련은 처방이나 혹은 유일한 방법이라는 의미는 아니다. 그보다는 각각의 장애를 보이는 많은 환자에게 삼킴을 향상시킨 것으로 알려진 방법이다.

(1) 구강조절 그리고 구강과 인두의 운동범위 훈련

운동범위 훈련은 입술, 턱, 구강 부분의 혀, 혀의 기저부, 후두 그리고 성대(폐쇄훈련)의 운동범위를 향상시키는 데 사용될 수 있다(Logemann, 1983; Logeamnn, Pauloski, Rademaker, & Colangelo, 1997). 음식덩이 조절과 씹기 훈련은 혀의 미세운동조절(fine motor control)을 향상시키기 위해 사용할 수 있다.

■ 구강운동조절 훈련

가장 흔히 환자는 삼키는 동안 다음과 같은 혀 조절 측면에서 어려움을 보인다. 씹는 동안 혀의 측면 움직임, 혀를 굳은입천장을 향해 올리기, 음식덩이를 응집된 형태로 물고 있기 위해 혀의 양옆을 치조돌기(alveolar ridge) 측면에 밀착시킨 채 혀로 음식덩이를 둘러싸기, 그리고 삼킴의 자발적인 혹은 구강단계의 시작에 혀의 중간선(midline)을 앞쪽-뒤쪽으로 움직이는 것 등이다. 다음에 설명된 훈련은 이런 각각의 목표를 겨냥한 것이다. 모든 경우 훈련방법의 설명은 환자와 가족 혹은 다른 보호자를 위해 반드시 써 주어서 치료전문가 없이도 훈련을 할 수 있도록 해야 한다.

■ 혀 운동범위 훈련

혀를 올리는 것이나 측면으로의 움직임을 포함하여 혀의 운동범위를 증가시키는 훈련은 구강이동(oral transit)을 향상시키게 된다. 환자에게 가능한 한 입을 크게 벌리고 혀를 될 수 있는 대로 높이 앞쪽으로 올린 상태에서 1초간 유지한 후 다시 내리도록 한다. 그런 다음 환자는 혀 뒤를 가능한 한 멀리 올린 상태에서 1초간 유지한 후 다시 내린다. 이 방법은 환자가 혀를 마치 측면 고랑(lateral sulcus)에서 음식을 빼내는 것처럼 구강의 양 측면으로 혀를 될 수 있는 대로 멀리 뻗게 하는 운동, 혀를 입 밖으로 가능한 한 멀리 내밀게 하는 운동, 그리고 다시 최대한 뒤쪽으로 당기는 운동, 각각의 상태에서 1초간 유지하는 것과 함께 지속해야 한다. 후반부에 언급한 운동은 혀의 기저부의 운동범위 훈련이다. 이와 같은 일련의 운동범위 훈련은 한 회기에 5~10회 반복해야 하며, 대략 4~5분이 소요된다. 전체 훈련세트는 하루에 5~10회 반복해야 한다. 운동범위 훈련은 구강암 환자의 말의 명료도(understandability)와 구강인두삼킴(orophayrngeal swallow) 모두의 기능을 향상시키는 결과를 보였다(Logemann et al., 1997).

■ 저항력 훈련

혀를 설압자(tongue blade)나 막대사탕, 막대과자 혹은 임상가의 손가락에 대고 미는 것은 운동범위나 강도를 모두 향상시킨다(Jordan, 1979). 환자에게 혀를 위로 올려 설압자를 밀게 하고, 설압자를 세로로 놓고 옆으로 밀게 하고 또는 설압자를 혀끝에 대고 뒤로 밀면서 혀를 앞으로 내밀게 할 수 있다. 각각의 경우 환자는 설압자에 대고 압력을 1초간 유지해야 한다.

■ 음식덩이 조절 훈련

환자에게 삼키라는 지시 없이 혀로 음식덩이를 조절하는 기능을 향상시키기 위한 많은 훈련을 할 수 있다.

음식의 전반적인 조작 향상 훈련 환자에게 입 안에서 조작할 수 있는 큰 것을 주어야 하는데, 둥글게 만 4″×4″ 크기의 거즈패드나 유연한 감초막대사탕과 같이 한쪽에서 임상가가 조절할 수 있어야 한다. 환자가 거즈나 감초사탕의 한쪽 끝을 혀로 조작하는 동안 임상가는 다른 한쪽 끝을 잡고 있어서 환자가 조절하지 못하여 질식하는 일이 없도록 한다. 처음에는 단순히 환자에게 거즈나 감초사탕을 혀와 입천장 사이에 두고 그것을 한쪽에서 다른 한쪽 옆으로 움직이거나, 앞뒤로 밀도록 한다. 각 동작 후에 반드시 환자에게 성공했는지를 판단하게 하고, 물체가 어디에 있는지 확인하도록 해야 한다. 환자가 거즈나 감초사탕을 전체적으로 움직일 수 있으면, 환자에게 씹는 동안 혀가 음식을 조작하는 것처럼 그것을 구강의 중앙에서 한쪽 치아로, 다시 구강의 중앙으로, 그리고 다시 같은 쪽의 치아로 원을 그리듯 움직이도록 해야 한다. 환자가 어느 정도의 속도(대략 1초에 3번 정도)로 이런 움직임이 가능하게 되면, 임상가가 실로 묶어서 잡고 있는 도넛모양의 사탕으로 그 다음엔 소량의 오렌지 주스나 신맛이 나는 주스에 적신 얇은 거즈로(단 최소한의 흡인을 보일 경우에만 한해서) 같은 움직임을 반복하도록 한다. 음식물을 사용하는 경우는, 맛을 느낄 수 있는 아주 적은 양의 삼킬 수 있는 액체, 그리고 입 안에서 조작할 수 있는 아주 적은 물체(단, 임상가가 조절하는)를 제공한다. 조절능력이 향상되면 환자에게 임상가의 개입 없이 조작해야만 하는 껌을 줄 수 있다(Ford, Grotz, Pomerantz, Bruno, & Flannery, 1974).

응집된 음식덩이를 물고 있는 훈련 음식을 입 안의 한쪽에서 다른 한쪽으로 조절기능을 잃지 않고 움직이는 것에 덧붙여, 환자는 액체와 으깬 음식의 음식덩이를 응집된 형태로 물고 있을 수 있어야 한다. 환자가 응집된 음식덩이를 입 안에 물고 있는 훈련은 환자가 반드시 앞서의 훈련에서 설명한 바와 같이 음식을 전체적으로 입 안에서 조작할 수 있는 능력을 보인 다음에 시작해야 한다. 보통 약 1/3 티스푼 정도의 으깬 음식 농도의 음식덩이로 시작하는 것이 가장 쉽다. 음식덩이를 환자의 혀에 놓고 그것을 놓치거나 흐트러뜨리지 말고 입 안에서 이리저리 움직이도록 한다. 이를 위해서 환자는 혀로 음식덩이를 둘러싸야 한다. 환자가 다 마친 다음에는 음식덩이를 삼키지 말고 뱉어 내게 한 후, 임상가는 환자의 입 안에 잔여물이 남아 있는지 검사한다. 환자가 이 과제에서 성공적이라면 다양한 크기의 으깬 음식의 음식덩이로 같은 절차를 되풀이한다.

그런 다음 물 종류의 음식을 사용할 수 있다. 1/3티스푼의 액체를 환자의 입에 넣고 환자에게 그것을 함께 모은 다음, 놓치거나 삼키지 말고 입 안에서 이리저리 움직이도록 한다. 모두 마친 다음 환자에게 음식을 뱉어 내도록 한다.

■ 음식덩이를 넘기는 훈련

환자가 음식덩이를 뒤로 넘기는 훈련도 필요로 할 수 있다. 이를 위해 4″ 길이의 거즈를 가늘고 둥글게 말아 거즈를 크렌베리 주스나 오렌지 주스에 적셔 사용할 수 있다. 이것을 입에 넣은 다음 환자는 혀를 거즈에 대고 위로 그리고 뒤쪽으로 밀고 그때 거즈에서 나오는 액체를 동시에 뒤로 밀어 넘기도록 한다. 임상가가 거즈의 앞쪽을 잡고 있어서 거즈를 삼키게 되지는 않으며 환자는 혀로 음식을 위로 그리고 뒤쪽으로 미는 연습을 할 수 있다. 약간의 액체가 삼킴을 자극한다. 거즈에 적시는 액체의 양은 환자가 일단 삼킴의 인두 단계로 들어갔을 때 액체를 조절할 수 있는 능력에 따라 달라진다. 환자가 만일 혀의 상하 운동범위가 심하게 저하되어 있다면 4″×4″ 크기의 거즈를 두세 장 겹쳐 말아서 직경을 더 크게 만들어 사용할 수 있다. 둥글게 만 거즈의 한쪽 끝을 소량의 액체에 담가서 이것을 환자의 혀와 굳은입천장 사이의 공간에 채워, 환자가 삼키는 동안 위로 그리고 뒤쪽으로 가는 혀의 압력패턴을 연습할 수 있게 한다. 거즈는 효과적으로 환자가 대고 밀 수 있는 인공 입천장으로서의 역할을 한다. 혀 운동범위가 향상되면 거즈의 두께를 줄일 수 있다.

■ 인두 구조들의 운동범위 훈련

기도 입구 만일 삼키는 동안 후두기능 부전이 자세를 통해, 혹은 환자에게 스스로 성대를 (성문위삼킴, supraglottic swallow) 혹은 기도입구에서 기도를 닫도록 (최대성문위삼킴, super-supraglottic swallow) 교육하는 것을 통해 빨리 해결되지 않는다면, 기도입구 폐쇄를 위한 운동범위 연속훈련을 시작해야만 한다. 환자는 이 연속훈련을 5~10회씩 각각 5분 동안 완수해야 한다. 우선 환자가 앉아서 숨을 들이마시게 한 다음 1초 동안 눌러 참았다가 내쉬게 한다. 환자에게 몇 초 동안 양손으로 의자를 당기거나 밀게 하면서 이 연습을 할 수도 있다. 이 훈련은 혈압이 조절되지 않아서 숨을 눌러 참으면 혈압이 상승되는 문제가 있는 환자에게는 사용해서는 안 된다. 그런 환자에게는 아래에 설명하는 바대로 빠르고 반복적으로 모음을 성문압박 발성(glottal attack)하게 하면 같은 효과를 낼 수 있다.

성대폐쇄 훈련 만일 환자의 성대폐쇄가 어렵다면 다음과 같은 훈련을 해야만 한다. 환자는 (양손보다) 한손으로 의자를 내리누르며 동시에 맑은 음성을 내도록 한다. 이 훈련을 5회 반복한 다음, 환자는 세게 /아/라는 성문압박 발성을 5회씩 각 모음에서 시행한다. 이 두 가지 훈련을 순서대로 3회씩 반복하는 것을 하루에 5~10회 한다. 음성의 질이 맑게 나오는 것을 듣는 것으로 후두의 기능이 향상되는 것을 모니터할 수 있다는 것을 환자에게 자세히 설명해 주어야 한다. 또한 이와 같이 들어올리고, 밀고, 발성하는 훈련은 후두의 근육 활동을 증가시키므로 직접적으로 삼킴에 적용이 되며, 삼키는 동안 후두가 완전히 닫히게 하는 기초가 된다는 설명을 해야 한다. 환자는 이와 같은 일련의 훈련을 약 1주 동안 계속 해야 한다. 이러한 훈련을 지속한지 1주일 후에 재평가를 통해서 삼키는 동안 기도를 잘 보호할 수 있는 후두기능의 충분한 향상이 나타나지 않는다면, 훈련을 바꿔야만 한다. 이는 환자에게 난이도에 따라 체계적인 훈련을 제공하는 것뿐만 아니라 단조로움을 방지하는 것이다.

두 번째 훈련세트는 발성과 동시에 들어 올리거나 미는 것으로, 가령 발성을 지속하는 동안 양손으로 앉아 있는 의자를 위로 당기는 것이다. 환자에게 강한 압박 발성으로 /아/ 라는 발성을 시작하여 맑고 부드러운 음질로 5~10초간 발성을 지속하게 함으로써 반복적인 성문압박 발성훈련의 난이도를 높일 수 있다. 마지막으로 환자에게 '가상의(pseudo)' 성문위삼킴 혹은 최대성문위삼킴을 연습하도록 하는데, 즉 숨을 들이마신 다음 숨을 참고 있다가 가능한 한 세게 기침을 하게 하는 것이다. 이와 같은 방법으로 환자는 최대성문위삼킴의 닫기(adduction)와 뱉어내기(expectoration) 단계의 연습을 하는 것이다. 이와 같은 운동은 환자에게 삼킬 음식을 주지 않은 채로 성문위삼킴 혹은 최대성문위삼킴의 전 과정을 연습하는 것으로 결합될 수 있다. 전체 과정은 이 장의 뒷부분에 설명되어 있는 바와 같이, 숨을 들이마신 다음 숨을 참은 상태에서 삼키고, 남아 있을지도 모르는 잔여물을 뱉어 내기 위해 기침을 하면서 숨을 내쉬는 것이다.

대부분의 경우, 2~3주 내에 이러한 훈련의 효과가 나타날 것이다. 그러나 간혹 환자에 따라서는 적절한 기도보호 능력을 되찾기 위해서 6~8개월을 소요할 수도 있다. 이런 환자는 대부분 광범위한 성문위 후두절제술을 받았거나 다른 광범위한 후두손상환자다.

혀의 기저부 훈련 혀의 기저부 운동범위를 향상시키기 위한 몇 가지 훈련이 있다. 첫 번째 훈련은 환자에게 혀를 될 수 있는 한 구강 안쪽으로, 곧바로 뒤쪽으로 당기도록 하고 그 상태에서 1초간 그대로 있도록 하는 것이다. 두 번째 훈련은 혀의 기저부를 뒤로 당기고 입 안을 헹구는 것처럼 목 울리는 소리를 내는 것이다. 환자는 혀를 뒤로 당기고 가능한 한 세게 입을 헹구는 흉내를 낸 다음 원위치로 돌아온다. 셋째 훈련은 하품을 하는 흉내를 내는 것인데, 이것 또한 혀를 뒤로 당기는 것이다. 임상가는 수정된 바륨삼킴(modified barium swallow) 검사 동안 환자에게 이 세 가지를 모두 해 보도록 하여 세 가지 훈련 중에서 어느 것이 혀의 기저부를 가장 많이 수축하게 하는지 결정할 수 있다. 저자의 경험으로는 입 헹구기 훈련이 혀의 기저부 수축에 가장 효과적이다. 삼킴기법(swallow maneuvers) 부분의 후반부에 설명되어 있는 바와 같이, 노력삼킴(effortful swallow) 또한 혀의 기저부의 수축을 향상시킨다. 숨을 강하게 몇 초 동안 참은 상태에서 유지하고 내쉬는 최대성문위삼킴의 초반부가 그런 것처럼 성문위 후두절제술 환자의 경우, 최대성문위삼킴 또한 혀의 기저부를 뒤로 당긴다.

후두상승 훈련—가성발성 훈련 가성발성 훈련은 환자에게 날카로운 소리로 음의 높이를 가능한 한 높게 미끄러져 올라가도록 하는 것이다. 환자가 가장 높은 소리에 도달했을 때, 환자는 있는 힘껏 몇 초 동안 그 높이를 유지해야만 한다. 가성발성 동안 후두는 거의 삼킬 때만큼 상승한다. 이 과정에서 환자는 후두상승을 돕기 위해 손을 대고 가볍게 후두를 올릴 수도 있다. 이러한 손을 이용한 보조는 삼키는 동안에는 해서는 안 되는데, 실제로 손이 삼키는 데 방해가 될 수 있기 때문이다.

(2) 감각-운동통합 방법: 삼키기 전에 감각 자각 높이기

또 다른 치료책략 세트는 환자가 삼키려고 하기 전에 구강감각 자극을 증가시키는 것이다. 이런 기법은 보상으로 간주될 수도 있고 혹은 치료법이 될 수도 있다. 어떤 경우, 이 방법은 보상법으로 보호자나 환자에 의해 유지 프로그램(maintenance program)의 일부로 사용되어야 할 필요가 있는데, 이는 운동신경질환(motor neuron disease), 알츠하이머병 그리고 다른 퇴행성 질환 환자의 경우 그러하다. 뇌졸중, 머리손상, 두경부암 치료, 기타 회복이 기대되는 환자의 경우 이 방법은 치료적이며, 구강삼킴의 시작과 인두삼킴의 유발을 향상시키고 이를 유지하기 위해 고안되었다.

일반적으로 여기에 속하는 책략세트는 실행증이나 혹은 인두삼킴 유발의 지연 때문에 입안의 음식에 대한 자각이 저하되었거나 구강이동이 매우 늦은 환자에게 적합하다. 이 장에서 설명된 바와 같이, 감각자극의 향상은 여러 가지 형태가 있을 수 있는데 ① 입 안에 음식을 넣을 때 숟가락으로 혀를 누르는 압력을 증가시키는 것, ② 찬 음식, 촉감이 있는 음식(가령, 쌀로 만든 푸딩) 혹은 맛이 강한 음식과 같이 감각 특성을 증가시킨 음식을 제공하는 것, ③ 씹어야 하는 음식을 주어서 씹는 것을 통해 사전구강자극을 하는 것, ④ 삼키기 전에 앞쪽 구개활(anterior faucial arch)에 온도-촉각자극을 하는 것, ⑤ 음식덩이의 크기를 증가시키는 것이다. 이런 기법은 단독으로 혹은 결합된 형태로 사용되는데, 특히 감각운동 통합이 이루어지는 부분(즉, 구강단계의 시작과 속도) 그리고 인두삼킴의 유발에서 그러하다.

어떤 환자의 경우에는 음식물을 먹으려고 팔과 손이 움직이는 동작과 함께 삼킴의 감각운동 활동이 시작된다. 이런 환자는 원하는 음식이 담긴 숟가락을 주고 스스로 음식을 입에 넣게 하면 가장 좋은 결과를 보인다. 이와 같은 환자는 다른 사람이 입에 음식을 넣어 주면 구강 부분의 혀의 움직임이나 다른 반응을 보이지 않을 수도 있지만, 스스로 입에 음식을 넣으면 삼킴의 구강단계에 있어서 혀 움직임의 정상적인 시작과 속도를 보인다. 스스로 먹기 위해 팔이나 손을 사용하는 것이 불가능한 환자들은 보호자가 음식을 입에 넣어 줄 때, 환자의 손을 입 근처로 함께 움직여 줄 수도 있다. 이와 같이 하면 무엇인가 입으로 들어오고 있다는 것에 대한 대뇌와 뇌줄기의 경계를 일깨워 환자에게 추가적인 사전 감각입력을 제공할 수 있을 것이다. 감각입력을 증가시키는 기법은 많은 부분 보호자의 조절하에 있으므로 환자를 지치게 하지 않고 다양한 환자에게 비교적 쉽게 시행할 수 있다.

온도-촉각자극법(thermal-tactile stimulation)은 삼킴평가에서 인두삼킴의 유발이 지연된 것으로 확인된 환자에게 인두삼킴의 유발 속도를 향상시키기 위해 고안된 것이다(Lazazara et al., 1986; Rosenbek, Roecker, Wood, & Robbins, 1996). 온도-촉각자극법은 방사선촬영 검사에서 최소한 두 번의 연속 삼킴에서 인두삼킴의 유발이 지연된 것으로 확인되었을 때에만 시행되어야 한다. 뇌혈관사고와 같이 신경학적 손상을 보이는 일부 환자는 먹을 때 '준비' 기간을 보이며, 따라서 첫 번째 삼킴에서 인두삼킴이 가장 지연되고 두번째 삼킴에서는 어느 정도 향상될 수도 있다. 따라서 두 번째 삼킴이 첫 번째 삼킴보다 환자의 평상시의 기능패턴을 더 잘 보여 준다고 할 수 있다.

온도-촉각자극법을 시행하는 방법은 환자에게 입을 벌리게 한 다음 임상가는 차가운 00사이즈 후두경을 앞쪽 구개활(anterior faucial arch)의 기저부에 댄다([그림 6-4] 참조). 후두경의 뒷부분을 앞쪽 구개활에 완전히 밀착시킨 상태에서 위 아래로 5회 문지른다. 만일 양쪽의 감각이 비슷한 정도라면 이 자극을 구강의 반대편에도 똑같이 한다. 구강 수술이나 외상 환자와 같이 구강의 한쪽에만 손상이 있는 환자의 경우에는, 항상 구강의 정상인 쪽에 자극을 준다. 만일 환자가 교합반

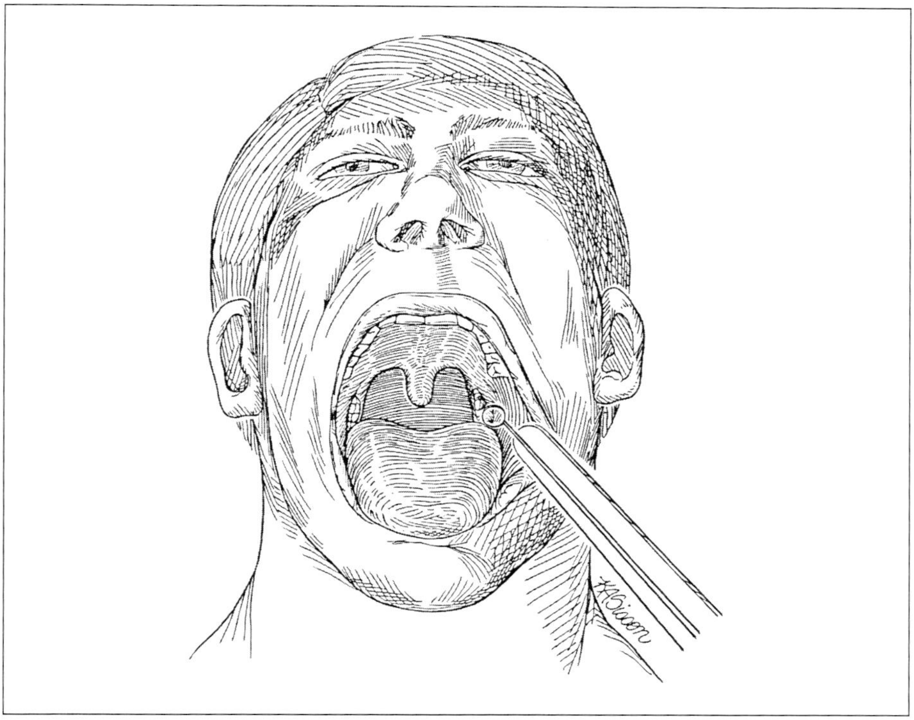

[그림 6-4] 00사이즈 후두경을 앞쪽 구개활에 갖다 댄 것을 보여 주는 구강의 앞면 그림. 임상가가 앞쪽 구개활과 맨 뒤 어금니 바로 뒤에 있는 어금니 뒤 삼각 영역 사이를 구분하는 것이 중요하다.

사가 있어서 후두경을 깨물 수도 있다면, 테플론(Teflon™)으로 손잡이와 거울 부분을 코팅하여 환자가 다치는 것을 방지할 수 있으며 금속으로 된 후두경의 뒷부분은 코팅을 하지 않은 채로 남겨 두어 자극에 사용한다(K. R. Helfrich-Miller, 개인적인 토의, 1984). 자극을 마치고 환자에게 즉시 작은 양의 차가운 액체 바륨을 주고 삼키도록 한다. Lazzara 등(1986)의 연구에 따르면 방사선촬영 검사에서 인두삼킴 유발의 지연이 있는 것으로 확인된 환자의 95%가 온도-촉각자극 후에 인두삼킴의 유발 속도가 향상되었다. 이 1986년 연구는 기능적 삼킴의 회복에 대한 온도-촉각자극법의 역할에 초점이 맞추어진 것은 아니나 이 방법의 즉각적인 효과를 입증하였다.

만일 방사선촬영 검사 동안 이 방법을 도입하였다면, 임상가는 온도-촉각자극법의 즉각적인 효과의 예를 비디오테이프에 담아 환자의 가족과 다른 보호자, 담당의사, 그리고 다른 의료 전문가에게 이 방법의 근거를 교육하는 데 사용할 수 있다. 온도-촉각자극법에서, 자극을 하는 순간에는 인두삼킴을 유발시키지 않는다는 것에 주목하는 것이 중요하다. 그보다 자극법의 목적은 중추신경계에서 삼킴에 대한 민감도를 높이는 것이고, 중추신경계를 각성시켜서 환자가 스스로 삼키려고 할 때 인두삼킴이 좀 더 빨리 유발되도록 하는 것이다(Fujiu et al., 1994; Logemann, 1983).

담당의사가 구강식사를 금지한 환자의 경우, 임상가는 환자에게 액체를 주지 않고 자극 후에 침을 삼키도록 할 수 있다. 환자가 지시에 따르지 못한다고 할지라도 자극은 '근질거리는' 느낌을 주고 환자가 삼키고 싶어지게 한다. 그런 다음 임상가는 손가락을 쭉 펴서 환자의 목에 가볍게 대는데, 제5장에서 논의한 바와 같이 둘째 손가락을 아래턱 끝의 연조직(soft tissue)에 대고, 셋째 손가락은 목뿔뼈(hyoid born)에, 넷째와 다섯째 손가락은 각각 방패연골(thyroid cartilage)과 반지연골(cricoid cartilage)에 대고 삼킴의 메커니즘을 주의 깊게 관찰해야 한다. 아래턱 끝의 연조직에 대고 있는 둘째 손가락과 목뿔뼈의 셋째 손가락으로 음식덩이를 뒤로 밀기 시작하는 혀 운동의 시작(구강통과시간의 시작 시점임)을 감지할 수 있다. 인두삼킴이 시작되면, 후두가 상승하고 목뿔뼈는 위쪽 그리고 뒤쪽으로 움직인다. 인두삼킴의 유발은 삼킴의 구강단계가 끝났다는 지표다. 따라서 혀 움직임의 시작과 인두삼킴이 유발되었다는 것을 가리키는 후두상승 사이의 시간 간격으로 구강통과시간과 인두지연시간을 측정할 수 있다. 만일 구강통과와 지연을 합한 것이 2초 이상 된다면 그것은 비정상이다.

만일 환자가 적은 양의 음식에 양호한 반응을 보이면 임상가는 이어서 약간의 액체를 주고 환자에게 삼키도록 할 수 있다. 앞쪽 구개활에 후두경을 대고 위아래 수직으로 문지른 후에 피펫(pipette)에, 혹은 빨대를 이용하여 약 1/4inch의 얼음물을 채운다. 그런 다음 피펫의 액체가 채워진 쪽의 끝을 후두경으로 자극을 한 부위인 앞쪽 구개활에 놓는다. 그런 다음 임상가는 액체를 흘러나오게 하면서 '지금이요.' 라고 지시를 할 때 환자가 삼키도록 한다. 추가적인 자극을 위해 얼음물보다는 차가운 진저에일 같은 음료수나 다른 탄산음료를 사용할 수 있다. 삼킨 후에 입으로 뱉어 내거나 기관절개(tracheostomy) 부분을 통해서 삼킨 액체가 조금이라도 발견되는지 확인하기 위해 액체에 염료를 넣을 수도 있다.

심한 손상을 보이는 환자의 경우 자극의 초기에는 (액체를 주건 안주건) 삼키려는 시도를 해도 인두삼킴이 유발되지 않는 것 같다. 그런 환자의 경우는 매일 3~4회 각 5~10분씩 반복적으로 몇 주에서 한달 정도 자극을 하는 것이 필요할 것이다.

일단 인두삼킴이 유발되기 시작하면, ① 환자에게 한 번에 삼키기 위해 제공하는 음식의 양을 아주 조금씩 증가시키고(아직 피펫을 구개활의 기저부에 두고), ② 구개활에 두는 음식의 농도를 변화시키는 것(짙은 농도로)으로 치료를 확대해 간다. 이와 같은 환자의 치료는 종종 진전이 느리고, 다시 구강식사(oral feeding)를 하기까지 간혹 몇 개월이 걸리기도 한다. 그동안 이런 환자는 비구강식사로 영양을 공급해야 한다. 가령 뇌성마비나 발달장애, 심한 머리손상 환자와 같이 증세가 심한 일부 유형의 환자는 이 방법이 식사관리 프로그램의 일부로 시행되어야 할 필요가 있다는 것이 제시되어 있다(Helfrich-Miller et al., 1986).

(3) 삼킴기법

삼킴기법은 인두삼킴의 특정한 생리학적 측면을 자발적으로 조절할 수 있도록 하기 위해 고안되었다. 현재까지 네 가지 삼킴기법이 개발되었다.

1. **성문위삼킴**(supraglottic swallow): 삼키기 전에 그리고 삼키는 동안 진성대 수준에서 기도를 닫기 위해 고안됨(Logemann, 1983, 1993b; Martin, Logemann, Shaker, & Dodds, 1993).
2. **최대성문위삼킴**(super-supraglottic swallow): 삼키기 전에 그리고 삼키는 동안 기도 입구를 닫기 위해 고안됨(Logemann, 1993a, 1993b; Martin et al., 1993; Ohmae, Logemann, Kaiser, Hanson, & Kahrilas, 1996).
3. **노력삼킴**(effortful swallow): 인두삼킴 동안 혀의 기저부의 뒤쪽 운동을 증가시켜 후두계곡으로부터 음식덩이가 좀 더 잘 제거되도록 고안됨(Kahrilas, Lin, Logemann, Ergun, & Facchini, 1993; Logemann, 1993b; Pouderous & Kahrilas, 1995).
4. **멘델슨법**(Mendelsohn maneuver): 후두상승의 범위와 지속시간을 증가시켜 반지인두근 열림의 지속시간과 면적을 증가시키도록 고안됨(bartolome & Neumann, 1993; Bryant, 1991; Kahrilas, Logemann, Krugler, & Flanagan, 1991; Lazarus, Logamann, & Gibbons, 1993; Logemann & Kahrilas, 1990; Neumann, 1993).

마지막 방법은 삼킴의 전체적인 협응(coordination) 또한 향상시킬 수 있다(Lazarus, Logemann, & Gibbons, 1993). 이 기법들은 〈표 6-3〉에 정리되어 있다. 그러나 이런 기법은 주의 깊게 지시에 따를 수 있는 능력을 요구하며 인지장애나 심한 언어장애를 가지고 있는 환자에게는 시행하기 어렵다. 또한 근력(muscular effort)을 필요로 하며 쉽게 지치는 환자에게는 적합하지 않다. 그러나 일부 환자는 반드시 자발적인 기법을 사용해야만 안전하고 효과적으로 삼킬 수 있다

〈표 6-3〉 삼킴장애에 이용되는 삼킴기법과 그 근거

삼킴기법	이용되는 삼킴장애	근거
성문위삼킴	성대폐쇄의 감소 혹은 지연	자발적으로 숨을 참는 것은 보통 삼킴 전과 도중에 성대를 닫음(Martin et al., 1993)
	인두삼킴의 지연	지연 전에 그리고 도중에 성대를 닫음
최대성문위삼킴	기도입구 폐쇄의 저하	숨을 최대한 힘껏 참는 것은 호미연골을 앞쪽으로 기울어지게 하고, 삼킴 전과 도중에 기도입구를 닫음(Martin et al., 1993)
노력삼킴	혀의 기저부의 뒤쪽 움직임 저하	힘껏 삼키는 것이 혀의 기저부의 뒤쪽 움직임을 향상시킴(Pouderoux & Kahrilas, 1995)
멘델슨법	후두 움직임의 저하	후두 움직임은 상부식도조임근(UES)을 열고 후두상승을 연장시키는 것은 UES열림을 연장시킨다(Cook et al., 1989; Jacob et al., 1989)
	삼킴의 협응 저하	인두삼킴의 각 시점을 정상화시킴 (Lazarus, Logemann, & Gibbons, 1993)

(Kahrilas, Logemann, & Gibbons, 1992; Lazarus, Logemann, & Gibbons, 1993; Logemann & Kahrilas, 1990; Robbins & Levine, 1993). 보통 자발적인 기법은 환자의 삼킴이 회복될 때까지 일시적으로 사용되며 환자의 삼킴생리가 정상으로 돌아오면 사용하지 않는다.

각각의 삼킴기법은 인두삼킴 생리의 특정 요소를 변화시키기 위한 일정한 목표가 있다(Logeamnn, 1993a). 이와 같이 구강인두삼킴의 목표가 되는 요소의 변화는 관찰 혹은 측정할 수 있는 것이다. 일반적으로 삼킴기법의 효과는 비디오투시조영 검사(videofluoroscopy)를 이용하여 가장 잘 관찰하고 측정할 수 있다. 삼킴의 안전(흡인, aspiration)과 효율성(잔여물, residue)에 대한 이러한 기법의 효과는 때로 비디오내시경 검사(videoendoscopy)를 이용하여 관찰할 수도 있다. 그러나 비디오내시경 검사는 삼키는 동안 이런 책략의 시각화가 불가능한 중대한 제한점이 있다.

이런 모든 기법은 환자에게 천천히 한 단계씩 지시를 주며 환자의 침을 이용하여 삼키는 연습을 할 수 있다. 이런 방법을 환자에게 교육하기 위해 음식을 이용할 필요는 없다.

성문위삼킴 성문위삼킴(supraglottic swallow)의 목표는 [그림 6-5]에 묘사한 바와 같이 삼키기 전에 그리고 삼키는 동안 성대를 닫게 하여 흡인에서 기관(trachea)을 보호하는 것이다(Logemann, 1983). 성문위삼킴 혹은 자발적인 기도폐쇄 기법은 초기에 비디오투시조영 검사 동안 혹은 병상에서 환자에게 시도해 볼 수 있다. 이때 환자는 반드시 의식이 명료해야 하며, 비교적 긴장을 풀고 있고, 화를 내거나 혼동되지 않고 간단한 지시에 따를 수 있어야 한다. 방사선촬영 검사 동안 임상가는 환자에게 방법을 한 단계씩 설명한다. 이를 위해 환자에게 음식을

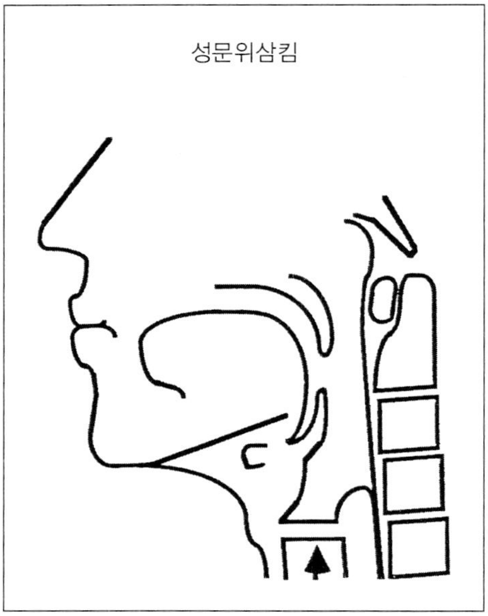

[그림 6-5] 진성대가 폐쇄되는 성문위삼킴의 초점을 보여 주는 두경부 측면 그림.

주고 지시가 주어질 때까지 입에 음식을 물고 있도록 한다. 지시는 다음과 같다.

1 숨을 크게 들이마시고 그대로 참는다.
2 (기관절개술을 한 환자라면) 숨을 참은 상태에서 기관절개튜브를 가볍게 막는다.
3 숨을 참은 상태에서 삼킨다.
4 삼키자 마자 바로 기침을 한다.

환자에게 직접 음식을 주기 전에 반드시 이와 같은 단계를 침을 삼키게 하면서 연습해야 한다. 그러나 환자는 방사선 검사를 하는 동안 연습을 위해 많은 시간을 보낼 수 없다. 만일 환자가 몇 번 음식 없이 정확하게 지시에 따르는 것이 가능하면, 성공할 것이라는 기대를 갖고 투시조영 검사를 하면서 그 방법을 시도해 볼 수 있다. 임상가는 모든 단계에서 각각의 지시사항을 계속 말해 주어야 한다.

만일 환자가 혼란스러워하거나 쉽게 지시를 따르지 못한다면 이 기법의 첫 시도를 수정된 바륨삼킴 검사 동안 해서는 안 된다. 대신 임상가는 환자가 이 기법을 배울 때까지 나중에 함께 연습을 하도록 해야 한다. 성문위삼킴 방법을 숙달하게 되면 다시 투시촬영 검사를 시행하여 이 기법을 통해 기도폐쇄가 향상되었는지 평가할 수 있다. 만일 환자가 가령 광범위한 부분후두절제술(partial laryngectomy)이나 혹은 양측 내전근마비(bilateral adductor paralysis) 후에 나타날 수 있는 것과 같이 성문을 닫는 데 큰 틈새를 보인다면 성문위삼킴 방법 단독으로는 기도 보호가 충분히 이루어지지 않을 것이다. 그런 환자는 폐쇄훈련(adduction exercise) 또한 필요할 것이며 성대 폐쇄의 향상을 기대하기 위해서는 일주일 이상의 훈련을 해야 한다(Logemann, 1983).

어떤 환자의 경우에는 '숨을 크게 들이쉰 다음, 숨을 꽉 참으라.' 는 지시만으로 성대가 닫히지 않을 수 있다(Martin et al., 1993). 일부 환자는 흉벽의 움직임을 정지하여 숨을 참는다. 이런 환자는 성문위삼킴을 잘 수행하는 것처럼 보이지만 투시촬영 검사에서 기도가 열려 있는 것이 보인다. 이와 같은 환자를 위해서는 지시 내용을 바꿀 필요가 있는데, 임상가는 환자에게 '숨을 들이쉰 다음 조금 내쉬다가 숨을 참고 그리고 숨을 참고 있는 동안 삼키도록' 한다. 숨을 내쉬는 동안 성대는 서로 약간 근접하게 되므로 날숨 중에 숨을 참는 것은 성대를 닫는 결과를 가져올 것이다. 혹은 임상가는 환자에게 '숨을 들이 쉰 다음 /아/ 라고 하다가 발성을 멈추고 숨을 참도록' 할 수도 있다. 보통 이와 같은 기법 중 하나로 숨을 참을 때 성대가 닫히게 될 것이다.

혀의 움직임이 심하게 저하된 일부의 환자 혹은 구강암 수술로 혀의 절제 부위가 큰 환자는 근본적으로 구강통과가 거의 혹은 전혀 없다. 이런 환자가 충분한 양의 액체를 먹기 위해서는 턱을 올려서 (머리 젖히기) 중력을 이용하여 음식덩이를 입 안에서 인두로 보내야 한다. 방사선촬영 검사 동안, 이와 같은 환자에게는 확장된 성문위삼킴 혹은 '넘기기 그리고 삼키기' 기법을 교육해야 한다. 우선 환자에게 매우 적은 양(1~3ml)의 액체를 숟가락에 준다. 이렇게 적은 양을 삼키게 하고 환자가 머리를 뒤로 젖혀서 액체를 인두로 넘어가게 할 때 ① 인두삼킴이 제때에 일어나는지, ② 기도가 닫히는 것이 기도를 보호하기에 충분한지의 여부를 잘 관찰해야 한다. 만일 인두삼킴의 유발과 기도폐쇄가 모두 정상이라면 환자에게 5~10ml의 액체를 컵으로 주고, 다음과 같은 순서에 따르도록 교육한다.

1. 숨을 꽉 참는다.
2. 5~10ml 액체를 모두 입에 넣는다.
3. 숨을 참은 상태에서 머리를 뒤로 젖혀 액체 전체가 인두로 넘어가게 한다.
4. 숨을 계속 참은 상태에서 2~3회 혹은 대부분의 액체가 남아 있지 않을 때까지 필요한 만큼 삼킨다.
5. 인두에 남아 있을지도 모르는 잔여물을 제거하기 위해 기침을 한다.

이 방법은 정상적으로 컵을 들고 액체를 연속적으로 삼킬 때와 매우 흡사하다. 정상인은 보통 연속적으로 삼키는 동안 내내 숨을 참는다.

환자의 자신감과 이 방법의 효율성이 향상되면, 기도를 닫은 상태에서 5~6회 연속 삼키게 하여 한번에 20ml까지 마시게 할 수 있다. [그림 6-6]은 이 기법을 설명하고 있다. 마지막 삼킴 후, 환자는 인두에 남아 있을지도 모르는 잔여물을 제거하기 위해 반드시 기침을 해야 한다. 이 기법은 혀 손상이 심한 환자가 짧은 시간에 충분한 열량을 섭취할 수 있게 해 준다.

최대성문위삼킴 최대성문위삼킴(super-spuraglottic swallow)은 [그림 6-7]에 설명된 바와 같이 삼키기 전에 그리고 삼키는 동안 호미연골이 후두덮개의 기저를 향해 앞쪽으로 기울어지게 하고 가성대(false vocal cords)를 강하게 닫게 함으로써 자발적으로 기도 **입구**를 막도록 고안된 것이다. 이는 기도의 입구를 막는 정상 메커니즘이며, 정상적인 삼킴에서 후두의 상승에 의해 촉진되는 것이다. 후두의 상승은 호미연골을 후두덮개의 뒤쪽 표면에 근접하게 하고, 따라서 호미연골 자체를 앞쪽으로 많이 움직일 필요가 없다. 최대성문위삼킴에서 하는 노력은 삼

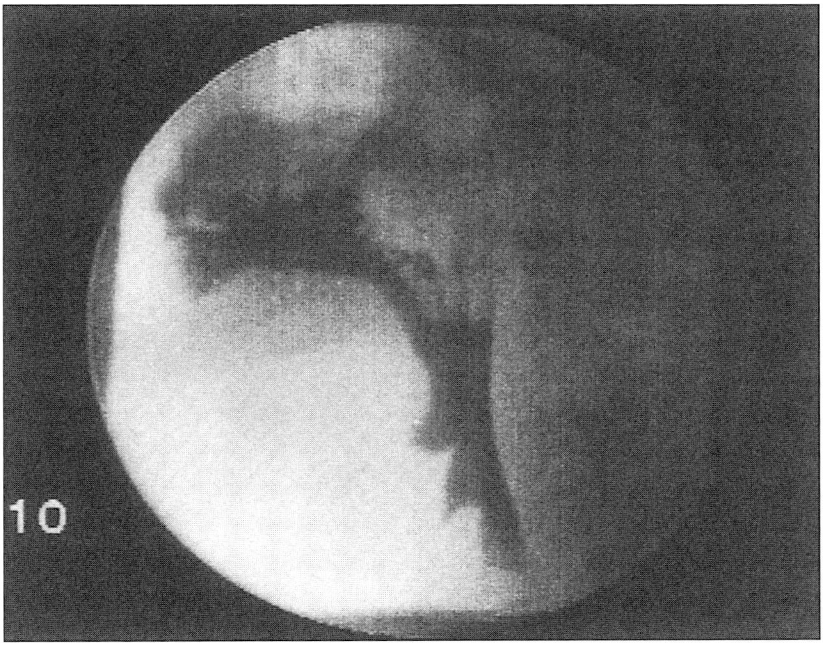

[그림 6-6] 70% 혀절제술을 받은 환자가 연장된 성문위삼킴을 이용하는 방사선촬영검사의 측면 영상 비디오프린트. 1/3 컵의 액체 바륨을 구강과 인두 안에 부어 넣고 반복 삼킴으로 넘길 것이다.

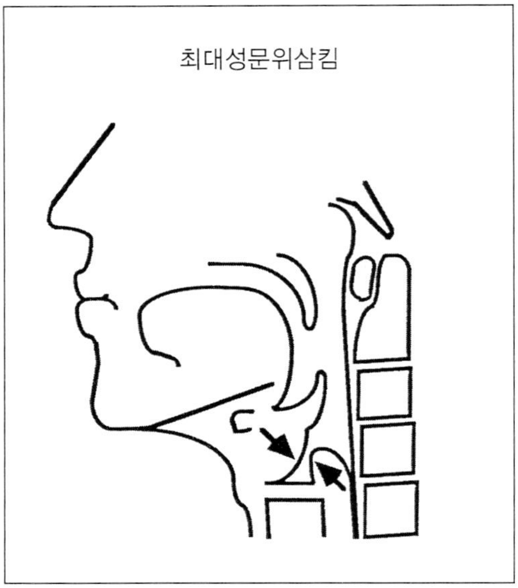

[그림 6-7] 가성대의 폐쇄뿐만 아니라 호미연골과 후두덮개의 기저에서 기도 입구를 폐쇄하는 최대성문위삼킴의 초점을 보여 주는 두경부 측면 그림.

키기 전에 그리고 삼키는 동안 호미연골의 앞쪽 기울어지는 것과 초기에 기도 입구를 막기 위해 가성대의 폐쇄를 향상시키는 것이다.

환자에게 '숨을 들이쉰 다음, 숨을 꽉 참고, 있는 힘껏 압력을 주세요. 숨을 참고 압력을 가한 상태에서 삼키세요. 삼키고 나서 기침을 하세요.' 라는 지시사항을 준다. 압력을 가하는 것은 호미연골이 앞쪽으로 기울어지는 것과 가성대가 닫히는 것 그리고 기도의 입구가 닫히는 데 도움이 된다. 이 책략은 기도 입구의 폐쇄가 저하된 환자에게 특히 성문위 후두절제술(supraglottic laryngectomy)을 받은 환자에게 사용된다(Logemann, Gibbons, et al., 1994). 성문위 후두절제술에서 후두덮개는 제거되기 때문에 후두입구는 혀의 기저부와 호미연골로 이루어진다. 이와 같은 기도 입구 혹은 안뜰(vestibule)의 해부학적인 차이는 [그림 6-8]에 나타나 있다. 성문위 후두절제술의 경우, 호미연골은 앞쪽으로 기울어져 후두덮개의 기저부가 아니라 혀의 기저부에 닿는다. 성문위 후두절제술에서 최대성문위삼킴은 호미연

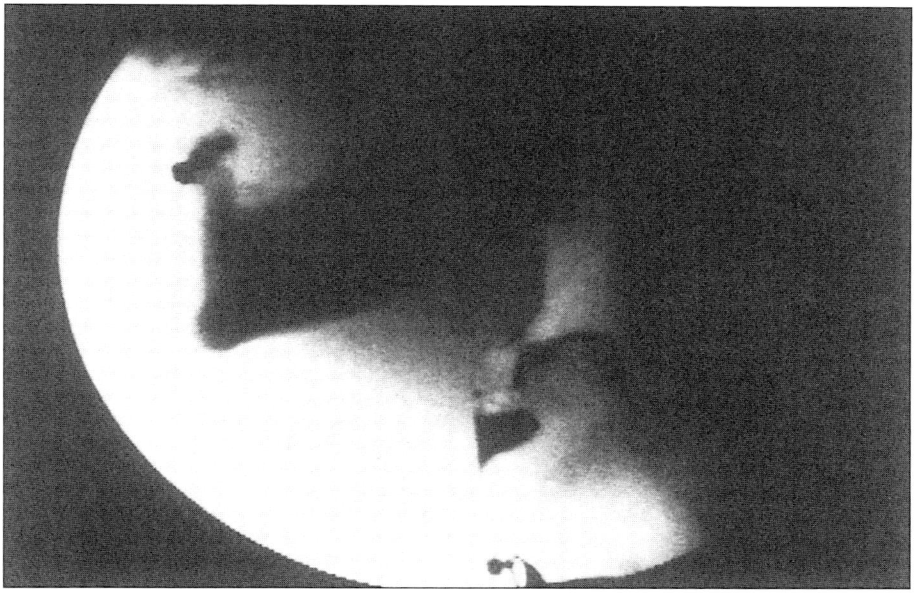

[그림 6-8] 성문위후두절제술 환자의 후두입구에서 후두계곡, 후두덮개, 목뿔뼈 그리고 가성대가 없어진 것과 바륨으로 코팅된 혀의 기저부와 호미연골 그리고 나머지는 성대의 표면 위에 얹혀 있는 것을 보여 주는 방사선촬영 측면 영상.

골의 앞쪽 기울어짐과 가성대의 닫힘 뿐만 아니라 혀의 기저부의 수축을 향상시킨다. 최대성문위삼킴은 또한 삼키기 시작할 때 후두상승의 비율을 향상시키고 특히 목에 전 과정의 방사선 치료를 받은 환자에게 도움이 된다(Logemann, Pauloski, Rademaker, & Colangelo, 출판 중). 최대성문위삼킴은 또한 해부학적으로 정상인 삼킴장애 환자의 혀의 기저부의 수축을 향상시키는 훈련으로 사용될 수 있다.

노력삼킴 노력삼킴(effortful swallow)은 인두삼킴 동안([그림 6-9] 참조) 혀의 기저부의 뒤쪽 움직임을 향상시킴으로써 후두계곡의 음식덩이를 제거하기 위해 고안된 것이다(Kahrilas et al., 1993; Kahrilas, Logemann, Lin, & Ergun, 1992; Logemann, 1993a). 노력삼킴을 위해 임상가는 '삼킬 때, 모든 근육을 쥐어짜듯이 세게 삼키세요.' 라는 지시사항을 주어야 한다. 이는 구강부분의 혀에서 입천장을 따라 모든 위치에 그리고 혀의 기저부에 가해지는 압력을 향상시키고(Pouderoux

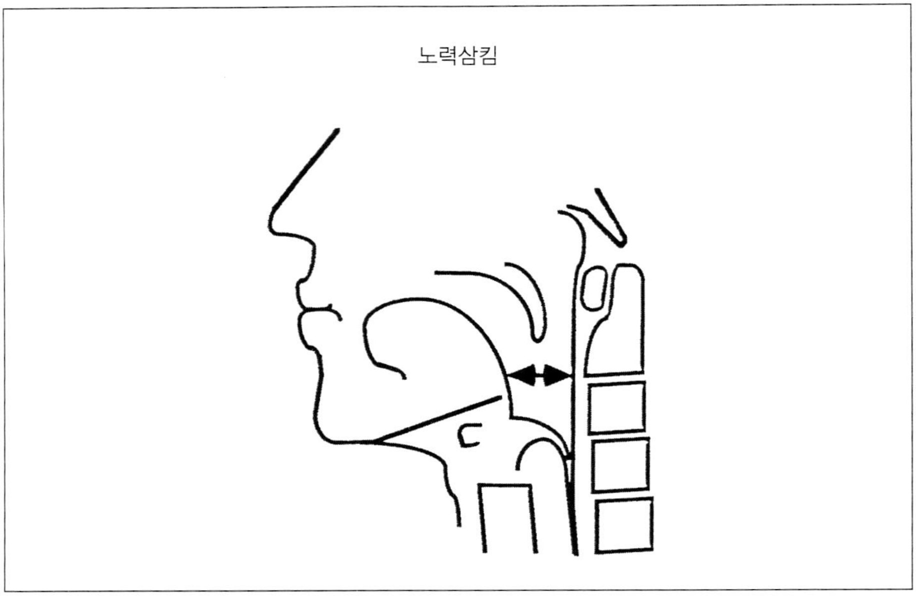

[그림 6-9] 혀의 기저부를 좀 더 뒤쪽으로 당기고 삼킴 동안 인두압력을 향상시키기 위해 고안된 노력삼킴의 효과를 보여 주는 측면 그림.

& Kahrilas, 1995), 혀의 기저부의 운동을 증진시킬 것이다.

멘델슨법 멘델슨법(Mendelsohn Maneuver)은 후두상승의 범위와 지속시간을 증가시켜 반지인두근 열림(cricopharyngeal opening)의 지속시간과 면적을 향상시키기 위해 고안된 것이다(Bartolome & Neumann, 1993; Bryant, 1991; Kahrilas et al., 1991; Laarus, Logemann, & Gibbons, 1993; Logemann & Kahrilas, 1990; Neumann, 1993; Robbins & Levine, 1993) ([그림 6-10] 참조). 이 기법은 또한 삼킴의 전체적인 협응을 향상시킬 수 있다(Lazarus, Logemann, & Gibbons, 1993). 멘델슨법에서 임상가는 반드시 환자에게 '침을 몇 번 삼키면서 삼킬 때 목에 주의를 기울여 보세요. 삼킬 때 무엇인가(아담의 사과 혹은 목소리상자)가 올라가고 내려오는 것이 느껴지는지 말해 주세요. 그럼 이번에는 삼키고 그 때 무엇인가 올라가는 것이 느껴지면 그것(아담의 사과)이 내려오지 않도록 하세요. 몇 초 동안 근육으로 그

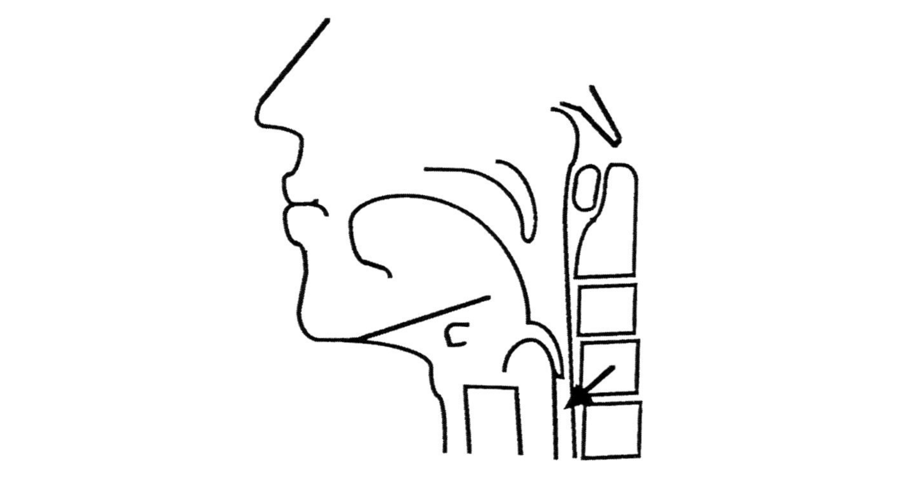

[그림 6-10] 삼킴 동안, 후두상승의 향상으로 반지인두근의 열림이 연장되고 확장되는 멘델슨법의 초점을 보여 주는 측면 그림.

것을 꽉 잡고 계세요.' 라는 지시사항을 준다.

다른 지시사항으로는 '삼킬 때, 모든 것이 함께 삼키는 중에 쥐어짜인다는 것이 느껴지세요? 느낄 수 있으면, 삼키고 쥐어짜인 상태에서 그대로 계세요.' 여기서 '쥐어짜인 상태를 유지' 하는 것은 후두가 최고로 상승했을 때, 혀의 기저부가 가장 많이 수축하여 인두벽에 닿고, 기도가 닫힌 순간을 연장하라는 의미다.

5. 특정 삼킴장애의 치료와 관리

1) 삼킴의 구강준비단계에 영향을 미치는 장애

삼킴의 구강준비단계 동안, 환자는 입을 꼭 다문 상태를 유지하고 음식덩이를 조절하면서 인두 안으로 음식이 전혀 흘러들어 가지 않도록 입 안에서 음식을 조작할 수 있어야 한다. 임상가는 음식이 환자의 입 안에 들어갈 때부터 인두삼킴이 완료될 때까지 환자가 입을 다문 상태를 유지하면서 편하게 코로 숨을 쉴 수 있는지 반드시 확인해야 한다.

(1) 입술닫기의 저하

입술닫기를 향상시키기 위해서, 우선 입술의 운동범위 훈련이 필요할 것이다. 이 훈련에는 ① /이/라고 할 때처럼 가능한 한 많이 입술 양 끝을 당기고, 가장 많이 당겨진 상태에서 1초 동안 유지하는 것, ② 입술을 될 수 있는 대로 꽉 오므리고 1초간 유지하는 것, ③ 입을 꽉 다문 상태에서 1초간 유지하는 것이 포함된다. 만일 세 번째 훈련에서 입술닫기가 불가능하다면, 환자에게 설압자를 여러 개 겹친 것이나 숟가락 혹은 다른 물건을 입술 사이에 두고 입을 다물게 할 수 있다. 강도와 운동범위가 향상되면, 설압자 한 개 정도의 두께가 될 때까지 물건의 크기를 줄여 가면서 입술닫기를 연습할 수 있다. 한 번 환자가 입술닫기가 가능했지만 습관화되지는 않았다면, 점차적으로 닫힌 상태를 유지하는 시간을 늘여 가는 방법을 사용해야 한다. 환자에게 1분 동안 입술 닫기를 유지하도록 할 수도 있다. 이는 하루에 10회씩 반복해야 한다. 다음 날 환자는 하루에 10회, 입술 닫기를 2분 동안 유지해야 한다. 환자가 10분 동안 입술닫기가 하루에 10회씩 가능하게 될 때까지, 매일 혹은 하루건너 한 번씩, 혹은 필요한 경우 그 이상에 1분씩 증가시키도록 일정을 계획해야 한다. 환자가 2주간 규칙적으로 계획에 따라 연습하고 나면, 정상적인 입술 닫기가 습관화될 것이다. Mitchell(1967)은 입술 닫기가 자동적으로 될 때까지 환자가 입을 다문 상태를 유지하는 것을 상기시키기 위한 볼근육장치(buccinator apparatus)에 대해 설명하였다. 이 기구는 평평한 모양으로 환자의 입을 둘러싸는 길이로 조절할 수 있는 16-게이지 내측-외측선으로 되어 있다. 겹쳐 있는 끝부분은 테이프로 싸여 있고 아랫니 기저부의 아랫입술 바깥쪽에 위치시키는 것이다. Mitchell은 "볼근육을 따라 선을 두르고, 코의 밑부분과 아랫니의 밑부분에 압력을 가함으로써 이 기구는 입술을 안으로 당기고 이를 붙이고 있게 한다." (p. 1135)라고 기술하였다.

바깥쪽과 앞쪽 모두의 저항을 이기고 입을 다무는 것은 입술 닫기를 향상시키는 데 도움이 될 것이다. 설압자를 이용할 수도 있는데, 환자에게 설압자를 물고 입을 꽉 다물도록 한 다음 환자나 임상가가 그것을 빼려고 할 때 빠지지 않도록 입술로 잡고 있도록 할 수 있다. 이 훈련은 또한 입술의 강도를 증가시킬 것이다. 또 다른 훈련은 환자나 임상가가 손으로 입술을 벌리려고 할 때 입을 다문 상태로 유지하는 것이다.

(2) 씹는 동안 혀의 측면 운동범위 저하

일반식을 먹기 위해서는 씹기가 필수적이다. 일시적인 방법으로, 씹기가 어려운 환자는 씹기 연습을 하는 동안 액체나 연식 식이로 제한할 수 있다.

혀의 측면 운동범위를 향상시키기 위한 훈련은 앞서 간접적인 삼킴치료방법 부분에서 설명하였다. 일시적인 방법으로, 혀를 올리는 것이 정상인 환자는 입천장에 음식을 대고 혀로 눌러서 부수는 것을 교육할 수 있다. 아니면 환자는 혀가 가장 잘 움직이는 쪽으로 음식을 두어도 되고(Buckley et al., 1976) 음식이 더 잘 조절할 수 있는 쪽에 있도록 머리를 약간 기울여도 된다.

(3) 볼 긴장도의 감소 혹은 볼 흉터

볼 긴장도를 높이기 위해서 환자에게 얼굴 운동을 하게 할 수 있다. 여기에는 /오/라고 하며 입술을 세게 오므리고 또 /이/라고 하며 입술을 넓게 당기는 것들이 포함된다. 이 두 가지를 빨리 반복하게 하면 볼 긴장도가 향상될 수 있다. 또한 크게 미소 짓는 것 그리고 이를 넘어 입술을 꽉 펴는 것, 또한 입술을 한쪽으로 될 수 있는 한 많이 당기고 1초간 유지한 다음 다른 쪽으로 당겨서 1초간 유지하는 것도 볼 긴장도를 향상시킬 수 있을 것이다.

그 사이 환자에게 손상이 있는 쪽 뺨에 외부로부터 압력을 가하여 뺨과 아래 치조 사이의 고랑(sulcus)을 닫는 방법을 교육할 수 있다. 한 손을 가볍게 손상된 쪽 뺨에 대는 것으로 충분한 압력을 줄 수 있을 것이다. 손상되지 않은 쪽에 음식을 넣고 그쪽으로 머리를 기울이는 것도 음식을 강한 쪽에 있도록 하기 때문에 도움이 될 것이다(Buckley et al., 1976).

(4) 아래턱의 측면 운동범위의 저하

환자는 아래턱의 측면 운동범위를 향상시키기 위해 아래턱 운동범위 훈련을 하게 될 수 있다. 이와 같은 훈련에는 입을 가능한 한 크게 벌리고 가장 크게 벌린 상태로 1초간 유지하기, 벌리고 가능한 한 멀리 이쪽저쪽 옆으로 움직이면서 각 측면으로 가장 멀리 움직인 상태에서 1초간 유지하기, 아래턱을 가능한 한 크게 각 방향으로 원을 그리듯이 움직이기가 있다. 간혹 임상가는 환자가 아래턱을 움직일 때 목표하는 방향으로 턱이 움직이도록 외부로부터 가볍게 압력을 주는 방법으로 도울 수 있다. 환자에게 항상 각 방향으로 아래턱을 가능한 한 많이 움직이도록 지시하여 통증이 있으면 안 되지만 강하게 당겨지는 느낌이 들도록 한다. 만약 환자가 통증을 느끼면, 삼킴치료전문가 혹은 담당의사와 상의를 할 때까지 훈련을 중단하여야 한다. 이와 같은 훈련은 특히 구강암으로 수술을 받은 환자들과 방사선치료를 받은 환자에게 중요한데, 왜냐하면 그런 환자는 씹기근(muscles of mastication)에 약간의 흉터형성/섬유화가 있을지도 모르기 때문이다. 방사선치료는 씹기근에 섬유화를 증가시킬 수 있고, 입 벌리기와 아래턱의 움직임을 저하시킬 수 있으므로, 이 훈련은 방사선치료를 받는 중에 그리고 치료가 끝난 후 최소한 6~8주 동안 지속해야 한다.

만일 환자가 아래턱을 옆으로 전혀 움직이지 못하고 정상 맞물림(occlusion) 상태라면 식이 선택의 폭을 넓히기 위해 환자에게 음식을 입천장에 대고 혀를 이용하여 부수도록 교육할 수 있다.

어떤 경우는 안내보철판(guide plane prosthesis)이 도움이 된다. 이와 같은 보철은 아랫니에 부착된 수직막대 혹은 부속판으로 구성된다. 환자가 입을 다물면 수직막대는 아래턱이 적절하게 조절되도록 하여 적절한 맞물림이 되게 한다.

(5) 혀의 위아래 운동범위의 저하

혀의 수직 운동범위를 향상시키기 위한 훈련은 앞서 삼킴의 간접치료 부분에서 설명하였다. 그러나 만약 환자가 매일 규칙적으로 이와 같은 훈련을 몇 개월 동안 반복한 후에도 혀와 입천장의 접촉이 불가능하다면, 입천장 모양을 재형성하는 보철을 사용해 볼 수 있다(Logemann, Sisson, & Wheeler, 1980; Trible, 1967; Wheeler, Logemann, & Rosen, 1980). 만일 그런 보철을 제작하였는데 환자의 혀

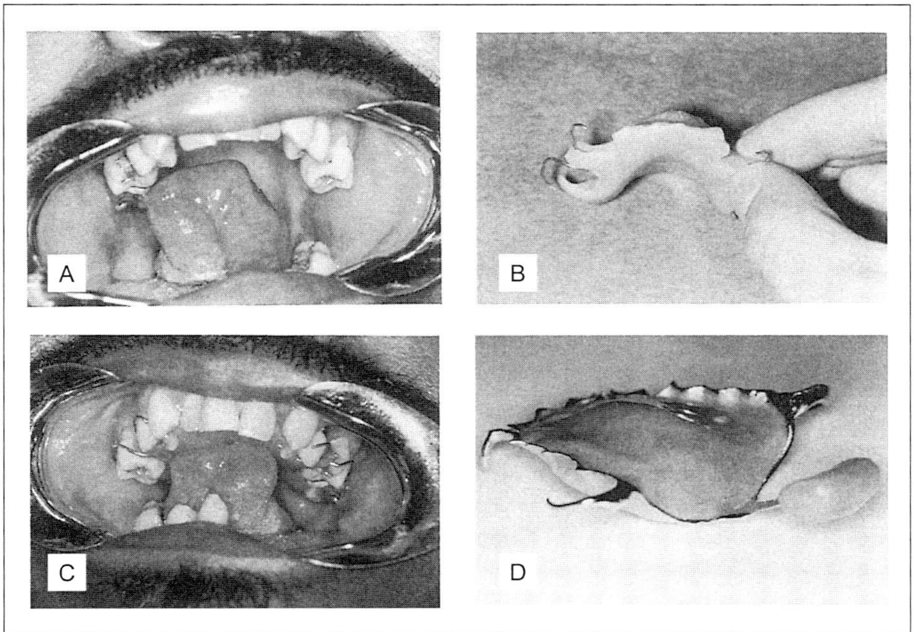

[그림 6-11] (A) 측면 혀절제술과 혀피판으로 재건술을 받은 환자의 수술 후 해부. 환자가 혀를 올려서 굳은입천장에 닿지 못함. (B) 같은 환자에서, 혀가 닿지 못하는 굳은입천장 부분을 메우고 치아에 고정시키도록 만든 보철기구. (C) 같은 환자에게 보철을 하고 있는 모습. 보철은 치아에 고정되어 있으며 혀가 보철 입천장에 닿을 수 있게 됨. (D) 구강 내 혀 재형성/구개확장 보철로 치아에 고정시키도록 되어 있는 재형성구개뿐만 아니라 환자의 여린입천장을 위로 올려주는 구개연장올림을 포함하고 있음. 이 보철은 혀와 인두에 신경학적 문제가 있는 환자를 위해 고안된 것임.

상승이 향상되어 간다면, 보철의 부피를 다소 줄여서 향상된 혀 움직임을 위해 입천장을 새로운 형태로 만들 수 있다.

언어치료전문가와 상악안면 보철전문가(maxillofacial prosthodontist)는 입천장을 낮게 하여 혀가 닿을 수 있도록 도움을 주는 보철을 함께 협력하여 제작한다. [그림 6-11] A~D은 몇 가지 보철을 보여 주고 있다. 만일 환자의 혀 상승이 앞쪽과 뒤쪽 모두 저하되어 있으면 입천장은 균등하게 낮아져야 할 것이다. 만일 환자가 반불완전마비(hemiparesis)를 보이거나 제거수술을 받아 혀의 반쪽이 세로로 없다면, 손상된 쪽에 좀 더 많은 물질을 넣은 보철을 사용해야 한다.

궁극적인 보철의 디자인은 삼키는 패턴뿐 아니라 말소리에도 의존하게 되고 최종적인 형태는 두 가지 기능을 모두 고려한 최적의 모양으로 절충하게 될 것이다. 보철은 치아없이 환자가 갖고 있는 치열에 고정시키도록 하거나 빠진 치아 구성을 보충하기 위해 몇 개의 치아를 포함하거나 혹은 윗니 전체로 제작될 수도 있다.

환자가 음식을 입안에서 조작하거나 구강통과속도를 향상시키기 위한 다른 유형의 보철, 즉 아래턱 혀 보철과 같은 것도 고려해 볼 수 있다(Leonard & Gillis, 1982).

(6) 음식덩이를 형성하기 위한 혀 운동의 저하

음식덩이를 형성하는 데 있어서 혀 움직임을 향상시키기 위한 훈련은 간접삼킴방법의 부분에서 논의되었다. 그러나 일시적인 방법으로 임상가는 환자가 삼킬 준비가 될 때까지 고개를 약간 앞으로 숙여서 구강 앞쪽에 음식덩이를 갖고 있게 하여, 어느 한쪽의 측면 고랑(lateral sulcus)으로 음식덩이가 들어가지 않도록 방지할 수 있다. 삼키기 시작하면서 환자는 머리의 자세를 적절하게 바꿀 수 있다.

(7) 음식덩이를 물고 있기 위한 혀 운동범위와 협응의 저하

음식덩이를 조절하는 데 있어서의 혀 움직임의 범위와 협응을 위한 훈련은 삼킴의 간접치료기법의 부분에서 논의되었다. 일시적인 방법으로 임상가는 입 안의 음식을 조작하려고 하지 말고 음식을 입천장의 앞쪽에 대고 안전하게 갖고 있다가 즉시 삼키도록 하게 할 수 있다.

부가적으로 환자는 머리를 약간 앞으로 숙여서 음식덩이를 좀 더 앞쪽에 갖고 있다가, 삼키기 시작하기 위해 머리를 들거나 뒤로 젖히게 할 수 있다.

(8) 정상적인 위치에 음식덩이를 물고 있는 능력의 저하

환자에게 진한 으깬 음식 농도의 음식덩이(약 1/3티스푼)를 주고 이것을 혀로 입천장 앞쪽에서 중간 부분에 대고 의식적으로 물고 있게 한다. 이 훈련은 혀끝과 혀의 옆쪽 가장자리가 치아 바로 뒤에 있는 치조돌기에 닿도록 한다. 그런 다음 음식덩이를 점점 더 묽게 하여 과제의 난이도를 높여 간다.

(9) 구강민감도의 저하

구강 감각이 저하된 환자는 음식을 입 안의 좀 더 민감한 쪽에 두어야 한다. 부가적으로 찬 음식을 사용하면 환자가 입 안 음식의 위치를 아는 데 도움이 될 수 있다. 약간 맵거나 환자에게 민감한 맛을 이용하는 것 역시 환자가 입 안 음식의 위치를 파악하는 데 도움이 될 것이다.

2) 삼킴의 구강단계에 영향을 미치는 장애

삼킴의 구강단계를 향상시키기 위해 여러 가지기법을 사용할 수 있다. 이 중 일부는 본질적인 면에서 보상적, 즉 기능 자체를 향상시키기 위해 고안된 것이 아니라 환자의 문제를 보상하기 위해 고안된 것이다. 다른 것들은 본질적으로 재활적, 즉 환자가 정상 움직임의 패턴을 되찾는 것을 돕기 위해 고안되었다.

(1) 혀 밀어내기

혀 밀어내기 증상을 보이는 환자들은 삼킴을 시작하기 위해 혀를 앞니가운데 대고 앞쪽으로 민다. 이 책에서는 발달성 혀 밀어내기(developmental tongue thrust)의 문제에 초점을 두지 않는데, 그것은 복잡하고 여기에서 다루는 것보다 많은 주의가 필요하다. 여기서는 신경학적 장애로 인한 손상의 결과 혀 밀어내기를 보이는 환자를 중심으로 다루기로 하겠다. 이런 환자의 경우 밀어내기 패턴에 대한 스스로의 자각력을 높이고, 환자에게 의식적으로 혀를 치조돌기에 대도록 하고, 위쪽-뒤쪽으로 밀면서 삼키기 시작하도록 하면 종종 밀어내기가 감소된다. 혀의 중앙에 아래쪽으로 압력을 가하는 것 또한 밀어내기를 감소시키기도 한다. 이는 식사 중에 시행되어야만 한다.

보상적인 방법으로, 환자에게 음식을 혀의 뒤쪽에 놓게 교육하여 밀어내기 패턴을 막도록 할 수 있다. 일부의 경우 혀 밀어내기가 너무 심해서 실제로 음식을 입 밖으로 밀어낸다. 머리를 약간 뒤로 기울이는 것 또한 음식을 입 안에 보존하는 데 도움이 될 수 있다. 만일 환자가 휠체어를 타고 있다면 환자의 몸을 뒤로 60도 정도 기울이게 하는 것도 도움이 될 것이다.

(2) 혀 상승의 저하

혀의 상승을 향상시키는 훈련은 삼킴을 향상시키기 위한 간접치료 부분에서 논의하였다. 일시적인 방법으로, 환자에게 음식을 구강 뒤쪽에 넣거나 혹은 주사기로 5~10ml의 액체를 구강 인두(oral pharynx)에 넣어서 혀가 상승할 필요가 없도록 우회하는 방법을 교육할 수 있다(Buckley et al., 1976; Trible, 1967). 이는 환자가 반드시 인두삼킴을 제때 유발할 수 있고 기도를 잘 보호할 수 있다는 것을 임상가가 알고 있을 경우에만 사용해야 한다. 만일 환자가 빨아들일 수 있으면 빨대를 구강 뒤쪽에 거의 앞쪽 구개활(anterior faucial arch)의 위치에 넣고 액체를 삼키는 방법을 사용할 수 있다.

환자에게 또한 머리를 뒤로 기울여 중력을 이용하여 구강에서 인두로 음식이 넘어가는 것을 돕도록 교육할 수도 있다(Trible, 1967). 이 기법은 만일 환자가 인두삼킴의 유발과 후두조절이 정상적이라면 흡인될 위험성을 높이지 않는다. 만일 임상가가 음식이 인두 안으로 떨어지는 속도 때문에 환자가 흡인을 보일지도 모른다는 생각이 들면, 임상가는 환자에게 성문위삼킴 기법을 이용하여 기도를 자발적으로 보호하도록 교육할 수 있다. 이 기법에서 환자는 숨을 들이쉰 다음 삼키는 동안 숨을 참고 있도록 한다(Larsen, 1973). 혀의 상승이 저하된 환자의 경우, 삼킴 순서는 다음과 같이 될 것이다. 우선, 숨을 들이 마신 다음 숨을 멈춘다. 둘째, 음식을 입 안에 넣는다. 셋째, 머리를 뒤로 기울이고 삼킨다. 넷째, 삼킨 다음 인두에 남아 있을지도 모르는 음식을 제거하기 위해 기침을 한다. 이와 같은 순서에서 자발적으로 기도를 막는 것은 인두삼킴이 유발되기 전에 발생할 수 있는 흡인을 방지하기 위해서다.

(3) 혀 앞뒤운동의 저하

혀의 앞뒤 움직임의 범위를 향상시키기 위한 훈련은 간접적인 삼킴치료기법 부분에서 논의하였다. 혀의 상승을 향상시키기 위한 훈련 부분에서 설명하였던 것과 같은 보상적 자세나 입 안의 음식을 넣는 위치에 대한 방법을 혀의 앞-뒤 움직임이 저하(anterior-posterior movement)된 환자에게도 마찬가지로 사용할 수 있다. 한 환자에게서 혀의 상승이나 앞-뒤 움직임의 범위가 모두 저하된 경우가 자주 있다.

(4) 비구조화된 혀 앞뒤운동 패턴

일부 유형의 환자는 매우 체계적이지 않고 그 결과 구강통과(oral transit)가 매우 지연되는 특정한 혀 움직임의 패턴을 보인다. 파킨슨병 환자들이 바로 그런 환자군이다. 이 환자들은 빠르게 반복적으로 혀의 펌프 동작을 보이며 오랫동안 음식을 입 안에 갖고 있다. 이것을 완화시키는 한 가지 방법은 환자에게 펌프 동작을 스스로 자각하게 한 다음, 의식적으로 환자에게 혀로 음식덩이를 입천장에 대고 물고, 한 번의 강한 혀의 뒤쪽 움직임으로 삼킴을 시작하도록 하는 것이다. 이 방법은 환자가 자신의 삼킴 패턴에 대한 자각이 가능하기만 하다면 비구조화된 혀의 패턴을 정상적으로 제거하거나 감소시킬 것이다.

(5) 혀의 강도 저하

저하된 혀의 강도는 저항 훈련으로 향상될 수 있는데, 이는 이 장의 앞부분에서 논의 하였다. 이런 훈련은 설압자나 혹은 다른 평평한 물체를 혀에 수직으로 대고 아래로 밀면서 환자에게 가능하면 설압자에 밀리지 않도록 저항하게 하는 것이다. 그런 다음 설압자를 옆으로 돌려 혀의 한쪽 측면에 세워서 대고 환자에게 저항하게 하면서 옆으로 밀고, 그 다음 같은 방법으로 혀의 다른 쪽 측면으로 옮겨 밀면서 마찬가지로 환자에게 저항하게 한다. 그리고 설압자를 입 앞에 세워서 놓고 환자의 혀끝을 뒤로 밀면서 다시 환자에게 저항하게 한다. 아이오와 구강압력기구(Iowa Oral Pressure Instrument, IOPI) (개발품, 131 Technology Innovation Center, Oakdale, IA)를 이용할 수 있는데, IOPI를 환자의 혀와 입천장 사이에 넣고 이에 수직적으로 가해지는 압력의 양을 측정할 수 있다.

(6) 삼킴실행증

삼킴실행증(swallowing apraxia)은 보통 탐색하는 동작이나 혹은 입 안에 음식이 들어온 것에 대해 반응을 보이지 않는 것으로 나타난다. 일반적으로 감각입력을 증진시키는 기법이 실행증 환자에게 가장 효과적이다. 여기에는 음식덩이의 특성을 바꾸어서 환자의 자각을 높게 하는 것과 온도-촉각자극법이 포함된다. 모두 간접치료 부분에 이미 설명되어 있다.

(7) 혀 윤곽의 흉터

흉터 난 혀의 형태는 훈련으로 회복될 수 없다. 대신 환자에게 음식을 흉터의 뒤쪽에 넣도록 하거나 구강통과를 돕기 위해 머리를 뒤로 기울여 중력을 이용하도록 교육하는 것으로 어느 정도 보상이 될수 있을 것이다. 이 흉터에 대한 실제적인 치료는 수술을 통한 흉터의 완화며 교정 방법을 찾기 위해 두경부외과 의사에게 의뢰되어야 한다. 많은 경우 비디오테이프에 녹화된 환자의 투시조영 검사를 두경부외과 의사에게 보여 주어서 장애가 삼킴에 미치는 영향의 심각성을 정확하게 판단하게 할 필요가 있다. 흉터의 영향은 보통 역동적으로 움직일 때를 제외하고는 잘 나타나지 않는다. 만일 두경부외과 의사가 단순히 환자의 구강을 휴식 시에 검사한다면 흉터는 더욱 작고 심각하지 않은 것으로 보일 수 있다. 그러나 삼키는 중에 혀가 움직일 때는 혀의 앞 그리고 뒤 부분이 상승하는 데 반해 흉터조직은 그렇게 되지 않아서 혀에 큰 함몰 부위가 생기고 음식덩이의 대부분 혹은 전체가 고인다. 따라서 환자는 음식을 뒤쪽으로 옮길 수가 없다.

(8) 인두삼킴의 지연 혹은 결여

인두삼킴의 유발이 지연되거나 나타나지 않을 경우를 위한 치료는 이 장의 앞에서 간접치료 기법 부분에 설명되어 있듯이 온도-촉각자극법, 빨아들여 삼키기, 특정한 감각특성 가령, 신맛이나 찬 것 혹은 특정 크기의 음식덩이를 이용하는 것이다. 온도-촉각자극법은 보통 하루에 3~4회 각 5~10분씩 반복해야 한다. 환자가 퇴원할 때 이 자극법을 환자나 가족 혹은 다른 보호자에게 교육하여 퇴원 후에도 계속하도록 할 수 있다.

인두삼킴 유발의 지연을 보상하기 위한 한 가지 기법은 환자에게 삼킬 때 머리를 앞으로 숙이도록 하는 것이다. 머리를 앞으로 숙이는 것은 기도를 좀 더 잘 보호하고, 일부 환자의 경우 후두계곡을 넓게 만들어 지연되는 동안 음식덩이가 열려 있는 기도로 떨어지지 않고 후두계곡에 머물게 할 확률이 높다. 인두삼킴이 지연되거나 결여된 환자는 또한 각 음식덩이의 크기를 제한하여 음식덩이가 인두의 오목공간(recesses) 안에 고이도록 해야 하는데, 음식덩이의 크기가 크지 않으면 열린 기도로 넘쳐흐르지 않을 것이다.

환자가 삼키는 속도도 하나의 중요한 요소다. 일단 방사선촬영 검사에서 인두 유발의 지연 시간이 확인되면, 환자와 보호자에게 환자가 삼키는 데 이 정도의 시간이 필요하다는 것에 대해 주의를 주어, 다음 숟가락을 먹기 전에 인두에 음식덩이가 남아 있지 않은지 확인해야 한다. 그렇지 않으면 인두의 오목공간에서 넘쳐흘러 심한 흡인을 보일 것이다.

Heimlich과 O'Connor(1979a, 1979b)는 어떻게 삼키는지를 '잊어버린' 환자들에게 적용한 특이한 기법에 대해 설명하였다. 이 방법은 네 개의 순서적인 단계로 되어 있다. 첫째, 환자는 장갑을 끼고 둘째 손가락을 치료전문가의 입에 넣고 다른 손은 치료전문가의 목 윗부분과 아래턱에 댄 다음, 치료전문가가 손가락을 빠는 감각을 체험하면서 치료전문가의 목에서 삼키는 움직임을 느끼도록 한다. 둘째, 환자는 손가락을 자신의 입 안에 넣고 빠는 감각을 모방하고 다른 손을 자신의 목 윗부분에 대고 삼키는 과정을 그대로 따라서 시도해 보도록 한다. 셋째, 특별히 고안된 플라스틱 튜브를 넓은 끝부분이 반지인두근(cricopharyngeus) 위에 오도록 경부식도(cervical esophagus)에 넣어서 침이 자연스럽게 상부 식도 안으로 들어가도록 하고 환자는 빨기와 삼키기 과정을 반복한다. 넷째, 튜브를 가지고 액체를 삼키는 방법에 숙달되면 튜브를 제거하고 정상 식이로 되돌아갈 때까지 같은 방법을 지속한다. 튜브로 인해 식도에 천공이 생기지 않도록 주의해야 하며 이 보철이 위아래로 위치를 벗어나도록 해서는 안 된다. 이 기법은 널리 사용되어 오지는 않았다.

3) 삼킴의 인두단계에 영향을 미치는 장애

삼킴의 인두단계에 영향을 미치는 장애를 향상시키기 위한 기법 또한 보상적이거나 혹은 재활치료라고 할 수 있다.

(1) 양측 인두수축의 저하

모든 단계에서 인두수축을 향상시키는 직접치료 기법은 없다. 혀를 잡는 기법 혹은 마사코법(Masako maneuver)은 혀 인두근(glossopharyngeus muscle)이라고 알려져 있는 상부 수축근 부위의 훈련을 위해 고안된 것이다. 상부 수축근의 아랫부분 섬유들은 인두벽의 중앙 솔기(median raphe)로부터 나와서 둘러싸며 양쪽 혀의 기저부 안으로 들어간다. 이 근육은 혀의 기저부의 뒤쪽 당김과 혀의 기저부

수준에서 뒤쪽 인두벽의 앞쪽 돌출을 담당하는 것으로 알려졌다. 이 기법은 혀를 이 사이에 가볍게 물고 혀끝이 밖으로 약 3/4inch 정도 나오도록 한다. 이것은 혀의 기저부 근육의 앞쪽 연결을 고정시켜 효과적으로 뒤쪽으로 연결된 근육 수축에 모든 영향이 가도록 한다. 이 기법의 결과 혀를 고정시킨 상태에서 삼키는 동안 인두벽이 좀 더 앞쪽으로 당겨지게 된다(Fujiu & Logemann, 1996; Fujiu, Logemann, & Pauloski, 1995). 만일 환자가 인두삼킴에 지연이 있다면 혀를 잡고 있어서 혀의 움직임이 변하므로 이 기법이 어려울 것이며, 정상인에게도 보통 약간의 인두 지연을 가져온다. 환자는 이 기법을 사용할 때 목의 뒤쪽이 강하게 당겨지는 것이 느껴져야 한다.

보상적 기법으로는 ① 액체와 연식 혹은 고체삼킴을 교대로 하여 액체가 인두로부터 진한 농도의 음식을 씻어 내도록 하는 것, ② 인두를 깨끗이 하는 데 적은 압력을 필요로 하는 액체 혹은 묽은 으깬 음식으로 식이를 제한하는 것, ③ 인두에 남아 있는 음식물을 깨끗이 하기 위해 매번 음식이나 액체를 삼키고 나서 마른 삼킴을 몇 차례 더 반복하는 것이 있다. 이와 같은 기법의 효과는 방사선촬영 검사에서 검증되어야 한다.

일부의 경우 환자에게 성문위삼킴이나 자발적인 기도보호 방법을 교육하는 것이 효과적일 수 있다. 환자가 기침을 하여 뱉어 냄으로써 인두의 잔여물을 제거하게 될 것이다.

(2) 편측 인두마비

인두마비를 향상시키는 훈련은 없지만, 몇 가지 보상적인 기법을 사용하게 할 수 있다. 환자에게 머리를 손상된 쪽으로 돌리도록 하여, 손상된 쪽의 조롱박굴을 막고 음식을 좀 더 정상적인 쪽으로 유도한다(Kirchner, 1967; Logemann, Kahrilas, Kobara, & Vakil, 1989). 만일 환자가 인두뿐만 아니라 혀의 기능에도 편측 마비를 보인다면, 환자는 머리를 강한 쪽으로 기울여서 음식을 인두뿐만 아니라 구강의 강한 쪽에 두는 것이 보다 좋은 기능을 할 수 있도록 할 것이다. 부가적으로 환자에게 인두에 남아 있는 잔여음식물을 뱉어 내도록 성문위삼킴을 교육할 수 있다. 혹은 환자는 액체와 고체 삼킴을 교대로 하여, 삼킨 후 인두에 남아 있는 진한 음식을 씻어 낼 수도 있다.

(3) 인두벽의 흉터

편측 인두마비를 보상하거나 향상시키기 위한 기법이 흉터 있는 인두벽에 대해서도 사용될 수 있다. 흉터가 있는 부위의 함몰부에 종종 음식이 고여, 삼킨 후 흉터 부위에 음식이 남게 된다. 성문위삼킴의 절차가 이와 같은 잔여물의 제거에 도움이 될 수 있다.

(4) 경부 뼈돌기

경부 뼈돌기(cervical osteophyte) 혹은 경부 척추 중 하나의 뼈가 과도하게 성장한 것은 수술적으로 제거하거나 혹은 환자가 삼키는 음식을 묽게 만들어 이에 적응하게 하기도 한다. 농도가 진한 음식은 좀 더 어려울 것이다. 머리의 자세를 바꾸는 것, 특히 한쪽이나 다른 쪽으로 돌리는 것이 도움이 될 수 있다(뼈돌기의 의료적 처치는 제11장 참조).

(5) 전체후두절제 환자의 혀의 기저 부분의 유사후두덮개

수직봉합(vertical closure)으로 수술 상처를 봉합한 대부분의 전체후두절제 환자들은 인두의 옆면으로부터, 측면 방사선촬영검사에서 후두덮개로 보이는 주름 조직이 형성된다(Bremner et al., 1993; Davis, Vincent, Shapshay, & Strong, 1992). 환자가 삼키려고 할 때 이 주름 조직은 인두 수축근(pharyngeal constrictors)을 당겨서 면적을 넓히고 인두 측면 공간으로서의 역할을 한다. 이 주름 조직은 수술로 제거할 수도 있고 혹은 환자가 액체와 묽은 으깬 음식만을 섭취함으로써 이에 적응할 수도 있다. 간혹 머리를 돌림으로써 주름이 음식덩이가 통과하는 길에 방해가 되지 않도록 하기도 한다.

(6) 반지인두근 기능 저하

반지인두근 기능저하(cricopharyngeal dysfunction)는 ① 반지인두근 혹은 상부 식도조임근의 반지인두근육 부분이 적절하게 이완하지 못함으로써 후두가 올라가고 앞쪽으로 움직이는 것을 방해하여 ② 후두의 위쪽 그리고 앞쪽 움직임이 저하되어서 그리고/또는 ③ 수축근을 통과하며 열린 부위를 넓히도록 음식덩이에 가해지는 압력이 약해서 초래될 수 있다. 이런 장애에 대한 치료를 결정하기 전에 임상가는 각 환자에게 있어서 이런 요인 중 어떤 부분에 장애가 있는지를 반드시 확인해야 한다. 만일 문제가 정말로 반지인두근육의 강한 연축(spasm)으로 후두가 앞쪽 그리고 위쪽으로 움직이는 것이 방해가 되는 것이라면, 환자의 적절한 자연회복 기간(5~6개월) 후에 반지인두근 절단술(cricopharyngeal myotomy)을 고려해 보아야 한다. 만일 후두의 위쪽 그리고 앞쪽 움직임의 저하가 문제라면 멘델슨법이 도움이 될 수 있다. 이런 장애를 갖고 있는 대부분의 환자는 지시에 따르는 것이 가능하다면 멘델슨법을 사용할 능력이 있다. 경부 척수 손상으로 인해 전방 혹은 후방 접근법으로 경부 고정술(cervical fusion)을 받은 환자, 뇌줄기(brainstem) 뇌졸중 환자, 그리고 방사선 치료를 받거나 후두상승에 영향을 미치는 인두 수술을 받은 환자가 이런 장애를 보인다. 멘델슨법은 앞서 나온 삼킴기법 부분에 설명되어 있다. 이 방법은 후두 움직임을 향상시키기 위한 치료 방법이나 또는 환자가 먹을 수 있게 하는 책략으로 사용될 수 있다(Logemann & Kahrilas, 1990; Lazarus, Logemann, & Gibbons, 1993). 만일 삼키는 동안 인두의 압력이 적절하지 못한 것이 발견되면 혀의 기저부의 활동을 향상시키는 훈련이 적합할 것이다. 일반적으로 확장술(dilatation)은 후두의 위쪽 그리고 앞쪽 움직임을 제한하는 흉터조직이 있지 않는 한 그다지 도움이 되지 않는다 이런 흉터조직은 목 부위의 방사선치료 후에 혹은 수술적 처치 후에 생길 수 있다. 저자의 경험에 따르면, 이런 문제는 편측 인두약화(unilateral pharyngeal weakness)를 동반한 후두 운동의 저하로 인해 발생하는 경우가 가장 많다. 멘델슨법과 머리를 약한 쪽으로 돌리는 것을 함께 사용하는 것이 가장효과적일 것이다.

(7) 후두상승의 저하

멘델슨법은 후두상승을 향상시키기 위해 특별히 고안된 삼킴기법이다. 이 기법은 앞서 삼킴기법 부분에서 이미 설명하였다. 후두상승의 저하를 보상하기 위한 기법은 환자에게 성문위삼킴을 교육하는 것이다. 이 기법은 환자가 삼킨 뒤에 후두 위에 남아 있는 음식 잔여물을 뱉어 내게 하기 때문에 도움이 된다. 따라서 삼킴 후 흡인(aspiration after swallow)을 최소화한다. 일부의 경우, 환자는 성문위삼킴 절차 전체를 배울 필요 없이 단순하게 삼킨 후 즉시 목을 가다듬어서 잔여물이 있으면 뱉어 내도록 하는 교육으로 대신할 수 있다. 최대성문위삼킴(super-supraglottic swallow)도 후두상승의 시작을 앞당기므로 도움이 될 수 있다. 가성발성 훈련(falsetto exercise) 또한 후두상승의 운동범위 훈련으로 사용될 수 있다.

후두상승을 돕기 위해 방패연골(thyroid cartilage)에 가볍게 위로 압력을 가하는 기법의 효과는 가성발성 훈련을 돕기 위한 것을 제외하고는 확실하지 않다.

(8) 기도 입구에서의 후두폐쇄 저하

기도 입구의 폐쇄가 저하되었을 때의 치료로는 최대성문위삼킴을 들 수 있다. 이 삼킴기법 전체를 모두 할 필요는 없다. 환자는 단순히 숨을 들이마신 다음, 숨을 멈추고 압력을 가한다. 이것은 호미연골이 앞쪽으로 기울어지고 가성대가 닫히는 운동범위 훈련이다. 최대성문위삼킴은 또한 환자가 음식이나 액체를 먹도록 하기 위해 사용될 수 있다. 그러나 환자가 전체 식사 내내 노력하기는 어려울 것이다.

(9) 성대에서의 후두폐쇄 저하

삼키는 동안 후두폐쇄를 향상시키기 위한 훈련은 삼킴치료의 간접치료 부분에서 설명하였다. 성문위삼킴 혹은 자발적인 기도 폐쇄는 많은 환자에게서 대부분

폐쇄를 향상시키는 데 충분하다. 이 기법에서 환자는 숨을 참고 동시에 삼킨 다음 숨을 내쉴 때 기침을 하도록 교육된다. 이 기법은 환자가 그 방법을 시행할 때 임상가가 지시를 할 수 있기 때문에 유용하다. 임상가는 환자가 숨을 참을 때, 그리고 삼키는 동안 숨참기를 지속할 때 한 단계씩 지시를 주면서 기본적으로 '치어리더' 의 역할을 한다. 삼킨 후 즉시 기침을 하도록 상기시키는 것이 중요하다. 환자가 숨을 참고 그러고 나서 숨을 들이마시지 않고 기침으로 내쉰다는 것을 기억하기란 쉽지 않다. 만일 환자가 먼저 숨을 들이마신다면 기도로부터 음식물을 제거하는 대신 음식물이 흡인될 것이 명백하다. 성문위삼킴 절차는 환자에게 음식이나 액체를 주지 않고 마른 삼킴(dry swallow)을 이용하여 연습할 수 있는 기법이다. 임상가는 환자가 이 절차에 충분히 숙달되었다고 판단되면 음식이나 액체를 줄 수 있다. 후두 폐쇄가 저하된 환자에게는 진한 농도의 음식이 좋을 것이다. 그러나 만일 후두 폐쇄의 저하와 인두 수축의 저하가 합병되어 있을 경우는 진한 농도의 음식은 삼킨 후 인두에 남아 있는 경향이 많고 이 때 흡인될 수 있으므로 묽은 음식이 더 쉬울 것이다.

일부 환자는 삼키는 동안 머리를 앞으로 하여 턱을 내리는 자세가 효과적인데, 이는 후두계곡의 공간을 넓히고 기도 입구를 좁게 하며, 후두덮개를 좀 더 뒤쪽에 위치시키고, 혀의 기저부를 뒤쪽으로 밀게 된다. 기도 폐쇄가 다소 저하되어 삼킴장애를 보이는 반후두절제술 환자(hemilaryngectomee)는 머리를 앞으로 숙이면 흡인을 보이지 않고 정상적으로 삼킬 것이다. 그러나 이 방법이 성공적이려면 환자에게는 반드시 후두덮개가 있어야 한다. 따라서 이 방법은 후두덮개가 절제된 성문위 후두절제술 환자에게는 효과적이지 않다.

환자의 머리를 기능이 저하된 쪽으로 돌리는 것, 혹은 방패연골(thyroid cartilage)의 기능적이지 않은 쪽에 압력을 가하는 것은 후두 폐쇄를 향상시킬 수 있다 (Buckley et al., 1976). 그러나 머리를 아래쪽으로 누르거나 후두를 이쪽저쪽으로 혹은 위아래로 움직이게 하는 것은 후두 폐쇄에 그다지 효과가 없으며 삼키는 동안 후두의 상승이나 폐쇄에 방해가 될 수 있다. 기도 폐쇄에 가장 좋은 방법은 머리 돌리기와 턱 내리기 자세를 함께 사용하는 것이다.

4) 삼킴의 식도단계에 영향을 미치는 장애

삼킴의 식도단계에 영향을 미치는 장애는 보통 약물이나 수술의 방법으로 다루어져야 한다. 삼킴치료전문가와 방사선과 의사가 시행하는 방사선촬영 검사에서 진단될 수도 있으나 보통 치료는 삼킴치료전문가가 하지 않는다.

6. 삼킴치료에 관한 기타 논의

1) 자세기법과 삼킴기법의 결합

일부 환자의 경우, 안전하고 효과적인 삼킴을 되찾기 위해 삼킴기법과 자세기법을 함께 사용해야 한다. 가령 기도입구 폐쇄에 심한 문제가 있는 환자는 최대성문위삼킴 방법을 사용하면서 손상된 쪽으로 머리를 돌리는 것과 턱을 내리는 것이 최선의 기도 보호 방법일 것이다. 혀의 기저부의 움직임이 저하된 환자의 경우는 혀의 기저부를 뒤로 미는 턱 내리기 자세와 노력삼킴이 필요할 것이다. 후두상승의 저하와 함께 편측 인두벽 약화가 있어서 반지인두근의 열림이 저하된 환자에게는 손상된 쪽으로 머리를 돌리는 것과 멘델슨법을 함께 사용하는 것이 가장 좋을 것이다. 대부분의 경우, 자세와 삼킴기법의 효과는 수정된 바륨삼킴 검사에서 각각 따로 검증한 다음, 두 가지를 결합하여 다시 평가해야 한다.

2) 삼킴치료의 보조 수단으로서의 바이오피드백

삼킴치료를 받고 있는 환자에게 제3장에서 설명된 일부 도구적 방법을 바이오피드백을 제공하기 위해 사용할 수 있다.

(1) 표면근전도

표면근전도(surface electromyography)를 이용하여 표면 전극을 입술에 붙이면 입술 닫기(lip closure)를 위해 어느 정도의 노력이 필요한지에 관한 바이오피드백을 제공할 수 있다. 아래턱밑 근육(submandibular muscles)—즉, 후두 위 목 부분의 후두 올림근(laryngeal elevators)—에 표면 전극을 붙이면 환자에게 노력삼킴기법 혹은 멘델슨법을 사용할 때 근육 노력 정도에 대한 부가적인 정보를 제공할 수 있다. 멘델슨법의 경우, 후두 위의 전극은 그 방법을 사용하는 동안 후두 올림근의 전기적 활동에 대한 정보를 제공할 것이다. 환자는 신호의 진폭과 지속시간을 모두 볼 수 있고, 기법을 사용하는 동안 이를 보면서 근육의 노력(진폭)과 근육 노력의 지속시간을 증가시키기 위해 노력할 수 있다.

(2) 초음파

초음파(Ultrasound)는 삼키는 동안 혀 움직임의 패턴에 대한 바이오피드백을 제공하는 데 사용할 수 있다. 환자에게 어떻게 초음파 영상을 해석할 것인지 교육하여, 환자가 음식덩이를 구강 안에서 밀어 넘기는 혀의 위쪽 그리고 뒤쪽 움직임을 연습하는 동안 여러 차례 혀의 움직임을 관찰하게 한다.

(3) 비디오내시경 검사법

비디오내시경 검사법(Videoendoscopy)은 삼키려고 하기 전의 진성대 닫힘에 관한 혹은 삼킴 시도 전의 기도 입구 폐쇄에 관한 바이오피드백을 제공하는 데 사용될 수 있다. 만일 환자가 성대나 기도 입구를 완전히 닫는 데 어려움을 보인다면 환자에게 다양한 숨 참기 방법을 시도하는 동안 이와 같은 구조의 움직임을 관찰하게 할 수 있다(Martin et al., 1993; Ohmae et al., 1996).

(4) 비디오투시조영 검사법

만일 환자가 X-ray 검사 중에 자신의 인두삼킴의 움직임을 관찰할 수 있다면 비디오투시조영 검사(Videofluoroscopy) 또한 바이오피드백을 위한 도구로 사용될 수 있다(Logemann & Kahrilas, 1990). 간혹 환자에게 치료의 목표를 더 잘 이해할 수 있도록 X-ray 검사가 진행되는 동안 영상을 보게 한다. 임상가는 삼킴의 다양한 요소를 지적해 주고 문제가 있는 그리고 움직임의 범위를 향상시킬 필요가 있는 부분을 확인할 수 있다. 그러면 환자는 운동범위를 향상시키기 위해 노력하면서 비디오투시조영 검사를 통해 자신의 삼킴을 관찰할 수 있다.

3) 언제 삼킴치료를 시작해야 하나

입원한 환자가 의학적으로 안정적이고 삼킴장애가 있는 것으로 확인되면, 바로 삼킴치료전문가와 방사선과 의사는 환자의 삼킴기능을 정확하게 평가하기 위해 비디오투시조영 검사를 시행해야 한다. 이 평가를 통해 적절한 치료계획을 세우게 되고 환자가 병원에 있는 동안은 매일, 퇴원한 후로는 주 1회 보게 된다. 두경부암으로 수술을 받은 환자의 경우, 삼킴장애의 평가와 치료는 환자가 삼킴을 시도할 만큼 회복이 되면 (보통 수술 후, 7~14일이 지나고 합병증이 없는 경우) 바로 시작해야 한다. 만일 환자가 방사선 치료를 받는 중이라고 해도 삼키는 데 문제를 호소하면 평가와 치료는 그 시점에서 시작되어야 한다(Lazarus, 1993). 뇌졸중 환자의 경우는 보통 발병 2~3일 후 환자가 깨어 있고, 의식이 명료할 때 평가를 해야 한다.

삼킴장애가 있는 외래 환자의 경우, 입원 환자와 마찬가지로 상세한 비디오투시조영 검사와 치료를 받아야 한다. 만일 환자가 오래 전부터 삼킴장애가 있었다고 해도, 같은 유형의 평가와 집중적인 치료를 받아야 한다(Perlman, 1993; Sonies, 1993). 증상이 발생한 지 몇 달 혹은 몇 년이 지난 후에 치료를 받는 환자도 구강식사를 다시 할 수 있게 회복될 수 있다(Lazarus, Logemann, & Gibbons, 1993;

Lazarus, Logemann, Rademaker, et al., 1993; Logemann & Kahrilas, 1990). 치료는 보통 입원 환자의 경우 매일, 외래 환자의 경우는 주 1회 실시된다.

일반적으로 삼킴평가와 치료를 하는 동안 기관절개 튜브와 비구강식사 튜브는 그대로 두고 하는데, 왜냐하면 아직 어떤 연구도 이런 튜브들이 삼킴재활에 중대한 지장을 준다는 것을 확인한 바가 없기 때문이다. 그러나 기관절개 튜브의 가압대는 의학적으로 문제가 없다면 평가와 치료를 하는 동안 공기를 빼야 한다. 팽창된 가압대는 앞서 논의된 바와 같이 삼키는 동안 후두상승과 반지인두근의 열림을 저해할 수 있다. 또한 팽창된 기관절개술 가압대는 매번 삼키는 동안 후두가 올라갈 때 기관벽에 마찰을 일으켜 기관을 자극할 수 있다. 따라서 기관절개술 가압대를 팽창시킨 상태에서 환자를 먹게 하는 것은 적절하지 않다. 만일 환자가 흡인을 보이면 입으로 먹게 해서는 안 된다. 때로 인공호흡기에 의존하고 있는 환자 같은 경우 대부분의 인공호흡기가 가압대를 팽창시켜 두어야 하기 때문에 절대적으로 가압대를 팽창시킨 채로 있어야 할 수도 있다. 만일 환자가 임종이 가까운 상태이고 입으로 음식을 먹기를 원한다면, 기관절개술 가압대를 팽창시키는 것은 별 문제가 되지 않을 것이다.

4) 유지 프로그램

이 장의 처음에서 언급하였듯이, 치료가 진행되는 동안 임상가가 답을 해야 하는 또 하나의 중요한 질문은 그 삼킴장애 환자가 유지 프로그램을 필요로 하는가다. 유지 프로그램은 일정 기간 동안 환자가 기능을 유지하도록 돕기 위해 지속적으로 치료기법을 적용하는 것이다. 일반적으로 유지 프로그램은 자세나 식이 변경과 같은 보상 책략, 온도-촉각자극법과 같이 삼킴 메커니즘의 협응을 유지시키기 위한 특정 삼킴치료기법의 반복적인 사용이 주가 된다. 유지 프로그램(Maintenance Program)은 보통 자신의 수행을 스스로 모니터하기 어려운 환자(즉, 인지장애나 치매환자)나 퇴행성 질환으로 진단을 받고 유지 프로그램을 통해 보상적인 기능을 가능한 한 오래 유지하도록 한 환자(가령 근육위축가쪽경화증 amyotrophic lateral sclerosis, 파킨슨병, 알츠하이머병 환자)에게 필요하다. 후자에 속하는 일부 환자는 자신의 수행을 스스로 모니터할 수 있으며, 훈련유지 세트나 삼키기 위한 전략을 사용할 수 있기 때문에 장기간 언어치료사 혹은 삼킴치료전문가의 적극적인 개입을 필요로 하지 않는다. 이런 환자는 일반적으로 6개월 혹은 1년 간격으로 재평가를 하여 유지 프로그램을 변경해야 하는지를 확인해야 하며, 치료사가 식사 때 함께 할 필요는 없다.

그러나 인지 그리고 언어장애가 있는 환자는 보통 유지 프로그램에 있을 때 모니터하는 것이 좋다. 일반적으로 삼킴치료전문가는 환자가 안전하게 먹을 수 있는 유지 프로그램을 세우고, 보호자에게 환자가 먹는 동안 사용해야 하는 적절한 책략을 교육한 다음, 보호자로 하여금 모니터를 하도록 한다. 대부분의 보험사는 일단 프로그램이 세워지고 삼킴치료전문가로부터 보호자가 교육을 받은 다음에는 유지 프로그램을 보호자의 책임으로 정의한다. 이는 치료사가 일단 계획을 세우고 보호자에게 이를 확실하게 수행하도록 훈련을 시킨 다음에는 치료비가 지급되지 않는다는 것을 의미한다. 일부 문헌에서는 머리손상이나 뇌성마비와 같이 심한 신경학적 손상이 있는 환자는 습득한 것을 유지하기 위해서 장기간의 유지치료가 필요하다는 근거를 제시한다(Helfrich-Miller et al., 1986). 이러한 환자는 간혹 치료를 통해 습득한 것을 유지하기 위해 온도-촉각자극법을 지속적으로 사용해야 한다. 이는 보호자가 삼킴치료전문가에게 올바른 시행 방법을 교육받은 다음 환자에게 직접 온도-촉각자극법을 시행해야 한다는 것을 의미한다.

5) 식사 안에 삼킴치료를 편입시키기

일반적으로 삼킴치료는 식사 때와는 별도의 시간에 시행되어야 한다. 삼킴장애 환자에 대한 삼킴치료전문가의 첫 번째 목표는 환자가 가장 안전하게 먹을 수 있고, 가장 효과적이고 빠르게 환자가 삼키는 방법을 찾아내는 것이다. 초기에 보통 이러한 방법은, 만일 모든 음식에서 혹은 최소한 일부 선택적인 음식에서 흡인을 제거할 수 있는 보상 책략을 발견했다면, 이와 같은 보상 책략을 사용하는 것이다. 만일 단독으로든 결합된 형태로든 사용 가능한 책략들을 찾아내지 못했다면, 환자는 비구강식사 상태로 있어야 하며 삼킴치료를 받아야 한다. 만일 환자가 먹기 위해 보상 책략을 사용할 수 있지만 임상가가 판단하기에 치료를 통한 기능의 향상이 기대되어서 환자가 보상 책략을 지속적으로 사용하지 않아도 된다고 생각되면 삼킴치료가 시작되어야 하는데, 식사 시간과는 별도의 시간에 시행한다. 만일 환자가 삼킴 책략을 사용할 수 없는 경우에도 임상가가 삼킴치료가 시행되어야 한다고 판단된다면 역시 치료를 시작해야 하며, 구강 혹은 비구강식사 때와는 별도의 시간에 시행한다. 대부분의 사람은 먹는 것이 즐거운 활동이라고 생각한다. 만일 환자에게 먹는 동안 너무 많은 운동과 과제들을 요구한다면, 환자는 먹는 것 자체를 유쾌하지 않게 느끼게 되고 따라서 과제를 시행하는 데 부정적인 영향을 주게 되는 것 같다.

삼킴치료전문가가 먹여 주지는 않는다. 어떤 조건에서든 일단 환자가 안전하게 먹을 수 있는 능력을 보이면, 먹는 것을 모니터하는 일은 앞서 설명하였듯이 유지 과제로서 보호자에게 돌아간다. 간혹 환자가 반드시 어떤 삼킴치료 방법을 사용해야만, 특히 멘델슨법이나 성문위삼킴과 같은 삼킴책략으로만 삼킬 수 있는 경우가 있다. 이와 같은 경우, 환자는 단기간 동안 이와 같은 방법을 배우기 위해 식사 시간에 치료를 받고 먹는 데 이런 방법을 도입한다. 그러나 일반적으로 그런 환자는 많지 않다.

6) 그룹 치료

만일 그 기관에 같은 시기에, 같은 치료방법을 적용하는 환자가 있다면 그룹 치료가 적합할 수 있다. 이와 같은 경우 사용하는 특정 방법이나 훈련 프로그램을 서로 강화해 주기 위해 환자를 함께 모은다. 환자들은 종종 서로 도움을 얻고, 서로를 관찰하면서 배운다. 만일 그룹 치료를 시행한다면, 치료비용은 동시에 치료를 받는 환자의 수로 나누어져야 한다. 그룹 치료는 환자가 식사를 하는 동안 자신의 먹는 책략을 잘 사용하고 있는지 확인하기 위해 환자를 모니터하는 것이 아니다. 유지 프로그램은 그룹으로, 가령 간호조무사(nursing aide)와 같은 한 사람의 보호자가 동시에 한 명 이상의 환자를 모니터할 수 있다. 이와 같은 유지 과제도 역시 조기에 보호자에게 넘겨 주어야 한다. 삼킴치료전문가는 보호자에게 환자가 먹는 것을 어떻게 모니터할 것인지 몇 회기 동안 교육할 수 있지만 앞서 설명한 바와 같이 몇 회기 후에 유지는 보호자의 책임이 된다.

7) 삼킴장애 관리의 문화적 차이

삼킴치료전문가는 환자와 가족 그리고 다른 중요한 보호자와 함께 환자의 음식에 대한 기호 그리고 식사와 관련된 문제에 대해 논의해야 한다. 대부분의 문화권에서 식사는 많은 대화가 오가는 사회적인 활동이다. 가족 구성에서 환자의 역할은 무엇인가? 식사 동안 보통 환자가 해 오던 대화 패턴은 어떤 것인가? 환자가 가장 좋아하는 혹은 가장 싫어하는 음식은 무엇인가? 음식과 향신료 등에 대한 문화적 선호도가 있나? 누군가 병이 났을 때 문화적으로 선호하거나 피하는 음식이 있나(가령, 아플 때 찬 음식은 피하고, 닭고기 수프를 먹으면 낫는다는 등)? 가능하면 언제든지 치료 시에 이와 같은 문제를 확인하고 존중해 주어야 한다.

8) 식사시간 관리

식사시간에는 보통 호흡과 삼킴 그리고 대화 사이의 전환이 빠르게 이루어지기 때문에 호흡소화관(aerodigestive tract)에 부담이 된다. 식사시간은 가능한 한 즐거워야 한다. 환자에게 가장 삼키기 쉽고, 가장 맛이 있는 음식을 주어야 한다. 문화적인 선호도도 최대한 존중되어야 한다. 삼킴치료는 반드시 필요하지 않는 한 식사시간에 시행되어서는 안 된다. 일반적으로 일단 구강식사를 위한 안전한 책략 혹은 책략이 확인되면, 환자는 이를 보호자의 감독하에 혹은 혼자서 적절하게 사용해야 한다.

삼킴치료전문가의 역할은 최선의 식이를 포함한 안전한 삼킴 책략을 찾아내는 것, 보호자에게 이에 대해 교육하는 것, 필요한 경우 보호자의 수행을 모니터하는 것, 식사 때와는 별도의 시간에 비정상적인 삼킴의 신경근육 조절을 향상시키거나 보상하기 위한 치료를 시행하는 것이다. 치료전문가는 또한 ① 가족이나 다른 보호자에게 환자가 음식을 입에 물고 있을 때 혹은 삼킨 직후에 말을 하는 것은 흡인이 될 위험성을 증가시키기 때문에 피하도록 주의를 주고, ② 가족에게 그것이 한 가지 음식이거나 농도라고 해도, 환자가 쉽게 삼킬 수 있는 음식을 주고 환자와 함께 식사를 하도록 격려한다. 식사의 사회적인 중요성을 과소평가해서는 안 된다.

9) 삼킴장애를 개선하기 위한 약물

구강인두 삼킴장애에 있어서 약물치료의 유용성에 대한 연구는 거의 없다. 침 흐름(drooling)을 감소시키기 위해 아트로핀(atropine)을 사용한 기록이 있지만 (Dworkin & Nadal, 1991), 특정 구강인두 삼킴장애를 향상시키는 약물이 확인된 것은 없다.

퇴행성 신경학적 질환이 있는 환자는(가령 파킨슨병Parkinson' s disease, 다발경화증multiple sclerosis, 근무력증Myasthenia gravis) 간혹 그들의 질환에 대한 약을 주었을 때 구강인두삼킴이 향상되는 경험을 한다. 그러나 아직 이런 환자의 구강인두 기능에 대한 특정 약물의 효과에 관해 상세하게 연구된 것은 없다.

10) 수술적 접근

일반적으로 구강인두삼킴을 향상시키기 위한 수술적 접근은 삼킴치료가 최소한 6개월 동안 지속될 때까지는 시도하지 않는다. 구강인두삼킴의 메커니즘은 민감한 것이어서 수술적 접근으로 긍정적인 효과보다는 흉터조직으로 인해 더 심한 손상이 생길 수도 있다. 어떤 수술적 치료건, 환자의 구강인두 해부나 삼킴생리에 근거하여 세심하게 계획되어야 하며 가능한 한 비침습적이어야 한다. 자세한 수술 관련 관리는 제11장에서 설명된다.

7. 다양한 기관에서의 삼킴장애 관리에 대한 문제

삼킴장애 관리가 이루어지는 기관에서 삼킴치료전문가는 특정 문제에 부딪칠 수 있다. 각 기관에서 발생할 수 있는 다양한 문제를 염두에 두고 있어야 한다.

1) 급성진료 병원

급성진료병원(Acute Care Hospitals)에서는 어떤 원인질환이건 삼킴장애 환자가 입원하는 기간이 단축되고 있어서, 언어치료전문가 혹은 삼킴치료전문가는 가능한 한 빨리 삼킴장애 환자를 발견하고 그들의 삼킴생리를 파악하고, 치료계획의 윤곽을 잡아야 하는 압박감이 있다. 환자가 퇴원하기 전에 삼킴치료전문가는 필요한 평가를 끝내고 환자의 삼킴 증상학과 해부학적, 생리학적 장애에 대한 명확한 개념을 가져야 한다. 환자가 다시 구강식사를 하기 위해 혹은 구강식사를 유지하기 위해 치료를 시작할 수 있는 시간이 있을 수도 있고, 아니면 단지 철저한 검사를 시행할 수 있는 시간만 주어지고 치료계획은 재활기관이나 요양원의 삼킴치료전문가에게 넘겨야 할 때도 있다. 그러나 환자가 병원을 떠날 때, 삼킴치료전문가는 반드시 환자의 삼킴장애에 대한 생리학적, 해부학적 평가를 끝내고 가장 성공적일 것으로 여겨지는 치료방법을 확인하는 것이 중요하다. 가능하면 환자의 삼킴장애에 대한 치료나 관리는 급성진료병원에서 시작되어야 한다. 환자의 삼킴장애에 대한 성공적인 치료에 있어서 가장 중요한 것은 급성진료병원에 있는 삼킴치료전문가와 환자가 진료를 받게 될 그 다음 기관의 삼킴치료전문가 사이의 의사소통이다.

2) 학 교

학교에 있는 언어치료전문가 혹은 삼킴치료전문가는 요양기관이나 가정치료(home care)에서 일하는 전문가와 공통적인 제한점을 갖는데, 즉 그들은 아동의 삼킴장애에 대한 정확한 본질을 규정하기 위해 현장에서 평상시에 활용할 수 있는 진단적 도구들을 갖고 있지 않다는 것이다. 따라서 삼킴치료전문가는 철저한 선별 검사와 임상평가를 수행하는 것이 필수적이다. 생리학적 혹은 진단적 평가를 할 때까지 간접 치료—즉, 음식 없이 하는 치료—를 시행할 수 있다. 만일 아동이 중대한 인두삼킴장애 혹은 구강인두 삼킴장애로 인한 흡인의 증상을 보이면 적절한 진단과 치료를 위한 방사선촬영 검사를 받아야 한다. 이와 같은 상황에서는 책임이 가장 중요한 요소다. 임상가는 항상 아동이나 자신을 위해 가장 안전한 것을 최우선으로 한다. 만일 학교에서 음식을 먹이는 동안 조금이라도 아동이 흡인을 보이는 것 같으면, 학교의 보호자는 진단적 검사가 완료될 때까지 더 이상 아동을 입으로 먹이는 것을 피하는 것이 좋다. 만일 부모가 아동을 계속 먹여야 한다고 주장한다면, 부모가 직접 와서 아동을 스스로 먹이도록 해서 이로부터 발생할 수 있는 모든 의학적인 합병증의 책임을 그들이 지도록 한다.

3) 요양원

요양원(nursing home settings)에 있는 삼킴장애 환자는 삼킴치료전문가에게 큰 도전이 될수 있는데, 왜냐하면 쉽게 활용할 수 있는 평가방법의 종류가 제한적이고 또한 서비스를 제공해야 하는 환자의 특성 때문이다. 요양원에 있는 삼킴치료전문가는 종종 평가를 위해 필요한 방사선촬영 검사를 하는 것이 어렵다는 것을 알게 된다. 이동 비디오투시조영 검사 기기가 개발되어 요양원 내에서의 방사선촬영 검사의 활용도가 급속하게 증가하고 있다. 방사선촬영진단 검사를 하지 않거나 치료에 대한 평가를 가능하게 하는 다른 생리학적 진단 방법 없이 의심되는 인두장애에 대한 치료를 시행하는 것은, 임상가가 적절한 치료목표를 찾아 노력을 기울이는 것을 불가능하게 만들고 시간과 비용을 낭비하게 할 가능성이 있다.

불행하게도 비디오내시경 검사로는 비디오투시조영 검사와 같은 생리학적 정보를 얻을 수 없으며, 이는 종종 환자가 흡인을 보이는지를 확인하기 위한 선별 검사로만 이용된다. 선별 검사의 정보(가령, 증상)로는 임상가가 환자의 삼킴장애를 위해 효과적이고 활용 가능한 치료계획을 세울 수 없다. 또한 환자가 코에 사용하는 마취제나 내시경 튜브로 인두를 자극하는 것에 부작용을 일으킬 수 있어서 의사 없이 내시경 검사를 사용하는 것은 환자나 임상가에게 위험할 수 있다 (Kidder, Langmore, & Martin, 1994).

요양원과 같은 기관에서 환자의 구강인두 삼킴기능에 대한 적절한 생리학적 평가가 가능해야 한다는 것에 대한 논의와 함께 임상가는 또한 치료대상 환자를 선택함에 있어서 일반적인 재활과 치료에 대한 철학을 마음에 새겨 두는 것이 중요하다. 환자는 어떤 유형의 치료를 받건 간에 기능을 향상시킬 수 있는 합리적인 기회를 가질 수 있어야 한다. 삼킴장애의 경우, 임상가는 환자에게 제공되는 치료가 환자가 의학적으로 건강한 상태를 유지하면서 동시에 구강식사를 위한 기능적 능력을 향상시킬 것이라는 확신이 있어야 한다. 환자의 삼킴생리에 대한 충분한 이해 없이 환자를 먹게 하는 것은 흡인을 초래할 수 있고 환자의 건강을 촉진시키기보다 질환에 걸릴 위험성을 증가시킬 수 있다. 따라서 삼킴치료전문가는 치료를 하면서 삼킴장애 환자를 먹게 하기 전에, 혹은 영양과 수분 공급을 위해 구강식사를 하도록 권고하기 전에, 가능한 한 가장 정확한 삼킴의 생리학적 평가를 받을 수 있도록 해야 한다.

만일 적절하고 위험성이 없다면, 삼킴평가를 환자의 병상평가에 결합시키는 것 그리고 식사를 방해하는 행동특성이 없는지 알아보기 위해 식사 때 한두 번 환자가 먹는 것을 함께 관찰하는 것은 매우 중요하다.

먹는 행동은 행동조절과 삼킴의 생리가 결합된 것이다. 행동조절, 인지 혹은 삼킴생리 중 하나라도 심하게 손상이 되면 적절한 구강식사를 더욱 어렵게 만들 수 있다. 치매환자의 경우 임상가는 함께 거주하는 사람 중에 환자와 좋은 관계를 유지하고 있는 것으로 보이는 사람과 환자를 둘러싼 주위환경에 대해 환자가 어떻게 반응하는지를 잘 관찰해야 하는데, 환자가 따라 하는 것 같은 행동, 가장 좋아하는 음식, 청각적 · 시각적으로 주의가 산만해질 때의 반응, 식사 도구를 다루거나 스스로 먹을 수 있는 일반적인 능력을 관찰한다. 환자가 스스로 먹지 않고 보호자가 먹여 주고 있다면, 임상가는 환자 앞에 음식을 놓는 방법, 환자 입 안에 음식을 넣는 위치, 음식을 주었을 때 환자의 반응, 환자의 입 안에 한번 음식을 넣을 때 걸리는 시간, 음식을 입 안에 넣은 후부터 목에서 후두의 움직임을 통해 알 수 있는 삼킴까지 걸리는 시간을 관찰해야 한다. 환자의 일반적인 신경근육의 피로 수준, 주의지속시간(attention span), 식사 상황에 대해 전반적으로 주의를 기울이는 정도, 입 안에 들어온 음식에 대한 자각, 그리고 입 안에서 음식을 전형적으로 조작하는 능력을 모두 검사한다.

삼킴치료전문가와 간호 분야의 식사담당 직원과의 상호작용 또한 매우 중요하다. 식사담당 직원은 환자에게 제공되어야 하는 음식의 유형, 식사의 때와 전체 식사시간, 입 안에 음식을 넣는 방법, 그리고 환자의 입 안에 다음 숟가락의 음식을 넣어 주기 전에 관찰해야만 하는 것에 대한 삼킴치료전문가의 지침을 따라야 한다. 음식을 먹여 주는 사람은 텔레비전이나 기타 다른 청각 혹은 시각적 자극에 주의를 빼앗기지 않고, 환자에게 초점을 맞추어야 한다. 식사담당 직원도 환자의 행동이나 입 안의 음식에 대한 반응에 주의를 집중해야 한다. 환자의 호흡 속도, 음성 혹은 식사 중의 전반적인 의식에 나타나는 어떠한 변화라도 기록해 두어야 한다. 식사담당 직원은 식사 중에 환자에게 어떠한 기능변화가 나타나면 즉시 삼킴치료전문가에게 알려야 하며, 삼킴치료전문가가 상황을 평가할 때까지 식사를 중단하여야 한다. 식사담당 직원은 또한 환자의 일반적인 자세에 대해 잘 알고 있어야 하며, 구강식사를 시작하기 전에 환자가 최적의 식사 자세가 되었는지 확인해야 한다. 식사담당 직원은 식판에 환자에게 부적당한 음식이 들어가 있지는 않은지, 그리고 식판 위의 음식이 환자의 시야에 적합하게 놓여 있는지도 검사해야 한다. 식사담당 직원은 필요한 경우, 식사를 시작하기 전에 혹은 식사 중에 부가적인 촉각 그리고/또는 후각 자극을 제공해야 한다. 삼킴치료전문가는 식사담당 직원을 감독하고 다양한 환자를 먹이는 데 있어서 행동의 변화를 위한 단서를 제공해야 한다.

만일 언어치료전문가가 요양기관에 있는 삼킴장애 환자에 대해 적절한 생리학적 평가를 하는 것이 어렵다면, 임상가는 요양기관의 경영진과 협의하여 비구강식사를 하고 있거나 삼킴장애의 병력이 있는 환자가 요양원에 입원하기 전에 방사선촬영 검사나 기타 삼킴의 생리학적 검사를 받도록 해야 한다. 이런 방침은 환자가 요양기관에 들어온 이후에 방사선촬영 검사를 받기 위해 급성진료병원(acute care hospital)으로 이송할 필요가 없게 되므로 의료보험시스템에서도 비용을 절약할 수 있게 된다. 이동형 비디오투시조영 검사 장비의 활용으로 요양원 환자도 이와 같은 검사를 받는 것이 용이해지기는 했지만, 모든 요양원 거주자가 방사선촬영 검사에 적합한 것은 아니다. 어떤 환자는 단순히 치매나 기타 의학적 질환이 너무 심해서 어떤 삼킴치료를 통해서도 좋은 효과를 얻을 수 없다. 임상가는 환자를 방사선촬영 검사에 의뢰하기 전에 환자가 보상기법을 통해서 삼킴 능력이 향상될 잠재력을 가지고 있는지 그리고 자세나 다른 식사에 있어서 변인을 조작할 수 있는 능력을 가지고 있는지의 여부를 확인해야 한다. 만일 어떤 책략도 사용할 수 있는 여지가 없고, 가족은 환자가 흡인이 된다고 해도 다른 비구강식사 방법을 사용하는 것을 허락하지 않겠다고 하면, 어떤 향상도 기대할 수 없으므로 삼킴치료전문가는 치료를 진행하지 않는 것이 좋다.

직원을 대상으로 삼킴과 식사에 관한 기관 내 교육은 전문요양기관에서 매우 중요하다. 직원은 삼킴이 매우 복합적인 신경근육활동이라는 것과 환자가 먹는 것을 지켜보는 것은 적절한 삼킴평가가 되지 못한다는 것을 이해할 필요가 있다. 또한 삼킴의 문제가 있는 환자를 단순히 먹여 주는 것이 반드시 도움이나 협조가 되지 않는다는 것과 그것이 환자를 위험하게 만들 수도 있다는 것을 교육해야 한다. 환자를 돌보는 것에 대한 요구가 간혹 다른 건강관리전문가에게는 안전한 것과는 관계없이 환자를 먹이기만 하면 도움이 된다는 오해를 하게 할 수 있다. 삼킴치료전문가는 직원을 위해 삼킴관리에 대한 지속적인 교육프로그램을 유지할 필요가 있다.

일단 삼킴치료전문가가 환자의 해부학적 혹은 생리학적 삼킴장애의 본질을 파악하고 환자가 먹을 수 있는 최적의 방법을 확인하면, 반드시 이를 식사담당 직원에게 교육하고 수행하도록 해야 한다. 보호자가 각 환자를 적절하게 먹일 수 있게 훈련된 다음에는 식사 프로그램을 수행하는 것은 전문적인 서비스로 다시 전환되지 않는다. 일반적으로 삼킴치료전문가는 환자가 식사를 하는 도중에 삼킴의 특정 책략을 익히게 해야 하는 경우를 제외하고는 식사시간과는 별도의 시간에 치료를 수행해야 한다.

4) 가 정

요양기관과 마찬가지로 가정간호를 받고 있는 환자도 삼킴치료전문가에게 많은 문제를 제기한다. 가정에서는 방사선촬영 평가와 같은 생리학적 검사의 활용이 보다 어렵기 때문에 만일 환자가 비구강식사 방법을 이용하고 있다면, 가정간호 기관은 환자가 급성진료병원이나 급성재활기관(acute rehabilitation facility) 혹은 요양기관(nursing facility)에서 퇴원하기 전에 삼킴의 생리학적 검사를 받도록 요구해야 한다. 이와 같은 방법으로 검사는 좀 더 비용효과가 높은 방법으로 제공될 수 있다. 다른 진료기관과 마찬가지로 삼킴치료전문가는 적절하고 효율적이며 비용효과가 높은 치료를 제공하기 위해 환자의 삼킴 해부와 생리에 대해 잘 이해

해야만 한다.

가정간호에서, 가족은 삼킴치료전문가에게 훈련을 받은 후에 적절한 식사를 제공하는데 참여할 수 있으며, 실제로 삼킴치료전문가의 방문 이외의 시간에 환자와 가정훈련을 지속할 수 있다. 뇌졸중으로 인한 삼킴장애 환자를 무작위 추적 조사하는 연구에서, DePippo, Holas, Reding, Mandel과 Lesser(1994)는 가족 강화가 다른 보호자나 전문가의 강화만큼 효과적일 수 있다는 것을 밝혔다. 이 연구에서 모든 환자는, 우선 전문적인 삼킴치료전문가로부터 방사선촬영 검사를 통해 각 환자에 대해 최적의 자세와 식이를 확인하고 치료를 받았다. 그런 다음 환자들은 세 가지 추적조사 방법 중의 하나에 무선 할당되었는데, 그것은 ① 삼킴치료전문가가 식사 동안 지정된 식이와 자세를 따르도록 주의를 주는 것, ② 가족구성원이 그와 같이 모니터하고 주의를 주는 것, ③ 환자가 스스로 모니터하는 것이다. 결과 측정은 6개월 후에 폐렴의 발생률, 사망률 그리고 몇 가지 다른 생리학적 측정으로 하였다. 예상했던 바와 같이 세 집단은 결과에서 의미 있는 차이를 보이지 않았다. 이는 그다지 놀라운 일이 아닌데, 왜냐하면 모든 환자는 똑같이 전문적 중재인, 각자에게 가장 적절한 자세와 식이를 확인하는 방사선 검사를 받았기 때문이다. 추적조사는 단순히 환자에게 그 지시사항을 잘 따르도록 다시 숙지시키는 비전문적인 일이다.

이 연구는 보호자가 환자의 행동을 추적하고 관찰할 수 있다는 것과 전문가의 권고사항을 잘 따를 수 있다는 것을 확연하게 보여 주는 것이다. 가정간호에서 삼킴치료전문가는 환자와 가족에게 올바르게 훈련을 하는 데 필요한 도구를 제공하는 것이 중요하다. 가령 환자가 온도-촉각자극법을 받아야 한다면, 삼킴치료전문가는 보호자에게 치료를 할 때 사용하는 00사이즈 후두경(laryngeal mirror)을 제공해야 한다. 다른 기관에서와 마찬가지로, 만일 환자가 구강식사를 해도 될 만큼 향상되었는지 확인하기 위해 다시 비디오투시조영 검사를 받아야 한다면, 대부분의 급성진료 병원의 외래환자로 혹은 이동형 비디오투시조영 검사 장비를 통해 검사를 받도록 한다.

8. 요 약

보상적인 방법과 직접, 간접치료를 포함한 삼킴재활치료에 관한 연구는 구강인두 삼킴장애 환자의 80%가 다시 구강식사를 하는 데 성공할 수 있다는 것을 밝혔다(Rademaker et al., 1993). 이는 영양상태를 향상시키는 것뿐만 아니라 흡인을 제거하고 폐렴과 다른 호흡기 합병증을 감소시킨다(Rademaker et al., 1993; Silverman & Elfant, 1979; Strandberg, 1982). 보통 삼킴치료전문가는 언어치료전문가다. 간혹 다른 전문가가 이 역할을 하기도 한다. 삼킴치료전문가는 환자의 담당의사, 다른 의료전문가, 환자 그리고 환자의 가족이나 다른 보호자와 협력하여 삼킴재활 프로그램을 계획하고 수행하는 것뿐만 아니라 방사선촬영검사와 다른 진단적 평가에 적극적으로 참가한다.

참고문헌

Aguilar, N., Olson, M., & Shedd, D. (1979). Rehabilitation of deglutition problems in patients with head and neck cancer. *American Journal of Surgery, 138,* 501-507.

American Dietetic Association. (1980). *Study guide: Dysphagia-The dietitian's role in patient care* [Audiocassette series]. Chicago: Author.

Bartolome, G., & Neumann, S. (1993). Swallowing therapy in patients with neurological disorders causing cricopharyngeal dysfunction. *Dysphagia, 8,* 146-149.

Bremner, R. M., & Hoeft, S. F., Costantini, M., Crookes, P. F., Bremner, C. G., & DeMeester, T. R. (1993). Pharyngeal swallowing: The major factor in clearance of esophageal reflux episodes. *Annals of Surgery, 218,* 364-370.

Bryant, M. (1991). Biofeedback in the treatment of a selected dysphagic patient. *Dysphagia, 6,* 140-144.

Buckley, J., Addicks, C., & Maniglia, J. (1976). Feeding patients with dysphagia. *Nursing Forum, 15,* 69-85.

Cook, I. J., Dodds, W. J., Dantas, R. O., Massey, B., Kern, M. K., Lang, I. M., Brasseur, J. G., & Hogan, W. J. (1989). Opening mechanisms of the human upper esophageal sphincter. *American Journal of Physiology, 257,* G748-G759.

Davis, J. W., Lazarus, C., Logemann, J. A., & Hurst, P. (1987). Effect of a maxillary glossectomy prosthesis on articulation and swallowing. *Journal of Prosthetic Dentistry, 57*(6), 715-719.

Davis, R., Vincent, M., Shapshay, S., & Strong, M. (1982). The anatomy and complications of "T" versus vertical closure of the hypopharynx after laryngectomy. *Laryngscope, 92,* 16-22.

DePippo, K. L., Holas, M. A., Reding, M. J., Mandel, F. S., & Lesser, M. L. (1994). Dysphagia therapy following stroke: A controlled trial. *Neurology, 64,* 1665-1669.

Dobie, R. (1978). Rehabilitation of swallowing disorders. *American Family Physician, 17,* 84-95.

Drake, W., O'Donoghue, S., Bartram, C., Lindsay, J., & Greenwood, R. (1997). Eating in side-lying facilitates rehabilitation in neurogenic dysphagia. *Brain Injury, 11,* 137-142.

Dworkin, J. P., & Nadal, J. C. (1991). Nonsurgical treatment of drooling in a patient with closed head injury and severe dysarthria. *Dysphagia, 6,* 40-49.

Ford, M., Grotz, R., Pomerantz, P., Bruno, R., & Flannery, E. (1974). Dysphagia therapy. *Archives of Physical Medicine and Rehabilitation, 55,* 571.

Fujiu, M., & Logemann, J. A. (1996). Effect of a tongue holding maneuver on posterior pharyngeal wall movement during deglutition. *American Journal of Speech-Language Pathology, 5,* 23-30.

Fujiu, M., & Logemann, J. A., & Pauloski, B. R. (1995). Increased postoperative posterior pharyngeal wall movement in patients with anterior oral cancer: Preliminary findings and possible implications for treatment. *American Journal of Speech-Language Pathology, 4,* 24-30.

Fujiu, M., Toleikis, J. R., Logemann, J. A., & Larson, C. R. (1994). Glossopharyngeal evoked potentials in normal subjects following mechanical stimulation of the anterior faucial pillar. *Electroencephalorapby and Clinical Neurophysiology, 92,*

183-195.

Gaffney, T., & Campbell, R. (1974). Feeding techniques for dysphagic patients. *American Journal of Nursing, 74,* 2194-2195.

Griffin, K. (1974). Swallowing training for dysphagic patients. *Archives of Physical Medicine and Rehabilitation, 55,* 467-470.

Heimlich, H., & O'Connor, T. (1979a). Patients relearn swallowing process. *Journal of the American Medical Association, 241,* 2355-2360.

Heimlich, H., & O'Connor, T. (1979b). Relearning the swallowing process. *Annals of Otology, Rhinology and Laryngology, 88,* 794-797.

Helfrich-Miller, K. R., Rector, K. L., & Straka, J. A. (1986). Dysphagia: Its treatment in the profoundly retarded patient with cerebral palsy. *Archives of Physical Medicine and Rehabilitation, 67,* 520-525.

Horner, J., Massey, E. W., Riski, J. E., Lathrop D., & Chase, K. N. (1988). Aspiration following stroke: Clinical correlates and outcomes. *Neurology, 38,* 1359-1362.

Jacob, P., Kahrilas, P. J., Logemann, J. A., Shah, V., & Ha, T. (1989). Upper esophageal sphincter opening and modulation during swallowing. *Gastroenterology, 97,* 1469-1478.

Jordan, J. (1979). Rehabilitation of the patients with dyaphagia. *Ear, Nose and Throat Journal, 58,* 86-87.

Kahrilas, P. J., Lin, S., Logemann, J. A., Ergun, G. A., & Facchini, F. (1993). Deglutitive tongue action: Volume accommodation and bolus propulsion. *Gastroenterology, 104,* 152-162.

Kahrilas, P. J., Lin, S., Logemann, J. A., Krugler, C., & Flanagan, E. (1991). Volititional augmentation of upper esophageal sphincter opening during swallowing. *American Journal of Physiology, 260,* G450-G456.

Kahrilas, P. J., Logemann, J. A., Lin, S., & Ergun, G. A. (1992). Pharyngeal clearance during swallow: A combined manometric and videofluoroscopic study. *Gastroenterology, 103,* 128-136.

Kasprisin, A. T., Clumeck, A., & Nino-Murcia, M. (1989). The efficacy of rehabilitative management of dysphagia. *Dysphagia, 4,* 48-52.

Kidder, T. M., Langmore, S. E., & Martin, B. J. W. (1994). Indications and techniques of endoscopy in evaluation of cervical dysphagia: Comparison with radiographic techniques. *Dysphagia, 9,* 256-261.

Kirchner, J. (1967). Pharyngeal and esophageal dysfunction: The diagnosis. *Minnesota Medicine, 50,* 921-924.

Larnert, G., & Ekberg, O. (1995). Positioning improves the oral and pharyngeal swallowing function in children with cerebral palsy. *Acta Paediatrica, 84,* 689-692.

Larsen, G. (1972). Rehabilitation for dysphagia paralytica. *Journal of Speech and Hearing Disorders, 37,* 187-193.

Larsen, G. (1973). Conservative management for incomplete dysphagia paralytica. *Archives of Physical Medicine and Rehabilitation, 54,* 180-185.

Lazarus, C. L. (1993). Effects of radiation therapy and voluntary maneuvers on swallow functioning in head and neck cancer patients. *Clinics in Communication Disorders, 3,* 11-20.

Lazarus, C., Logemann, J. A., & Gibbons, P. (1993). Effects of maneuvers on swallowing function in a dysphagic oral cancer patients. *Head & Neck, 15,* 419-424.

Lazarus, C. L., Logemann, J. A., Rademaker, A. W., Kahrilas, P. J., Pajak, T., Lazar, R., & Halper, A. (1993). Effects of bolus volume, viscosity and repeated swallows in nonstroke subjects and stroke patients. *Archives of Physical Medicine and Rehabilitation, 74,* 1066-1070.

Lazzara, G., Lazarus, C., Logemann, J. A. (1986). Impact of thermal stimulation on the triggering of the swallowing reflex. *Dysphagia, 1,* 73-77.

Leonard, R., & Gillis, R. (1982). Effects of a prosthetic tongue on vowel intelligibility and food management in a patient with total glossectomy. *Journal of Speech and Hearing Disorders, 47,* 25-30.

Logemann, J. A. (1983). *Evaluation and treatment of swallowing disorders.* Austin, TX: PRO-ED.

Logemann, J. A. (Ed.). (1989). Swallowing disorders and rehabilitation. *Journal Heal Trauma Rehabilitation, 4.*

Logemann, J. A. (1993a). The dysphagia diagnostic procedure as a treatment efficacy trial. *Clinics in Communication Disorders, 3*(4), 1-10.

Logemann, J. A. (1993b). *Manual for the videofluoroscopic study of swallowing* (2nd ed.). Austin, TX: PRO-ED.

Logemann, J. A., Gibbons, P., Rademaker, A. W., Pauloski, B. R., Kahrilas, P. J., Bacon, M., Bowman, J., & McCracken, E. (1994). Mechanisms of recovery of swallow after supraglottic laryngectomy. *Journal of Speech and Hearing Research, 37,* 965-974.

Logemann, J. A., & Kahrilas, P. J. (1990). Relearning to swallow post CVA: Application of maneuvers and indirect biofeedback: A case study. *Neurology, 40,* 1136-1138.

Logemann, J. A., & Kahrilas, P. J., Cheng, J., Pauloski, B. R., Gibbons, P. J., Rademaker, A. W., & Lin, S. (1992). Closure mechanisms of the laryngeal vestibule during swallowing. *American Journal of Physiology, 262,* G338-G344.

Logemann, J. A., Kahrilas, P., Hurst, P., Davis, J., & Krugler, C. (1989). Effects of intraoral prosthetics on swallowing in oral cancer patients. *Dysphagia, 4,* 118-120.

Logemann, J., Kahrilas, P., Kobara, M., & Vakil, N. (1989). The benefit of head rotation on pharyngoesophageal dysphagia. *Archives of Physical Medicine and Rehabilitation, 70,* 767-771.

Logemann, J. A., Pauloski, B. R., Colangelo, L., Lazarus, C., Fujiu, M., & Kahrilas, P. J. (1995). The effects of a sour bolus on oropharyngeal swallowing measures in patients with neurogenic dysphagia. *Journal of Speech and Hearing Research, 38,* 556-563.

Logemann, J. A., Pauloski, B. R., Rademaker, A. W., & Colangelo, L. (1997). Speech and swallowing rehabilitation in head and neck cancer patients. *Oncology, 11*(5), 651-659.

Logemann, J. A., Pauloski, B. R., Rademaker, A. W., & Colangelo, L. (in press). Super-supraglottic swallow in irradiated head and neck cancer patients. *Head & Neck.*

Logemann, J. A., Rademaker, A. W., Pauloski, B. R., & Kahrilas, P. J. (1994). Effects of postural change on aspiration in head and neck surgical patients. *Otolaryngology-Head and Neck Surgery, 110,* 222-227.

Logemann, J., Sisson, G., & Wheeler, R. (1980). The team approach to rehabilitation of surgically treated oral cancer patients. *Proceedings of the National Forum on Comprehensive Cancer Rehabilitation and its Vocational Implications* (pp. 222-227).

Martin, B. J. W., Logemann, J. A., Shaker, R., & Dodds, W. J. (1993). Normal laryngeal valving patterns during three breath-hold maneuvers: A pilot investigation. *Dysphagia, 8,* 11-20.

McCulloch, T. M., Perlman, A. L., Palmer, P. M., & Van Daele, D. J. (1996). Laryngeal activity during swallow, phonation, and the Valsalva maneuver: An electromyographic analysis. *Laryngoscope, 106,* 1351-1358.

Mitchell, P. (1967). Buccinator apparatus to improve swallowing. *Physical Therapy, 47,* 1135.

Neumann, S. (1993). Swallowing therapy with neurologic patients: Results of direct and indirect therapy methods in 66 patients suffering from neurological disorders. *Dysphagia, 8,* 150-153.

Newman, L., Dodaro, R., & Welch, M. (1980, May). *A comprehensive program for dysphagia rehabilitation.* Workshop conducted at Mercy Hospital and Medical Center, Chicago.

Ohmae, Y., Logemann, J. A., Kaiser, P., Hanson, D. G., & Kahrilas, P. J. (1996). Effects of two breath-holding maneuvers on oropharyngeal swallow. *Annals of Otology, Rhinology and Laryngology, 105,* 123-131.

Perlman, A. L. (1993). Successful treatment of challenging cases. *Clinics in Communication Disorders, 3*(4), 37-44.

Perlman, A. L., Luschei, E. S., & DuMond, C. E. (1989). Electrical activity from the superior pharyngeal constrictor during reflexive and nonreflexive tasks. *Journal of Speech and Hearing Research, 32,* 749-754.

Pouderoux, P., & Kahrilas, P. J. (1995). Deglutitive tongue force modulation by volition, volume, and viscosity in humans. *Gastroenterology, 108,* 1418-1426.

Pouderoux, P., Logemann, J. A., & Kahrilas, P. J. (1996). Pharyngeal swallowing elicited by fluid infusion: Role of volition and vallecular containment. *American Journal of Physiology, 270,* G347-G354.

Rademaker, A. W., Logemann, J. A., Pauloski, B. R., Bowman, J., Lazarus, C., Sisson, G., Milianti, F., Graner, D., Cook, B., Collins, S., Stein, D., Beery, Q., Johnson, J., & Baker, T. (1993). Recovery of postoperative swallowing in patients undergoing partial laryngectomy. *Head & Neck, 15,* 325-334.

Rasley, A., Logemann, J. A., Kahrilas, P. J., Rademaker, A. W., Pauloski, B. R., & Dodds, W. J. (1993). Prevention of barium aspiration during videofluoroscopic swallowing studies: Value of change in posture. *American Journal of Roentgenology, 160,* 1005-1009.

Robbins, J. A., & Levine, R. (1993). Swallowing after lateral medullary syndrome plus. *Clinics in Communication Disorders, 3*(4), 37-44.

Rosenbek, J. C., Roecker, E. B., Wood, M. L., & Robbins, J. A. (1996). Thermal application reduces the duration of stage transition in dysphagia after stroke. *Dysphagia, 11,* 225-233.

Shanahan, T. K., Logemann, J. A., Rademaker, A. W., Pauloski, B. R., & Kahrilas, P. J. (1993). Chin down posture effects on aspiration in dysphagic patients. *Archives of Physical Medicine and Rehabilitation, 74,* 736-739.

Silverman, E., & Elfant, L. (1979). Dysphagia: An evaluation and treatment program for the adult. *The American Journal of Occupational Therapy, 33,* 382-392.

Sonies, B. C. (1993). Remediation challenges in treating dysphagia post head/neck cancer-A problem oriented approach. *Clinics in Communication Disorders, 3*(4), 21-26.

Strandberg, T., (1982, January). *Establishment of a swallowing rehabilitation program.* Lecture presented at workshop on swallowing rehabilitations, Sarah Bush Lincoln Health Center, Mattoon, IL.

Tippett, D. C., Palmer, J., & Linden, P. (1987). Management of dysphagia in a patient with closed head injury: A case report. *Dysphagia, 1,* 221-226.

Trible, W. (1967). The rehabilitation of deglutition following head and neck surgery. *Laryngoscope, 77,* 518-523.

Welch, M. V., Logemann, J. A., Rademaker, A. W., & Kahrilas, P. J. (1993). Changes in pharyngeal dimensions effected by chin tuck. *Archives of Physical Medicine and*

Rehabilitation, 74, 178-181.

Wheeler, R., Logemann, J., & Rosen, M. (1980). Maxillary reshaping prostheses: Effectiveness in improving speech and swallowing of post-surgical oral cancer patients. *Journal of Prosthetic Dentistry, 43,* 313-319.

Ylvisaker, M., & Logemann, J. A. (1986). Therapy for feeding and swallowing following head injury. In M. Ylvisaker (Ed.), *Management of head patients.* San Diego: College-Hill.

|7장|

구강암과 구강인두암 치료 후의 삼킴장애

구강의 악성 종양에 대해서는 한 두 가지 주요 치료방법, 즉 절제수술 혹은 방사선치료가 화학요법(chemotherapy)과 함께 혹은 화학요법 없이 이용되며, 두 가지 방법을 결합하여 보조적인 화학요법과 함께 사용하기도 한다(U.S. Department of Health, Education, and Welfare, 1979). 각 치료방법은 삼킴에 영향을 미칠 수 있다. 치료방법이나 여러 방법의 결합의 선택은 일반적으로 종양의 정확한 부위와 크기에 따라 다르다. 작은 크기의 종양은 보통 방사선치료나 수술 중 한 가지 방법으로 치료한다. 구강에 대한 방사선치료는 큰 종양에 쏘이거나 외부방출법(external beam methods)을 이용하거나 혹은 두 가지를 함께 사용하기도 한다. 화학요법은 다양한 절차에 따라 방사선치료와 함께 그리고/또는 방사선치료 후에 이루어지기도 한다.

구강 뒤쪽에 크게 자리잡은 종양은 결합된 형태의 방법으로 치료하기도 하는데—즉, 절제수술과 방사선치료 혹은 방사선치료에 화학요법을 더하거나 빼는 방법으로 이는 기관보존 프로토콜(organ preservation protocols)로 알려져 있는 것이다. 이와 같은 프로토콜은 환자의 구강인두 구조와 나아가 그 기능을 보존하고 질병발생률(morbidity)을 (즉, 종양치료의 기능적인 영향을) 줄이기 위해서 고안된 것이다.

요즘 두경부암 환자에 대한 화학요법은 종양 자체를 뿌리 뽑기 위한 일차적인 치료라기보다는 국소적이고 전이된 질환을 조절하기 위해 고안된 보조적이고 실험적인 치료법이다. 많은 환자가 화학요법 치료 동안 혹은 치료 직후에 종양이 줄어드는 것을 경험하지만 종종 이는 잠깐 동안만이다. 큰 종양에서 수술과 방사선치료가 함께 사용되는 경우, 방사선치료는 종양 부위 안의 질환을 조절하기 위한 보조적인 치료로 간주되는 반면 수술은 종양 자체를 뿌리 뽑기 위한 치료다. 구강의 종양을 수술할 때, 일반적인 법칙은 반드시 악성 종양에서 정상조직 방향으로 최소한 1.5~2cm 더 나아간 주변을 따라 절제해야 한다는 것이다. 따라서 왜 아주 작은 환부(lesion)인데 큰 절제수술을 해야 하는지 쉽게 알 수 있다. 간혹 이러한 수술은 아래턱(mandible), 구강 바닥(floor of the mouth), 그리고 혀와 같은 하나 이상의 구조나 여러 구조의 하나 이상의 부분을 절제해야 하기도 한다. 단 하나의 구조만 절제하는 경우, 이 수술은 단순절제술(simple resection)이라고 한다. 하나 이상의 구조 혹은 여러 구조의 부분을 절제하는 경우는 복합절제술(composite resection)이라고 한다. 보통 구강의 복합절제술은 구강 바닥의 일부분과 아래턱인 경우가 많다. 암 수술에는 하나의 중요한 규칙이 있다. 절제술 방법은 결코 환자의 기능을 보존하고 싶은 욕구 때문에 절충되어서는 안 된다는 것이다. 재활이나 재건술은 암이 정상주변과 함께 제거될 때까지 고려할 수 없다.

일단 종양과 필요한 주변의 정상조직을 절제하고 나서 외과의사는 기능적 용량을 최대화하기 위한 재건술의 문제에 주의를 기울일 수 있다. 일부의 경우, 충분한 조직이 남아 있거나 혹은 다른 쪽에서 조직을 빌려오거나, 손상을 재건할 수 있는 방법에서 외과의사는 선택의 여지가 있다. 이 장의 후반부에서 논의하겠지만, 이런 선택에 따라 종종 수술 후에 환자의 언어와 삼킴의 기능이 어떻게 될지가 결정된다. 절제 영역이 매우 커서 수술적 결함을 재건하기 위한 조직이 거의 남아 있지 않다면, 외과의사가 환자의 구강 손상을 재건하기 위해 선택할 수 있는 방법이 더 적어진다.

수술과 함께 방사선치료가 예정되어 있을 때, 방사선치료는 보통 수술 후에 시행된다. 왜냐하면 방사선치료는 조직을 비혈관 조직화(devascularize tissue)하는 경향이 있고 수술 후의 치유를 어렵게 만들기 때문이다. 전 과정은 6000~7000cGy의 투여량으로 5~6주 동안 계속된다. 노출 영역은 보통 림프절 부위 전체가 포함된다. 수술 후 방사선치료법이 사용될 때, 환자는 수술을 받고 나서 약 4~6주가 지난 다음 수술상처가 치유되어 문제가 없을 것이라는 가정하에 방사선치료를 시작한다. 이는 방사선치료를 시작하기에 최적의 시기라고 생각되는데, 왜냐하면 수술 중에 놓쳤을 수도 있는 악성 세포가 가장 약화되었을 때일 것이기 때문이다.

1. 치료 전 치과 검사

방사선치료를 받을 부분에 구강이 포함될 때, 방사선치료를 시작하기에 앞서 세심한 치과 검사가 시행되어야 한다. 방사선치료는 침 흐름을 파괴하는 효과를 가져올 수 있고, 치과 질환(충치, caries)의 발생률을 증가시키는 결과를 초래한다. 만일 환자가 구강위생불량(poor oral hygiene) 상태로 방사선치료에 들어가면 침 흐름이 감소되기 때문에 방사선치료 후에 치과 질환이 만연하게 되고 우식이 빠르게 진행된다. 또한 방사선치료 전에 충치가 있다면 모두 제거되어야 하는데, 방사선치료의 전 과정이 끝난 후에 이를 뽑는 것은 환자를 아래턱 뼈의 방사선괴사(oesteoradionecrosis) 위험에 처하게 할 수 있기 때문이다. 이는 아래턱의 부분이 감염되어 점차 아래턱 본체에서 떨어져 연조직으로 밀려 나오거나 불거져 나오는 것으로 감염된 부분을 제거해야만 한다. 이것이 한번 진행되기 시작하면 관리하기가 매우 어려우며, 따라서 무슨 일이 있어도 방사선치료 전에 반드시 예방적인 치과 검사를 통해 미리 방지해야 한다.

2. 종양의 단계

구강의 종양은 크기와 위치에 따라 단계를 나눈다(American Joint Committee on Cancer, 1992). 종양의 단계를 결정하는 것은 일반적으로 담당 의사가 하며, 이는 같은 종양이 있는 환자 간의 다양한 치료의 결과를 비교할 수 있게 해 준다. 단계를 매기는 방법은 치료에 대한 종양의 반응을 비교할 수 있는 기준을 만든다. 구강에 대한 단계는 여덟 개의 영역으로 나눠고 각각 종양의 크기(T), 결절의 상태(N), 그리고 전이의 유무(M)에 따라 단계가 나누어지는데, 다른 표현으로는 TNM 시스템이라고 한다. 종양의 크기는 1~4까지의 숫자로 표시되는데, T1은 가장 작은 것이고 T4는 가장 큰 병변이다. 머리나 목의 림프절로 전이되면 N으로 기록이 되고, 뒤에 종양과 관련이 있다고 생각되는 림프절의 개수를 나타내는 숫자를 붙인다. [그림 7-1]은 머리와 목 부위의 림프절의 위치를 보여 준다. TNM 단계에서 M은 전이가 되었는지 혹은 영역 밖에 종양의 시드가 있는지를 말한다. M도 뒤에

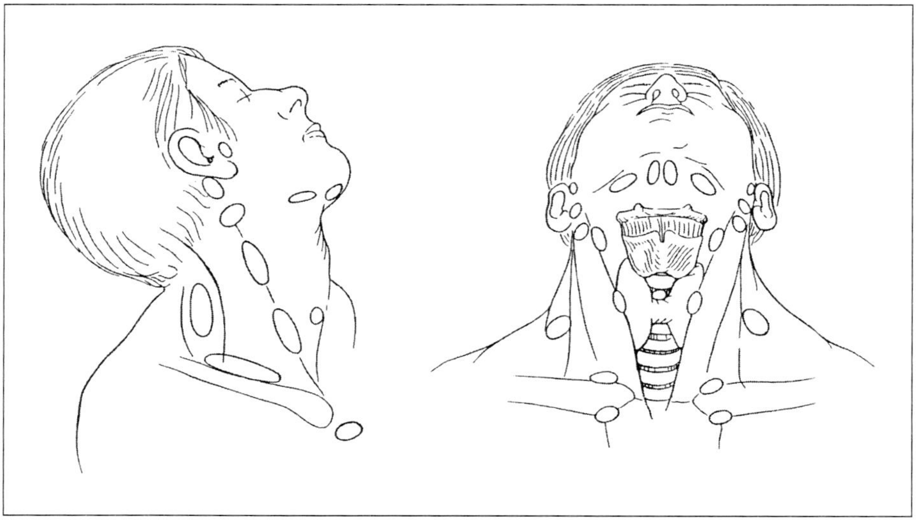

[그림 7-1] 두경부의 림프결절 위치를 보여 주는 앞면과 측면 그림.

〈표 7-1〉 International Union Against Cancer와 American Joint Committee on Cancer의 두경부 영역의 단계(침샘과 갑상선샘은 제외)

단계	TNM 시스템
I	T1 N0 M0
II	T2 N0 M0
III	T3 N0 M0 T1 혹은 T2 혹은T3 N1 M0
IV	T4 N0 혹은 N1 M0 모든 단계의 T N2 혹은 N3 M0 모든 단계의 T 모든 단계의 N M1

주: T=종양의 크기, N=종양과 관련이 있다고 생각되는 결절의 수, M=전이 거리.

출처: "Evaluation and Staging of the Patient with Head and Neck Cancer." by G. Snow, 1989, in E. N. Meyer and J. Y Suen (Eds.), Cancer of the Head and Neck (2nd de., p. 33). NewYork: Churchill Livingston.

숫자가 붙는데, 이는 다른 곳에 전이된 개수를 가리킨다. M1은 환자가 두경부 이외의 한 군데 영역에 전이가 됐다는 것을 가리키는 것으로 보통은 폐나 뇌다. 요약하자면 각 종양은 치료를 하기 전에 TNM 시스템을 이용하여 각 머리글자와 숫자로 표시되는 단계가 매겨지고, 단계는 〈표 7-1〉과 같이 정해진다. 일반적으로 종양이 클수록 더욱 적극적인 치료를 하게 되는데, T3과 T4 병변은 한 가지 치료방법보다는 여러 방법을 결합한 혼합치료가 더 빈번하게 행해진다(Givens, Johns, & Cantrell, 1981). 현재 혼합치료는 수술과 그 후의 방사선치료 그리고 화학요법도 첨가되는데 때로는 수술 전에 그리고 수술 후로 계속 이어지기도 한다. 방사선치료와 화학요법의 특성과 일정은 특정 프로토콜(연구)에 따른다.

3. 전형적인 종양의 위치와 구강절제술

구강의 종양은 [그림 7-2]에서와 같이 앞쪽 구강바닥 혹은 앞쪽 구강바닥의 아

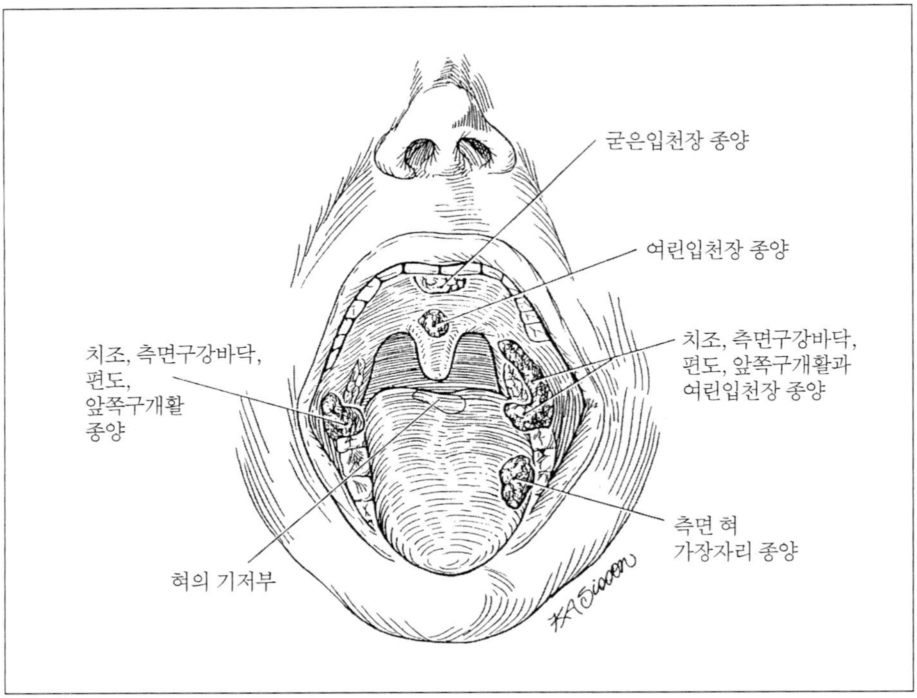

[그림 7-2] 구강과 구강인두에서 가장 흔하게 나타나는 종양의 6개 위치를 보여 주는 앞면 그림.

래 치조돌기, 혀(앞쪽 혹은 측면), 구강바닥의 측면 혹은 측면 치조돌기, (구개기둥 pillars of auces 사이의) 편도(tonsil), 혀의 기저 영역, 굳은입천장 그리고 여린입천장 등 여섯 곳의 위치에 가장 빈번하게 발생한다. [그림 7-3]에서와 같이 혀 밑의 앞쪽 구강바닥 혹은 앞쪽 구강바닥의 치조돌기에 위치한 하나의 작은 종양은 보통 [그림 7-4]와 같이 구강바닥이나 아래턱의 테두리만 조금 절제하는 수술 치료를 받는다(Som & Nussbaum, 1971). 이 영역의 큰 종양은 종종 복합절제술을 필요로 하는데, [그림 7-5]에서와 같이 구강바닥, 아래턱의 일부 그리고 간혹 혀의 일부를 포함한 하나 이상의 구조의 부분을 제거하는 것 그리고 종양이 있는 쪽의 근치목절제술(radical neck dissection) 등이 있다(Kremen, 1951). 이 조직을 전체적으로(en bloc) 제거하여 암세포를 포함하고 있을지도 모르는 조직도 함께 없애고,

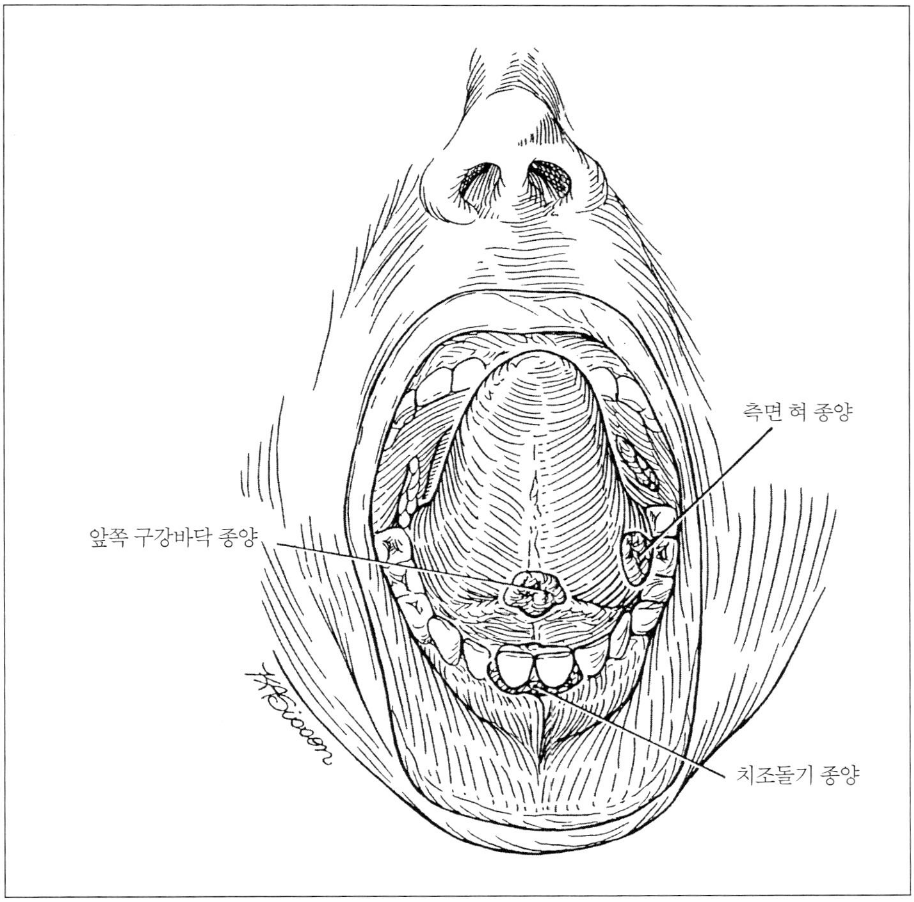

[그림 7-3] 앞쪽 치조돌기와 혀의 측면에 종양이 있을 때 앞쪽 구강바닥의 종양이 잘 보이도록 혀를 위로 올린 구강의 앞쪽 그림.

수술 자체로 암이 퍼지지 못하도록 한다. 앞쪽 구강바닥 절제술과 앞쪽 아래턱의 전체 절단은 보통 '앤디 검프(Andy Gump)' 와 같은 (즉, 위턱에 비해 아래턱이 작고 쑥 들어가 있는) 모습을 만든다.

[그림 7-6]에서와 같이 혀의 측면 가장자리나 앞쪽 부분의 작은 종양들은 종종 혀 조직의 절제만으로 제거될 수 있다. 혀에 생긴 큰 종양도 혀의 부분 혹은 전체 단순절제술(simple resection)로 (전체혀절제술, total glossectomy) 치료되기도 할 것

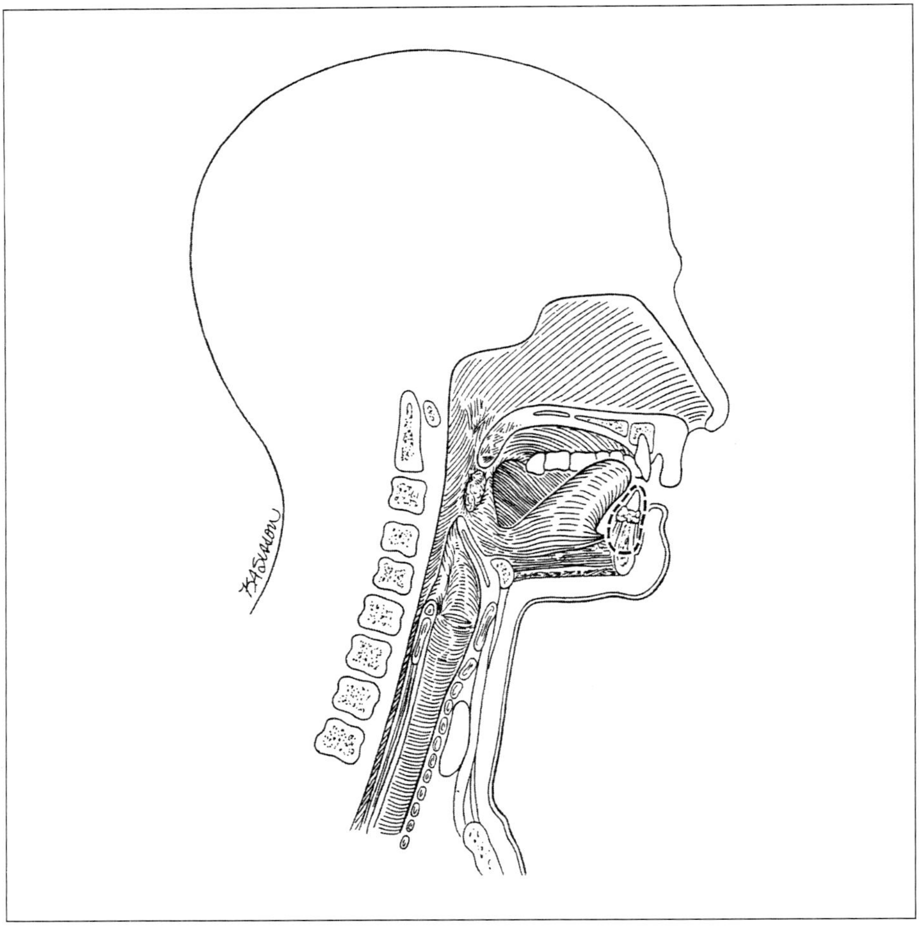

[그림 7-4] 점선으로 앞쪽 치조돌기의 종양에 대한 절제 범위를 표시한 구강의 측면 그림.

이다. 만일 종양이 아래턱의 치조돌기나 구강바닥에 가깝거나 근접조직을 수반하고 있으면 혀뿐만 아니라 치조돌기 혹은 아래턱의 좀 더 큰 부분 그리고 구강바닥을 포함한 복합절제술(composite resection)이 필요할 것이다. 또한 근치목절제술이 종종 종양이 있는 쪽 절제술에 포함되기도 한다. 근치목절제술은 아래턱 밑의 림프결절(submandibular lymph nodes)과 목의 림프결절 그리고 목빗근(sternocleidomastoid)과 어깨목뿔근(omohyoid)을 제거한다. 간혹 척수부신경

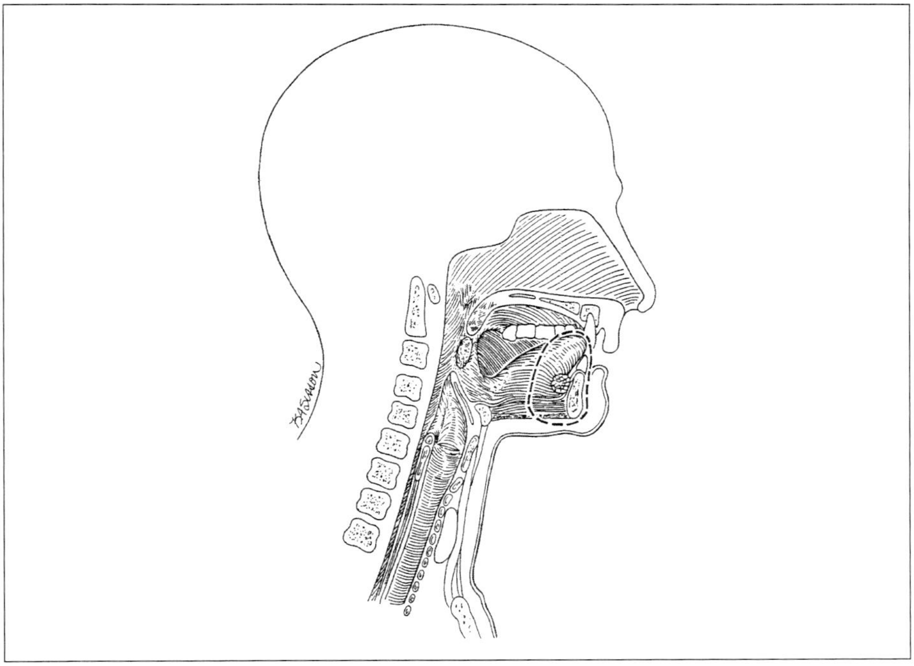

[그림 7-5] 점선으로 혀의 앞부분, 구강바닥 그리고 치조돌기의 종양에 대한 절제범위를 표시한 구강의 측면 그림.

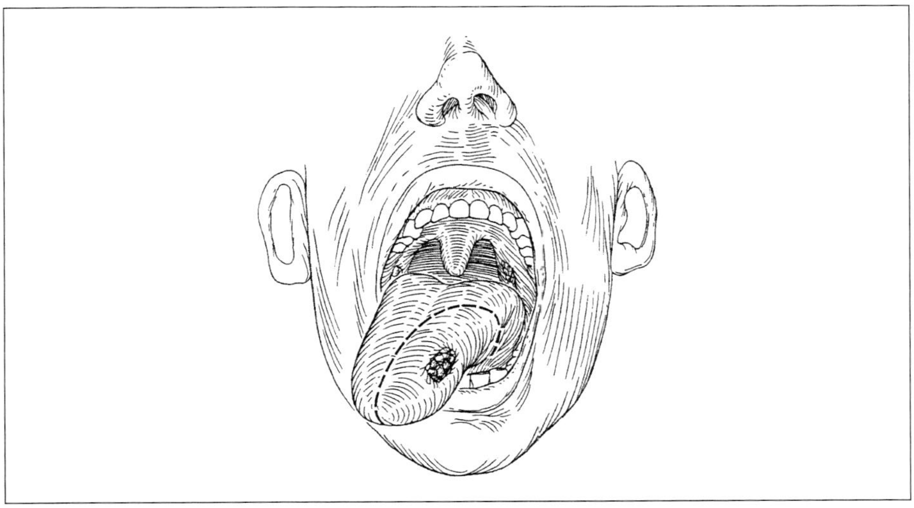

[그림 7-6] 점선으로 혀의 종양에 대한 절제범위를 표시한 구강과 혀의 앞면 그림.

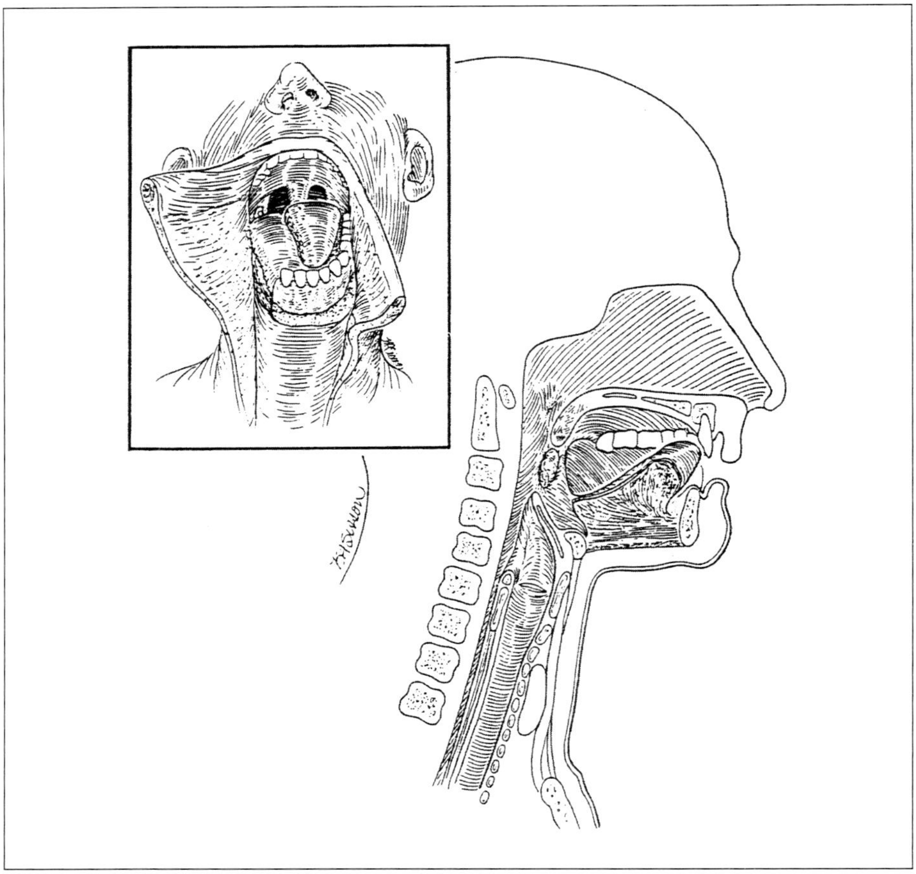

[그림 7-7] 아래턱, 혀, 구강바닥의 측면과 근치목절제술을 포함한 측면 구강바닥의 종양에 대한 구강절제술을 보여 주는 측면 그리고 앞면(삽입된) 그림.

(spinal accessory nerve)의 희생을 감수해야 하는 경우도 있다. 보존근치목절제술(modified radical neck dissection)은 일반적으로 척수부신경을 보존한다(Suen, 1989).

구강바닥의 측면에 발생한 종양은 만약 크기가 작다면 구강바닥 조직에 국한된 확장국소절제술(wide local excision)로 치료할 수도 있다. 그러나 많은 경우, 더 큰 종양은 [그림 7-7]에서와 같이 구강바닥의 일부만이 아니라 종양과 인접한 아래턱 측면 부분과 혀의 일부, 또한 종양이 있는 쪽의 근치목절제술을 통해 제거되어야 한다. 만약 종양이 아래턱을 침범하지 않았다면 절제술에서 이 부분을 제외하며, 단순히 세로로 절개하여 절제술에 방해가 되지 않도록 걸어 두었다가 제자리에 다시 연결한다.

편도(tonsil)나 혀의 기저부 영역의 종양은 보통 구강인두 부위(즉, 구강과 인두 영역의 사이의 부위)로 분류된다. 이런 종양은 종종 편도 영역과 혀의 기저부 일부, 그리고 아래턱 측면의 제거와 근치목절제술을 동반하는 복합절제술을 필요로 한다(Givens et al., 1981). 만일 종양이 구개활까지 퍼져 있으면 여린입천장 일부와 인두벽 또한 적출되어야 할 수도 있다.

굳은입천장에 위치한 작은 종양은 위턱의 부분절제술만을 필요로 할 수 있다. 그러나 만일 종양이 크다면 굳은입천장 전체를 제거해야 할 수도 있다. 여린입천장의 종양도 마찬가지로 여린입천장의 부분 혹은 전체를 제거해야 한다. 일반적으로 여린입천장 전체를 제거한 환자의 재활치료는 입천장을 부분적으로 제거한 환자들의 재활치료보다 용이하다. 여린입천장의 일부가 손상된 채 늘어져 있고 제대로 움직이지 않을 때보다는 상처조직이 없을 때 보철전문가가 연인두 부분(velopharyngeal port)을 적절하게 폐쇄하는 보철을 만드는 것이 더 쉽다.

4. 절제 후 재건술의 유형

만일 조직 절제(resection)가 비교적 작다면, 상처는 일차 봉합으로(즉, 남아 있는 연조직을 단순히 당겨 모아서 봉합하는 것) 닫힐 것이다. 혀의 작은 환부는 종종 일차적인 방법으로 봉합하는데, 왜냐하면 혀는 [그림 7-8]에서 볼 수 있듯이 자체적으로 쉽게 아물 수 있는 생존력 있는 근육으로 구성되어 있기 때문이다. 마찬가지로 만약 여린입천장으로부터 제거된 조직이 작다면, 남아 있는 조직을 당겨 모아서 봉합할 것이다. 그러나 대개는 절제된 조직들은 너무 커서 일차적인 봉합이 가

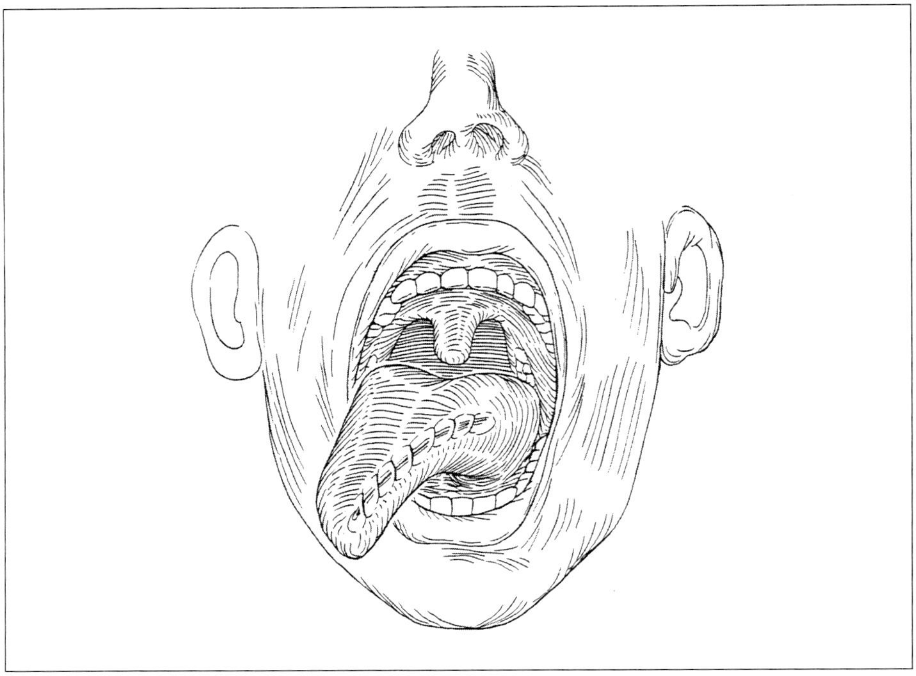

[그림 7-8] 종양 절제술 후에 혀의 일차봉합을 보여 주는 구강과 혀의 앞면 그림.

능할 정도로 충분한 조직이 남아 있지 않거나 혹은 봉합이 가능하다고 해도 봉합 후 조직의 자연긴장도나 당김으로 인해 조직이 분리되어 누공(fistula)이 생기거나 상처가 다시 열리거나 하여 치유를 방해할 수 있다. 따라서 수술적 결손을 폐쇄하기 위해 외과의사는 신체의 다른 부위에서 조직을 빌려야 할 필요가 있다. 이를 위해 가장 흔하게 사용되는 방법이 피판(flap)이나 이식(graft)이다(Sisson & Goldstein, 1970; Yousif, Matloub, Sanger, & Campbell, 1994).

피판은 정상적인 위치로부터 올린 혹은 걷어 낸 조직의 부분이다. 한 부분은 제공 부위(donor site)에 붙어 있도록 남겨 두어 피판이 제공부위에서 혈액공급을 받을 수 있도록 한다. 남아 있는 조직의 연결 다리는 상처에 꿰매어진 부분이 그곳에서 치유될 때까지 피판에 혈액을 공급해 줄 수 있게 한다.

피판은 국소(local) 유형과 원심(distal)(즉, 원거리) 유형으로 나누어진다. 국소 피

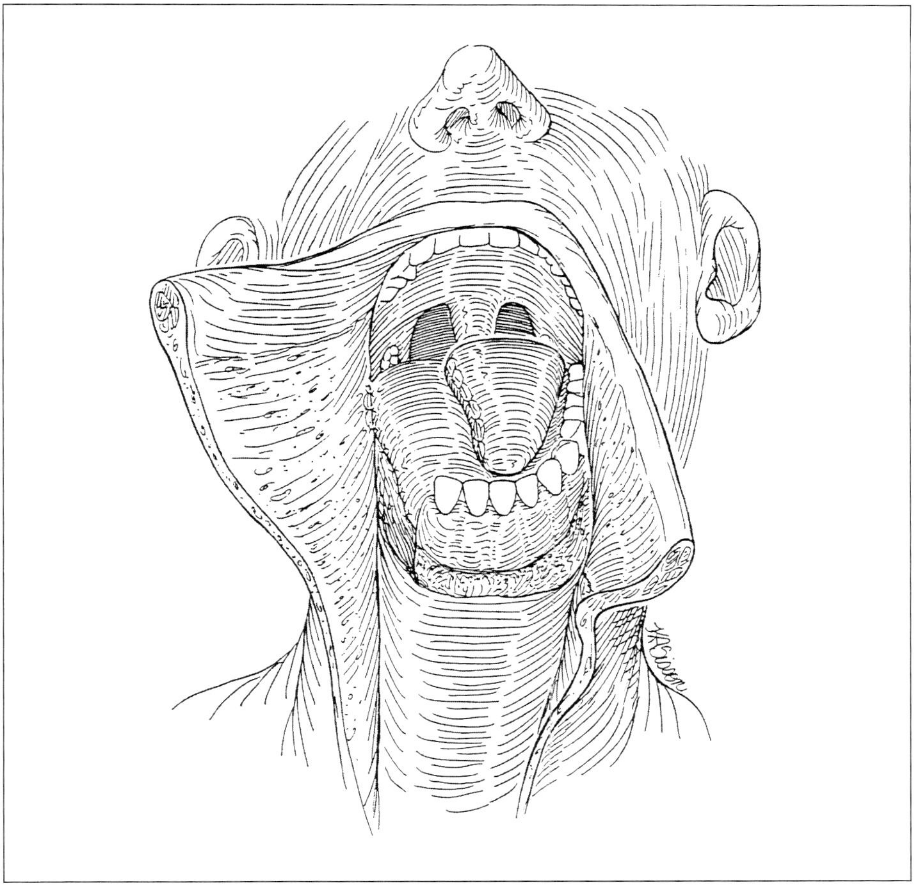

[그림 7-9] 측면 구강바닥 종양의 절제술 후의 구강을 보여 주는 앞면 그림. 절제술에는 혀피판으로 제건된 아래턱 측면, 측면 구강바닥이 포함됨.

판은 수술로 인한 결손과 가까운 영역의 조직을 사용하는 것을 말한다. 가령 앞쪽 구강바닥의 일부가 아래턱의 부분과 함께 절제되었다면 그 결손부를 메우기 위해 혀 피판이 만들어질 것이다. 이와 같은 경우 혀의 일부가, 뒤쪽 부분은 혀에 붙은 채로 남겨 두고, 수평으로 절편이 될 것이다. 혀 피판의 앞쪽 부분은 [그림 7-9]와 같이 수술의 결손 부분에 놓인다(Som & Nussbaum, 1971). 이와 같은 방법으로 혀 조직의 일부는 수술의 결손을 메우지만 나머지 부분은 뒤쪽으로 혀에 붙어 있다. 많은 경우, 이런 특정 피판은 나머지 혀의 움직임에 제한을 주지 않지만 혀 몸체를 앞으로 내미는 것은 얼마간 감소된다. 구강 결손을 폐쇄하기 위해 사용된 혀 피판은 국소 피판으로 간주되는데, 왜냐하면 이는 수술의 결손 영역 바로 근처에서 취해진 조직이기 때문이다.

많이 사용되는 다른 두 가지 피판은 피부 피판과 근육 피판이다. 피부 피판은 신체의 한 부분에서 다른 부분으로 옮겨진 피부와 피하 조직으로 구성되는데, 이것과 신체 사이의 줄기(pedical) 혹은 연결(attachment)은 영양공급을 위해 유지된다. 피부 피판은 가령 구강바닥의 결손을 메우기 위해 목, 어깨 혹은 코입술주름(nasolabial fold)에서 취할 수 있다. 어깨로부터의 피판은 좀 더 거리가 떨어진 부위이므로 원심피판으로 간주될 것이다.

수술로 인한 틈을 폐쇄하기 위해 많은 양의 조직이 필요할 때는 간혹 근육원심피판이 사용된다. 근육 피판에는 근육과 위를 덮고 있는 피부가 포함된다. 상처를 닫는 데 붙일 덩어리가 필요할 때, 근육 피판이 피부 피판보다 적합한 것으로 생각된다. [그림 7-10]에서 볼 수 있듯이 큰가슴근(pectoralis major), 넓은목근(platysma) 그리고 등세모근(trapezius)이 구강 재건술에서 근육 피판으로 자주 사용된다. 근육 피판은 보통 재건되는 영역의 피부 바로 밑으로 들어가고, 제공 부위는 일차 수술로 닫음으로써 2단계의 접근이 필요하지 않게 한다.

미세수술기법(microsurgical techniques) 또한 신체의 멀리 떨어진 부분으로부터의 조직을 구강 내에 이식하기 위해 사용되는데, 조직의 생존력을 보장하기 위해 그 영역에서 혈액을 공급하기 위한 정맥이나 동맥을 주의 깊게 접합시킨다. 종종 미세혈관 유리조직 전이(microvascular free tissue transfer) 혹은 이식(Zuker et al., 1980)이라고 불리는 유리피판은 조직의 일부로서 혈액이 전적으로 특정 동맥에 의해 공급되고 특정 정맥에 의해 배출된다. 이는 조직이 전이되는 수용 영역으로부터 동맥과 정맥을 연결하는 미세수술기법을 통해 새로운 부위에서 혈관 재형성이 되어야 가능하다. 이와 같은 피판은 전통적 피판에 비해 제공부위가 두드러져 보이지 않으며, 전통적 피판을 사용하기가 어려울 경우 이용할 수 있는 방법이다.

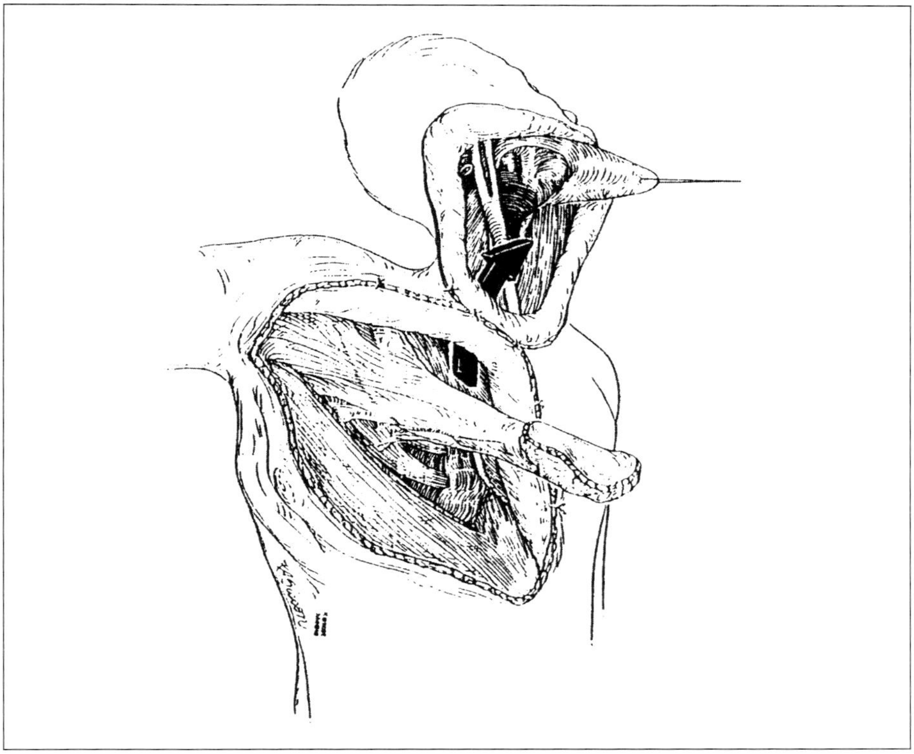

[그림 7-10] 근육피판으로 앞쪽 구강바닥의 결손을 막음.

그러나 이와 같은 수술적 기법은 시간이 많이 소요되고 따라서 비용이 높다. 또한 미세수술절차 후의 구강 내 감염과 뒤따르는 이식 부분 손실의 합병증이 있을 수 있다.

최근 신경지배이식(innervated graft) 혹은 감각 피판이 환자의 수술후 기능을 향상시키기 위한 목적으로 시도되고 있다. 이와 같은 피판에 대한 개념은 피판이나 이식에 신경을 포함함으로써 그 부위의 감각이 살아 있게 하고, 그 영역의 신경을 피판이나 이식 신경에 접합시켜 성공할 경우 그 영역의 감각을 살리는 것이다. 사실, 신경지배 혹은 감각 피판으로 수술 후 구강내의 감각이 살아 있느냐의 여부가 언어나 삼킴기능에 유용한지에 대해서는 아직 의문으로 남아 있다.

5. 구강암 환자에 대한 재활치료의 필요와 방법

구강암 환자는 종양을 제거하거나 통제하기 위해 사용된 치료방법에 따라 그 후에 침의 유량(salivary flow)과 언어, 그리고 삼킴의 변화를 경험할 수 있다. 만일 방사선치료를 했다면 환자는 삼킴의 변화와 점막염(mucositis), 그리고 침의 유량의 감소를 보일 수 있다. 삼킴장애는 침의 유량의 감소 혹은 구강 내의 감각 상실로 인해 초래될 수 있다. 또한 혀와 턱의 운동범위가 방사선치료 일정이 끝나 가면 혹은 일정을 마친 후 어느 시점에서 저하될 수 있다. 이처럼 혀와 턱의 움직임의 범위가 저하되는 것은 아마도 섬유화(fibrosis)로 인한 것으로 생각되며 아침, 저녁으로 적극적인 운동범위 훈련 프로그램을 수행함으로써 방지할 수 있다.

만일 구강암 환자가 수술 치료를 받을 경우, 구강부분의 혀나 혀의 기저부가 절제된 크기는 언어나 삼킴장애의 정도와 관련이 있다(McConnel et al., 1994; Skelly, 1973; Zimmerman, 1958). 재건 수술의 특성도 수술 후 환자의 기능적 역량에 영향을 미칠 것이다. 몇몇 연구에서 ① 구강의 수술적 절제와 재건, ② 수술 후 말과 삼킴의 변화 사이의 관계에 대해 조사했는데, 이런 연구의 결과를 보면 원심 피판에 비해 일차봉합(primary closure)이 최적의 기능을 가져오는 것으로 나타났다. 일차봉합은 구강에 다른 외부조직(foreign tissue)을 들여오지 않고, 가장 정상에 가까운 구강감각 입력이 유지되게 하는 것 같다. 구강 내 암의 특정적인 위치 또한 일반적으로 씹기와 삼킴의 변화에 관련된 특성을 결정하는 데 기여한다(Logemann et al., 1993; Pauloski et al., 1993).

좀 더 진행된 구강암에 대해서 사용되는 전형적인 치료의 복합양식 패턴은 수술과 그 뒤를 이어 총 투여량 5,000~7,000cGy의 방사선치료 전 과정이 포함된다. 이런 치료 패턴은 종종 환자의 재활치료 과정과는 반대 방향으로 가기도 한다. 수술 후에 환자들은 보통 기능을 향상시키기 위한 삼킴 (그리고 언어) 치료를 받는다. 이에 따라 환자들의 먹는 것과 말하는 것이 향상되기 시작한다. 그러면 방사선 치료가 수술 후 4~6주 후에 시작되어 6주간 계속된다. 종종 방사선치료가 시작되고 약 4주가 지나면, 환자들은 삼킴 (그리고 언어) 기능이 악화되는 것을 경험하게 된다. 즉, 환자들은 기능이 서서히 향상되는 것을 느낀 다음, 다시 악화되기 시작하는 것이다. 환자들의 이런 경험은 보통 분노의 감정을 느끼게 하고, 수술 후 3~4개월쯤에 재활치료과정을 중단하고 더 이상의 재활치료를 받으려고 하지 않게 만든다. 연구 결과, 수술 후 12개월이 지난 구강암 환자의 언어와 삼킴 기능이 수술 후 3개월이 지난 환자보다 더 좋은 것은 아니라고 밝혀졌다(Pauloski et al., 1994). 구강암 환자는 수술 후에 그리고 견딜 수 있는 한 방사선치료 동안 내내 삼킴 (그리고 언어) 치료를 규칙적으로 받아야 하며, 방사선치료가 끝난 후에 삼킴 (그리고 언어) 치료를 다시 시작하는 것이 중요하다.

언어 그리고 삼킴치료 중의 일부는 뒤쪽 구강절제로 인해 발생한 연인두손상(velopharyngeal deficit)을 막기 위한 그리고/또는 환자의 굳은입천장의 윤곽을 낮게 재형성하여 절제된 후 움직임의 범위가 저하된 혀와 더욱 효과적으로 상호작용을 할 수 있도록 하는 구강 내 보철을 개발하는 것일 수 있다. 일반적으로 구강부분의 혀를 절제한 50% 이상의 환자가 제6장에서 설명한 바와 같이 구개 재형성(확대술) 보철을 통해 도움을 얻을 수 있다(Davis, Lazarus, Logemenn, & Hurst, 1987; Wheeler, Logemann, & Rosen, 1980).

6. 구강인두암 환자에 대한 재활치료의 필요와 방법

구강인두 영역의 암은 종종 혀의 기저부 그리고/또는 인두벽을 침범한다. 혀의 기저부는 삼킴의 인두단계에 매우 중요한데, 혀의 기저부와 인두벽의 움직임이 음식덩이를 인두를 통해 밀어내는 데 기여하기 때문이다(Kahrilas, Logemann, Lin, & Ergun, 1992). 이런 영역은 치료에 의해 연인두폐쇄(velopharyngeal closure)가 영향을 받지 않는 한 언어에는 그다지 중요하지 않다. 영향을 받을 경우는 수술이 혀의 기저부와 측면 인두벽을 포함할 때, 이 부분이 연인두폐쇄 기능에 기여하는 일부 환자의 경우 그러하다. 마찬가지로 인두벽에서 입천장으로 연장되어 있는 근육(가령 구개인두근, palatopharyngeus muscle)이 절제에 포함되거나 영향을 받는다면 어느 정도 연인두기능 저하가 발생할 것이다.

구강암 환자에서와 같이, 삼킴(그리고 언어)치료는 수술 후 초기에 시작해야 하고 훈련 프로그램과 가능한 경우 구강 내 보철을 포함해야 한다. 만일 혀의 기저부도 절제에 포함되었다면, 연인두손상 부분을 막아 주는 것이 삼킴기능을 현저하게 향상시킬 수 있다. 삼킴 동안 혀의 기저부의 움직임을 향상시키기 위한 훈련 프로그램은 이런 환자의 인두삼킴의 효율과 안전을 향상시킬 수 있다. 일반적으로 수술 후 언어병리(speech-language pathology) 분야의 중재는 적극적인 훈련이 가능할 정도로 환자의 봉합선(suture line)이 충분히 아물면 시작된다. 구강암 그리고 구강인두암 환자에서 이는 보통 수술 이 끝난 10~14일 정도 후다. 이때쯤이면 보통 환자는 퇴원한 후이므로, 재활치료를 위해 외래 환자로 방문해야만 한다. 이는 나이가 많은 환자나 병원에 올 때 적합한 교통수단이 없는 환자에게는 어려울 수 있다. 그러나 가정보건재활치료전문가는 병원에 있는 재활치료전문가만큼 두경부암 환자에 대한 경험이 많지 않을 것이다.

7. 최적의 재활치료 계획

1) 가장 초기의 재활치료 선택

언어와 삼킴에 어느 정도 영향이 있는가는 구강의 절제수술의 범위에 따라 그리고 다양한 재건수술 기법에 따라 또 구강암종(oral carcinoma)에 대한 방사선치료에 따라 달라진다(Fox, Busch, & Baum, 1987; Herberman, 1958; Logemann & Bytell, 1979; Logemann et al., 1993; Pauloski et al., 1993; Sonies, 1993; Staple &

Ogura, 1996). 재활치료는 치료계획에서부터 시작되는데, 문제는 종양을 박멸하거나 조절하면서도 삼킴에는 최소한의 기능장애만을 야기하는 최선의 치료책략을 찾아내는 것이다. 일반적으로 종양을 다루는 전문가(가령 방사선 종양의, 의학 종양의, 외과의)가 모여서 특정 환자와 그 종양에 대해 가능한 방법을 토의하는 종양회의를 통해 최선의 결정이 내려진다. 이 회의에서 언어치료전문가(speech-language pathologist), 턱얼굴보철전문가(maxillofacial prosthodontist), 사회사업가(social worker)를 포함한 재활전문가는 특정 환자의 병력을 고려하여 다양한 치료의 기능적 효과에 대한 그들의 전문지식을 통해 기여할 수 있다. 환자의 특성과 기호는 치료를 선택하는 데 중요한 역할을 한다. 어떤 환자는 치료를 위해 방사선 종양의를 매일 규칙적으로 방문하는 것을 감정적인 면에서 참거나 감당하기 어려워한다. 다른 환자들은 그들의 의학적 병력으로 인해 수술을 통한 치료를 견딜 수 없어 한다. 또한 환자의 사전지식이나 병력에 따라 어떤 환자는 특정 치료방법에 강한 선호도를 보일 수 있는데, 특히 각 치료와 관련되어 발생할 수 있는 기능적 후유증에 대한 정보를 얻었을 때 그러하다. 따라서 환자와 가족 혹은 다른 보호자들은 이와 같은 사전치료계획팀에 중요한 일원이 되어야 하며 치료 결정에 의견을 반영하여야 한다.

2) 암치료 전 상담

환자들은 두경부암 치료를 시작하기 전에 재활에 대한 상담을 받아야 한다. 암치료 전 단계를 시작하는 두경부암 환자에게 제공되어야 하는 각 전문분야 협력의 재활치료 팀은 환자의 담당의사와 간호사 외에 삼킴치료전문가(보통 언어치료전문가), 사회사업가, 치과 혹은 턱얼굴보철전문가 그리고 영양사로 구성된다.

삼킴치료전문가와의 암치료 전 상담은 보통 삼킴장애가 있는지 확인하기 위한 비디오투시조영 검사나 삼킴 선별 검사를 포함한다. 암치료 전의 치과 상담은 치과질환이 있는지를 살펴보고, 암치료 후 보철을 고정하는 데 필요할지도 모르는 치아의 보존을 확인하는 데 중요한 기능을 한다. 암치료를 시작하기 전에 분별없이 환자의 이를 뽑는 것은 치료 후 환자의 재활치료에 있어서 선택의 폭을 좁히는 결과를 가져올 수 있다. 최적의 보철 기구는 구강 내 보철을 고정시키는 데 중요한 치아가 없으면 불가능하기도 하다. 암치료 전 사회심리적 평가는 환자가 이미 가지고 있는 사회심리적 문제를 확인하는 것뿐만 아니라, 환자가 좀 더 쉽게 의사소통할 수 있을 때 사회사업가나 다른 사회심리전문가가 한 번에 환자와 알 수 있게 해 준다. 환자와 가족은 보통 암치료 전에 심한 스트레스를 느끼기 때문에 사회심리적 지지를 통해 도움을 얻을 수 있다.

간혹 의사는 암치료 전 상담이 환자에게 겁을 먹게 하고 치료를 거부하게 할 수도 있을까 봐 우려한다. 그러나 이런 상담은 사실상 환자와 가족의 두려움을 감소시키고 암치료 후에 기능을 향상시키기 위해 활용할 수 있는 재활치료전문가가 있다는 확신을 주기 위해 고안된 것이다. 일반적으로 상담을 하는 동안 암치료 결과 어떤 기능적 영향이 있을지에 대한 세부사항은 환자에게 알려 줄 수도 없고 알려 주지도 않는데, 왜냐하면 치료 전에는 이런 사항을 정확히 알기 어렵기 때문이다. 그보다 상담은 환자에게 암치료 후 삼킴의 변화를 보일 수 있으며, 암치료 후의 재활치료에서 많은 전문가가 그들을 도울 것이라는 것을 알려 주는 데 중점을 둔다.

환자가 치료 과정에서 배워야 하는 중요한 개념은 환자의 재활치료를 통제하고 책임을 지는 사람은 바로 환자 자신이라는 것이다. 언어치료전문가와 환자의 재활치료에 관여하는 다른 전문가는 환자의 기능을 향상시키기 위한 훈련 프로그램과 다양한 중재 책략을 제공하지만, 특정 운동을 규칙적으로 연습하고 기타 재활치료 책략을 끝까지 해내는 것은 환자의 책임인 것이다. 이는 통제권을 환자의 손에 주고 독립적인 환자의 회복을 촉진시킨다. 일반적으로 암치료에 앞서 환자들은 자세한 재활치료 과정에 대해서는 관심이 없고 그들의 회복을 위해 일할 재활치료전문가가 있는지만 알려 달라고 불평을 한다.

3) 암치료 후 중재 계획

만일 초기 암치료가 수술이라면, 재활치료팀은 수술 후 2~3일이 지나서 환자와 가족과 함께 추가적인 상담을 해야 한다. 이 시기에 환자와 가족은 수술로 인한 기능적 영향에 대해 많은 질문이 생길 수 있으며, 삼킴의 변화에 관해 좀 더 많은 것을 설명해 줄 수 있다. 적극적인 훈련이 가능할 만큼 충분히 환자가 치유되었을 때(보통은 수술 후 1~2주 정도며 수술의 부위나 특성에 따라 다름), 재활치료팀은 환자를 재평가하고 입원환자의 치료는 매일, 외래 중재로는 매주, 집중적인 재활치료를 시작할 것이다. 만일 수술로 인해 삼킴의 변화가 생겼다면, 환자는 구강인두 기능을 평가하기 위해 그리고 환자의 삼킴을 가능한 한 빨리 향상시키기 위한 치료책략의 효율성을 검사하기 위해 반드시 수정된 바륨삼킴(modified barium swallow) 검사를 받아야 한다(Dodds, Logemann, & Stewart, 1990; Dodds, Stewart, & Logemann, 1990; Logemann, 1983b, 1993). 치아상태는 추후에 구강 내 보철의 필요성을 고려할 때 매우 중요하며 사회심리적 지지와 상담이 반드시 제공되어야 한다. 만일 근치목절제술(radical neck dissection)이 환자의 수술 절차에 포함되었다면 물리치료 평가도 이루어져야 한다. 이와 같은 평가가 완료된 후에 모든 전문가는 필요한 치료를 계획하고 시작할 수 있다.

일반적으로 가장 이상적인 것은 환자가 방사선촬영 평가(수정된 바륨삼킴 검사) 동안 수술 후의 첫 삼킴을 시도해 보고, 그때 환자의 구강인두 해부와 생리의 정확한 세부사항을 확인하고 치료 책략을 도입하고 평가할 수 있는 것이다. 방사선촬영검사 동안 환자가 흡인을 보이면, 음식이 흘러내려 가는 방향이나 구강인두 구조의 상대적인 위치와 크기를 바꾸는 자세변경(postural change)과 같은 간단한 방법을 도입함으로써 흡인을 막을 수 있다(Logemann, 1983b, 1993; Logemann, Kahrilas, Kobara, & Valkil, 1989; Rasley et al., 1993; Shanahan, Logemann, Rademaker, Pauloski, & Kahrilas, 1993; Welch, Logemann, Rademaker, & Kahrilas, 1993). 두경부암 환자에서 구강인두삼킴의 비디오투시조영 검사(수정된 바륨삼킴 검사)는 보통 이런 환자의 회복의 속도를 촉진시킨다(Rasley et al., 1993).

만일 환자가 수술 후 방사선치료를 받고 있거나 혹은 초기 치료방법으로 방사선치료와 화학요법을 함께 받고 있다면, 환자는 방사선치료를 받는 내내 그리고 그 후에도 재활치료를 받을 것이다. 만일 방사선치료의 합병증으로 규칙적인 재활치료가 어렵다면, 환자에게 보통 입술과 혀, 아래턱, 후두 그리고 인두의 운동범위와 유연성을 유지할 수 있는 몇 가지 훈련을 계속하도록 격려할 수 있다.

불행하게도 병원비용을 바로 그 자리에서 부담하도록 하는 예상지불계획(prospective payment plans)은 입원환자의 재활치료를 종종 더 어렵게 한다. 이로 인해 환자들이 수술 후 입원기간이 점점 더 단축되어서, 종종 재활치료팀의 구성원들과 최소한의 접촉만을 갖고 퇴원하게 된다. 보통 환자는 퇴원할 때 신체적으로 강한 상태가 아니기 때문에 곧바로 외래를 통해 재활치료를 시작하기 어려울 것이다. 결과적으로 퇴원 후 재활치료를 시작하기까지 몇 주가 걸릴 수 있다. 환자가 외래로 재활치료를 시작하는 바로 그 시점에 환자는 또한 수술 후 방사선치료를 시작할 수도 있다. 방사선치료를 받기 시작한 3~4주에 환자는 기능적 장애가 심해져 어려움을 겪을 수 있으며 삼킴 기능이 악화되어 우울증세를 보일 수 있다.

주요 10개 병원에서 구강과 구강인두암으로 수술을 받은 환자 186명을 대상으로 한 우리의 계획연구(prospective study) 자료에 따르면 단지 50%의 환자만이 언어와 삼킴치료를 받았으며 턱얼굴보철 치료를 받은 환자는 10% 미만인 것으로 나타났다. 치료 3개월 후, 추적조사에서 50%의 환자들을 다시 볼 수 없었다. 이는 환자가 그들의 기능과 집중적인 재활치료를 받지 못하는 것에 화가 나서 더 이상 노력하기를 중단한 것이라고 추측할 수 있다. 초기의 집중적인 재활치료는 두경부암 환자의 성공적인 기능회복에 매우 중요하다. 재활치료계획을 수립하고 이에 대한 중요성을 환자와 가족에게 교육하는 책임은 환자의 담당의사를 포함한 재활치료팀의 구성원에게 있다.

8. 특정 절제술 및 재건술 방법과 관련된 삼킴장애

삼킴치료전문가가 구강암 환자의 삼킴장애를 이해하기 위해 필요한 두 가지 가장 중요한 정보는 ① 종양을 완전히 제거하기 위해 시행했던 절제술의 정확한 특성과 범위, ② 구강 재건술의 정확한 특성이다(Logemann, Fisher, & Bytell, 1977; Rappaport, Shramek & Brummett, 1967; Rappaport, Swirsky, & Chie, 1968; Trible, 1967).

수술에서 혀의 50% 이하를 절제한 환자는 재건술의 특성이 기능 패턴을 결정하는 주된 요소가 된다. 혀의 50% 이상을 절제한 환자는 절제 크기와 재건술의 특성에 따라 환자의 기능적 능력이 결정된다. 따라서 삼킴치료전문가가 수술 후의 구강암 환자를 보기 전에 외과의사에게서 얻어야 하는 초기 두 가지 정보는 절제술과 재건술에 대한 정확한 특성이다. 치료전문가는 수술방법에 대한 명칭(label), 즉 '앞쪽 구강바닥(anterior floor of mouth)' 혹은 '측면 복합절제술(lateral composite resection)'과 같은 명칭을 사용하지 않는 것이 좋으며, 외과의사에게 관련된 구조들과 절제술 및 재건술의 정확한 범위를 설명해 달라고 요청하는 것이 좋다. 수술 명칭은 종종 매우 다양한 유형의 특정 절제술과 재건술을 모두 포함하기 때문에 치료전문가가 오인하기 쉽다.

1) 부분 혀 절제술

수술로 절제된 부분이 적고(50% 미만), 다른 조직은 관련되지 않고 혀에만 국한되어 있으며, 재건술이 일차봉합(primary closure: 남아 있는 혀 조직을 당겨 모아서 꿰맨 것)인 환자는 삼킴장애가 비교적 일시적으로만 나타나는 특성을 보인다(Conley, 1960). 초기에 이런 환자는 아마도 부종 때문에 혹은 혀의 움직임이 달라져서 한동안 인두삼킴(pharyngeal swallow)을 유발하는 데 어려움을 보일 수 있다.

이는 구개활(faucial arches)과 인접하지 않은 부분의 혀를 절제한 환자에게도 발생할 수 있다. 환자가 구강식사(oral feeding)를 시작할 때 며칠간 인두삼킴에 대한 온도-촉각자극(thermal-tactile stimulation)을 제공하는 것이 매우 도움이 될 수 있다. 또한 일부 환자는 삼킬 때 혀가 둔한 느낌이 드는 것을 경험한다. 혀의 운동범위 훈련과 구강에서 음식덩이(bolus)를 조절하는 훈련은 보통 수술 후 초기 3~4주 내에 환자의 조절능력과 자신감을 향상시킨다.

혀를 50% 이상 절제한 환자는 삼킴에 더 심한 영향이 있을 것이라고 예상한다. 환자는 확연히 입 안에서 음식을 혀로 밀어 넘기는 것과 음식을 조절하는 데 심한 기능저하를 보이는데, 이는 환자가 남아 있는 부분적인 혀로 입천장에 접촉을 하지 못하고 따라서 음식의 움직임을 조절할 수 없기 때문이다. 보통 액체나 으깬 음식 농도는 삼키는 동안 머리를 뒤로 기울여서 중력에 의해 음식을 인두 안으로 옮김으로써 조절이 가능하다. 이와 같은 환자 중 일부는 삼키는 동안, 추가적인 흡인 방지책으로 성문위삼킴(supraglottic swallow)을 이용하여 자발적으로 기도를 보호하는 것을 배워야 할 필요가 있다. 그러나 절제술이 혀에만 국한된 것이라면, 삼킴의 인두 그리고 후두 측면은 보통 정상이므로 환자는 흡인의 위험성을 증가시키지 않고 머리를 뒤로 기울이는 자세를 소화해 낼 수 있다. 다시 강조하자면, 혀의 운동범위 훈련은 남아 있는 혀 부분의 운동성을 최대화하기 위해 필요하다. 구강 내 위턱 재형성 보철(intraoral maxillary reshaping prosthesis)을 하면 종종 환자들이 씹기가 필요한 음식을 제외하고 다른 모든 농도의 음식을 다루는 데 있어서 삼킴기능의 향상을 보인다. 그렇다고 해도 일부 환자들은 보철과 포크 혹은 숟가락을 이용하여 음식을 치아 위에 놓을 수 있고 스파게티나 다진 고기와 같은 부드러운 음식은 어느 정도 씹을 수 있다.

2) 앞쪽 구강바닥 절제술

구강바닥의 앞쪽 부분을 절제한 후에는 보통 삼킴의 구강단계에는 손상이 있지만 구강바닥 근육이 절단되었거나 부분적으로 절제되지 않은 한 인두이동(pharyngeal grasit)은 정상이다(Jacob, Kahrilas, Logemann, Shah, & Ha, 1989; Logemann & Bytell, 1979; Pauloski et al., 1993; Pauloski, Logemann, Fox, & Colangelo, 1995; Shedd, Kirchner, & Scatliff, 1961).

아래턱의 위쪽 가장자리와 구강바닥의 일부가 제거되고, 혀 이외의 다른 부위로부터의 조직 피판을 이용하여 결손을 막은 환자는 일반적으로 수술 후 삼킴에 있어서 기능적 변화가 비교적 근소한 편이다. 남아 있는 혀 부분이 움직일 수 있고 아래턱의 아래쪽 가장자리가 아래턱의 윤곽을 유지하며 남아 있기 때문에, 음식덩이를 혀로 밀어 넘기기도 양호하고 구강 내에서 음식덩이를 혀로 조절하는 일도 기본적으로 정상이다(Rappaport et al., 1968). 아마도 수술 후 초기의 얼마간은 음식을 혀의 뒤쪽에 놓아야 가장 잘 삼켜지는 시기가 있을 것이다. 이는 수술 부위에 부종이 가장 심한 기간 동안 구강이동시간(oral transit time)을 빠르게 할 것이다. 나중에 환자는 치과보철(dental prosthesis) 혹은 아래 치아 전체 의치를 할 수 있다.

그러나 만일 같은 아래턱이나 구강바닥의 절제 가장자리가 [그림 7-11]에서와 같이 수술의 손상에 혀를 꿰매는 형식으로 봉합되었다면 환자는 혀로 음식덩이를 조절하고 밀어 넘기는 데 그리고 씹는 데 심한 어려움을 보일 것이다(Logemann & Bytell, 1979). 혀가 밑으로 꿰매졌기 때문에 앞쪽 운동범위가 저하되고, 환자가 삼킬 준비를 하기 위해 구강 앞에 음식을 혀로 둘러싸고 물고 있는 기능에 심한 영향을 미친다.

Shedd, Scatliff와 Kirchner(1960)는 혀를 지지하고 있는 턱목뿔근(mylohyoid)의 파열이 이와 같은 문제를 일으키는 데 중요한 요인이 된다고 하였다. 이는 음식을 좀 더 뒤쪽에 위치시키는 방법으로 보상할 수 있으나 음식의 농도는 반드시 액체나 으깬 음식 농도로 제한해야 한다. 환자가 혀를 옆으로 움직일 수 없기 때문에(따라서 씹기 위해 음식덩이를 치아를 향해 옆으로 움직일 수 없기 때문에) 씹기가 불가능하고 보통은 틀니도 착용할 수 없는데, 왜냐하면 토대가 되는 치조(alveolus)

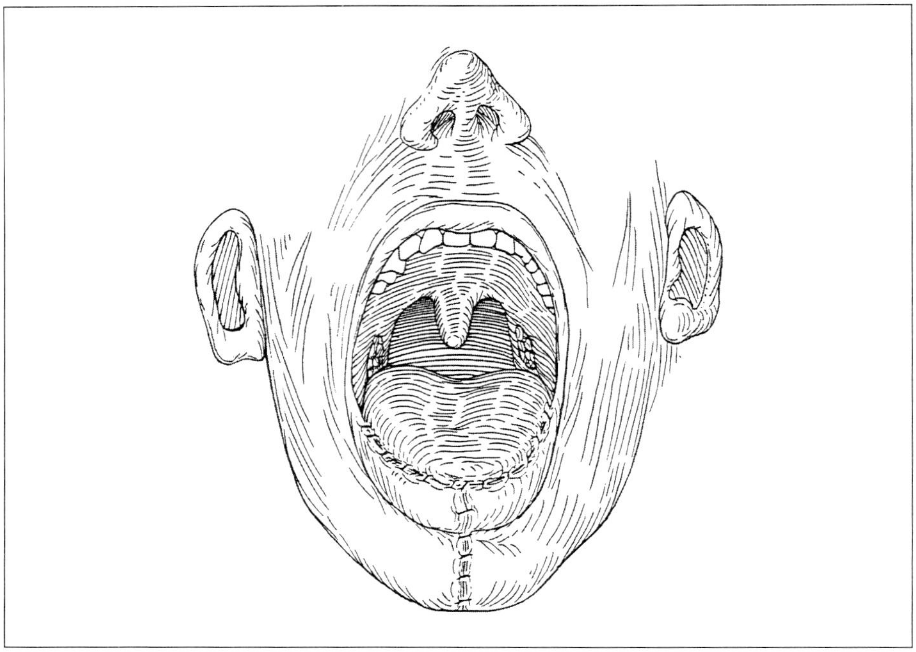

[그림 7-11] 혀입술봉합. 즉, 혀가 아랫입술에 봉합된 것을 보여 주는 구강의 앞면 그림.

가 없기 때문이다. 그러므로 뒤이은 수술을 통해 혀가 이 위치에서 자유롭게 되지 않는 한, 이 환자들은 씹어야 하는 음식은 먹을 수가 없을 것이다. 만일 혀의 움직임이 심하게 저하되어 있다면, 액체를 구강의 뒤쪽으로 주입하거나 '쏟아 넣어야(dumped)' 할 것이다. 이런 환자들은 종종 '쏟아넣고 삼키기' 나, 삼키는 동안 자발적으로 기도를 보호하기 위해 성문위삼킴 방법을 연장시켜 사용하도록 교육받아야 할 필요가 있는데, 이는 삼킴의 후두 또는 인두조절이 저하되었기 때문이 아니라 구강조절이 저하되어 환자가 실제로 자발적인 삼킴의 구강단계를 시작하기 전에 놓친 음식이 혀 뒤로 넘어가 기도 안으로 들어갈 수 있기 때문이다.

앞쪽 아래턱 전체의 일부, 앞쪽 구강바닥, 혀의 일부 그리고 근치목절제술(radical neck dissection)을 포함한 앞쪽 구강바닥 영역의 복합절제술은 수술의 손상이 재건된 방법, 혀의 절제 범위, 그리고 구강바닥 근육이 온전하게 남아 있는지, 절단되었는지 혹은 절제되었는지의 여부에 따라 가벼운 정도에서부터 심한 정도까지 다양한 삼킴 장애를 초래할 수 있다(Logemann & Bytell, 1979; Pauloski et al., 1995; Pauloski et al., 1993).

앞서 아래턱 가장자리와 구강바닥의 절제에서 설명한 바와 같이, 아래턱 앞쪽 수술의 손상 안으로 혀를 꿰매어 넣은 환자는 심한 혀 움직임의 제한으로 삼키는 데 매우 어려움을 보인다. 이는 혀가 절제된 부분이 작든 크든 그러하다. 반면 만일 떨어진 영역으로부터의 조직, 국소 피판(local f.ap) 혹은 혀 피판(tongue flap)을 이용하여 폐쇄를 했다면, 남아 있는 혀 부분의 움직임이 기능적인 삼킴이 가능할 정도로 양호할 것이다. 앞서 설명한 것처럼 혀 피판은 혀를 세로로 분할하여 [그림 7-9]에서와 같이 작은 한 부분을 수술의 손상을 막는 데 사용하고 나머지 혀 덩어리를 자유롭게 움직이도록 남겨 두는 것이다.

[그림 7-12]는 앞쪽 구강바닥 절제 후, 재건수술의 방법에 따라 환자들이 삼킬 때 이동시간(transit time)이 다르게 나타나는 것을 보여 준다. 노스웨스턴 대학에서 혀의 10%를 절제한 환자들을 ① 바로 앞서 설명한 혀 피판으로 수술의 손상을 재건한 환자 5명, ② 혀 입술 봉합(즉, 혀를 입술에 꿰매는 것)으로 수술의 손상을 재건한 환자 5명, ③ 혀 조직을 전혀 이용하지 않고 폐쇄를 한 환자 5명 등 세 집단으로 나누어 연구를 하였다. 수술에서 폐쇄에 혀를 전혀 사용하지 않은 환자들이 가장 정상적인 기능을 보였고, 그 다음이 혀 피판으로 재건술이 이루어진 환자들이었다. 수술의 손상 안으로 혀를 봉합한 환자들의 기능이 가장 나빴고, 실제로 대부분 액체 외에는 조절을 할 수 없었다. 따라서 수술적 재건이 환자의 기능적 결과에 중요한 역할을 한다는 것이 확실하다.

수술의 손상 안에 앞쪽으로 혀가 봉합된 환자들에게는 혀의 운동범위 훈련, 음식을 좀 더 구강 뒤쪽으로 넣는 것, 삼키는 동안 머리를 뒤로 기울이는 것, 그리고 입천장 재형성 보철을 도입하는 것이 도움이 될 수 있다. 그러나 이와 같은 환자들은 혀가 구강바닥으로부터 자유롭게 움직이고 구강바닥은 피부이식과 같이 다른 조직을 이용해서 다시 형성하는 수술을 하지 않는 한, 씹어야 하거나 농도가

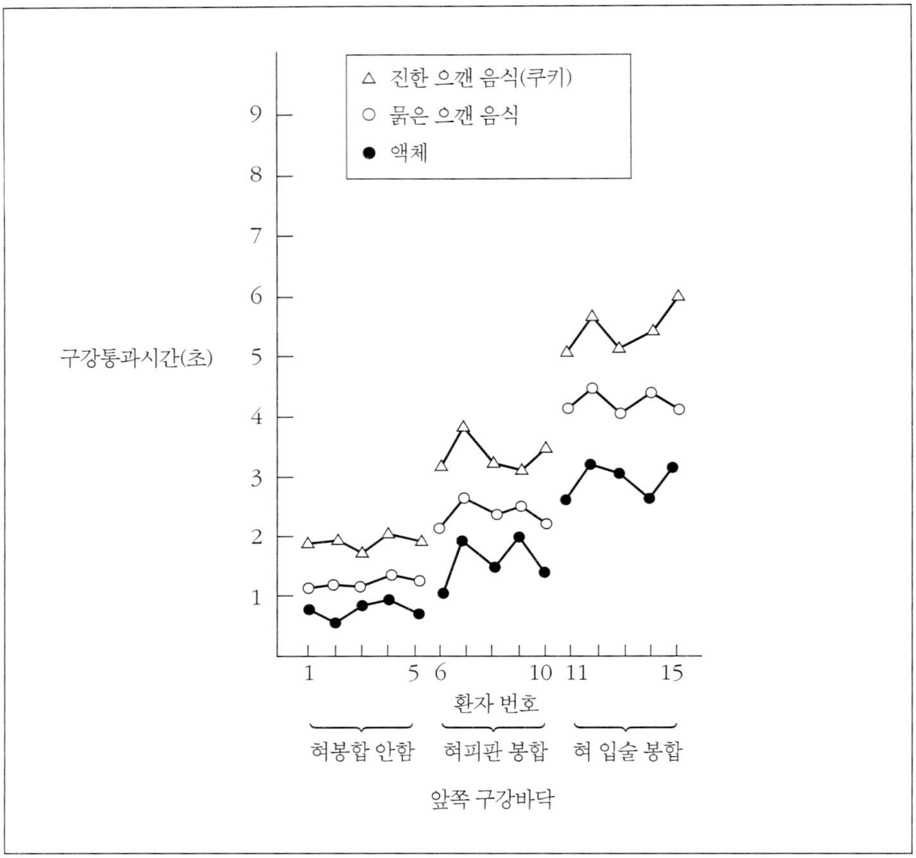

[그림 7-12] 앞쪽 구강바닥 절제술 후, 서로 다른 봉합수술을 받은 3개 환자그룹의 구강통과시간.

진한 음식은 항상 조절이 불가능할 것이다. 만일 구강바닥 근육이 절단되거나 부분적으로 절제되었으면, 이 근육은 목뿔근을 당겨서 후두를 위로 그리고 앞쪽으로 올려서 상부식도조임근(upper esophageal sphincter)이 열리게 하는 기능을 최소한 일시적으로 하지 못하게 될 것이다. 결과적으로 이런 환자들은 후두 움직임이 저하되고 음식이 조롱박굴에 남아 있는 인두삼킴 장애를 보일 것이다. 후두의 움직임을 향상시키기 위해 가성발성 훈련(falsetto exercise)과 멘델슨법을 사용해야 한다.

3) 측면 구강바닥/뒤쪽 복합절제술 혹은 혀의 기저부 절제술

측면 구강바닥(lateral floor of mouth), 편도(tonsil), 혀의 기저부 영역에 절제술을 받은 환자는 삼킴의 구강단계와 인두단계에 모두 어려움을 보일 가능성이 있다(Logemann & Bytell, 1979; Logemann et al., 1993; Shedd et al., 1961; Shedd et al., 1960). 혀와 다른 구강구조가 함께 절제술에 동반되기 때문에, 삼킴의 구강단계에 영향을 받을 것이다. 그러나 절제술이 구개활 영역이면 여기에서 인두삼킴이 정상적으로 유발되기 때문에, 그리고 인두의 일부가 절제에 포함될 수도 있기 때문에 이런 환자는 종종 인두삼킴의 유발과 삼킴의 인두단계에도 문제를 보일 것이다. 앞쪽 구강바닥의 절제술을 받은 환자의 경우와 마찬가지로 수술의 봉합 방법이 환자의 삼킴에 결정적인 영향을 미친다(Logemann, Sisson, & Wheeler, 1980).

편도/혀의 기저부 영역에 절제술을 받은 환자는 구강준비와 씹기, 그리고 음식덩이를 혀로 밀어 넘기기의 어려움으로 구강이동시간에 경도에서 중도의 장애를 보일 수 있다. 음식들이 측면고랑(lateral sulcus) 혹은 굳은입천장에 붙어 있을 수 있고, 환자는 혀의 운동범위가 감소되어 있기 때문에 틈새에 끼어 있는 음식을 제거할 수가 없다. 이와 같은 구강의 문제뿐만 아니라 절제술이 인두삼킴이 유발되는 구개활 영역에 시행되는 경우, 환자는 인두삼킴의 유발이 지연될 수 있다. 인두삼킴이 유발되어도 환자는 혀인두근(glossopharyngeus muscle) 섬유가 절단되었기 때문에 혀의 기저부의 뒤쪽 당김과 인두벽의 수축이 감소되어 삼킨 후 후두계곡에 음식 잔여물이 남게 된다. 일반적으로 삼킴에서 이러한 환자들의 후두조절은, 치유되면서 인두에 누공(fistula)이 발생하여 후두상승을 저해할 수 있는 상처조직을 형성하지 않는 한 정상이다. 상처조직의 원인이 되는 인두의 누공은 또한 약간의 결손 혹은 틈새를 만들 수 있고 여기에 음식이 끼어 있을 수 있다. 구강과 혀의 기저부의 운동범위를 향상시키고, 인두삼킴의 유발을 촉진시키며, 삼킬 때 자발적인 기도 보호와 삼킨 후 인두를 깨끗이 하는 치료들이 종종 도움이 된다(Logemann, 1983a). 간혹 이런 유형의 절제술 후에 환자는 후두 움직임이 저하되어 반지인두조임근(cricopharyngeal sphincter)의 이완에 어려움을 보인다. 멘델슨법(Mendelsohn maneuver)과 가성발성 훈련(falsetto exercise)이 도움이 될 수 있다.

이런 환자에게는 종종 위턱 재형성 보철(maxillary reshaping prosthesis)이 유용하다. 만일 환자가 치아가 있으면, 위턱 보철이 흡착에 의해 유지될 수 있다. 아래턱 부분까지 절제되고 치아가 없는 환자의 경우, 보철의 목적은 구강 그리고 인두 이동시간을 빠르게 하고 만일 가능하다면 씹기를 촉진시키는 것이다. 그러나 측면 구강바닥, 혀 그리고 아래턱의 복합절제술을 받고, 치아가 없는 많은 환자가 수술 후 달라진 해부학적 구조 때문에 아래 틀니를 할 수 없다. 움직일 수 있는 혀의 부분이 남은 환자나 초기 제거수술 얼마 후에 아래턱 재건술을 받은 환자조차도 일반적으로 정상 기능을 보이지 않거나 고정을 위한 삽입물 없이는 아래 틀니를 할 수 없다(Lawson, Balk, Loscalzo, Biller, & Krespi, 1982; Rappaport et al., 1968).

9. 구강과 구강인두 방사선치료 후의 삼킴장애

구강과 구강인두(oropharynx)에 대한 방사선치료 전 과정 동안 침샘(salivary glands)의 일부 혹은 전체가 방사선 영역에 있으면 환자는 종종 침의 분비가 감소하는 것 혹은 구강건조증(xerostomia), 부종(edema), 간혹 입 안의 궤양(점막염, mucositis)을 경험한다. 침의 변화는 영구적이며, 또한 효과적이고 좋은 치료방법이 없기 때문에 환자가 가장 곤란해하는 점이다. 침을 자극하는 약물과 인공침(pseudo-saliva) 제품은 일반적으로 부분적인 효과만 있다. 환자는 자주 이런 점에 대해 불만족스러워하고 사용을 중단한다. 구강건조증 하나만으로도 혀 운동속도를 감소시켜 구강이동시간이 지연되거나 혀 운동패턴에 변화를 가져와서 인두삼킴의 유발이 지연되는 등 삼킴의 변화를 초래할 수 있다. 이런 삼킴의 변화는 정상인에게 침을 빨리 그리고 반복적으로 5~6회 연이어 삼키라고 했을 때 나타나는 것과 비슷한 것이다(Hughes et al., 1987).

또한 방사선을 쏘인 영역에 작은 혈관이 손상된 결과 섬유화(fibrosis)가 진행된다. 섬유화는 여러 해 지속되는 과정에서 근육섬유(muscle fibers)를 결합조직(connective tissue)으로 변화시킨다. 틀니나 보철을 한 환자는 방사선치료를 하는 동안 그리고 방사선치료 직후에는 착용을 중단하는 것이 좋다. 왜냐하면 틀니 혹은 보철이 구강조직과 접촉하여 자극과 열린 궤양(open sores)을 일으킬 수 있는데, 방사선치료로 인해 혈액공급이 감소되어 치유되기가 어렵기 때문이다. 구강에 대한 방사선치료 전에 혹은 치료를 하는 동안, 환자는 충치를 방지하기 위해 치아 일부 혹은 전체에 정기적으로 불소치료(fluoride treatment)를 받아야 한다(Fleming, 1982). 일부 환자는 방사선치료를 하는 동안 혹은 치료를 한 후에 인두삼킴의 유발이 지연되는 것을 경험한다. 만일 인두가 방사선 영역에 있으면(가령 혀의 뒷부분과 기저부 그리고 편도 영역에 종양이 있을 때), 인두수축과 혀의 기저부의 움직임, 그리고 후두상승이 저하된다(Lazarus, 1993; Lazarus et al., 1996). 이와 같은 문제로 인해 삼킨 후 인두에 잔여물이 남게 되고, 종종 삼킴 후 흡인을 초래한다. 이런 환자에게는 보통 최대성문위삼킴(super-supraglottic swallow)과 멘델슨법(Mendelsohn maneuver)이 효과적이다(Logemann, Rademaker, Colangelo, & Pauloski, 1997; Logemann et al., 1993).

모든 방사선치료로 인한 영향이 치료과정 동안 혹은 치료 직후에 나타나는 것은 아니다. 방사선치료를 받은 환자가 치료가 완료된 후 1년 혹은 그 이상이 지난 후에 삼킴의 문제가 심해지는 경우는 드문 일이 아니다. 투시조영 검사(fluoroscopic examination)에서 지연된 인두삼킴 유발, 인두벽의 수축 저하 그리고 후두상승의 저하가 가장 흔하게 관찰된다(Lazarus et al., 1996). 구강과 그리고/또는 인두에 방사선치료를 받는 환자는 방사선치료를 시작하기 전에 혀, 턱, 후두의 운동범위 훈련을 시작하고 방사선치료를 하는 동안 그리고 치료가 끝난 몇 달 후까지 적어도 하루에 두 번씩 이 훈련을 지속하는 것이 중요하다. 섬유화를 방지하기 위해, 이런 훈련을 영구적으로 계속해야 하는 환자도 많다.

10. 구강암 환자의 삼킴치료에 대한 일반 원리

암에 대한 치료를 시작하기 전, 삼킴치료전문가는 치료 후에 발생할지도 모르는 삼킴장애에 대해 논의하기 위해 환자와 상담을 하는 것이 중요하다. 암치료 후에 발생하는 삼킴장애의 정확한 범위에 대해서는 알 수 없지만, 환자에게 삼킴에서 발생할 수 있는 문제에 대해 알려 주고 어떤 훈련 프로그램이건 필요한 경우 도와줄 수 있는 삼킴치료전문가가 있다는 것을 재확인시켜 주는 것은 중요한 일이다. 환자는 스스로 훈련 프로그램에 협조하고 이를 수행하는 것을 통해 자신의 재활치료에 일부 책임을 지게 된다는 것을 반드시 알고 있어야 한다. 암치료 후, 삼킴에 대한 문제에 전혀 준비가 되어 있지 않은 환자에게 재활치료를 시작하는 것은 어려운 일이다. 많은 환자가 자신이 아무런 노력을 하지 않아도 삼킴의 문제가 정상적으로 회복될 것이라고 생각한다. 암치료 후 몇 주가 지나서 삼킴의 문제가 저절로 회복되지 않는다는 것이 명확해지면, 환자는 매우 낙담할 수 있다. 따라서 암치료 전에 삼킴을 향상시키기 위한 치료가 필요할 수도 있다는 것에 대한 논의는, 환자가 예상하지 못했던 문제에 대해 감정적으로 반응하는 것을 경감시킬 수 있다.

수술을 받은 환자의 경우, 삼킴의 근육조절 능력을 키우는 데 필요한 예비적인 구강운동(oromotor exercise)을 포함한 삼킴치료는 외과의사가 봉합선에 위험이 없을 정도로 환자의 치유가 진전되었다는 것을 확인한 시점에서 시작한다. 합병증이 없는 환자의 경우, 이는 보통 수술 후 10~14일 정도가 된다. 이때 혀와 턱에 대한 적극적인 운동범위 훈련 프로그램을 시작한다. 만일 환자가 수술 후 방사선치료를 받기로 되어 있다면, 턱의 운동범위 훈련이 특히 중요하다.

삼킴치료는 보통 환자가 영양공급을 위해 코위영양튜브(nasogastric tube) 혹은 다른 비구강식사(nonoral feeding)를 하고 있을 때 시작된다. 구강기능에 대한 평가를 마치고 운동범위 훈련을 시작한 후에, 삼킴에 대한 비디오투시조영 검사를 여러 가지 양의 묽은 액체(thin liquid), 으깬 음식(paste), 과자 등 세 가지 음식을 이용하여 시행한다. 일부 환자에게는 걸쭉한 액체(thick liquid)가 적합할 수도 있다. 그런 다음 투시조영 검사에서 확인된 생리학적 기능장애를 향상시키기 위한 치료프로그램이 고안된다. 대부분의 환자는 이 시기에 최소한 한 가지 점도의 음식, 보통 액체로 구강식사(oral feeding)를 시작할 수 있다. 구강기능이 향상됨에 따라 음식의 점도를 점차 높여 갈 수 있다.

삼킴치료는 치료전문가와 환자가 모두 최대한의 목표를 달성했다고 동의하는 시점까지 계속된다. 보통 환자가 외래로 2~3개월간 매주 방문하게 되며, 턱얼굴 보철전문가(maxillofacial prosthodontist)와 함께 구강 내 보철을 만들기도 하고, 음식덩이(bolus)의 조절을 향상시키기 위한 좀 더 어려운 혀 운동이 이에 포함되기도 한다(Logemann et al., 1980; Wheeler et al., 1980). 어떤 환자는, 가령 광범위한(75%나 그 이상) 혀 절제술과 부분적인 아래턱절제술(mandibulectomy)을 포함한 복합절제술(composite resection)을 받은 환자는 전혀 씹을 수가 없게 되므로, 식단이 항상 액체와 연식(soft foods)으로 제한된다. 보통은 수술 후 여러 달이 경과할 때까지 기능적 최종결과에 대해 판단할 수가 없으며, 환자를 보고 있는 팀의 다양한 구성원 간의 논의를 필요로 한다. 만일 환자가 암치료 후 몇 달이 지나도록 삼킴치료전문가에게 의뢰된 적이 없다면, 그 환자는 아직 치료를 통해 구강식사(oral intake)로 회복될 수 있는 가능성이 많이 남아 있다(Lazarus, Logemann, & Gibbons, 1993).

일반적으로 두경부암 환자의 재활치료의 최대 목표는 담당간호사와 언어치료 혹은 삼킴치료전문가, 사회사업가, 치과의사 그리고 턱얼굴 보철전문가를 포함한 전문가팀을 통해서만 달성될 수 있다(제13장 참조). 보통 사회사업가, 언어치료 혹은 삼킴치료전문가 그리고 턱얼굴 보철전문가가 환자의 퇴원 후 가장 집중적으로 계속 만나게 되는 사람이고, 그들은 최대한의 달성할 수 있는 기능적 목표를 명확하게 하기 위해 함께 일한다. 보통 언어치료전문가와 턱얼굴 보철전문가가 함께 환자의 재활치료를 돕기 위해 가장 적절한 보철중재방법(prosthetic interventions)을 개발하는 기회를 갖기 전까지는 환자의 역량을 알기 어렵다.

참고문헌

American Joint Committee on Cancer. (1992). *Manual for the staging of cancer* (4th ed.). Philadelphia: Lippincott.

Conley, J. (1960). Swallowing dysfunctions associated with radical surgery of the heand and neck. *Archives of Surgery, 80,* 602-612.

Davis, J., Lazarus, C., Logemann, J., & Hurst, P. (1987). Effect of a maxillary glossectomy prosthesis on articulation and swallowing. *Journal of Prosthetic Dentistry, 57,* 715-719.

Dodds, W. J., Logemann, J. A., & Stewart, E. T. (1990). Radiological assessment of abnormal oral and pharyngeal phases of swallowing. *American Journal of Roentgenology, 154,* 965-974.

Dodds, W. J., Stewart, E. T., Logemann, J. A. (1990). Physiology and radiology of the normal oral and pharyngeal phases of swallowing. *American Journal of Roentgenology, 154,* 953-963.

Fleming, T. (1982). Dental care for cancer patients receiving radiotherapy to the head and neck. *The Cancer Bulletin, 34,* 63-65.

Fox, P. C., Busch, K. A., & Baum, B. J. (1987). Subjective reports of xerostomia and objective measures of salivary gland performance. *Journal of the American Dental Association, 115,* 581-584.

Givens, C., Johns, M., & Cantrell, R. (1981). Carcinoma of the tonsil. Archives of Otolaryngology, 107, 730-734.

Herberman, M. (1958). Rehabilitation of patients following glossectomy: *Archives of Otolaryngology, 67,* 182-183.

Hughes, C. V., Baum, B. J., Fox, P. C., Marmary, Y., Yeh, C. K., & Sonies, B. C. (1987). Oral pharyngeal dysphagia: A common sequellae of salivary gland dysfunction. *Dysphagia, 1,* 173-177.

Jacob, P., Kahrilas, P., Logemann, J., Shah, V., & Ha, T. (1989). Upper esophageal sphincter opening and modulation during swallowing. *Gastroenterology, 97,* 1469-1478.

Kahrilas, P. J., Logemann, J. A., Lin, S., & Ergun, G. A. (1992). Pharyngeal clearance during swallow: A combined manometric and videofluoroscopic study. *Gastroenterology, 103,* 128-136.

Kremen, A. (1951). Cancer of the tongue: A surgical technique for a primary combined enbloc resection of tongue, floor of mouth and cervical lymphatics. *Surgery, 30,* 227-238.

Lawson, W., Balk, S., Loscalzo, L., Biller, H., & Krespi, Y. (1982). Experience with immediate and delayed mandibular reconstruction. *Laryngoscope, 92,* 5-10.

Lazarus, C. L. (1993). Effects of radiation therapy and voluntary maneuvers on swallow functioning in head and neck cancer patients. *Clinics in Communication Disorders, 3*(4), 11-20.

Lazarus, C. L., Logemann, J. A., & Gibbons, P. (1993). Effects of maneuvers on swallowing function in a dysphagic oral cancer patients. *Head & Neck, 15,* 419-424.

Lazarus, C. L., Logemann, J. A., Pauloski, B. R., Colangelo, L. A., Kahrilas, P. J., Mittal, B. B., & Pierce, M. (1996). Swallowing disorders in head and neck cancer patients treated with radiotherapy and adjuvant chemotherapy. *Laryngscope, 106,* 1157-1166.

Logemann, J. (1983a). Articulation management of the oral pharyngeal impaired patients. In W. H. Perkins (Ed.), *Current therapy for communication disorders.* New York: Thieme and Stratton.

Logemann, J. (1983b). *Evaluation and treatment of swallowing disorders.* Austin, TX: PRO-ED.

Logemann, J. (1993). *Manual for the videofluoroscopic study of swallowing* (2nd ed.). Austin, TX: PRO-ED.

Logemann, J., & Bytell, D. (1979). Swallowing disorders in three types of head and neck surgical patients. *Cancer, 44,* 1075-1105.

Logemann, J., Fisher, H., & Bytell, D. (1977, November). *Functional effects of reconstruction in partially glossectomized patients.* Paper presented at the annual convention of the American Speech and Hearing Association, Chicago.

Logemann, J., Kahrilas, P., Kobara, M., & Vakil, N. (1989). The benefit of head rotation on pharyngoesophageal dysphagia. *Archives of Physical Medicine and Rehabilitation, 70,* 767-771.

Logemann, J. A., Pauloski, B. R., Rademaker, A. W., McConnel, F. M. S., Heiser, M. A., Cardinale, S. Shedd, D., Stein, D., Beery, Q., Johnson, J., & Baker, T. (1993). Speech and swallow function after tonsil/base of tongue resection with primary closure. *Journal of Speech and Hearing Research, 36,* 918-926.

Logemann, J. A., Rademaker, A. W., Colangelo, L., & Pauloski, B. R. (1977). Speech and swallowing rehabilitation in head and neck cancer patients. *Oncology, 11,* 651-659.

Logemann, J., Sisson, G., & Wheeler, R. (1980). The team approach to rehabilitation of surgically treated oral cancer patients. In *Proceedings of the National Forum on Comprehensive Cancer Rehabilitation and Its Vocational Implications* (pp 222-227).

McConnel, F. M. S., Logemann, J. A., Rademaker, A. W., Pauloski, B. R., Baker, S. R., Lewin, J., Shedd, D., Heiser, M. A., Cardinale, S., Collins, S., Graner, D., Cook, B. S., Milianti, F., & Baker, T. (1994). Surgical variables affecting postoperative swallowing efficiency in oral cancer patients: A pilot study. *Laryngoscope, 104*(1), 87-90.

Pauloski, B. R., Logemann, J. A., Fox, J. C., & Colangelo, L. A. (1995). Biomechanical analysis of the pharyngeal swallow in postsurgical patients with anterior tongue and floor of mouth resection and distal flap reconstruction. *Journal of Speech and Hearing Research, 38,* 110-123.

Pauloski, B. R., Logemann, J. A., Rademaker, A., McConnel, F., Heiser, M. A., Cardinale, S., Shedd, D., Lewin, J., Baker, S., Graner, D., Cook, B., Milianti, F., Collins, S., & Baker, T. (1993). Speech and swallowing function after anterior tongue and floor of mouth resection with distal flap reconstruction. *Journal of Speech Hearing Research, 36,* 267-276.

Pauloski, B. R., Logemann, J. A., Rademaker, A. W., McConnel, F. M. S., Stein, D., Beery, Q., Johnson, J., Heiser, M. A., Cardinale, S., Shedd, D., Graner, D., Cook, B., Milianti, F., Collins, S., & Baker, T. (1994). Speech and swallowing function after oral and oropharyngeal resections: One-year follow-up. *Head & Neck, 16*(4), 313-322.

Rappaport, L., Shramek, J., & Brummett, S. (1967). Functional aspects of cancer of the base of the tongue. *American Journal of Surgery, 114,* 489-492.

Rappaport, L., Swirsky, A., & Chie, S. (1968). Functional considerations after resection of the hyomandibular complex. *American Journal of Surgery, 116,* 581-584.

Rasley, A., Logemann, J. A., Kahrilas, P. J., Rademaker, A. W., Pauloski, B. R., & Dodds, W. J. (1993). Prevention of barium aspiration during videofluoroscopic swallowing studies: Value of change in posture. *American Journal of Roentology, 160,* 1005-1009.

Shanahan, T. K., Logemann, J. A., Rademaker, A. W., Pauloski, B. R., & Kahrilas, P. J. (1993). Chin-down posture effect on aspiration in dysphagic patients. *Archives of Physical Medicine and Rehabilitation, 74,* 736-739.

Shedd, D., Kirchner, J,, & Scatliff, J. (1961). Oral and pharyngeal components of deglutition. *Archives of Surgery, 82,* 373-380.

Shedd, D., Scatliff, J., & Kirchner, J. (1960). A cineradiographic study of postresectional alterations in oropharyngeal physiology. *Surgery, Gynecology and Obstetrics, 110,* 69-89.

Sisson, G., & Goldstein, J. (1970). Flaps and grafts in head and neck surgery. *Archives of Otolaryngology, 92,* 599-610.

Skelly, M. (1973). *Glossectomee speech rehabilitation.* Springfield, IL: Thomas.

Snow, G. (1989). Evaluation and staging of the patient with head and neck cancer. In E. N. Meyer & J. Y Suen (Eds.), *Cancer of the head and neck* (2nd ed., pp. 17-38). New York: Churchill Livingston.

Som, M., & Nussbaum, M. (1971). Marginal resection of the mandible with reconstruction by tongue flap for carcinoma of the floor of the mouth. *American Journal of Surgery, 121,* 679-683.

Sonies, B. C. (1993). Remediation challenges in treating dysphagia post head/neck cancer: A problem-oriented approach. *Clinics in Communication Disorders, 3*(4), 21-26.

Staple, T., & Ogura, J. (1966). Cineradiography of the swallowing mechanism following supraglottic subtotal laryngectomy. *Radiology, 87,* 226-230.

Suen, J. (1989). Cancer of the neck. In E. N. Meyer & J. Y Suen (Ed.), *Cancer of the head and neck* (2nd ed., pp. 221-254). New York: Churchill Livingston.

Trible, W. (1967). The rehabilitation of deglutition following head and neck surgery. *Laryngoscope, 77,* 518-523.

U. S. Department of Health, Education, and Welfare. (1979). *Management guidelines for head and neck cancer.* Washington, DC: Author.

Welch, M. V., Logemann, J. A., Rademaker, A. W., & Kahrilas, P. J. (1993). Changes in pharyngeal dimensions effected by chin tuck. *Archives of Physical Medicine and Rehabilitation, 74,* 178-181.

Wheeler, R., Logemann, J., Rosen, M. (1980). Maxillary reshaping prosthesis: Effectiveness in improving speech and swallowing of post-surgical oral cancer patients. *Journal of Prosthetic Dentistry, 43,* 313-319.

Yousif, N. J., Matloub, H. S., Sanger, J. R., & Campbell, B. (1994). Soft tissue reconstruction of the oral cavity. *Clinics in Plastic Surgery, 21* (1), 15-23.

Zimmerman, J. (1958). *Speech production after glossectomy.* Paper presented at the American Speech and Hearing Association Convention, New York.

Zuker, R., Rosen, I., Palmer, J., Sutton, F., McKee, N., & Manktelow, R. (1980). Microvascular free flaps in head and neck reconstruction. *The Canadian Journal of Surgery, 23,* 157-162.

|8장|

후두암 치료 후의 삼킴장애

지난 40년간 후두암 환자의 재활치료는 환자 관리의 한 요소로서 점점 더 그 중요성이 강조되어 왔고, 진단된 시점과 같이 좀 더 이른 시기부터 이루어지기 시작하였다. 전에는 종종 암치료가 끝난 후 한참 지난 후 환자가 심한 기능장애를 호소할 때만 재활치료를 고려해 보았다. 요즘은 환자의 삼킴과 호흡에 미칠 수 있는 암치료의 영향이 종종 암치료 계획과 선택의 일부로서 고려된다. 이런 사고방식은 일부 환자에게 전체후두절제술(total laryngectomy) 대신 부분후두절제술(partial laryngectomy) 방법이 도입된 1950년대부터 시작되었다(Alonso, 1947; Ogura, 1955; Pressman, 1954; Som, 1951).

최근 암치료 방법을 선택하기 전에 발생 가능한 기능손실에 대해 고려하게 되면서 기관보존 프로토콜(organ preservation protocols)을 완성하기에 이르렀고, 여기에는 진행된 후두암 환자에게 전체후두절제술의 대안으로서 고용량 화학요법(high-dose chemotherapy)과 방사선치료가 포함된다(Pfister et al., 1991; U.S. Department of Veterans Affairs Laryngeal Cancer Study Group, 1991). 귀후두학-두경부 수술(Otolaryngology-Head and Neck Surgery)의 한 사설에서 Weiss(1993)는

암치료를 계획할 때 환자의 기능적 상태를 고려하는 것이 얼마나 중요한지에 대해 매우 인상적으로 서술하였다

> 후두보존 프로토콜이 환자들에게 극히 어렵다는 것을 잘 알고 있습니다. 많은 노력에도 불구하고 후두보존이 불가능할 수 있다는 것도 압니다. 사실 이 프로토콜은 혀와 하부인두 쪽을 위한 다른 일반적 치료보다 효과적이지 않을 수도 있습니다. 하지만 저는 후두절제수술을 받은 많은 환자가 재활치료를 잘 받으며 아주 훌륭하게 대처하고 있다는 걸 알고 있습니다. 저는 항상 이 점을 환자들에게 알려 주지만 제 설명이 환자들에게 후두보존 프로토콜을 따라 결정을 내리도록 하는 데는 그리 도움이 되지 못합니다. 왜냐하면 환자가 자신의 삶의 질에 대한 관점을 어디다 두느냐에 따라 결정이 달라지기 때문입니다…….
>
> 우리는 진심으로 환자들의 생명을 구한다는 목표에 전적인 지지를 보냅니다. 그리고 만일 힘든 치료나 죽음, 둘 중에 하나를 선택하는 일이라면 의사의 입장에서 결정은 매우 쉽겠지요. 하지만 그렇게 명확하게 결정을 내릴 수 있는 경우는 드뭅니다. 삶의 질에 대한 선택은 환자들에게 매우 큰 부분입니다. 그리고 그것은 우리에게도 역시 그만큼 중요한 요소로 작용합니다(p. 311).

특정 후두암 환자들에서 부분후두절제술 대 전체후두절제술의 적용뿐만 아니라 진행된 질환에 대해 최신의 고용량 화학요법과 방사선치료 절차를 고려하는 것은 모두, 암치료 방법의 특성이 두경부암 환자들이 암치료 후 어려움을 겪게 될 기능 장애를 좌우한다는 인식에 기초한 것이다.

1. 후두암 관리의 원리

후두암의 초기 치료는 방사선치료(radiotherapy)나 수술이며, 보조 치료로서 화학요법(chemotherapy)을 병행하기도 한다. 크기가 작은 종양, 특히 진성대(true vocal cord)에 위치한 것은 방사선치료가 자주 사용된다. 이와 같이 크기가 작은 종양의 치유율은 보통 방사선치료나 수술 모두 비슷한데, 방사선치료가 절제가 적은 치료로 간주된다. 큰 종양에는 복합치료(combined treatment)—즉, 방사선치료와 수술 또는 고용량 화학요법(high-dose chemotherapy)과 방사선치료(즉, 기관보존 프로토콜)—가 사용된다(Goepfert, Lindberg, & Jesse, 1981; U.S. Departement of Health, Education, and Welfare, 1979).

후두의 종양은 구강에서와 마찬가지로 종양(tumor)-결절(node)-전이(metastasis) (TNM)분류 시스템에 따라 단계를 정한다. 단계를 정하기 위해 후두를 [그림 8-1]에서와 같이 성문위(supraglottis), 성문(glottis) 그리고 성문밑(subglottis)의 세 영역으로 나눈다. 악성 후두종양의 약 60%가 성문 영역에 발생하며, 성문위 영역은 35%, 그리고 성문밑 영역은 5% 정도다. 후두종양의 단계에서 T 다음에는 종양의 크기를 나타내는 숫자(1~4)가 붙는데, T1이 가장 작고 T4가 가장 큰 것이다. 후두의 세 영역 각각에 대해 종양의 크기가 따로 정의되어 있

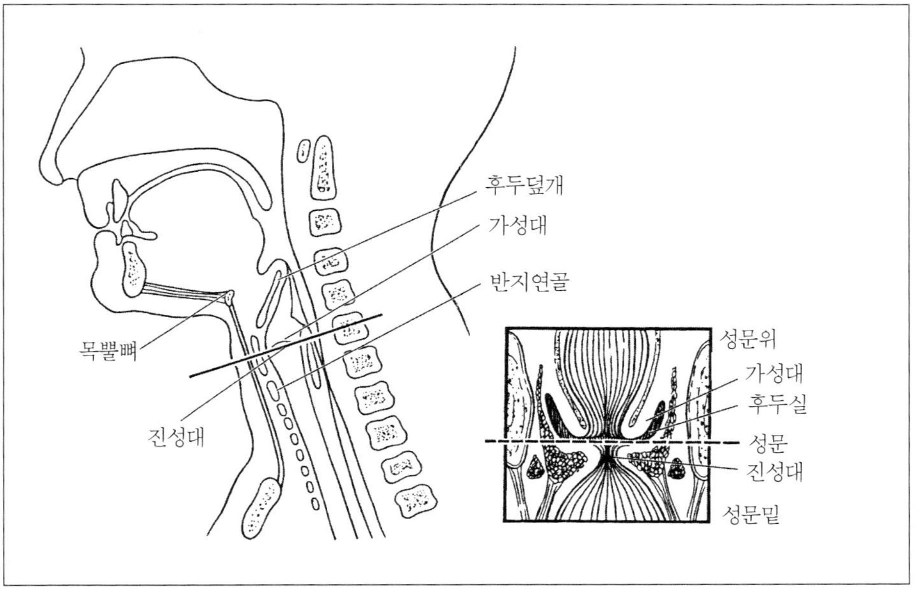

[그림 8-1] 후두의 성문위, 성문, 성문밑 부분을 보여 주는 측면, 앞면 그림.

다. N 뒤에는 두경부 결절의 질환상태를 나타내는 숫자가 붙는데, 이는 종양과 관련된 결절의 숫자를 나타낸다. M은 가령 폐나 간과 같이 멀리 떨어져 있는 부위에 전이된 것을 말한다. M1은 영역 밖으로 전이된 부위가 한 군데라는 것을 가리킨다. 따라서 T1N0M0는 다른 곳에 전이되거나 결절이 없는 작은 환부를 일컫는다. 초기에 의사가, 보통 이비인후과 의사나 일반외과 의사가 환자를 진단할 때 치료 전에 환자 종양의 단계를 결정하여 그 환자의 치료결과를 같은 부위와 단계면서 다른 치료를 받은 환자의 결과와 비교할 수 있게 한다.

후두에서 종양과 함께 절제되는 정상조직의 범위는 암의 부위에 따라 다르다. 림프관 배출 시스템과 후두에서 종양이 퍼지는 패턴에 대해서는 이미 잘 알려져 있다(U.S. Department of Health, Education, and Welfare, 1979). 가령 성문위 후두(supraglottic larynx)에서 림프 시스템이 배출되는 방식 때문에 성문위 후두의 종양([그림 8-2] 참조)은 그 종양의 위치가 후두덮개의 기저부에 있지 않는 이상, 진성대 그리고/또는 성문밑 후두 아래쪽으로 퍼지지 않을 것이다. 따라서 성문위 후두

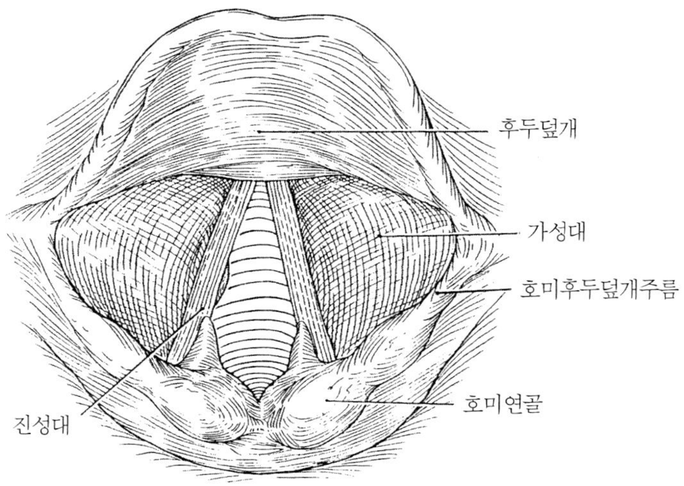

[그림 8-2] 후두의 위쪽 그림.

의 환부는 아래쪽 경계에 있는 정상조직을 최소한의 부분만 제거해도 되는데, 왜냐하면 종양 세포가 그 방향으로는 퍼지지 않는다는 것을 알고 있기 때문이다. 따라서 후두에서는 구강암에서 사용되는 1 1/2~2cm의 정상 여백 규칙이 항상 적용되는 것은 아닌데, 이는 후두의 림프 시스템에 대한 지식이 있기 때문이다. 그러나 후두 절제의 위쪽 끝부분은 정상조직의 2cm 여백 규칙이 반드시 지켜져야 한다.

2. 전형적인 종양의 위치 및 후두절제와 관련된 삼킴장애

구강절제 환자의 경우와 마찬가지로, 삼킴치료전문가는 반드시 외과 의사와 함께 각 후두암환자의 절제수술과 재건술에 대해 논의해야 한다. 수술방법에 대한 표준화된 명칭은 오해를 가져올 수 있다. 모든 절제술은 어느 정도 차이가 있고, 재건술도 마찬가지다. 절제술에 포함되는 정확한 구조와 재건술에 대한 자세한 내용을 외과 의사에게 설명해 줄 것을 요청해야 한다. 후두 해부 그림을 준비해서 외과 의사에게 절제되는 구조들을 원으로 그려 표시해 달라고 하는 것도 도움이 된다.

1) 성문위 종양

주로 (앞쪽 혹은 뒤쪽 표면의) 후두덮개, 호미후두덮개주름(aryepiglottic fold) 혹은 가성대에 발생한 성문위 후두의 작은 종양은 보통 부분후두절제술로 치료하는데, 이는 수평 혹은 성문위 후두절제술(horizontal or supraglottic laryngectomy)이라고 한다(Ogura, Biller, Calcaterra, & Davis, 1969; Powers, Ogura, & Holtz, 1963; Shumrick & Keith, 1968). 가성대 아래까지 확장된 환부는 보통 다른 치료방법이 필요하다. [그림 8-3]은 이와 같은 절제술의 전형적인 범위를 보여 주는데, 여기에는 일반적으로 부분 혹은 전체 목뿔뼈(hyoid bone)와 위쪽으로는 후두덮개, 호미후두덮개 주름 그리고 아래쪽으로는 가성대가 포함된다. 만일 종양이 가성대까지 확장되었다고 해도 성문위 방법은 후두실(laryngeal ventricle)의 위쪽 절반만을 제거하며, 정상조직의 2cm 여백을 정확하게 모두 떼어 내지 않는다. 다시 말하지만 이는 후두의 정상적인 림프 배출 패턴 때문이며 성문위 종양은 전형적으로 아래쪽보다는 옆쪽으로 퍼지기 때문이다. [그림 8-3]의 절제술은 표준 성문위 절제술이라고 할 수 있다. 이 방법은 삼키는 동안 기도를 보호하는 데 기여하는 구조, 즉 ① 후두덮개와 호미후두덮개 주름, ② 가성대를 모두 제거하게 된다. 혀의 기저부, 호미연골, 진성대가 방어 기제로서 남아 있다.

재건술에서 외과 의사는 삼키는 동안 추가적으로 기도를 방어하기 위해 보통 남아 있는 후두를 올려서 이것을 혀의 기저부 아래에 넣고 꿰맨다. 수술 후에 삼

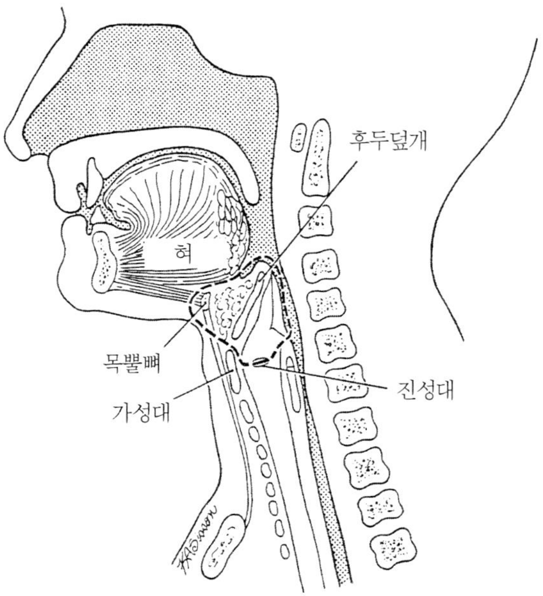

[그림 8-3] 점선으로 성문위후두절제술의 절제범위를 보여 주는 두경부 측면 그림.

키는 것을 다시 학습하기 위해 환자는 반드시 기도입구를 막아야 하는데, 이를 위해 환자는 혀를 뒤로 당겨서 앞쪽으로 기울어지는 호미연골(arytenoids cartilage)과 접촉하여(Logemann et al., 1994), 삼키는 동안 음식이 기도로 들어가는 것을 막는다(Aguilar, Olson, & Shedd, 1979; Sessions, Zill, & Schwartz, 1979; Staple & Ogura, 1966). 호미연골을 혀의 기저부 가까이 가져옴으로써 기도를 보호하는 또 하나의 장치인 후두상승(laryngeal elevation) 또한 손상된다. 목뿔뼈가 부분적으로 혹은 완전히 제거되면, 후두의 위치 유지와 상승에 문제가 발생한다. 최대성문위 삼킴(super-supraglottic swallow)은 이런 환자의 삼킴 방법뿐만 아니라 혀의 기저부와 호미연골 모두의 운동범위 훈련이 될 수 있다. 혀의 기저부는 또한 인두에서 주된 압력을 생성하는데, 인두삼킴 동안 반드시 뒤쪽 인두벽과 완전히 밀착될 수 있어야 한다. 만일 완전히 밀착되지 않으면 삼킨 후 기도 안으로 바로 흘러들어갈 수 있는 잔여물이 남게 되는데, 왜냐하면 성문위 후두절제 환자는 후두계곡이 없으며 정상인보다 조롱박굴이 작기 때문이다.

성문위 후두절제 방법은 간혹 종양의 정확한 위치와 크기에 따라 아래쪽으로 혹은 위쪽으로 확장될 수 있다. 만일 종양이 후두덮개의 앞쪽 표면까지 침범하여 혀의 기저부 안으로 확장되었다면, 성문위 후두절제 방법은 [그림 8-4]에서 볼 수 있는 바와 같이 혀의 기저부의 위쪽과 안쪽까지 확장되고 절제의 위쪽 경계는 막구멍(foramen cecum)이 된다. 혀의 기저부 안쪽까지 확장된 성문위 후두절제술을 받은 환자들은 혀에서 기도로 이르는 길이 좀 더 가파르게 떨어지게 된다. 따라서 음식과 액체는 닫혀 있는 기도입구 안으로 떨어지는 경향을 보이거나, 만일 기도입구를 막지 못하면 닫힌 진성대 안으로 떨어지게 된다(Litton & Leonard, 1969; Staple & Ogura, 1966; Weaver & Fleming, 1978). 반드시 후두의 상승이 양호하여 후두가 적절하게 음식을 옆으로 흘러내려 가도록 할 수 있어야 한다(Ogura, Kawasaki, & Takenouchi, 1964). Jabaley와 Hoopes(1969)는 목뿔아래턱(hyomandibular)의 복합절제술 후에 후두가 제 위치에 유지되게 할 수 있는 기법을 설명하였다. 이와 같이 확장된 절제술을 받은 환자들은 간헐적으로 혀의 움직임과

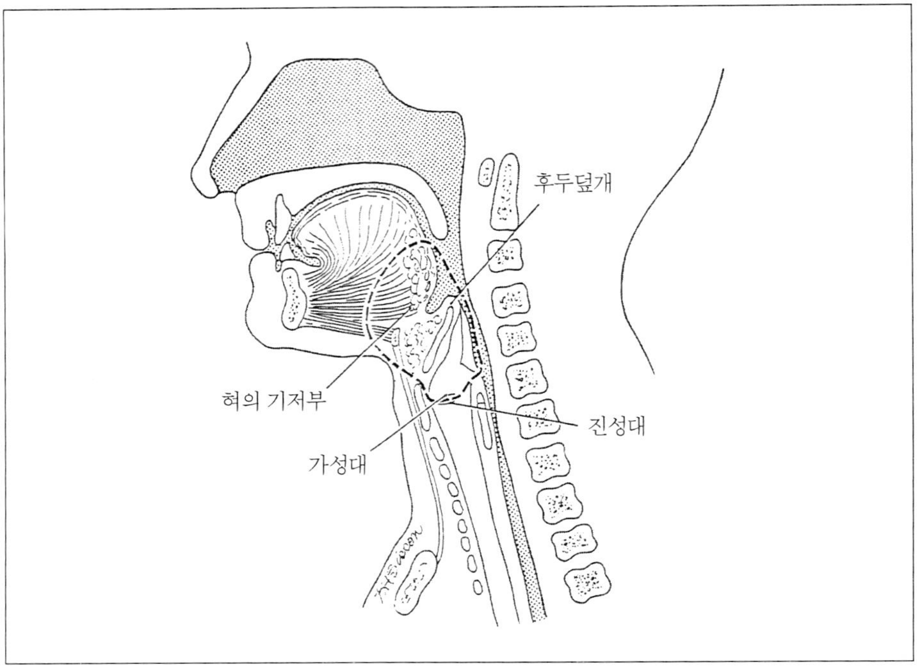

[그림 8-4] 점선으로 혀의 기저부까지 확장된 성문위절제술 범위를 보여 주는 두경부 측면 그림.

음식덩이를 조절하는 기능이 저하된 것을 경험할 수 있으며, 따라서 운동범위 훈련과 음식덩이를 조절하는 훈련이 필요하다. 간혹 한쪽 상후두신경(superior laryngeal nerve)의 손상으로 후두의 감각과 기침반사가 저하되어 환자는 흡인이 발생하여도 이를 의식하지 못한다. 때로는 인두삼킴도 지연될 수 있다.

[그림 8-5]에서 볼 수 있는 바와 같이 성문위 후두절제술은 또한 아래쪽으로 한쪽 성대 부분을 포함하며 확장될 수 있다(Ogura & Mallen, 1965). 때로 이런 아래쪽 확장은 한쪽 호미연골의 부분 혹은 전체를 포함할 수 있다. 호미연골은 성문위 후두절제술을 받은 환자가 기도입구를 닫는 데 주된 역할을 하는데, 이와 같은 성대와 호미연골을 광범위하게 포함하는 아래쪽 확장 수술을 받은 환자는 만성적인 흡인없이 정상적인 삼킴으로 회복될 확률이 낮다(Jenkins, Logemann, Lazarus, & Ossoff, 1981; Padovan & Oreskovic, 1975). 성문위 절제술을 받은 25명의 환자를

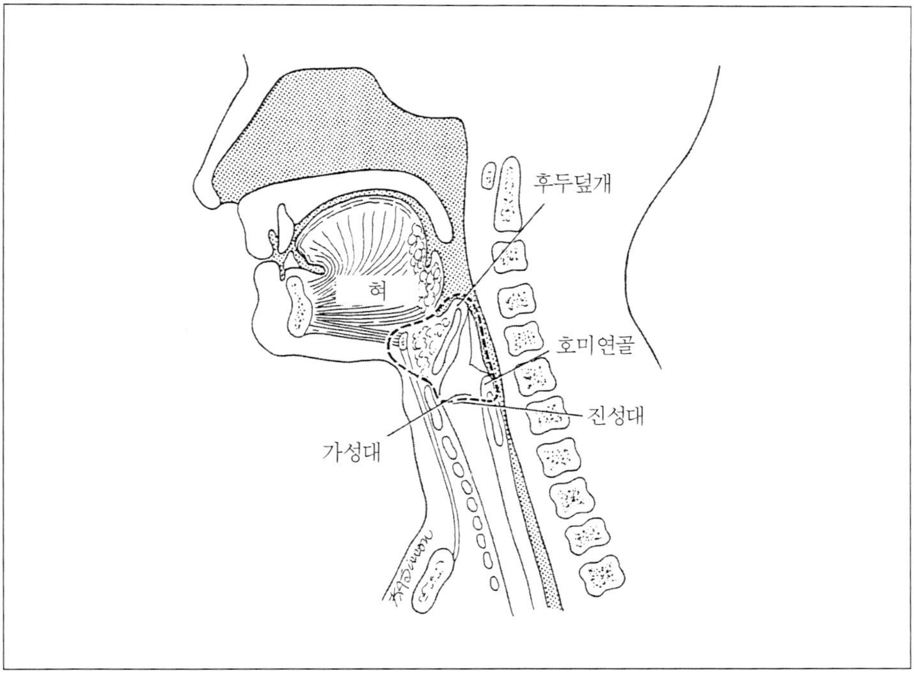

[그림 8-5] 점선으로 아래쪽 호미연골까지 연장된 성문위절제술 부분을 보여 주는 두경부 측면 그림.

장기간 추적 조사한 결과 표준성문위절제술(standard supraglottic resection: 혀의 기저부나 호미연골 안으로 확장되지 않은 절제술)을 받은 환자는 삼킴 동안 혹은 후에 흡인을 보이지 않는 정상적인 삼킴으로 회복될 수 있었다(Jenkins et al., 1981). 이런 환자는 수술 후 평균 1개월 정도 되면 액체와 모든 고체음식을 포함한 정상식단을 문제없이 삼킬 수 있었는데, 일부 환자의 경우 구강식사로 회복되기까지 3~6개월이 걸리기도 하였다. 반면 호미연골의 부분 혹은 전체를 포함한 확장된 절제술을 받은 환자들은 재활치료를 시도하면서 최소한 2개월 그리고 대부분은 6~12개월을 소요하였다. 몇몇 환자는 액체를 마실 때마다 심한 흡인을 보였으며 항상 기관절개튜브(tracheostomy tube)를 하고 있어야 했다.

혀의 기저부 안으로 확장된 수술을 받은 환자 또한 구강식사를 다시 할 수 있을 때까지 매우 오랜 시간(종종 6개월 이상)이 걸렸다. 혀의 기저부에 광범위한 절제술을 받은 환자는 기도입구를 보호할 수 있을 정도로 충분한 혀의 기저부의 움직임을 되찾을 수 없고, 전체후두절제술을 다시 받아야 하는 경우도 있다. 성문위 후두절제술을 받고 난 후에 삼킴평가가 시행된 시점에서 기도입구가 완전히 닫히지 않았던 환자들은 혀의 기저부와 호미연골의 운동범위 훈련 프로그램을 통해 근육 기능의 향상을 꾀할 수 있다. 일반적으로 이와 같은 훈련은 훈련을 시작한 지 2~4주 안에 효과를 나타낼 것이다. 만일 2~4주 후에도 적절한 기도입구의 폐쇄가 이루어지지 않을 경우, 느리지만 조금이라도 진전이 보이면 훈련을 지속할 수 있다. 일부 환자는 훈련을 계속하면 수술 3~4개월 후에 성공적으로 기도를 보호할 수 있게 된다(Rademaker et al., 1993). 혀의 기저부의 움직임이 좋고 지시에 따라 최대성문위삼킴의 순서를 학습할 수 있는 환자는 보통 수술 후 1개월 이내에 다시 회복되어 정상적으로 삼킬 수 있게 된다.

성문위 후두절제술의 대상이 될 수 있는 환자를 선택하는 기준 중의 하나는, 환자가 삼키는 순서를 다시 학습할 수 있는 능력이 반드시 있어야 한다는 것이다. 정신 장애가 있거나 학습능력이 없거나 순서대로 지시를 따를 수 없는 환자는 성문위 수술방법에 적합한 대상이 될 수 없다. 삼킴치료전문가가 수술 전 상담과 평가 과정에서 환자의 학습능력에 대한 질문을 할 경우, 치료전문가는 반드시 성문위 삼킴과 유사한 일련의 지시를 환자에게 주고 그대로 따르도록 하여 환자의 수행능력을 평가해야 한다. 이러한 시도 후에 환자의 능력에 관해 심각한 의문점이 생긴다면, 삼킴치료전문가는 환자가 이 수술에 적합한 후보인지에 대해 외과 의사와 논의하여야 한다.

부분후두절제술 후 삼킴의 회복에 대한 연구에서 Rademaker 등(1993)은 방사선치료가 시작되기 전에 구강식사를 다시 하지 못하는 환자는 구강식사를 하기까지 매우 오랜 시간이 걸린다는 사실을 밝혔다. 그러므로 만일 가능하다면 수술 후에 방사선치료를 시작하는 시점을 환자가 구강식사로 복귀한 다음으로 늦추는 배려가 필요하기도 하다.

2) 편측 후두종양

국소적으로만 퍼져 있는 한쪽 성대의 자유모서리(free margin)에 위치한 종양에는 보통 수직후두절제술(vertical laryngectomy) 혹은 반후두절제술(hemilaryngectomy) 또는 확장반후두절제술(extended hemilarngectomy)을 사용한다(Ogura et al., 1969; Padovan & Oreskovic, 1975; Shumrick & Keith, 1968; Som, 1951). 반후두절제술은 [그림 8-6]에서와 같이 후두의 한쪽 위아래 절반을 물리적으로 떼어 내는 것이다. 이 절제술에는 한쪽 가성대, 한쪽 후두실(ventricle) 그리고 한쪽 진성대가 포함되며 보통 호미연골과 절제되는 쪽의 방패연골의 일부는 제외된다. 보통 목뿔뼈와 후두덮개는 그대로 보존된다. 전형적인 반후두절제술을 받은 환자는 수술 후 삼킴에 다소 어려움을 느낄 수 있는데, 왜냐하면 수술을 받은 쪽의 일부 조직덩어리(tissue bulk)를 재건한 것에 반하여 수술을 받지 않은 쪽은 삼키는 동안 정상적으로 후두를 폐쇄할 수 있기 때문이다. 정상적인 삼킴을 위해서는 재건된 쪽은 반드시 정상적인 성대와 같은 위치여야 한다(Schoenrock, King, Everts, Schneider, & Shumrick, 1972; Sessions et al., 1979). 때로 이런 환자는 일시적으로 삼키는 동안 흡인(aspiration)이 되는 장애를 경험한다(Jenkins et al., 1981; Weaver & Fleming, 1978). 보통 환자의 머리를 앞으로 숙여서 후두덮개를 좀 더 뒤쪽으로 밀고 기도입구를 좁게 하는 것(Welch, Logemann, Rademaker, & Kahrilas, 1993)이 흡인을 완전히 방지하고 환자가 정상적인 식사를 다시 할 수 있도록 기도를 보호하는 데 많은 도움이 된다. 만일 고개를 앞으로 숙여도 여전히 흡인이 되면, 수술을 받은 쪽으로 머리를 돌리면 후두폐쇄가 더욱 향상될 것이다. 이 두 가지 자세를 함께 사용하는 것이 아마도 기도를 가장 잘 보호하는 방법일 것이다. 환자들은 보통 이렇게 고개를 숙이는 자세를 수술 후 초기 몇 주 동안만 사용할 필요가 있다.

많은 경우 종양은 앞쪽 혹은 뒤쪽으로 확장된 반후두절제술 방법을 사용한다. 반후두절제술은 수직후두절제술로도 알려져 있는데, 이는 후두의 한쪽 위아래 절반이 제거되기 때문이다. 그러나 환부가 [그림 8-7]에서와 같이 한쪽 성대의 앞쪽

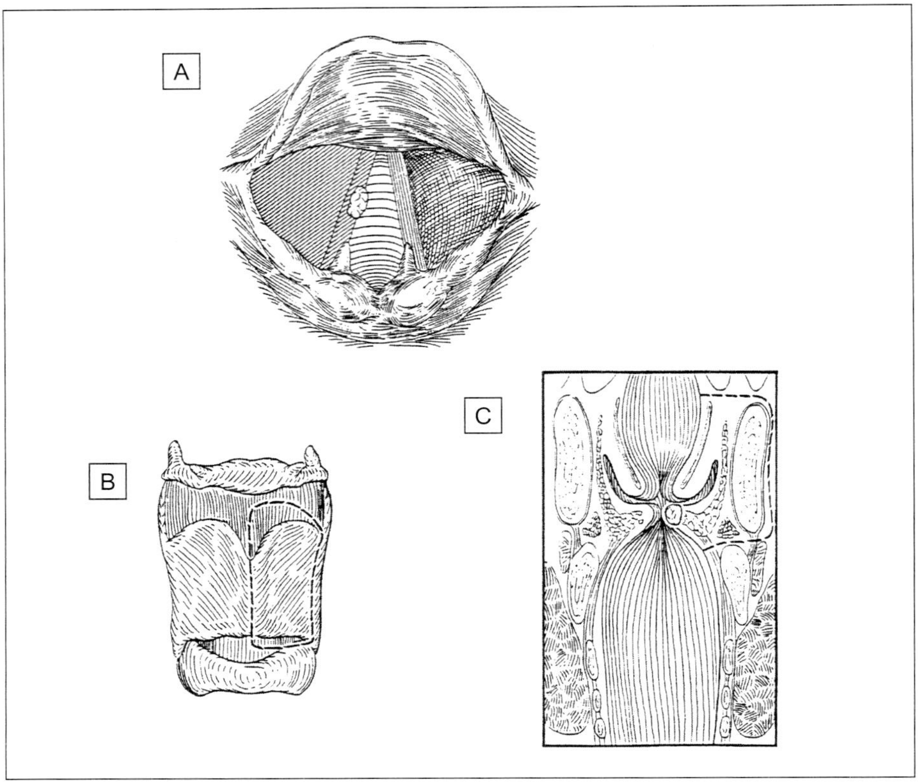

[그림 8-6] 표준 반후두절제술에서 종양의 위치(A)와 절제수술의 범위(B와 C)를 보여 주는 세 가지 측면에서의 후두 그림.

에 위치해 있으면, 절제술은 후두의 앞쪽 맞교차(anterior commissure)의 일부 혹은 전체를 포함하기도 한다. 이와 같은 경우 반후두절제술은 후두 양쪽 앞부분의 약 1/3을 포함하는 앞쪽 측면 후두절제술이 된다. 이런 환자는 보통 수술한 쪽에 재건술을 통해, 아마도 띠근육(strap muscle)에서 떼어 낸 일부 조직 덩어리로 정상적 안 쪽의 진성대, 가성대와 접촉할 수 있는 부분을 만든다. 후두덮개와 목뿔뼈 그리고 대부분의 띠근육은 후두를 제 위치에 유지시키거나 상승시킬 수 있도록 그대로 둔다. 양쪽 호미연골이 존재하여 진성대 수준에서의 수축 메커니즘이 보존된다. 따라서 이런 환자도 빨리(수술 후 2~3주 안에) 회복될 수 있을 것이다(Conley, 1960).

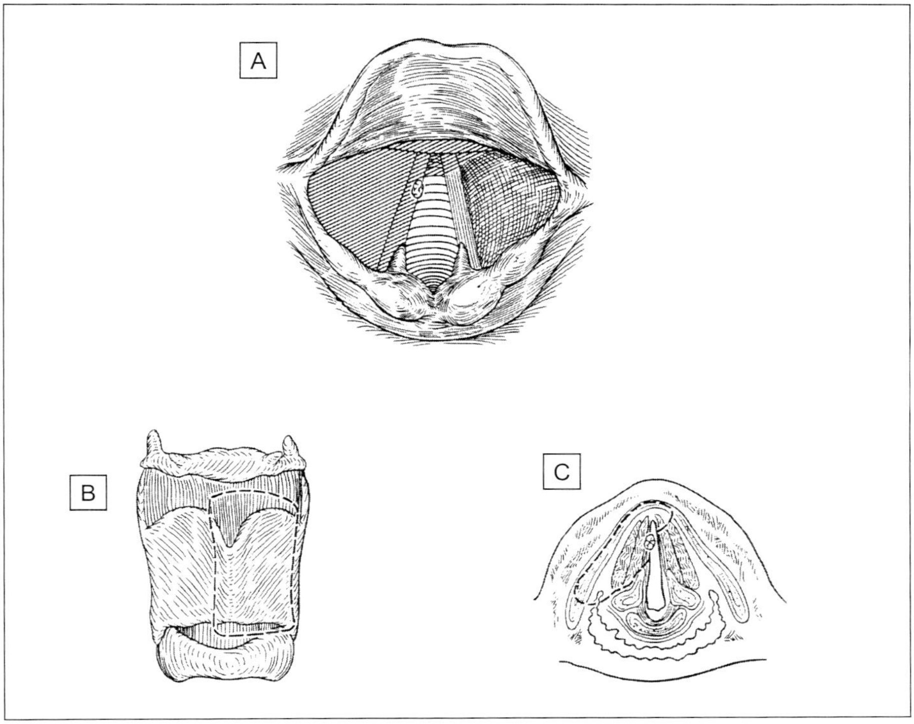

[그림 8-7] 앞쪽 맞교차까지 확장된 반후두절제술에서 종양의 위치(A)와 절제술(B와 C)을 보여 주는 세 가지 측면의 후두 그림.

그러나 많은 환자가 좀 더 작은 절제술을 받은 환자보다 초기에는 삼키는 동안 흡인을 방지하기 위해 머리를 앞으로 숙이는 턱 내리기 자세(chin-down head posture)가 필요할 것이다.

또한 환부가 훨씬 더 앞쪽에 위치해 있으면 반후두절제술이 다른 쪽 성대 안으로, 더 앞쪽까지 확장될 수 있다. [그림 8-8]에서와 같이 절제술이 앞쪽 맞교차를 따라 다른 쪽 후두의 약 1/2을 포함하는 부분까지 확장될 수 있다. 이런 환자는 호미연골이 보존되어 있고, 후두덮개와 목뿔뼈가 정상적이며, 수술을 받은 쪽에 조직덩어리를 추가적으로 덧붙여 두기 때문에 보통 진성대와 기도입구 수준에서 흡인을 방지하기 위한 충분한 수축이 가능하다. 앞서 설명한 확장 수술에서와 같이

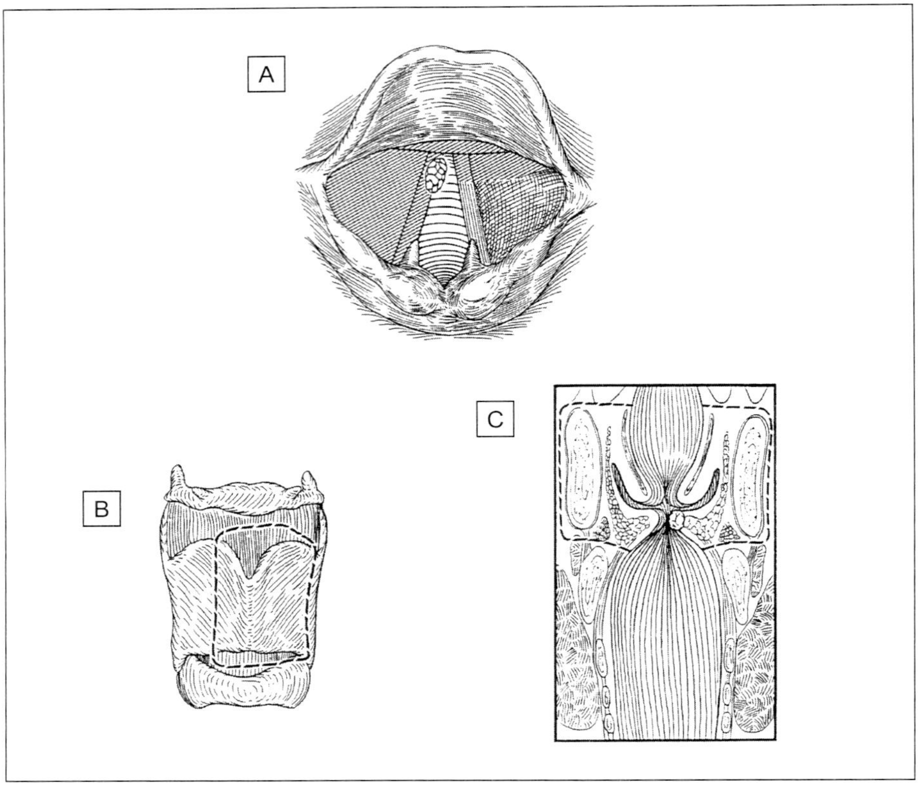

[그림 8-8] 앞쪽 맞교차와 반대편 성대의 앞쪽 절반까지 확장된 앞쪽 측면 부분후두절제술에서 종양의 위치(A)와 절제술(B와 C)을 보여 주는 세 가지 측면의 후두 그림.

이런 환자는 다시 정상적으로 삼키기 위해 종종 턱 내리기와 머리 돌리기 자세가 필요하다. 일부 환자는 기도 보호를 위해 조이는 동작이 향상되도록 폐쇄훈련(adduction exercise) 그리고/또는 최대성문위삼킴이 필요할 수도 있다.

만일 [그림 8-9]에서와 같이 종양이 뒤쪽에서 발견되었다면, 반후두절제술은 호미연골을 포함하여 뒤쪽으로도 확장될 수 있다. 호미연골이 절제술에 포함되면 환자가 흡인을 보이지 않는 정상 삼킴으로 회복될 확률은 매우 낮아진다(Jenkins et al., 1981; Sessions & Zill, 1979). 반후두절제술을 받은 25명의 환자를 장기간 추적 조사한 연구에서 제한절제술(limited resection)을 받은 환자는 수술 후 구강식사를

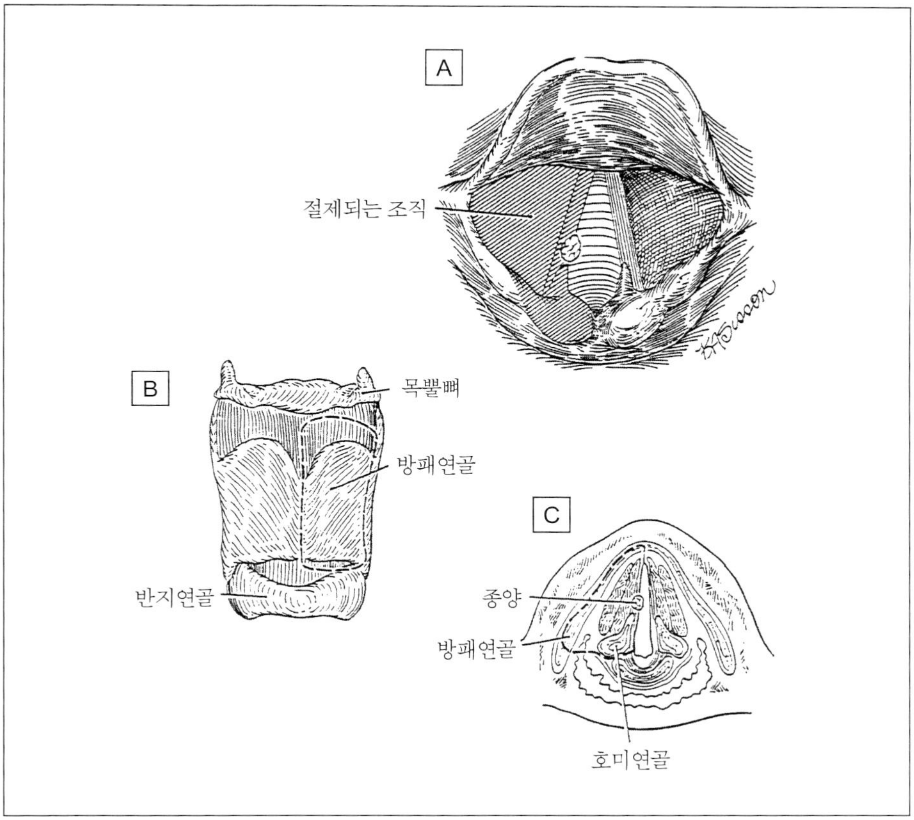

[그림 8-9] 뒤쪽으로 호미연골까지 확장된 반후두절제술에서 종양의 위치(A)와 절제술(B와 C)을 보여 주는 세 가지 측면의 후두 그림.

시작하고 나서 1주일 내에 정상적인 삼킴을 되찾았다(Jenkins et al., 1981). 반면 호미연골을 포함한 확장 반후두절제술을 받은 환자는 훨씬 더 오랜 기간 동안 재활치료를 하였다. 그중 몇몇은 삼킴 동안 흡인으로 인해서 입으로 액체를 전혀 마실 수가 없었고 영구적인 기관절개(tracheostomy)를 해야 했다. 절제술에 호미연골이 포함된 환자는 일반적으로 폐쇄훈련(adduction exercise)이 필요하며 또한 삼킴 동안 흡인(aspiration during swallow) 없이 삼키는 것을 촉진시키기 위해 턱 내리기와 머리 돌리기 자세가 필요하다.

성대의 광범위한 절제술을 동반한 다른 여러 가지 부분후두절제술(partial laryngectomy) 방법이 보고되어 왔다(Pearson, 1981; Pearson, Woods, & Hartman, 1980). 환자가 '적절하게 삼킨다'는 외과 의사의 언급 외에는 이와 같은 환자의 삼킴에 대한 생리학적 기술은 기록되어 있지 않다. 어떤 광범위한 부분후두절제술(partial laryngectomy) 방법이건 가장 큰 문제는 흡인을 방지하는 것이다. 만일 좁은 성문틈(narrow glottic chink) 재건술을 통해 흡인을 통제하게 되면, 보통 기도에 무리가 가고 흡인을 제거하는 대신 이에 대한 기능적 교환(functional tradeoff)으로 영구적인 기관절개(tracheostomy)를 해야 한다.

3) 큰 환부 혹은 후두의 여러 환부

큰 환부(T3 or T4) 혹은 후두의 환부가 한 군데 이상인 경우는 보통 전체후두절제술(total laryngectomy)이나 고용량 방사선(high-dose radiation) 단독으로 혹은 화학요법과 함께 치료한다. 전체후두절제술을 받은 환자는 생리학적으로 호흡관(respiratory tract)으로부터 위장관(gastrointestinal tract)이 분리되어 음식이 흡인될 위험성이 없다. 그러나 전체후두절제술 환자에게서 몇 가지 유형의 삼킴장애가 보고되었다. 첫째는 수술 결손(surgical defect)을 폐쇄하는 방법상의 특성과 관련된 것으로 생각된다. 수술 후에 일부 환자는 혀의 기저부에 주름 조직을 갖게 되는데, 이는 종종 유사후두덮개(pseudoepiglottis)라고 불리며, Davis, Vincent, Shapshay와 Strong(1982)은 이를 수술 결손의 수직 폐쇄(vertical closure)와 관련지어 설명하였다. 즉, 혀의 기저부에 수직 폐쇄를 형성하려면 반드시 혀가 수직 방향으로 당겨져야 하기 때문에 주머니 같이 오목한 부분이 생기는 것이라고 하였다. 이 경우 긴장이 완화되면 봉합부분 자체에 주름이 접혀 아마도 유사후두덮개를 형성하게 되는 것 같다. Kirchner, Scatliff, Dey와 Shedd(1963)는 이에 대해 다른 가설을 제안했는데, 즉 혀의 기저부의 봉합선은 혀 근육이 한쪽 방향으로 당겨지고 인두수축근(pharyngeal constrictor)이 반대방향으로 당김으로써 형성된 장력에 의해 상처 가장자리가 파손되었을 것이라는 가설이다. 아마도 이 두 가지 가설 중 하나가 옳을 것이다. 그러나 인두 재건술의 다른 요인이 설명에 포함되어야 하며, 이 주름조직(fold of tissue)의 원인을 규명할 수 있는 추후 연구가 필요하다.

측면 투시조영 검사(lateral fluoroscopy)에서, 이 주름조직은 혀의 기저부에서 주머니를 형성하여 삼키는 동안 음식이 고이는 유사후두덮개처럼 보인다. 이 조직의 영향은 반드시 삼키는 동안 이루어지는 검사를 통해 밝혀져야 하는데, 휴식 시 이 조직이 혀의 기저부에 가로놓여 있을 때 검사를 하면 해가 없는 것으로 잘못 판단할 수 있기 때문이다. 삼키는 동안 인두수축근이 수축하면 유사후두덮개 조직을 뒤로 당겨서 혀의 기저부의 틈을 넓혀 음식이 고일 수 있는 큰 주머니를 형성하게 된다. 따라서 휴식 시 혀의 기저부를 후두경으로 검사하면 작게 보일 수 있는 구조가 환자가 삼키려고 할 때는 넓어져서 기본적으로 인두를 막고 음식이 통과하는 것을 방해할 수 있다. 종종 환자가 안간힘을 쓰면 쓸수록 주머니는 더 넓어져서 삼키기가 더욱 더 어려워진다. 이런 문제 때문에 전체후두절제환자(total laryngectomees) 중 일부는 액체 종류의 음식만 먹을 수 있다. 일반적으로 이에 대한 치료방법은 이 주름조직을 수술로 절제하는 것이다.

전체후두절제술 환자에게 발생할 수 있는 삼킴장애의 두 번째 유형은 수술적 폐쇄의 긴장도와 관련이 있다. 조롱박굴에 손상이 있거나 혹은 하부인두(hypopharynx)로 손상이 확장된 환자는 전체후두절제술의 일부로 인두점막층(pharyngeal mucosa)의 좀 더 광범위한 부위의 절재가 필요하고, 따라서 더욱 팽팽한 폐쇄가 불가피하게 된다. 일부 환자는 수술 후 식도에 상처조직 협착이 형성되어 큰 음식덩어리나 짙은 농도의 음식이 통과하지 못할 정도로 식도를 좁게 만든다. 과거에는 이와 같은 상태일 때 주로 확장술로 치료를 했다. 확장술은 환자들에게 수은이 채워진 고무도관(rubber catheter)을 삼키게 하는데, 삼키는 고무도관의 크기를 점점 더 증가시켜서 점차적으로 협착 부위를 넓히는 것이다. 그러나 일반적으로 이 치료는 일시적인 효과만 있으며, 정기적으로 (종종 매달) 치료를 되풀이해야 한다. Singer와 Blom(1981)은 전체후두절제술 후에 이와 같은 상처조직의 협착을 완화시키고 좀 더 정상적으로 삼킬 수 있도록 하기 위한 인두식도근육절개술(pharyngoesophageal myotomy)을 제안하였다. Singer와 Blom에 따르면 이 방법은 또한 환자가 식도발성(esophageal voice)을 위해 식도 안에 공기를 들이마시고 내보내는 능력에도 영향을 줄 것이라고 한다. 하지만 이런 협착을 완화시킬 수 있는 훈련은 없다. 만일 확장술이나 수술이 불가능하다면 간혹 머리 돌리기와 같이 머리자세를 바꾸는 것이 협착되거나 좁아진 부분을 넓히고 열어 주는 데 도움이 될 것이다. 유사후두덮개와 협착 모두 환자가 삼키려고 안간힘을 쓸 때 음식이 환류되는 결과를 초래할 수 있다.

만일 전체후두절제술(total laryngectomy)이 인두절제술(pharyngectomy) 혹은 식도절제술(esophagectomy)과 함께 원거리피판(distal flap), 위장올리기(stomach pull-up) 혹은 빈창자이식술(jejunal graft)에 의한 재건술을 포함하면, 음식이 위로 올라와 코나 입으로 환류되는 등 더 심한 삼킴장애가 발생할 수 있다(Logemann, 1983b; McConnel, Hester, Mendelsohn, & Logemann, 1988). 이와 같은 장애는 간혹 자세변경(postural change)으로 (즉, 재건된 조직을 늘이기 위해 목을 늘이거나 머리를 돌림) 치료할 수 있다. 만일 전체후두절제술 환자가 수술 후 2개월 만에 수술 전의 평소 식단으로 완전히 돌아오지 못했다면, 어떤 구조적 문제가 있는지 확인하기 위해 구강인두와 경부식도(cervical esophageal) 측면의 삼킴에 대한 방사선촬영 검사를 반드시 시행해야 한다. 유사후두덮개는 수술로 제거되고 협착은 확장되어야 할 것이다. 이런 장애는 생리학적으로 평가하는 것이 중요한데, 왜냐하면 이들은 해부학적 검사에서 해가 없는 것으로 보일 수 있기 때문이다. 만일 전체후두절제술 환자가 수술 후 몇 달 혹은 몇 년 후에 삼키는 문제를 호소한다면, 특히 그 환자가 잘 먹고 있다가 문제가 발생했다면 이는 병이 재발한 증상일 수 있기 때문에 환자는 즉시 외과 의사에게 다시 와야 한다. 후두암에 대한 부분후두절제술, 전체후두절제술 혹은 방사선치료는 각기 다른 기능적 장애를 가져온다(Logemann, 1983a; 1989; 1993; McConnel et al., 1988; McConnel, Mendelsohn, & Logemann, 1986; Ogura et al, 1964; Rademaker et al., 1993).

수년에 걸쳐 전체후두절제술 환자에게 수술과 보철(prosthetic)을 이용한 음성 재활치료 기법들이 도입되어 왔다(Rush, 1981; Shedd & Weinberg, 1980; Woods & Pearson, 1980). 이런 모든 방법 중 일부는 폐 기류(pulmonary airflow)를 인두식도(pharyngoesophagus)로 다시 연결하고자 하는 것이었다. 대부분의 이런 기법의 주된 문제는 식도에서 기도 안으로 음식이 흡인되는 것이다. 그중 하나인 Staffieri 신성문 방법(neoglottis procedure)(Leipzig, Griffiths, & Shea, 1980; Staffieri, 1981)은 대다수의 환자에게 흡인을 초래하여 더 이상 사용되지 않는다.

가장 지속적으로 성공을 거두고 있는 보철수술방법(surgical prosthetic procedure)인 기도식도천자 방법은(Blom, Singer, & Hamaker, 1982; Singer & Blom, 1980) 환자의 기관절개창(stoma)에 12시 방향으로 진동 부분(vibratory segment) 아래 높이에서 기도와 식도를 연결하는 천자구멍(puncture wound)에 작고 유연한 보형물을 넣는다. 구멍을 낸 곳에 위치한 보형물은 음식물이 식도에서 기도로 환류되는 것을 방지하여 흡인이 일어나지 않게 한다. 또한 기관 근육(trachealus muscle)이 보형물을 둘러싸고 천자 부위를 단단히 밀폐하는 경향이 있어, 보형물 바깥쪽 주변의 식도로부터 기도로 음식물이 환류되는 것을 감소시킨다. 흡인이 되지 않기 때문에 기도식도천자 방법과 또한 이와 비슷한 기법인 Panje 방법(Panje, 1981)이 전체후두절제술 환자에게 수술 후 가능한 한 빨리 최적의 음성을 되찾게 하기 위해 시도되고 있는 가장 일관적인 성공 방법이다. 만일 이와 같은 방법을 시행한 환자가 흡인을 보이면 일반적으로 이 흡인에 변화를 가져올 수 있는 훈련 프로그램은 없다. Singer and Blom(1908) 방법에서는 외과의사가 천자 부위를 좁히기 위해서 지질 수도 있는데, 그러면 보형물이 천자관을 더 잘 메우게 된다.

Singer-Blom 방법의 대상이 되는 환자는 인두연축(pharyngospasm)을 방지하기 위한 근육절단술(myotomy)이 필요할지도 모른다. 이런 유형의 근육절단술은 이 책의 후반부에 설명되는 반지인두근육절단술(cricopharyngeal myotomy)보다 훨씬 넓은 인두근육조직(pharyngeal musculature)의 절단을 수반한다. 반지인두근육절단술을 받은 환자의 경우 전반적인 인두 잔여물이 생길 수 있는 반면 신경절제술을 받은 환자는 잔여물이 혀의 기저부에만 국한되어 보일 수 있다(Pauloski, Blom, Logemann, & Hamaker, 1995). 신경절제술은 근육조직 자체의 절단보다는 인두벽 근육조직으로의 신경분포를 절단하는 것이다. 두 가지 방법 모두 아래로부터 들어오는 기류에 대한 반응으로 나타나는 인두연축이나 인두 근육조직의 수축을 제거하기 위해 이용된다. 인두연축은 기능적인 현상이며 구조적인 문제는 아니다. 즉, 이는 인두 아래쪽으로부터 공기가 들어올 때 외에는 나타나지 않는다.

전체후두절제술 후에 환자는 삼킴에 약간의 미세한 변화를 경험하며(Logemann, 1983b) 혀에 더 많은 노력이 들어간다는 것을 느낀다. 실제로 전체후두절제술 후에 환자들은 후두가 없어지고 인두벽의 기능이 감소한 것을 보상하기 위해 혀의 압력을 증가시킨다(McConnel et al., 1986). 보통 이와 같은 변화는 미미한 것이며, 환자들은 수술 후 1~2개월 안에 일반 식단으로 돌아간다.

3. 방사선치료

작은(T1 혹은 T2) 종양에 방사선치료를 받은 후두암 환자는 일시적으로 쉰소리(hoarseness) 혹은 거친 음성(vocal roughness)과 같은 음성 변화가 생길 수 있는데, 이는 방사선치료를 마친 후 1~2개월 지나면 회복된다. 또한 침의 유량(salive flow)에 아주 미세한 변화를 경험하기도 하는데, 이는 방사선치료의 정확한 초점이 어딘가에 따라 달라진다. 이와 같은 환자가 삼킴장애를 호소하는 경우는 거의 없다.

현재는 전체후두절제술을 받았을 수도 있는 환자 중 일부는 화학요법과 함께 혹은 화학요법 없이 단독으로 고용량(6,000~7,000cGy) 방사선치료를 받고 있다. 이와 같은 환자의 방사선 범위는 보통 편도(tonsil) 혹은 혀의 기저부의 종양환자의 경우(즉, 구강인두에서부터 식도 윗부분까지 확장된 범위)와 비슷하다. 진행된 후두암 환자들은 방사선치료와 화학요법이 결합된 적극적인 치료방법 후에 종종 삼킴 동안 후두상승이 심하게 저하되거나 인두벽의 움직임이 감소하는데, 이는 삼킴의 효율성과 안전성을 모두 손상시킨다. 정상적인 후두입구의 폐쇄와 상부식도조임근(upper esophageal sphincter, UES)의 열림을 위해서는 후두의 위쪽 그리고 앞쪽 움직임이 매우 중요하다(Kahrilas, Dodds, Dent, Logemann, & Shaker, 1988; Logemann et al., 1992). 이런 영향은 방사선치료 과정 동안 혹은 그 후로 몇 년이 지난 후에도 언제든지 나타날 수 있다. 방사선을 쏘인 영역의 근육 섬유에 영양을 공급하는 모세혈관의 손상으로 인해 발생한 섬유화(fibrosis) 과정 때문에 이런 변화가 일어난다고 생각된다. 이런 장애의 중증도(severity)는 환자에 따라 다양하다. 환자에게 후두의 움직임을 향상시키기 위한 훈련(가성발성 훈련과 멘델슨법)이나 기도폐쇄와 상부식도조임근의 열림을 수의적으로 조절하기 위한 훈련방법을 교육할 수 있다(Kahrilas, Logemann, Krugler, & Flanagan, 1991; Lazarus et al., 1996; Logemann, 1993). 방사선치료 후에 훈련 프로그램을 통해 간혹 몇 년이 지난 후에도 후두 상승이 향상될 수 있으며, 식단에서 농도가 진한 음식을 제외해야 했거나 비구강식사를 해야만 했던 환자가 다시 구강식사를 할 수 있게 된다. 그러나 일부의 경우는 심한 삼킴장애가 남는다. 아직까지 우리는 어떤 환자가 훈련 프로그램에 좋은 반응을 보일지 예측할 수는 없다.

4. 후두암 환자에 대한 삼킴치료의 일반 원리

후두암 환자는 암치료 전에 언어 및 삼킴치료전문가에게 상담을 받아야 한다. 치료전문가는 암치료 후에 음성과 삼킴에 변화가 발생할 수 있다는 사실을 환자가 알고 있는지 확인해야 한다. 이와 같은 변화의 정확한 특성은 수술이나 방사선치료가 끝날 때까지 알 수 없으나, 환자에게 수술 후 얼마간의 삼킴치료가 필요할 수도 있다는 것을 이야기해 줘야 하고, 암치료 후에 시행할 수도 있는 어떤 훈련 프로그램이건 환자의 참여가 중요하다는 것을 깨달을 수 있도록 도와줘야 한다. 만일 환자가 의사소통뿐만 아니라 삼킴의 재활치료에 대해 자신의 궁극적인 책임이나 적극적으로 훈련을 해야 할 필요를 느끼지 못하면 재활치료는 훨씬 더 어려워진다. 이는 특히 방사선치료를 받은 환자에게 권고되는데, 환자는 일반적으로 방사선치료를 시작하기 전 혹은 방사선치료를 시작하면서 혀의 기저부와 후두상승을 위한 운동범위 훈련에 들어가고, 이 훈련을 매일 5~10회씩 10분 동안 해야 한다. 환자는 방사선치료를 하는 내내 그리고 그 이후에도 움직임의 범위를 최대한 유지하기 위해 영구적으로 이런 훈련을 지속해야 한다.

수술 후에 삼킴치료전문가는 환자의 차트를 검토하고 절제술의 정확한 범위와 재건술의 특성 그리고/또는 정확한 방사선치료 계획을 확인해야 한다. 앞서 언급한 바와 같이, 수술 후에 환자의 기능적 용량은 절제술과 재건술에 의해 결정된다. 수술을 받은 환자의 경우, 훈련 프로그램은 외과의사가 봉합선(suture line)이 삼킴의 압력을 견딜 수 있다는 것을 확인했을 때 시작할 수 있다. 우선 환자의 기능을 평가하고 최적의 치료계획을 결정하기 위해 삼킴에 대한 비디오투시조영 검사(videofluoroscopic examination)를 시행해야 한다. 이런 투시조영 검사를 기초로, 만일 환자의 삼킴이 기능적이거나 정상이라면 환자의 대부분이 검사를 한 그날 바로 정상적인 식사를 다시 할 수 있을 것이다. 만일 근육기능의 힘과 협응을 향상시키기 위한 모든 시험적 치료에도 불구하고 인두 그리고/또는 인두의 생리가 비정상적이고 삼킴 전, 동안, 그리고/또는 후에 심한 흡인을 보인다면 실제적인 구강식사를 시작하기 전에 훈련 프로그램이 필요할 것이다. 일반적으로 훈련 프로그램 기간은 최대한의 기능을 획득하기까지 2~4주 이상을 소요해서는 안 된다. 그러나 일부 환자는 몇 달에 걸쳐 매우 느리게 향상되어 가며 수술 후 1~2년이 지나서 구강식사를 다시 할 수 있다(Staple & Ogura, 1966). 병원에 있는 동안 환자는 매일 삼킴치료를 받아야 하며, 퇴원한 후에는 필요한 경우 매주 지속해야 한다. 이런 치료과정 동안 환자를 보고 있는 팀 전체의 전문가들이 삼킴의 재활치료를 위해 협력하는 것이 중요하다. 환자의 삼킴연습을 지속적으로 강화할 필요가 있다. 간호 서비스와 환자와 관련된 의사들의 도움이 매우 중요하다. 만일 두 세 명의 전문가들이 환자의 문제에 대해 서로 다른 충고를 한다면 어려움이 발생하게 된다. 가장 좋은 삼킴의 재활치료는 환자를 돌보는 모든 전문가가 환자에게 동일한 지시사항과 강화를 줄 때 가능하다.

참고문헌

Aguilar, N. V., Olson, M. L., & Shedd, D. P. (1979). Rehabilitation of deglutition problems in patients with head and neck cancer. *American Journal of Surgery, 138,* 501-507.

Alonso, J. (1947). Conservative surgery of cancer of the larynx. *Transactions American Academy Ophthalmology, 51,* 633-642.

Blom, E, Singer, M., & Hamaker, R. A. (1982, May). *Tracheostoma valve for postlaryngectomy voice rehabilitation.* Paper presented at the American Broncho-esophagological Association annual meeting, Palm Beach, FL.

Conley, J. (1960). Swallowing dysfunctions associated with radical surgery of the head and neck. *Archives of Surgery, 80,* 602-612.

Davis, R., Vincent, M., Shapshay, S., & Strong, M. (1982). The anatomy and complications of "T" versus vertical closure of the hypopharynx after laryngectomy. *Laryngoscope, 92,* 16-22.

Goepfert, H., Lindberg, R., & Jesse, R. (1981). Combined laryngeal conservation surgery and irradiation: Can we expand the indications for conservation therapy? *Otolaryngology-Head and Neck Surgery, 89,* 974-978.

Jabaley, M., & Hoopes, J. (1969). A simple technique for laryngeal suspension after partial or complete resection of the hyomandibular complex. *American Journal of Surgery, 118,* 685-690.

Jenkins, P., Logemann, J., Lazarus, C. & Ossoff, R. (1981). *Functional changes after hemilaryngectomy.* Paper presented at the American Speech-Language-Hearing Association annual meeting, Los Angeles.

Kahrilas, P., Dodds, W., Dent, J., Logemann, J., & Shaker, R. (1988). Upper esophageal sphincter function during deglutition. *Gastroenterology, 95,* 52-62.

Kahrilas, P. J., Logemann, J. A., Krugler, C., & Flanagan, E. (1991). Volitional augmentation of upper esophageal sphincter opening during swallowing. *American Journal of Physiology, 260 (Gastrointestinal Physiology, 23),* G450-G456.

Kirchner, J., Scatliff, J., Dey, F., & Shedd, D. (1963). The pharynx after laryngectomy. *Laryngoscope, 73,* 18-33.

Lazarus, C. L., Logemann, J. A., Pauloski, B. R., Colangelo, L. A., Kahrilas, P. J., Mittal, B. B., & Pierce, M. (1966). Swallowing disorders in head and neck cancer patients treated with radiotherapy and adjuvant chemotherapy. *Laryngoscope, 106,* 1157-1166.

Leipzig, B., Griffiths, C., & Shea, J. (1980). Neoglottic reconstruction following total laryngectomy. *Annals of Otolaryngology, 89,* 204-208.

Litton, W., & Leonard, J. (1969). Aspiration after partial laryngectomy: Cineradiographic studies. *Laryngoscope, 79,* 888-908.

Logemann, J. (1983a). *Evaluation and treatment of swallowing disorders.* Austin, TX: PRO-ED.

Logemann, J. A. (1983b). Speech therapy after extensive surgery for post cricoid carcinoma. In Y. Edels (Ed.), *Vocal rehabilitation after laryngectomy* (pp. 233-248). London: Croom Helm.

Logemann, J. (1989). Deglutition disorders in cancer of the head and neck. In A. R. Kagan & J. Miles (Eds.), *Head and neck oncology* (pp. 155-161). Elmsford, NY: Pergamon Press.

Logemann, J. (1993). *Manual for the videofluroscopic study of swallowing* (2nd ed.). Austin, TX: PRO-ED.

Logemann, J. A., Gibbons, P., Rademaker, A. W., Pauloski, B. R., Kahrlas, P. J., Bacon, M., Bowman, J., & McCracken, E. (1994). Mechanisms of recovery after supraglottic laryngectomy. *Journal of Speech and Hearing Research, 37,* 965-974.

Logemann, J. A., Kahrilas, P. J., Cheng, j., Pauloski, B. R., Gibbons, P. J., Rademaker,

A. W., & Lin, S. (1992). Closure mechanisms of the laryngeal vestibule during swallow. *American Journal of Physiology, 262 (Gastrointestinal Physiology, 25),* G338-344.

McConnel, F. M. S., Hester, T. R., Mendelsohn, M. S., & Logemann, J. A. (1988). Manofluorography of deglutition after total laryngopharyngectomy. *Plastic and Reconstructive Surgery, 81,* 346-351.

McConnel, F. M. S., Mendelsohn, M. S., & Logemann, J. A. (1986). Examination of swallowing after total laryngectomy using manofluorography. *Head & Neck Surgery, 9,* 3-12.

Ogura, J. (1995). Surgical pathology of cancer of the larynx. *Laryngoscope, 65,* 868-926.

Ogura, J., Biller., Calcaterra, T., & Davis, W. (1969). Surgical treatment of carcinoma of the larynx, pharynx, base of tongue and cervical esophagus. *International Surgery, 52,* 29-40.

Ogura, J., Kawasaki, M., & Takenouchi, S. (1964). Neurophysiologic observations on the adaptive mechanisms of deglutition. *Annals of Otology, Rhinology, and Laryngology, 73,* 1062-1081.

Ogura, J., & Mallen, R. (1965). Partial laryngectomy for supraglottic and pharyngeal carcinoma. *Transactions of the American Academy of Ophthalmology and Otolaryngology, 69,* 832-845.

Padovan, I. F., & Oreskovic, M. (1975). Functional evaluation after partial resection in patients with carcinoma of the larynx. *Laryngoscope, 85,* 626-638.

Panje, W. (1981). Prosthetic vocal rehabilitation following laryngectomy: The voice button. *Annals of Otology, Rhinology and Laryngology, 90,* 116-120.

Pauloski, B. R., Blom, E. D., Logemann, J. A., & Hamaker, R. C. (1995). Functional outcome after surgery for prevention of pharyngospasms in trachoesophageal speakers: Part II. Swallow characteristics. *Laryngoscope, 105,* 1104-1110.

Pearson, B. (1981). Subtotal laryngectomy. *Laryngoscope, 91,* 1904-1912.

Pearson, B., Woods, R., & Hartman, D. (1980). Extended hemilaryngectomy for T3 glottic carcinoma with preservation of speech and swallowing. *Laryngoscope, 90,*

1950-1961.

Pfister, D. G., Strong, E. W., Harrison, L. B., Haines, I. E., Pfister, D. A., Sessions, R., Spiro, R., Shah, J., Gerold, F., McLure, T., Vikram, B., Fass, D., Armstrong, J., & Bosl, G. J. (1991). Larynx preservation with combined chemotherapy in advanced but resectable head and neck cancer. *Journal of Clinical Ontology, 9,* 850-859.

Powers, W., Ogura, J., & Holtz, S. (1963). Contrast examination of the larynx and pharynx. *New York State Journal of Medicine, 63,* 1163-1173.

Pressman, J. (1954). Cancer of the larynx: Laryngoplasty to avoid laryngectomy. *Archives of Ototolaryngology, 59,* 355-412.

Rademaker, A. W., Logemann, J. A., Pauloski, B. R., Bowman, J., Lazarus, C., Sisson, G., Milianti, F., Graner, D., Cook, B., Collins, S., Stein, D., Beery, Q., Johnson, J., & Baker, T. (1993). Recovery of postoperative swallowing in patients undergoing partial laryngectomy. *Head & Neck, 15,* 325-334.

Rush, B. (1981). New voices for old: Attempts to create a new larynx in the post-laryngectomy patient. *Surgical Rounds, 4,* 16-22.

Schoenrock, L., King, A., Everts, E., Schneider, H., & Shumrick, D. (1972). Hemilaryngectomy: Deglutition evaluation and rehabilitation. *Transactions of the Academy of Ophthalmology and Otolaryngology, 76,* 752-757.

Sessions, D., Zill, R., & Schwartz, J. (1979). Deglutition after conservation surgery for cancer of the larynx and hypopharynx. *Otolaryngology-Head and Neck Surgery, 87,* 779-796.

Shedd, D., & Weinberg, B. (Eds.). (1980). *Surgical and prosthetic approaches to speech rehabilitation*. Boston: G. K. Hall Medical.

Shumrick, D., & Keith, R. (1968). *Conservation surgery of the larynx.* Scientific exhibit at the American Speech-Hearing Association, annual meeting, Denver.

Singer, M., & Blom, E. (1980). An endoscopic technique for restoration of voice after laryngectomy. *Annals of Otology, Rhinology and Laryngology, 89,* 529-533.

Singer, M., & Blom, E. (1981). Selective myotomy for voice restoration after total laryngectomy. *Archives of Otolaryngology, 107,* 670-673.

Som, M. (1951). Hemilaryngectomy-A modified technique for cordal carcinoma with extension posteriorly. *Archives of Otolaryngology, 54,* 524-533.

Staffieri, M. (1981). Phonatory neoglottis surgery. *Ear, Nose and Throat Journal, 60,* 254-258.

Staple, T., & Ogura, J. (1966). Cineradiography of the swallowing mechanism following supraglottic subtotal laryngectomy. *Radiology, 87,* 226-230.

U. S. Department of Health, Education, and Welfare. (1979). *Management guidelines for head and neck cancer.* Washington, DC: Author.

U. S. Department of Veterans Affairs Laryngeal Cancer Study Group. (1991). Induction chemotherapy plus radiation in patients with advanced cancer. *New England Journal of Medicine, 324,* 1685-1690.

Weaver, A., & Fleming, S. (1978). Partial laryngectomy: Analysis of associated swallowing disorders. *American Journal of Surgery, 136,* 486-489.

Weiss, M. H. (1993). Head and neck cancer and the quality of life [Editorial]. *Otolaryngology-Head and Neck Surgery, 108,* 311-312.

Welch, M. V., Logemann, J. A., Rademaker, A. W., & Kahrilas, P. J. (1993). Changes in pharyngeal dimensions effected by chin tuck. *Archives of Physical Medicine and Rehabilitation, 74,* 178-181.

Woods, R., & Pearson, B. (1980). Alaryngeal speech and development of an internal tracheopharyngeal fistula. *Otolaryngology-Head and Neck Surgery, 88,* 64-73.

제9, 10장의 서론

신경학적 장애로 인해 발생한 삼킴장애

삼킴에 영향을 미치는 신경학적 장애에는 두 가지 유형이 있다. 하나는 뇌졸중(stroke), 머리외상(head trauma), 혹은 척수손상(spinal cord injury)과 같이 증세가 갑자기 발생하고, 이로부터 환자가 최소한 부분적으로라도 회복될 것이 기대되는 상태다. 다른 하나는 퇴행(degenerative)하는 특성을 보이며, 따라서 시간이 갈수록 삼킴능력이 점차로 퇴화되어 가는 상태다. 환자가 어느 유형에 속하는지에 따라 그 관리방법도 서로 다르다. 삼킴장애가 향상될 것으로 기대되는 환자의 경우, 다음과 같은 문제에 대해 해결점을 찾아야 한다. 환자의 삼킴 생리를 정상화하기 위해 어떤 치료를 시작해야 하는가? 환자는 정상식단을 먹을 수 있을까? 먹을 수 있다면 그것은 언제인가? 환자의 회복이 이런 유형의 손상을 입은 다른 환자와 같은 양상을 보이는가? 신경학적 손상과 상호작용을 일으켜 삼킴장애를 악화시킬 수 있는 다른 요소는 무엇인가?

퇴행성질환(degenerative disease)의 경우, 해결되어야 하는 질문은 다음과 같다. 각 질환이 시작될 때 발생하며, 이를 통해 질환의 실재를 확인하는 데 이용될 수 있는 전형적인 삼킴의 변화가 있는가? 각 손상 위치에 따른 삼킴생리의 특징 중에서,

점차 진행되고 예측이 가능한 변화가 있는가? 환자가 비구강식사(nonoral feeding)가 필요하게 되기까지 얼마나 오래 계속 입으로 먹을 수 있는가? 어떤 기법을 사용하면 환자가 구강식사를 지속할 수 있는가?

1. 신경학적 장애로 인한 삼킴장애 환자관리에 대한 일반적 고찰

신경학적 장애가 있는 모든 환자는 흡인에 대한 민감도가 현저하게 저하된 것처럼 보이는데, 이는 환자가 흡인이 되어도 자주 기침을 하지 않는 것을 통해 확인된다. 그리고 환자가 기침을 한다고 해도, 그 기침이 흡인된 음식물을 제거하는 데 효과적이지 않을 수 있다. 어떤 원인으로 인한 것이든 이와 같은 환자 중 다수가 자신의 삼킴장애에 대해 인식하지 못하고 삼킴에 어떤 문제가 있다는 것조차 인정하지 않지만, 비디오투시조영 검사(videofluoroscopy)를 하면 환자가 삼키는 음식덩이의 많은 부분이 흡인된다는 것을 밝힐 수 있다. 확실히 많은 신경학적 상태가 성도(vocal tract)의 음식의 위치와 기도로 음식이 들어오는 것에 관한 환자의 감각적 피드백에 영향을 미친다. 다른 유형의 환자는 인두에 남아 있는 음식물을 인식하는 반면, 신경학적 손상이 있는 많은 환자는 이런 인식을 하지 못한다. 그리고 종종 음식물을 내려 보내기 위한 마른삼킴(dry swallow)을 하지 않는다. 따라서 신경학적 장애가 있는 환자를 평가할 때 삼킴치료전문가는 무증상흡인(silent aspiration)이 일어날지도 모른다는 사실에 대해 계속 인식하고 있어야 한다.

Aviv와 동료들의 연구(1996)에서 뇌졸중으로 인한 삼킴장애 환자는 같은 연령대의 정상 대조군에 비해 인두와 성문위 감각이 저하된 것으로 나타났다. 갑자기 발생하건 퇴행성 특성을 보이건 상관없이, 다른 유형의 신경학적 장애가 있는 환자 또한 상부 호흡소화관(upper aerodigestive tract)의 감각이 저하되어 있는 것으로 생각된다. 불행하게도 이와 같은 환자 중 다수는 그들의 인지 그리고/또는 언어 문제 때문에 직접적인 감각 검사를 시행할 수가 없다. 감각 손실에 대한 간접적인 증거는 삼킴 후 인두에 남아 있는 음식물의 존재에 대한 환자의 반응을 통해 얻을 수 있다.

만일 환자가 남아 있는 음식에 대해 정상적인 반응(즉, 음식물을 인두 밖으로 내려 보내기 위해 빨리 마른삼킴을 하는 것)을 보이지 않는다면, 이는 인두의 감각 인지가 저하되었다는 간접적인 지표다. 흡인 혹은 잔여물에 대한 반응의 저하는 흡인이 있는 경우 그리고/또는 만성적인 잔여물로 인한 둔감화 때문에도 발생할 수 있다.

생활하면서 혹은 식사할 때 느끼는 피로 또한 신경학적 원인에 인한 삼킴장애가 있는 환자의 삼킴 기능에 영향을 미칠 수 있다. 하루 중 다양한 시간에 환자를 관찰하는 것이 중요한 경우가 있는데, 이는 삼킴장애 관리에 대한 다른 전략이 필요할 수 있기 때문이다. 만일 피로와 관련된 중대한 기능의 변화가 의심된다면, 임상가는 수정된 바륨삼킴 검사(modified barium swallow)의 일부로 피로도 검사(fatigue test)를 해야만 한다. 만일 환자가 쉽게 피로를 느끼면, 삼킴 방법의 사용은 보통 환자의 피로를 증가시키기 때문에 적절하지 않을 것이다. 좀 더 자주 적은 양의 식사를 하는 것이 도움이 될 수 있다. 자세변경(postural changes), 삼킴 전 감각입력 증가시키기, 그리고 식이변경(diet changes)과 같은 다른 치료방법 또한 적절할 것이다.

2. 중환자실 신경학적 환자의 평가

많은 경우, 삼킴치료전문가는 신경학적 장애가 있는 환자가 아직 중환자실에 있는 동안 평가를 해 달라는 요청을 받게 된다. 만일 환자가 삽관을 하고 있다면, 삼킴평가는 환자가 관을 제거할 때까지 연기되어야 한다. 한 연구에 따르면 관을 제거한 후에 정상적인 인두삼킴이 유발되기 위해서는 1주일까지도 걸릴 수 있다고 한다(DeLarminat, Montravers, Dureuil, & Desmonte, 1995). 때로는 환자가 혼수상태에 있을 때 평가를 해야 할 경우가 있다. 심한 장애가 있는 환자를 흡인 혹은 폐 합병증(pulmonary complications)의 위험에 최대한 노출시키지 않으면서 삼킴기능을 평가할 수 있는 몇 가지 방법이 있다. 우선, 삼킴치료전문가는 손을 목의 턱밑(submandible)과 후두 사이에 가볍게 놓고 삼킴의 빈도와 외부에서의 인두삼킴의 강도를 평가할 수 있다. 이는 제5장에서 설명한 인두삼킴을 병상에서 평가하는 방법이다. 삼킴치료전문가는 이곳에 손가락을 5~10분 정도 대고, 인두삼킴이 유발된 지표가 되는 후두상승의 강도와 삼킴의 빈도를 평가할 수 있다. 또 다른 방법으로, 임상가는 삼킴의 빈도를 평가하기 위해 표면근전도(surface electromyography)를 사용할 수 있다. 표면전극(surface electrode)을 턱 아래에 있는 턱밑 근육(submandibular muscles) 그리고/또는 후두상승근육(laryngeal elevator muscles) 표면인 목의 방패연골(thyroid cartilage) 위에 붙일 수 있다. 이 전극을 통해 삼킴 동안 근육의 활동을 기록하고, 임상가는 오랜 시간에 걸쳐 삼킴 빈도를 관찰할 수 있다.

삼킴의 빈도를 관찰하는 것과 동시에 치료전문가는 환자가 자신의 침을 어떻게 처리하는지 평가할 수 있다. 필요한 경우, 치료전문가는 환자의 입을 벌리고 얼음에 넣어 차갑게 한 00사이즈 후두경을 이용하여 인두삼킴에 대한 온도-촉각자극법(thermal-tactile stimulation)을 시도할 수 있다. 이때 자극에 반응하여 일어나는 모든 근육의 수축을 평가할 수 있다. 앞쪽 구개활(anterior faucial arch) 기저부에 반복적으로 온도-촉각자극법을 시행한 후에, 삼킴치료전문가는 빨대로 매우 적은 양의 액체, 일반적으로 차게 한 진저에일을 앞쪽 구개활의 기저부에 놓을 수 있다. 그리고 치료전문가는 놓인 액체에 대한 메커니즘의 반응을 평가하고 인두삼킴이 유발되었는지의 여부를 확인한다. 만일 환자가 지시에 따르는 일이 가능하다면, 수의적인 그리고 반사적인 움직임 동안 성도(vocal tract) 각 구조의 기능적 상태에 대한 평가를 포함한 병상 평가(bedside examination) 전체를 수행할 수 있다.

이 검사 결과에 기초하여 삼킴치료전문가는 환자에게 적은 양의 음식물을 몇 번 더 반복하여 삼키도록 할 수 있다. 만일 환자가 지시에 따르는 일이 불가능하다면, 삼킴치료전문가는 성도 기능에 대해 비공식적인 관찰 평가를 할 수 있다. 이 전체 검사에는 환자에게 1/3 티스푼 이하의 액체를 주는 것이 포함되나 환자의 폐합병증(pulmonary complications)의 위험성을 증가시켜서는 안 된다. 방사선촬영 검사에서 성공적인 삼킴 패턴을 확인할 때까지 환자에게 더 많은 양의 음식물을 주는 것은 권고되지 않는다. 일부 임상가는 중환자실에 있는 심한 질병을 가진 환자 혹은 혼수상태의 환자가 구강식사를 다시 시작할 수 있도록 적극적인 재활치료 프로그램을 권고하기도 하지만, 이와 같은 환자의 기능적 상태를 보는 병상 평가에 대한 현재의 기술 상황에서는 평가의 성공 가능성이 매우 낮으며, 환자를 불확실한 위험에 처하게 할 수 있다. 이런 환자의 경우, 만일 수송침대(운반차)의 상체 부분을 올려서 등을 기대고 앉게 하여 투시조영장비에 위치시킬 수 있다면, 그리고 간호사나 레지던트 혹은 담당의사가 만약의 발생할지도 모르는 의학적 합병증에 대비하여 검사에 동행할 수 있으면, 방사선촬영 검사를 받을 수 있다. 노스웨스턴 대학에서 저자와 동료들은 이와 같은 방법으로, 인공호흡기(mechanical ventilation)를 하고 있는 환자를 포함하여 중환자실에서 혼수상태가 아닌 500명이 넘는 환자를 성공적으로 평가하였고, 그들에게는 합병증도 발생하지 않았다.

참고문헌

Aviv, J. E., Martin, J. H., Sacco, R. L., Zagar, D., Diamond, B., Keen, M. S., & Blitzer, A. (1996). Supraglottic and pharyngeal sensory abnormalities in stroke patients with dysphagia. *Annals of Otology, Rhinology, and Laryngology, 105,* 92-97.

DeLarminat, V., Montravers, P., Dureuil, B., & Desmonte, J. M. (1995). Alteration in swallowing reflex after extubation in intensive care unit patients. *Critical Care Medicine, 23,* 486-488.

|9장|

어느 정도 회복을 예측할 수 있는 신경학적 손상으로 인한 삼킴장애

갑자기 발생한 많은 유형의 신경학적 상태가 삼킴장애를 일으킬 수 있는데, 그 원인이 되는 질환에 따라 어느 정도 회복을 예측할 수 있다. 질환의 종류에는 뇌졸중, 폐쇄머리외상(closed head trauma), 경부 척수손상(cervical spinal cord injury), 앞쪽경부융합(anterior cervical fusion), 뇌줄기(brainstem)와 뇌신경(cranial nerves)에 영향을 미치는 신경외과적 처치, 회색질척수염(poliomyelitis), 길랭-바레증후군(Guillian-Barré syndrome) 그리고 선천성 신경학적 손상 등이 있다.

1. 뇌졸중 후의 삼킴장애

편측(unilateral) 혹은 양측(bilateral) 뇌줄기, 대뇌겉질(cortical), 그리고 겉질밑 뇌졸중(subcortical stroke)이 있는 환자에게서 삼킴장애가 보고되어 왔다(Donner, 1974; Kilman & Goyal, 1976; Logemann et al., 1993; Meadows, 1973; Robbins & Levine, 1988). 운동적 구성요소 없이 뒤쪽 대뇌겉질에 한정된 뇌경색(infarct)이 있

는 환자는, 일반적으로 뒤쪽 손상에 부종이 생겨서 앞쪽 대뇌겉질에 영향을 미치지 않는 이상 삼킴에 어려움을 보이지 않을 것이다.

뇌졸중 환자의 인두 감각이 어느 정도 저하되었다는 것을 뒷받침하는 구강인두 삼킴의 비디오투시조영 검사에서의 간접적인 증거와 인두 감각에 대한 초기연구로부터의 직접적인 증거가 있다(Aviv et al., 1996; Horner, Massey, Riski, Lathrop, & Chase, 1988). 비디오투시조영 검사에서 뇌졸중 환자는 종종 구강 그리고/또는 인두의 잔여물에 대해 정상적인 반응을 보이지 않는다(즉, 환자는 잔여물에 대한 반응으로 마른 삼킴을 시도하지 않는다.). 환자에게 인두에 음식이 남아 있는지 물어보면, 그들은 보통 아무것도 느끼지 못한다고 답한다.

1) 손상영역에 의한 삼킴장애

중추신경계(central nervous system)의 특정 영역에 발생한 뇌졸중으로 인한 삼킴의 비정상성에 대한 지식은 아직도 계속 발전해 나가고 있다(Barer, 1989; Celifarco, Gerard, Faegenburg, & Burakoff, 1990; Delgado, 1988; Logemann & Kahrilas, 1990; Meadows, 1973; Robbins & Levine, 1988; Smith & Dodd, 1990; Wade & Hewer, 1987). 하지만 뇌줄기, 겉질밑 영역 그리고 대뇌겉질의 왼쪽과 오른쪽 반구에 단독 손상이 있는 환자가 보이는 삼킴장애의 유형을 이해하는 데 적절한 정보를 찾아볼 수 있다. 다음의 토의 내용은 노스웨스턴 기념병원(Northwester Memorial Hospital)과 시카고재활시설(Rehabilitation Institute of Chicago)에서 이전에 뇌졸중이 없었고, 다른 신경학적 장애나 두경부 손상의 병력이 없이 발병 전까지 건강하게 지내 온 단일 뇌경색 환자를 대상으로 뇌졸중 후 3주가 된 시점에서 검사한 자료를 바탕으로 한 것이다. 의학적 합병증, 발병 전의 의학적 문제, 그리고 약물은 뇌졸중 후의 삼킴장애 중증도(severity)에 영향을 미칠 수 있는데, 이는 '뇌졸중 환자의 삼킴기능에 대한 다른 요인의 영향 및 회복' 이라는 제목으로 뒷부분에 설명된다.

(1) 하부 뇌줄기 손상의 영향

하부 뇌줄기(lower brainstem)의 손상(숨뇌, medulla 영역)은 숨뇌 안에 있는 주된 삼킴 센터(고립로핵nucleus tractus solitarius과 불투명핵nucleus ambiguous) 때문에 일반적으로 심한 구강인두 삼킴장애를 초래한다(Jean & Car, 1979; Miller, 1982). 편측 숨뇌 손상 환자는 구강 조절은 기능적이거나 거의 정상에 가까운 반면 인두 삼킴의 유발과 신경근육조절에 심한 장애를 보인다. 특히 이와 같은 환자는 종종 뇌졸중 후 첫째 주 정도까지는 인두삼킴이 결여된 것처럼 보인다. 사실은 아마도 매우 약한 인두삼킴의 움직임이 미세하게 나타나는 것으로 여겨지는데, 너무 약해서 삼킴으로 인식되지 않는 것이다. 인두삼킴이 나타나기 시작했을 때 (보통 뇌졸중 둘째 주에) 인두삼킴의 유발은 매우 지연(종종10~15초 이상)된다. 이때 온도-촉각자극법(thermal-tactile stimulation)이 도움이 될 수 있다(Lazzara, Lazarus, & Logemann, 1986). 혀의 기능이 비교적 정상적인 경우, 환자는 혀의 움직임을 이용하여 음식물을 입에서 인두 안으로 밀어 넘길 수 있다. 그러면 음식물은 후두계곡이나 조롱박굴 안으로 떨어지고, 이것이 흘러넘쳐서 열려 있는 기도로 떨어지지 않는 이상 그곳에 얹혀 있게 된다. 이런 환자는 혀로 음식물을 입에서 밀어 넘기려고 자발적으로 턱밑, 혀의 기저부 그리고 목뿔뼈를 움직이기 위해 많은 노력을 보일 수 있다. 임상적으로 인두삼킴의 유발을 평가할 때 이런 노력을 매우 잘못 판단할 가능성이 높은데, 때로 이와 같은 목뿔뼈와 후두 움직임을 인두삼킴이 유발된 결과 발생한 것으로 오인할 수 있다.

인두삼킴이 유발될 때, 이런 환자는 보통 ① 반지인두영역의 열림이 저하되고, 후두의 상승 및 앞쪽 움직임의 저하로 조롱박굴, 특히 한쪽 조롱박굴에 음식 잔여물이 모여 있는 증상을 보이며 ② 편측인두약화(unilateral pharyngeal weakness)로 인해서도 한쪽 조롱박굴에 음식 잔여물이 남게 되고 음식덩이에 가해지는 압력이 약해져서 반지인두근의 열림이 저하되기도 한다. 일부 환자는 또한 편측 성대 내전근(adductor vocal fold)의 마비를 보인다(Jacob, Kahrilas, Logemann, Shah, & Ha,

1989; Kahrilas, Logemann, Krugler, & Flanagan, 1991). 대부분의 환자가 뇌졸중 후 1~2주까지 비구강식사를 해야 할 만큼 심한 삼킴장애를 보이지만, 보통 발병 후 3주까지는 환자의 삼킴이 충분히 기능적으로 회복되고 완전히 구강식사를 할 수 있게 된다. 일반적으로 뇌졸중 발생 후 2~3주가 지난 시점에서 심한 삼킴장애를 보일수록 의학적 합병증이 더 심하고, 삼킴이 회복되는 기간이 더 길어지게 된다. 숨뇌 뇌졸중 후에 합병 요소가 많은 일부 환자는 발병 후 4~6개월이 지나도 삼킴이 기능적으로 회복되지 않을 것이다. 이런 환자의 치료에 있어서는 인두삼킴의 결여나 지연에 대한 온도-촉각자극법, 인두가 약화된 쪽으로 머리 돌리기 그리고 멘델슨법이 도움이 된다(Logemann, Kahrilas, Kobara, & Vakil, 1989). 또한 후두상승을 위한 운동범위훈련(range-of-motion exercise)이 도움이 된다(Logemann & Kahrilas, 1990; Robbins & Levine, 1993).

간혹 뇌줄기 뇌졸중 환자에게 반지인두근 절단술(cricopharyngeal myotomy)이 고려된다. 이 방법은 제11장에서 논의하게 된다. 일반적으로 뇌줄기 뇌졸중 환자의 경우, 회복에 충분한 시간을 할애하기 위해 발병 후 6개월이 지나야 반지인두근 절단술을 고려한다. 뇌줄기 뇌졸중 후에 반지인두근에 문제를 보이는 대다수의 환자는 반지인두 혹은 상부식도조임근(upper esophageal sphincter)의 반지인두근 부분에 강직(spasticity)을 보이기보다는 후두 움직임의 저하를 보인다.

노스웨스턴 기념병원에서 숨뇌 뇌졸중 환자 중, 발병 후 3주 때에 삼킴이 기능적이었던 환자를 대상으로 발병 후 12~24주가 되었을 때 인두삼킴을 측정해 본 결과, 환자는 그들의 삼킴이 기능적이었음(즉, 환자가 완전히 정상식단을 흡인 없이 입으로 먹을 수 있으며, 조롱박굴에 약간의 잔여물만 남음)에도 불구하고, 연령과 성별을 대조한 정상인의 범위와 비교하여 삼킴 동안 인두 움직임에 차이가 있는 것으로 밝혀졌다.

(2) 상부 뇌줄기 뇌졸중의 영향

다리뇌(pons) 영역의 상부 뇌줄기(high brainstem) 뇌졸중 환자는 일반적으로 과다긴장성(hypertonicity)을 보인다. 이 과다긴장성은 인두삼킴 유발의 지연 혹은 인두삼킴의 결여, 편측 경직성 인두벽 불완전마비(paresis) 혹은 마비(paralysis) 그리고 심한 반지인두근 기능장애를 동반한 후두상승의 저하와 같이, 인두에서 명백하게 나타난다. 이런 환자들은 머리 돌리기에 일반적으로 반응을 보이지 않는다. 머리돌리기는 가장 효과가 좋은 쪽을 알아보기 위해 양쪽 모두 시도해 볼 수 있다. 또한 온도-촉각자극법이 도움이 될 수 있으나, 구강인두의 근긴장도를 증가시킬 수도 있다. 이와 같은 환자의 회복은 매우 느리고 어렵다. 매 회기마다 삼킴치료를 시작하기 전에 입 안 근육조직과 목 근육의 긴장을 감소시키기 위한 마사지가 도움이 될 수 있다.

(3) 겉질밑 뇌졸중의 영향

겉질밑 손상은 겉질(cortex)로의 감각경로(sensory pathway)뿐만 아니라 겉질로부터의 운동경로(motor pathway)에 영향을 미칠 수 있다. 겉질밑 뇌졸중은 보통 구강통과시간(oral transit time)에 경도의 지연(3~5초)과 인두삼킴의 유발에 경도의 지연(3~5초), 그리고 인두삼킴의 신경근육 요소(neuromuscular components)의 시간상에 경도에서 중등도(mild to moderate)의 장애를 초래한다(Logemann et al., 1993). 이와 같은 환자 중 소수는 인두삼킴의 지연으로 인한 삼킴 전 흡인(aspiration before the swallow) 혹은 인두의 신경근육조절 장애로 인한 삼킴 후 흡인(aspiration after the swallow)을 보인다. 만일 의학적 합병증이 없다면 환자가 완전한 구강식사로 회복되는 데 3~6주 정도가 걸리고, 만일 당뇨 혹은 폐렴과 같은 의학적인 문제가 있다면 이보다 더 오래 걸리게 된다. 인두삼킴의 유발과 후두 및 혀의 기저부의 운동범위를 향상시키기 위해 시행되는 삼킴치료가 보통 도움이 된다.

(4) 대뇌겉질 뇌졸중의 영향

왼쪽과 오른쪽 대뇌에 손상이 있는 환자는 삼킴 기능에 차이를 보인다. 각 대뇌반구 내에서의 다양한 영역에 따른 삼킴장애 특성은 현재까지 확실히 밝혀지지 않았다. 왼쪽 대뇌반구의 앞쪽에 발생한 뇌졸중은 삼킴실행증(apraxia of swallow)을 일으킬 수 있는데, 장애의 정도는 경도에서 중도까지 다양할 수 있으며, 항상 그런 것은 아니지만 보통 어느 정도의 구강실행증(oral apraxia)을 동반한다. 삼킴실행증은 입 안에 음식덩이를 넣어도 그에 대한 반응으로 혀의 움직임을 보이지 않으며 구강삼킴이 지연되거나 혹은 삼킴을 시작하기 전에 경도에서 중도의 혀의 탐색 움직임(searching motion)을 보이는 특성이 있다. 일반적으로 삼킴실행증 환자들은 스스로 먹을 때와 삼키라는 언어지시 없이 자동적으로 먹을 때 더 좋은 삼킴기능을 보인다. 왼쪽 대뇌의 뇌졸중 환자는 또한 보통 경도의 구강통과지연(3~5초)과 인두삼킴유발의 지연(2~3초)을 보인다. 이런 환자는 일반적으로 근육운동적 측면에서 인두삼킴 자체는 정상이다. 음식덩이의 맛을 강하게 하기, 혀에 대는 숟가락의 압력을 강하게 하기, 그리고 온도-촉각자극법과 같은 감각강화(sensory enhancement) 방법이 삼킴실행증이 있는 환자의 삼킴 속도를 향상시키기 위해 가장 자주 사용되는 방법이다.

오른쪽 대뇌반구에 뇌졸중이 발생한 환자는, 왼쪽 겉질의 뇌졸중 환자와는 대조적으로 보통 경도의 구강통과지연(2~3초)과 약간 긴 인두지연(3~5초)을 보인다. 이와 같은 환자는 인두삼킴이 유발될 때 후두상승이 다소 지연될 수 있어서 인두삼킴의 유발이 시작되기 전 혹은 시작될 때 흡인을 일으킬 수 있다. 치료 방법으로는 인두지연에 대해 턱 내리기와 온도-촉각자극법이 도움이 된다. 이런 환자 중의 일부는 지연되는 동안 기도를 보호하기 위해 성문위삼킴 혹은 최대성문위삼킴을 사용할 수 있다. 환자가 또한 후두상승을 향상시키기 위해 운동범위훈련(range-of-motion exercise)을 필요로 할 수 있다. 언어적 그리고 신체적 촉진에도 불구하고 우뇌반구 손상환자는 인지장애와 주의력이 다소 저하되어 있기 때문에 턱 내리기와 같은 자세보상방법(postural compensations)을 포함한 치료 혹은 보상적 책략을 구강식사에 통합하여 사용하는 데 어려움을 보일 수 있다. 이 때문에 오른쪽 대뇌겉질 뇌졸중이 있는 환자는 왼쪽 대뇌겉질에 뇌졸중이 있는 환자보다 다시 구강식사를 하기까지 더 오랜 시간이 걸리 수 있다.

2) 다발성뇌졸중의 영향

여러 차례 뇌졸중이 발생한 환자들은 종종 더 심한 삼킴의 문제를 보인다. 구강기능에 더 많은 시간을 소요하여 여러 차례의 반복적인 혀의 움직임과 5초 이상의 구강통과시간을 보인다. 또한 인두삼킴의 유발이 더 심하게 지연되어 5초 이상을 소요한다. 인두삼킴이 유발될 때, 이런 환자는 후두상승이 감소되고 후두안뜰(vestibule)/입구(entryway)의 폐쇄가 감소되어 후두입구 안으로 음식물이 침습될 뿐만 아니라 편측 인두벽(unilateral pharyngeal wall)의 약화로 손상된 쪽의 인두벽과 조롱박굴에 음식 잔여물이 남는다. 많은 환자가 주의력의 손상으로 치료 책략을 활용하지 못하거나 먹고 삼키는 일에 집중하는 능력에도 장애를 보인다. 이처럼 다발성뇌졸중 환자의 삼킴장애가 더 심한 이유는, 다음 부분에 설명이 되어 있듯이 첫 번째 뇌졸중 후에 삼킴 메커니즘이 정상 기능으로 회복되지 않았기 때문이다.

3) 뇌졸중 후 삼킴의 회복

뇌줄기, 겉질밑 영역 혹은 겉질의 특정 부위에 발생한 뇌졸중 후에 삼킴의 회복에 대한 자료는 거의 존재하지 않는다(Barer, 1989; Wade & Hewer, 1987). 최근 노스웨스턴 대학과 시카고 재활연구소(Northwester University and the Rehabilitation Institute of Chicago, NU-RIC)에서 완료된, 첫 번째 발생한 뇌졸중(뇌경색만 포함) 환자의 회복에 관한 연구를 보면, 합병증이 없는 뇌졸중 환자는 회복이 안정적으로 활발하고 빠르며 95%가 넘는 뇌졸중 환자가 손상 부위에 상관없이 발병 후 9주 안에 완전히 구강식사(oral intake)로 돌아가는 것으로 나타났다. NU-RIC 연구의 모든 환자는 적극적인 삼킴치료를 받았다. 그러나 이 환자들이 3주 내에 완전한 구강식사로 돌아갔을 때에도 기도폐쇄의 지속시간이나 반지인두근의 열림, 그리고 이와 같은 신경근육 활동 간의 시간 관계와 같은 삼킴 생리에 대한 측정치는 연령을 대조시킨 정상군과 비교하여 완전히 정상으로 돌아오지 않았다. 환자의 삼킴은 기능적이었지만, 즉 환자는 흡인을 보이지 않았지만 연령을 대조시킨 정상군보다 인두지연시간이 길고 약간 더 많은 구강 그리고/또는 인두 잔여물을 보였다. 이런 결과는 뇌졸중이 발생한 후의 삼킴 메커니즘이 결코 정상과 완전히 같지는 않으며, 왜 삼킴기능장애가 두 번째 혹은 세 번째 뇌졸중 후에 더 심한 영향을 받는지를 설명하는 데 도움이 될 것이다.

회복은 뇌졸중 후 처음 3주간 가장 빠르게 이루어지는데, 이는 환자의 삼킴기능을 첫 번째 주에 평가하고 나서 발병 후 3~4주에 재평가할 필요가 있다는 것을 말한다. 만일 뇌졸중 후 처음 며칠간 비구강식사를 하고 있다면, 이는 특히 중요하다. 환자는 발병 3~4주 후에는 더 이상 이와 같은 비구강영양공급이 필요하지 않을 수 있다.

NU-RIC 연구에서는 대상자를 선정하는 기준이 너무 제한적이어서 어떤 요소든 삼킴기능에 영향을 줄 수 있는 병력이 있는 환자는 제외시켰기 때문에 연구에 포함된 뇌졸중환자 집단은 두 기관에 매년 입원하는 전체 뇌졸중 환자의 약 10%만을 대표한다. 그러나 그 결과 자료는 환자의 삼킴기능에 있어서 뇌경색의 '순수한' 영향을 최대한 나타내는 것이라고 할 수 있다. 이 연구의 자료에 대한 예비분석에서 이전의 의학적 병력, 그리고 환자의 뇌졸중 후 간호에서 발생한 합병증은 이전에 알려졌던 것보다 뇌졸중 후 환자의 삼킴기능과 회복에 더 중요한 기여인자인 것으로 나타났다.

4) 뇌졸중 환자의 삼킴기능에 대한 다른 요인의 영향 및 회복

환자의 의학적 병력이나 의학적 관리의 다른 많은 요인이 환자의 뇌졸중 후의 삼킴능력에 영향을 미칠 수 있다(Wright, 1985). 뇌졸중 급성기의 기관절개(tracheostomy)는 특히 기관절개튜브가 팽창되어 있다면, 환자의 삼킴문제를 악화시킬 수 있다. 오랫동안 기관절개튜브를 팽창시켜 두면 기관 자극(tracheal irritation)이 발생할 수 있을 뿐만 아니라 후두가 상승하려고 할 때 기관벽(tracheal wall)에 더 심한 마찰을 가져오게 되고, 기관절개튜브의 가압대를 수축(deflation) 시켜 두었을 때보다 후두상승이 감소될 가능성이 있다(Buckwalter & Sasaki, 1984; Nash, 1988). 특히 정상적으로 목에서 후두의 위치가 더 낮아지는 노인층 환자(80세 이상)의 경우 기관절개는 삼킴 동안 후두상승과 폐쇄를 감소시킬 수 있다. 장기간(6개월 이상)의 기관절개는 삼킴 동안 기도폐쇄를 감소시킬 수 있는데, 왜냐하면 성대 밑의 감각수용체가 기류에 의해 자극되는 일이 없기 때문이다. 또한 기관절개튜브가 열려 있으면 삼키는 동안 기도폐쇄를 촉진시킨다고 생각되는 성문하압(subglottic pressure)을 형성하는 데 방해가 된다. 만일 수정된 바륨삼킴 검사에서 기관절개를 한 환자가 삼킬 때 튜브를 가볍게 막는 것이 환자의 삼킴을 향상시키는 것으로 나타났다면, 좀 더 정상적인 성대폐쇄와 기도 보호를 촉진시키기 위해 삼키는 동안 기관절개튜브의 바깥쪽 끝을 가볍게 막는 것을 환자에게 교육해야 한다.

뇌졸중 환자에게 사용하는 일부 약물이 환자의 삼킴장애를 악화시킬 수 있다. 특히 항우울제 약물은 삼킴의 협응을 지연시키고 삼킴장애의 중증도를 증가시킬 수 있다. 약물 혹은 약물 간의 상호작용이 또한 삼킴을 더욱 어렵게 만드는 구강건조증(xerostomia: 입안 마름, dry mouth)을 초래할 수 있다(Hughes et al., 1987).

장기 인슐린 의존 당뇨병과 같은 다른 의학적으로 합병된 문제는 인두 근육의 협응이나 운동범위에 영향을 미칠 수 있는 근육병증(myopathies) 그리고 신경병증(neuropathies)을 동반할 가능성이 있기 때문에 삼킴장애의 중증도를 증가시키거나 삼킴기능이 회복되는 것을 지연시킬 수 있다. 과거에 일과성허혈발작(transient ischemic attacks)이나 뇌졸중, 혹은 다른 신경학적 손상이 있었던 병력이 있는 뇌졸중 환자는 심한 삼킴장애를 보일 확률이 더 높아지거나 혹은 중증도가 더 심해질 수 있다. 언어치료전문가는 환자의 차트나 가족 그리고/또는 환자와의 면담을 통해 환자의 삼킴장애와 회복에 관련이 있을 수 있는 요인을 확인하기 위해 의학적 병력을 상세히 조사하는 것이 중요하다. 이와 같은 방법을 통해 환자 그리고/또는 가족과 회복에 관해 보다 현실적인 상담을 할 수 있다.

현재 뇌졸중 후의 삼킴기능에 대한 연령의 효과가 확인된 것은 없다. 뇌졸중 환자의 연령은 기능적인 삼킴 회복의 잠재력에 영향을 미치는 것 같지 않다. 제2장에서 설명한 바와 같이, 정상 노인(60~80세)에게서 구강인두삼킴기능(oropharyngeal swallowing function)에 경미한 차이가 있다는 것은 확인이 되었다(Robbins, Hamilton, Lof, & Kempster, 1992; Tracy et al., 1989). 정상 노인은 비록 몇 분의 1초 정도의 차이이긴 했지만 젊은이에 비해서는 인두지연시간이 매우 긴 것으로 나타났다. 잔여물의 양은 노인과 젊은이들 사이에 차이를 보이지 않았다. 구강인두삼킴의 생리에 관한 연구에서 80세 이상의 정상 남성은 21~30세 사이의 젊은 남성에 비해 목뿔뼈와 후두의 움직임의 범위가 매우 감소된 것으로 나타났다(Logemann, 1993).

5) 치료/관리 책략

관리 책략에는 자세 변경이나 음식덩이의 크기나 맛과 같은 특성 자체의 조절을 포함한 삼킴시도 전의 감각입력 변경, 혹은 적극적인 훈련이 포함된다.

(1) 음식덩이를 통한 감각 입력의 변경

음식덩이의 크기를 변경함으로써 일부 뇌졸중 환자의 삼킴 생리를 향상시킬 수 있다(Bisch, Logemann, Rademaker, Kahrilas, & Lazarus, 1991, 1994; Lazarus et al., 1993). 뇌졸중이 처음 발병한 환자의 대다수가 자신의 침(1~3ml)과 같이 적은 양의 음식덩이나 혹은 컵으로 마실 때와 같이 많은 양의 음식덩이(10~20ml)에서 매우 심한 어려움을 보인다. 임상가는 방사선촬영 검사 동안 여러 가지 양의 액체 음식덩이를 제공하여 각 환자에게 가장 효과적인 음식덩이의 양을 확인할 수 있도록 한다. 많은 양의 음식덩이는 환자에게 감각 입력을 증가시킬 수 있다.

음식덩이 점도(viscosity)의 변화는 음식덩이가 흘러내려 가는 속도를 변화시키기도 하므로(농도가 짙은 음식의 정상통과시간이 더 늦음), 삼킴장애 유형에 따라 일부 점도의 음식을 더 쉽게 삼킬 수 있다. 가령 인두삼킴이 지연된 뇌졸중 환자는 일반적으로 푸딩이나 퓌레(purees)보다 물 종류에서 기침을 하는 등 더 심한 어려움을 보인다. 이와 같은 차이가 발생하는 이유는, 물 종류 음식은 인두 안으로 더 빠르게 흘러서 떨어지고, 인두지연 동안 열려 있는 기도 안으로 들어가기 쉬운 반면, 농도가 진한 음식은 보다 천천히 구강에서 인두로 흘러 들어가며 경우에 따라 인두지연 동안 기도로 들어가지 않고 후두계곡에 남아 있기 때문이다. 그러나 다른 삼킴장애를 보이는 뇌졸중 환자는 퓌레를 삼키는 것이 더 어려울 수 있다. 가령 뇌줄기 뇌졸중으로 후두상승이 감소되어 반지인두근 기능장애가 있는 환자는 퓌레와 같이 농도가 진한 음식에서 보다 심한 어려움을 보이며, 물 종류 음식을 더 쉽게 다룰 수 있다. 이런 환자의 경우, 물 종류 음식은 아주 작은 반지인두근 열림(cricopharyngeal opening)을 통해서도 빠져나갈 수 있는 반면, 진한 음식은 반지인두근을 통과하지 못하고 걸리는 경향을 보이며 흐름을 막거나 방해한다. 농도가 진한 음식은 또한 환자의 음식에 대한 감각적 인식을 높일 수 있다. 제6장에서 설명한 삼킴장애 환자의 식사를 위한 기법과 치료 선택에 영향을 미치는 요소는 대부분의 뇌졸중 환자에게도 적용된다.

음식덩이 맛의 변화는 삼킴생리에 영향을 미칠 수 있는 또 하나의 요소다. 맛이 강한 특히 신맛의 음식을 제공하는 것은 뇌졸중 환자의 음식덩이에 대한 인식, 구강시작시간, 그리고 인두지연시간을 향상시킬 수 있다(Logemnn, 1995). 그러나 산성 음식덩이의 흡인은 더욱 심한 폐의 반응을 일으킬 수 있기 때문에 주의해야 한다.

(2) 적극적 훈련

혀에 반불완전마비(hemiparesis)가 있는 환자는 삼킴을 위한 구강준비 동안 혀로 음식덩이를 조절하는 기능이 감소한 것과 구강통과 동안 혀로 음식덩이를 밀어 넘기는 데 문제가 있는 것을 경험할 수 있다. 만일 편측 인두의 불완전마비가 있다면 영향을 받은 쪽의 인두벽 수축이 감소될 수 있으며, 불완전마비가 있는 쪽의 조롱박굴과 후두계곡에 잔여물이 남는 결과를 초래한다(Donner, 1974; Kilman & Goyal, 1976). 만일 후두에도 불완전마비가 있다면 삼킴 동안 후두상승이나 기도보호가 감소될 수 있다.

상부 호흡소화관(upper aerodigestive tract) 구조의 움직임에 영향을 미치는 근육의 불완전마비나 마비가 있는 환자의 경우 구강 부분의 혀(oral tongue)와 혀의 기저부 움직임의 정확성과 범위, 후두상승, 성대의 닫힘, 기도입구의 폐쇄를 향상시키는 것, 그리고 동시에 인두삼킴의 자극에 대한 치료를 시작하는 것이 중요하다(Crary, 1995). 삼킴을 위한 준비에서 종종 이와 같은 운동기술을 우선적으로 다루는 것이 가장 좋으며, 그런 다음 환자에게 이것들을 성공적인 삼킴패턴 안에 결합시키도록 요구한다.

뇌줄기 뇌졸중 환자 중에서 몇몇 환자는 반지인두근 기능장애가 삼킴의 주된 문제며, 발병 후 6개월까지 그것이 지속되는 일이 있다. 이런 환자에게는 반지인두 근육절단술(cricopharyngeal myotomy)이 적합할 것이다(Buchholz, 1995; Robbins & Levine, 1993). 이는 자연회복이 이루어졌고, 남아 있는 기능장애는 치료 없이는 변하지 않을 것이라고 가정하는 것이다. 이와 같은 환자는 근육절단술만으로 먹을 수 있게 되기는 어려울 것이며, 멘델슨법을 사용해야 식사를 위해 충분히 효과적으로 삼킬 수 있게 될 것이다(Robbins & Levine, 1993).

2. 폐쇄머리외상 후의 삼킴장애

아직 정확한 발생빈도가 밝혀진 것은 아니지만 폐쇄머리외상(closed head trauma)이나 머리손상으로 대뇌겉질이나 뇌줄기에 신경외과 수술을 받은 많은 환자들은 심한 삼킴장애를 보인다. 뇌졸중 환자에게 가장 흔히 나타나는 삼킴 문제인 인두삼킴의 지연은 머리외상과 신경외과수술 환자에게서도 마찬가지로 가장 많이 볼 수 있다.

폐쇄머리외상이 있는 환자의 삼킴 문제는 매우 복잡할 수 있는데, 왜냐하면 머리외상 외에 다른 신체구조의 손상과 응급관리의 특성을 포함하여 사고로 인해 입을 수 있는 신경학적 손상의 유형이 다양하기 때문이다. 삼킴치료전문가는 머리외상을 일으킨 사고에서 손상의 정확한 특성과 범위에 관한 환자의 병력에 대해서 뿐만 아니라 손상 후 몇 주 동안 환자가 받은 관리에 대해서도 주의 깊게 조사하는 것이 중요하다. 머리손상과 삼킴장애에 관한 초기 연구에서 혼수상태(coma) 기간과 삼킴장애의 중증도 사이에 뚜렷한 관련이 있으며, 혼수상태 기간이 길었던 환자들은 더 심한 삼킴의 문제들을 보이는 것으로 나타났다(Lazarus & Logemann, 1987).

머리손상으로 인해 신경학적 손상이 발생할 수 있는데, 이는 직접적인 머리손상, 반대측 손상(contra-coup damage)의 영향(즉, 뇌 융기의 반대편에 뇌가 부딪친 영향), 그리고 뇌줄기가 비틀리게 되는 일이 발생할 수 있기 때문이다. 또한 환자가 날카로운 물체에 부딪치면서 목에 뚫린 상처가 생길 수 있고, 안전벨트를 하지 않고 자동차 계기판을 향해 앞쪽으로 쏠렸다면 후두 골절(laryngeal fracture)이 발생할 수 있고, 또는 식도에 영향을 미칠 수 있는 가슴을 침투하는 상처가 생길 수 있는 등 신경학적 손상을 일으키는 상해는 다양하다.

응급관리에서 간혹 손상 부위에 기관절개술(tracheostomy)이 시행되는데, 이 기관절개술의 위치가 너무 높으면 후두에 상처조직이 생길 수 있다. 또한 심한 손상을 입은 환자는 종종 삽관 처치를 받고 몇 주 동안 계속 삽관을 한 채로 있을 수 있다. 제5장에서 설명한 바와 같이 삽관 자체로 후두손상이 초래될 수 있다. 따라서 머리손상 환자에서 발생 가능한 삼킴의 문제들을 평가할 때 이와 같은 요소를 모두 고려해야만 한다.

머리손상 환자는 입술닫기의 감소, 혀의 운동범위 감소로 인한 음식덩이 조절 기능 저하, 씹기 반사(bite reflex)와 같은 비정상적인 구강반사, 인두삼킴 유발의 지연 혹은 인두삼킴의 결여와 같은 다양한 구강 장애를 보일 수 있으며, 또한 후두상승의 감소, 기도입구 폐쇄의 감소, (일반적으로 감소된 후두의 움직임과 관련된) 반지인두근 열림(cricopharyngeal opening)의 감소, 편측 혹은 양측 인두벽의 불완전마비 혹은 마비, 기관식도 누공(tracheoesophageal fistulae) 그리고/또는 연인두 폐쇄(velopharyngeal closure)의 감소와 같은 삼킴의 인두단계를 조절하는 신경근육의 이상을 보일 수 있다.

일반적으로 후두 폐쇄의 감소와 반지인두근 열림의 감소는 후두움직임의 변화와 관련이 있고, 이는 보통 머리손상을 일으킨 사고 시에 환자의 목에 생긴 신체적 손상으로 인한 것이다. 이런 환자군에서 기도폐쇄와 반지인두근의 장애는 보통 신경학적인 손상과는 관련이 없다. 만일 임상가가 머리손상 환자를 3개월 혹은 그 이상의 시간이 경과한 후에 처음 보게 되었다면, 임상가는 삼킴장애를 일으킬 수 있는 다양한 유형의 손상을 재건하는 데 어려움을 겪을 수 있으나 환자의 삼킴을 이해하기 위해 그러한 시도를 하는 것이 중요하다.

머리손상 환자는 다시 구강식사를 하기 어렵게 하는 실질적인 신체적 삼킴장애 외에도 다른 많은 특성을 보인다. 충동성(impulsiveness)과 입 안에 너무 많은 양의 음식을 넣는 경향, 삼킴책략과 같은 일부삼킴치료 방법을 이해하는 데 많은 어려움을 초래하는 인지장애, 그리고 실제 가지고 있는 삼킴장애를 잘 인식하지 못하게 하는 감각의 저하가 그러한 것이다.

머리손상 후 삼킴의 회복에 대해서는 잘 알려져 있지 않다. 그러나 병상 관찰에 기초한 한 연구에서, 뚜렷한 삼키기 어려움의 빈도는 급성치료기관에서부터 초기 그리고 말기의 재활치료단계를 거치면서 현저하게 감소하였는데, 이는 삼킴장애의 지속적인 향상 패턴을 가리키는 것이다(Yorkston, Honsingner, Mitsuda, & Hammen, 1989). 그러나 이 연구는 삼킴의 평가 중에서 병상평가에만 기초하여 이루어진 것이기 때문에 환자의 삼킴장애가 과소평가되고 그들의 회복은 과대평가되었을 수도 있다.

식사에 대한 권고사항에 따르는 것과 삼킴치료는 일부 머리손상 환자, 특히 급성치료기간 동안 삼킴에 대한 적절한 평가를 받지 않았던 환자에게는 어려울 수 있다. 급성치료단계에서 누군가 환자에게 삼킴문제가 있을지도 모른다는 것을 알게 되면 곧바로 삼킴 평가를 받게 하는 것이 중요하다. 저자의 경험에 따르면, 환자와 가족이 삼킴문제의 특성과 이를 관리할 수 있는 방법에 대한 상담을 받는 경우, 그들은 보통 매우 협조적이다. 그러나 만일 삼킴문제를 무시하거나 혹은 평가를 하지 않고 급성치료기에 환자에게 먹도록 한 후 그것이 안전하지 않거나 비효율적이라는 것을 발견하고 이에 기초하여 식사패턴을 바꾸도록 한다면, 환자와 가족은 분노하게 되고 지시에 따르지 않을 것이다.

외부적인 검사에서는 종종 삼킴 문제가 뚜렷하게 나타나지 않기 때문에, 환자와 가족은 식사가 어떤 방식으로 제한되어야 하는지 그 이유를 이해하지 못하고, 환자는 보통 응하지 않는다. 머리손상을 입은 많은 젊은 성인환자는 즉각적으로 뚜렷한 폐의 증상을 보이지 않으면서도 지속적으로, 특히 액체에서 흡인될 수 있다. 그러나 만일 환자가 계속 흡인되고 삼킴기능이 회복되지 않는다면, 1년 혹은 그 이상의 시간이 지나면서 환자는 보통 폐렴에 걸리게 되고 입원기간이 길어지게 될 것이다.

방사선촬영 검사로 머리손상 환자의 삼킴기능을 평가한 후에 환자나 그 가족과의 상담하는 것은 왜 식단을 바꿔야 하는지 혹은 왜 다른 치료전략이 필요한지를 이해시키는 데 중요하다. 그러나 비디오투시조영 검사의 자료를 교육의 수단으로 이용하더라도 이런 환자와 가족 다수는 물 종류 음식을 먹지 못하거나 혹은 다른 종류의 식단 변화에 대한 권고사항을 잘 받아들이려 하지 않는데, 겉으로 보기에는 환자가 먹을 때 애를 쓰거나 어려움을 보이는 것 같지 않기 때문이다. 이런 환자는 대부분 손상 전에 젊고 건강했기 때문에, 일반적으로 폐기능이 좋아서 지속되는 흡인에도 폐 질환을 일으키지 않고 견딜 수 있는 것 같다. 그러나 만일 만성적으로 흡인이 된다면 환자의 폐렴 발생 위험성은 일반적인 경우보다 훨씬 더 높다.

머리손상 환자가 인지장애를 동반한 경우에는 자세변경과 같은 보상책략을 이용하고, 필요한 경우 초기 치료책략으로서 감각입력을 강화해야 한다. 또한 많은 환자가 저항과 운동범위 훈련에 협력할 수 있다. 그러나 삼킴 기법은 환자가 학습하기에 너무 어려울 수도 있다. 다행히 이와 같은 대부분의 환자가 가장 빈번하게 보이는 삼킴 문제의 특성(즉, 혀 움직임의 범위 그리고/또는 협응의 감소와 인두삼킴의 지연 혹은 결여)은 삼킴기법을 필요로 하지 않는다. 종종 가족이 운동범위 훈련(range-of-motion exercise)과 온도-촉각자극법을 사용하여 환자에게 추가적인 치료를 하는 데 참여할 수 있다. 이런 기법을 보호자에게 교육하여 삼킴치료전문가와 함께 하는 시간 외에도 이 방법을 이용한 치료 횟수를 증가시킬 수 있다. 이때 참여하는 가족에게 그 방법의 목표를 알려 주는 것이 중요하다(가령 '혀가 위아래로 1인치 움직일 수 있도록 하기 위한 것입니다.' 혹은 '인두 지연을 1초로 감소시키려는 것입니다.'). 만일 가족 혹은 보호자가 환자와 함께 연습하는 훈련의 목표에 대해 알지 못하면, 아주 작은 성취에도 쉽게 흥분하거나 약간만 호전이 되어도 환자가 먹을 수 있을 것으로 기대할 수 있다.

식단의 변경은 머리손상 환자의 삼킴장애를 관리하는 또 다른 방법이다. 만일 환자가 인두삼킴의 지연 때문에 물 종류에서 특히 어려움을 보인다면, 농도가 진한 액체와 음식으로 안전하게 관리할 수 있을 것이다. 진단적 방사선 검사를 하는 동안 삼킴이 향상되는지를 관찰하고, 특정 음식에 대해 관리하는 능력을 확인하기 위해 이와 같이 다양한 점성의 음식이 제공되어야 한다.

삼킴장애가 심한 일부의 환자는 흡인이 계속되거나 혹은 매우 비효율적인 삼킴 때문에 아직 먹을 수 없는 상황인데, 그 시점에서 더 이상 향상을 보이지 않고 정체상태에 이르거나 최대한의 회복에 도달한 것처럼 보일 수 있다. 이런 환자는 비구강식사를 계속하거나 제한적인 구강식사를 할 것이다. 그러나 환자가 호전되었는지 확인하기 위해 6개월에서 1년마다 재평가를 해야만 한다. 비구강식사 단계에서 치료를 중단했던 머리손상 환자가 1년 혹은 2년 후에 삼킴기능이 되돌아오는 경우가 자주 있기 때문이다. 삼킴치료전문가는 환자가 불필요하게 비구강식사 방법을 유지하는 일이 없도록 반드시 회복 여부를 확인해야 한다.

3. 경부 척수손상 후의 삼킴장애

경부 척수손상(cervical spinal cord injury)은 머리손상이 함께 있는지의 여부와는 관계없이 삼킴 문제를 발생시킬 수 있다. 만일 머리손상이 없다면 환자의 삼킴 문제들은 보통 인두상의 특성으로, 인두삼킴 유발의 지연, 반지인두근 열림의 감소를 초래하는 후두의 상승과 앞쪽 움직임 감소, 혀의 기저부 움직임의 감소, 그리고 편측 혹은 양측인두벽 기능장애가 포함될 수 있다. 목뼈 4, 5, 6번에 손상이 발생했을 때 더 자주 후두의 움직임이 불충분하여 반지인두근 열림이 감소되는 경향을 보인다. 목뼈 1번 혹은 2번에 손상이 있는 환자들은 그들의 삼킴 문제에 대해 감각적으로 인지하지 못할 수 있다. 때로 지속적인 경부 척수손상이 있는 환자들은 기도입구를 폐쇄하는 데도 문제를 보일 수 있는데, 이런 문제는 종종 후두 움직임의 감소로 인한 2차적인 것이다. 경부 척수손상 환자가 성대 폐쇄의 문제를 보이는 경우는 많지 않은데, 성대 폐쇄의 문제는 보통 외상이나 응급기도관리(emergency airway management)(가령 기관절개술이나 삽관술)로 인한 직접적인 후두의 손상 혹은 6개월 이상 지속적인 기관절개로 성대 폐쇄의 저하가 초래된 경우에 나타날 수 있다. 이런 장애는 가압대가 팽창된 기관절개튜브로 인해 악화될 수 있다. 팽창된 가압대는 후두의 움직임을 더욱 제한적으로 만들 수 있다. 또한 이런 환자의 다수가, 특히 응급치료에서 혹은 만일 손상이 3번 목뼈 이상의 위치에 있는 경우, 목 고정기(cervical brace)와 인공호흡기(mechanical ventilation)를 하고 있을 것이다. 인공호흡기를 하고 있는 경우, 일반적으로 그 작동을 촉진시키기 위해 기관절개튜브의 가압대 또한 팽창되어 있는데, 이는 대부분의 인공호흡기가 양의 압력 원리로 작동되기 때문이다.

인공호흡기 그리고/또는 기관절개튜브(tracheostomy tube)를 하고 있으면 환자가 삼킴을 시도하는 동안 임상가가 후두의 상승을 느끼기가 더욱 어렵기 때문에, 그리고 5번 혹은 그 위의 목뼈에 척수손상이 있는 삼킴장애 환자의 대다수가 삼킴의 인두단계에서 문제를 보이는 일이 많기 때문에, 정확한 병상 평가(bedside assessment)가 더욱더 어려워진다. 만일 경부 척수손상환자가 어떠한 삼킴장애를 호소하거나 삼킴장애의 증상을 보이면 심도 깊은 생리학적 평가, 보통은 방사선 촬영 검사를 시행해야 한다.

구강인두삼킴의 비디오투시조영 검사(videofluoroscopic study) 동안, 척수손상 환자는 완전히 수직 자세가 되도록 몸을 일으키지 못하거나 혹은 특정 유형의 목 고정기 그리고/또는 턱 고정기를 하고 있을 때만 몸을 일으킬 수 있다. 만일 환자가 일어나지 못한다면, 환자가 보통 식사를 하는 자세로 방사선촬영 검사를 시행해야 한다. 이는 아마도 수평으로부터 30도 혹은 60도가 될 것이다.

만일 환자가 머리와 목에 고정기를 하고 있으면 [그림 9-1]에서와 같이 구강 혹은 인두의 일부가 그늘지거나 고정기에 가려질 수 있다. 이런 경우에는 환자의 휠체어 혹은 운반차를 이용하여 모든 구강인두 구조가 드러날 수 있도록 약간 각

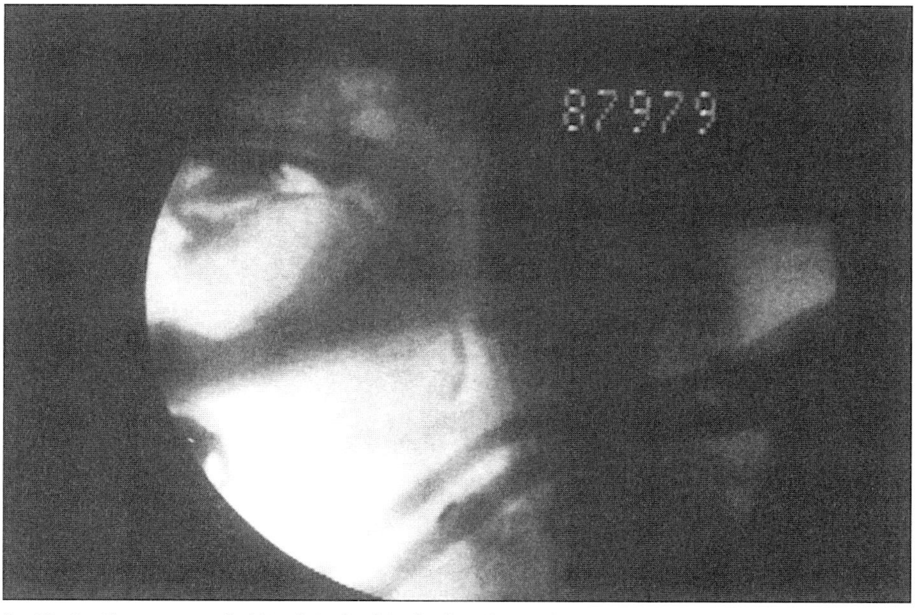

[그림 9-1] SOMI 고정기를 착용한 지속적 경부척추손상환자의 방사선촬영 측면 영상. 고정기의 어깨 부분이 X-ray 아래 부분에 나타난다. 턱 아래에 턱보조장치가 있는 것을 볼 수 있다.

도를 조정하는 일이 필요하다. 보통 의자나 운반차의 각도를 완전한 측면이 아니라 15도에서 30도 정도 옆으로 조절하면 인두의 중요한 해부학적 구조가 충분히 고정기의 그늘 밖으로 나올 것이다. 이런 각도에서는 방사선 검사의 정확한 측면 영상은 얻을 수 없지만 구강인두삼킴의 생리를 검사할 수 있다.

방사선촬영 검사 동안 치료 방법을 도입하는 것은 환자가 구강식사로 보다 빨리 돌아갈 수 있도록 돕는 데 중요하다. 이런 환자는 특정 형태의 목을 고정하는 기구를 착용하여 머리나 목을 움직일 수 없는 일도 있기 때문에 일반적으로 자세 변경을 적용하는 것은 불가능하다. 대신 감각강화(sensory enhancement) 치료와 삼킴책략이 가장 도움이 되는 경우가 많다. 머리손상을 동반하지 않은 경부 척수손상(cervical spinal cord injury) 환자는 인지장애가 없기 때문에 보통 삼킴책략을 효과적으로 활용할 수 있다.

1) 목 고정기

경부 척수손상 환자에게 목과 머리 고정기의 효과는 아직 명확하게 밝혀지지 않았다. 많은 환자가 SOMI 혹은 테 고정기(halo brace)를 하고 있을 때 삼킴이 악화된다고 보고한다. 그러나 경부 척수손상 환자가 이 두 가지 고정기를 사용할 때 삼킴 생리에 변화가 발생하는지의 여부를 조사한 연구는 없다. American Speech-Language-Hearing Association에서 1992년 발표된 한 연구에서 정상 청년 10명을 대상으로 SOMI 고정기를 착용한 효과를 살펴보았다(Bisch, Logemann, Rademaker, & Quigley, 1992). 피험자가 고정기를 착용했을 때와 착용하지 않았을 때의 삼킴의 생리를 측정하고, 주관적으로 삼킴의 안전성에 대해 다르게 느껴지는 것이 있는지 보고하게 하였다. 피험자가 삼킴의 방사선촬영 검사에 참여하기 전에 15분 동안 고정기에 적응하게 하였다. 그 결과 모든 피험자가 SOMI 고정기를 착용했을 때 삼킴이 더 편안하지 않다고 느꼈다. 그러나 고정기를 한 상태에서 삼킴에 대한 측정치 중에는 한 가지만 의미 있는 변화를 보였는데, 그것은 기도폐쇄 시간으로 고정기를 착용했을 때 더 길게 나타났다. 이는 피험자가 느끼는 불편감과 더욱 안전하게 스스로를 보호하려는 의도에서 비롯된 것으로 생각된다. 이 자료에서는 구강인두삼킴에서 고정기의 부정적인 효과가 없는 것으로 나타났지만, 경부 척수손상 환자는 고정기에 대해서 젊은 정상 피험자와는 매우 다른 반응을 보일 수도 있다. 후속 연구를 통해 다양한 유형의 고정기가 삼킴에 영향을 미치는지의 여부와 영향을 미치는 방식, 그리고/또는 고정기의 자세에 따라 삼킴에 미치는 영향이 어떻게 달라지는지를 알아볼 필요가 있다. 일반적으로 고개가 뒤로 젖혀지고 고개나 머리의 움직임이 제한적이거나, 환자의 머리가 당겨지는 등의 방법으로 고정기를 착용하게 되면, 환자는 삼킴에 더 많은 어려움을 호소할 것이다.

2) 앞쪽 목 고정술

퇴행성 디스크 등과 같은 목 손상(cervical injury) 환자는 목뼈를 고정하기 위해 목 고정술(cervical fusion)을 하기도 한다. 고정하는 방식은 앞쪽 혹은 뒤쪽이 될 것이다. 앞쪽 혹은 뒤쪽 고정술을 받은 환자가 수술 후 어느 정도 삼킴장애를 보인 비율이 얼마나 되는지에 대한 자료는 없다(Martin, Neary, & Diamant, 1997). 이런 환자는 척추뼈를 고정시키기 위해 뼈 안에 그리고 뼈 사이에 많은 양의 쇠붙이 혹은 이식된 뼈가 있을 것이다([그림 9-2] 참조). 수술 후에 종종 뒤쪽 인두벽이 부은 것을 볼 수 있는데, 이것이 삼킴장애를 일으킬 수 있다. 환자는 보통 후두의 상승과 앞쪽 움직임이 감소되고 그 결과, 기도 입구의 폐쇄와 반지인두근 열림(cricopharyngeal opening)이 감소되는 것을 보인다. 편측 혹은 양측 인두벽 움직임의 저하도 자주 보인다. 환자는 또한 구강단계의 문제와 인두삼킴유발의 지연을 보일 수 있다. 이런 장애는 말초신경의 외상, 수술 후 인두벽의 부기(swelling), 그리고 목의 쇠붙이에 대한 반응을 포함한 다양한 원인에 의해 발생할 수 있다. 일반적으로 이런 환자는 수술 후 3개월 안에 삼킴이 많이 회복될 것이며, 회복 기

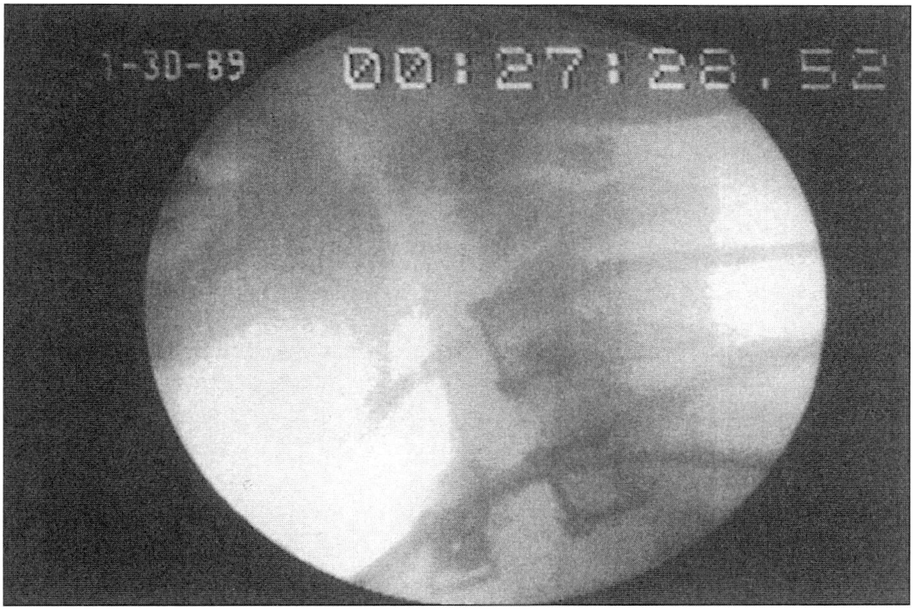

[그림 9-2] 두 척추뼈 사이에 삽입된 장치(나사와 볼트)가 있는 앞쪽 목고정술을 받은 환자의 두경부 방사선촬영 측면 영상.

간은 보통 합병증이 몇 가지나 되는지에 따라 달라진다. 그 사이에 수정된 바륨삼킴 검사로 환자의 삼킴장애의 특성을 밝히고, 그리고 아마도 환자가 입으로 안전하게 먹을 수 있는 치료 책략을 찾을 수 있을 것이다. 이와 같은 환자에게 가장 흔히 도움이 되는 방법은 삼킴책략, 특히 멘델슨법과 성문위삼킴 혹은 최대성문위삼킴이다.

4. 뇌줄기 그리고/또는 뇌신경에 영향을 미치는 신경외과치료 후의 삼킴장애

신경외과 치료방법은 종종 심한 삼킴장애를 일으키는 숨뇌에 영향을 미쳐 간혹 인두삼킴을 유발하는 일이 전혀 불가능하게 된다. 환자는 구강 부분의 혀, 혀의 기저부, 그리고 후두에서 애를 쓰는 움직임을 보이나 실제적인 인두삼킴은 보이지 않을 것이다. 이런 환자에게는 삼킴중추의 역치를 낮추고 인두삼킴이 유발될 수 있도록 중추신경계의 자극을 높이는 방법으로 온도-촉각자극법과 흡입-삼킴(suck-swallow)을 사용할 수 있다. 만일 수술방법이 편측(unilateral)인 경우, 그 영향은 아래에 설명되는 바와 같이 한쪽 뇌신경에 영향을 미치는 외과수술의 경우와 비슷할 것이다.

속귀신경집종(acoustic neuroma)이나 혹은 다른 뇌신경의 종양에 대한 수술 후, 환자는 편측 뇌신경 IX, X, XII 번, 그리고 아마도 VII 번의 손상을 보일 수 있다. 이런 뇌신경의 손상은 수술로 인한 외상 혹은 VIII 번 신경이나 다른 뇌신경의 종양을 절제하기 위해 실제적으로 이런 뇌신경을 잘라 낸 결과 발생할 수 있다. 손상의 크기는 속귀신경집종 혹은 다른 종양의 크기와 절제술의 난이도에 따라 달라진다. 환자들은 편측 얼굴약화(unilateral facial weakness), 편측 인두벽의 불완전마비 혹은 마비, 편측 성대내전근(vocal fold adductor) 마비, 편측 여린입천장(soft palate) 약화 그리고 편측 혀 불완전마비 중에서 하나 이상의 증상을 보이는 경향이 있다. 뇌신경 IX번의 손상이 있으면, 종종 인두삼킴의 유발이 지연된다. 이 손상이 편측이기 때문에 이와 같은 환자들은 종종 자세책략(postural strategies)이 도움이 되는데, 여기에는 손상된 인두 쪽으로 머리 돌리기, 기도 보호를 향상시키고 인두삼킴의 지연으로 인한 흡인을 방지하기 위한 턱 내리기 자세가 포함된다.

이런 환자는 보통 입술과 구강 부분의 혀, 혀의 기저부 그리고 후두에 대한 적극적인 운동범위와 저항 훈련이 도움이 된다. 이 훈련에는 노력삼킴뿐만 아니라 후두상승을 위한 가성발성 훈련(falsetto exercise), 그리고 최대성문위삼킴 혹은 최대성문위 숨참기(super-supraglottic breath-hold)가 포함된다. 인지기능에 이상이 없는 환자는 운동범위를 향상시키기 위해서 이와 같은 훈련을 혼자서 매일 약 5분씩, 10회 연습할 수 있다.

5. 회색질척수염으로 인한 삼킴장애

회색질척수염(poliomyelitis) 환자에게 나타나는 삼킴의 구강단계에서의 장애는 씹을 때 음식덩이에 대한 혀 조절의 감소, 그리고 삼킴의 구강단계 동안 음식덩이를 혀로 밀어 넘기기 패턴의 장애를 들 수 있다. 또한 이런 환자의 다수가 인두수축의 감소를 보인다. 회색 질 척수염으로 인한 인두장애에는 ① 삼킴 동안 연인두폐쇄가 감소되어 초래된 비강역류, ② 인두수축의 감소, ③ 편측 인두마비가 포함된다(Kosma, 1953; Kaplan, 1951; Kilman & Goyal, 1976). 회색질척수염후 증후군(postpolio syndrome)에 대해서는 제10장에서 논의된다.

6. 길랭-바레 증후군과 관련된 삼킴장애

길랭-바레(Guillain-Barré) 증후군은 급성 마비를 일으키는 바이러스성 질환으로, 기관절개술 그리고 인공호흡기를 필요로 하는 완전 마비로 진행될 수 있다(Chen, Donofrio, Frederick, Ott, & Pikna, 1996). 전반적인 약화와 마비는 보통 삼킴의 문제가 관찰된 후 하루나 이틀 후에 시작된다. 삼킴의 방사선촬영 검사에서 보통 구강과 인두삼킴의 전반적인 약화가 보이며 이로 인해 구강 부분의 혀, 혀의 기저부, 그리고 후두의 운동범위가 감소된다. 마비의 진행이 빠름에도 불구하고(즉, 며칠 동안), 회복은 매우 느려서 몇 달이나 몇 년이 걸릴 수 있다. 이런 환자는 종종 호흡이 한동안 안정적이지 않아서 삼킴기법과 같이 기도폐쇄 기간에 영향을 주는 삼킴치료는 매우 주의해서 적용해야 하거나 혹은 호흡조절이 안정될 때까지 시도하지 않아야 한다. 가압대 수축(cuff deflation)과 같이 기관절개튜브를 조작하는 것조차도 문제가 될 수 있으며, 따라서 이는 담당의사의 확인이 없이는 시행해서는 안 된다.

일반적으로 치료는 환자가 회복될 때 노력을 증가시키기 위한 약간의 저항과 운동범위 훈련으로 시작한다. 호흡조절이 향상되면 환자는 삼킴기법, 특히 성문위삼킴과 멘델슨법이 도움이 될 수 있다. 간혹 길랭-바레 증후군의 첫 번째 징후가 삼킴장애인 경우가 있다.

7. 뇌성마비와 관련된 삼킴장애

뇌성마비(cerebral palsy) 환자들의 구강기능장애에 대해서는 많은 저서가 있다(Arvedson, Rogers, Buck, Smart, & Msall, 1994; Gisel, Applegate-Ferrante, Benson, & Bosma, 1996; Larnert & Ekberg, 1995; McPherson et al., 1992; Rogers, Arvedson, Msall, & Demerath, 1993; Rudolph, 1994; Sloan, 1977). 구강 근육조직이 관여되는 정도는 아동에 따라 매우 다양하게 나타난다. 아동은 부적절한 구강반사행동을 보일 수 있고 음식물을, 특히 음식물을 씹는다면 응집된 음식덩이로 물고 있는 능력이 저하될 수 있으며, 그리고/또는 음식물을 뒤쪽으로 옮기는 혀의 부드러운 연동운동을 어렵게 하는 비조직화된 혀 움직임을 보일 수 있다. 환자가 씹을 때 음식물 조각이 떨어져 나와 구강 내에 여기저기에 흩어지는 것을 종종 볼 수 있다. 이 조각 중 일부가 인두로 떨어져 열려 있는 기도 안으로 들어갈 수 있다. 이와 같이 적은 양이 기도 안으로 떨어졌을 때 인두삼킴은 거의 유발되지 않는데, 아마도 자발적인 삼킴의 구강단계가 시작되지 않았기 때문일 것이다.

뇌성마비 환자에게서 발생하는 삼킴의 인두단계와 식도단계의 장애에 대한 정보는 많지 않다. 노스웨스턴 의과대학에서 평가된 5~12세 사이의 뇌성마비 아동 150명에 대한 기록에 기초하여 다음과 같은 세 가지 삼킴장애 범주를 나누었다. ① 입술폐쇄의 감소와 혀 밀어내기 그리고 혀 조절기능의 감소를 포함한 중등도에서 중도의 구강기능장애가 있는 아동, ② 같은 중등도에서 중도의 구강기능장애와 인두삼킴의 유발이 지연된 아동, ③ 중등도에서 중도의 구강운동장애, 인두

지연, 혀의 기저부의 뒤쪽 당김 저하, 삼킴 후에 인두에 심한 잔여물과 삼킴 후 흡인의 위험성을 증가시키는 후두상승의 저하를 포함한 인두삼킴에서의 신경근육 이상이 있는 아동이다.

③번 그룹에 있는 많은 아동은 모든 농도의 음식에서 흡인을 보였다. 가장 많은 뇌성마비 아동이 ②번 그룹에 속했는데, 15명의 아동은 Gartenberg(1991)의 연구에서의 주된 경직형 사지마비(largely spastic quadriplegia) 그룹으로 분류되었다. 5~12세 아동은 다양한 구강의 문제를 보였는데, 혀 밀어내기, 혀의 측면 운동장애, 혀의 앞쪽에서 뒤쪽으로의 움직임의 협응장애가 이에 포함된다. 그들은 또한 인두삼킴의 유발에 지연을 보였다. 이런 모든 문제는 ②번 그룹 아동에게 전형적으로 나타났다. ②번 그룹의 아동은 구강운동의 어려움으로 인해 씹기를 필요로 하는 음식에서, 그리고 인두지연으로 인해 한 번에 많은 양의 액체를 마실 때 삼킴의 어려움을 보였다. 따라서 아동이 바로 누운 자세(supine position)에서 주사기로 먹이거나 많은 양의 액체를 입에 쏟아 넣는 일은 적절하지 않다. 관리책략은 구강운동치료, 인두삼킴의 온도-촉각자극법 그리고 농도를 진하게 만든 액체와 퓌레와 같은 식이변경이 포함될 수 있다. 식이변경은 아동과 가족이 좋아하지 않으므로 관리에서 가장 마지막 선택으로 남겨 두어야 한다.

반지인두근(cricopharyngeal) 기능장애 혹은 상부식도조임근(upper esophageal sphincter)의 열림의 이상은 뇌성마비 환자에게서 드물게 관찰된다. 이에 대한 반지인두근 절개술과 같은 수술적 방법은 삼킴치료와 성장 효과를 우선적으로 고려하여 나중으로 연기되어야 한다. 아동이 성장함에 따라 후두의 위치가 달라져(낮아져) 상부식도조임근의 열림이 정상화될 수 있다. 일반적으로는 삼킴 동안 후두폐쇄가 적절하고 따라서 삼킴 동안 흡인(aspiration during the swallow)은 보이지 않는다. 뇌성마비 아동과 성인에서 흡인은 대부분 삼킴 전(before the swallow)에 발생하고, 이는 보통 씹기를 위한 혀 조절 기능의 감소나 인두삼킴의 지연 때문이다. 혹은 흡인이 삼킴 후(after the swallow)에 발생하는데, 이는 혀의 기저부의 움직임이나 후두상승이 빈약하기 때문인데, 이로 인해 인두에 잔여물이 남는 비효율적인 삼킴이 된다. 이러한 삼킴의 측면에 대한 발달적인 변화가 평가되어 오지 않았다.

일부 심한 발달지체를 동반한 뇌성마비 환자는 그들의 기능을 유지하기 위해 영구적인 치료(가령, 온도-촉각자극법)가 필요할 수 있다는 근거가 있다(Helfrich-Miller, Rector, & Straka, 1986). 이런 상황에서 삼킴치료전문가는 최적의 치료와 식사책략을 찾아내고 이것을 보호자에게 교육해야 하며, 정기적으로 보호자를 모니터해야 한다.

8. 자율신경기능이상(릴리-데이 증후군)과 관련된 삼킴장애

가족자율신경기능이상(familial dysautomonia)은 자율신경 불균형, 감각손상, 운동 불협응, 그리고 어떤 간헐적인 현상을 포함한 광범위한 영향을 미치는 유전병의 하나다. 이와 같은 아동 중 일부는 구강인두삼킴에 극히 적은 장애만을 보이는데, 아마도 음식덩이에 대한 구강 부분의 혀의 협응이 약간 저하되고 혀의 기저부와 인두벽 수축의 저하를 보일 수 있을 것이다. 또 다른 아동은 더 심한 구강장애를 보이고 인두삼킴의 유발(triggering the pharyngeal swallow)이 저하되어 안전하게 액체를 삼킬 수 없을 정도여서, 액체를 섭취하기 위해 위창냄술(gastrostomy)을 받기도 한다(Brunt, Marguiles, Coburn, Donner, & Hendrix, 1967; Gyepes & Linde, 1968; Sparberg, Knudsen, & Frank, 1968). 또한 이런 아동은 보통 하부식도조임근(lower esophageal sphincter)의 기능장애를 보이는데, 이로 인해 특히 액체에서 심한 역류가 발생할 수 있기 때문에 액체 섭취를 위해 위창냄술이 더 필요하게 된다. 혀의 기저부의 움직임과 인두 수축저하도 또한 문제가 된다. 간헐적으로 반지인두조임근의 열림에 대한 문제도 관찰된다(Brunt et al., 1967; Kilman & Goyal, 1976; Linde & Westover, 1962; Marguiles, Brunt, Donner, & Silbiger, 1968; Pearson, 1979). 또한 계측검사(manometry)를 통해 식도 운동(esophageal motility)

의 이상(즉, 거의 전체적으로 정상적인 연동파peristaltic wave가 보이지 않음)이 밝혀졌다. 이런 아동도 구강 부분의 혀의 기능을 향상시키기 위한 구강운동훈련과 인두삼킴 유발을 촉진시키는 온도-촉각자극법이 도움이 된다.

참고문헌

Arvedson, J., Rogers, B., Buck, G., Smart, P., & Msall, M. (1994). Silent aspiration in children with dysphagia. *International Journal of Pediatric Oto-Rhino-Laryngology, 28,* 173-181.

Aviv, J. E., Martin, J. H., Sacco, R. L., Zagar, D., Diamond, B., Keen, M. S., & Blitzer, A. (1996). Supraglottic and pharyngeal sensory abnormalities in stroke patients with dysphagia. *Annals of Otology, Rhinology, and Laryngeal, 105,* 92-97.

Barer, D. H. (1989). The natural history and functional consequences of dysphagia after hemispheric stroke. *Journal of Neurology, Neurosurgery and Psychiatry, 52,* 236-241.

Bisch, E. M., Logemann, J. A., Rademaker, A. W., Kahrilas, P. J., & Lazarus, C. (1991, November). *Pharyngeal effects of bolus temperature.* Paper presented at the American Speech-Language-Hearing Association annual convention, Atlanta.

Bisch, E. M., Logemann, J. A., Rademaker, A. W., Kahrilas, P. J., & Lazarus, C. (1994) Pharyngeal effects of bolus volume, viscosity and temperature in patients with dysphagia resulting from neurologic impairment and in normal subjects. *Journal of Speech and Hearing Research, 37,* 1041-1049.

Bisch, E., Logemann, J. A., Rademaker, A. W., & Quigley, J. (1992). *Swallow effects of the SOMI brace.* Abstracts of the 1992 ASHA convention, p. 130.

Bosma, J. (1953). Studies of disability of the pharynx resultant from poliomyelitis. *Annals of Otology, Rhinology and Laryngology, 64,* 529-547.

Brunt, P. W., Marguiles, S. I., Coburn, W. M., Donner, N. W., & Hendrix, T. R. (1967). The oesophagus in dysautonomia: A manometric and cinefluorographic study. *Journal of the British Society of Gastroenterology, 167,* 636-637.

Buchholz, D. (1993). Clinically probable brainstem stroke presenting as dysphagia and nonvisualized by MRI. *Dysphagia, 8,* 235-238.

Buchholz, D. W. (1995). Cricopharyngeal myotomy may be effective treatment for selected patients with neurogenic oropharygia. *Dysphagia, 10,* 255-258.

Buckwalter, J. A., & Sasaki, C. T. (1984). Effect of tracheostomy on laryngeal function. *Otolaryngologic Clinics of North American, 17,* 41-48.

Celifarco, A., Gerard, G., Faegenburg, D., & Burakoff, R. (1990). Dysphagia as the sole manifestation of bilateral strokes. *American Journal of Gastroenterology, 85,* 610-613.

Chen, M. Y. M., Donofrio, P. D., Frederick, M. G., Ott, D. J., & Pikna, L. A. (1996). Videofluoroscopic evaluation of patients with Guillain-BarrÈ syndrome. *Dysphagia, 11,* 11-13.

Crary, M. A. (1995). A direct intervention program for chronic neurogenic dysphagia secondary to brainstem stroke. *Dysphagia, 10,* 6-18.

Delgado, J. J. (1988). Paralysis, dysphagia and balance problems associated with stroke. *Journal of Neuroscience Nursing, 20*(4), 260.

Donner, M. (1974). Swallowing mechanism and neuromuscular disorders. *Seminars in Roentgenology, 9,* 273-282.

Gartenberg, T. (1991). *Swallowing disorders in children with cerebral palsy.* Unpublished doctoral dissertation, Northwestern University, Evanston, IL.

Gisel, E. G., Applegate-Ferrante, T., Benson, J., & Bosma, J. F. (1996). Oral motor skills following sensorimotor therapy in two groups of moderately dysphagic children with cerebral palsy: Aspiration versus non-aspiration. *Dysphagia, 11,* 59-71.

Gyepes, M., & Linde, L. (1968). Familial dysautonomia: The mechanism of aspiration. *Radiology, 91,* 471-475.

Helfrich-Miller, K. R., Rector, K. L., & Straka, J. A. (1986). Dysphagia: Its treatment in the profoundly retarded patient with cerebral palsy. *Archives of Physical Medicine and Rehabilitation, 67,* 520-525.

Horner, J., Massey, E. W., Riski, J. E., Lathrop, D. L., & Chase, K. N. (1988). Aspiration following stroke: Clinical correlates and outcomes. *Neurology, 38,* 1359-1362.

Hughes, C. V., Baum, B. J., Fox, P. C., Marmary, Y., Yeh C. K., & Sonies, B. C. (1987). Oral pharyngeal dysphagia: A common sequelae of salivary gland dysfunction. *Dysphagia, 1,* 173-177.

Jacob, P., Kahrilas, P., Logemann, J., Shah, V., & Ha, T. (1989). Upper esophageal sphincter opening and modulation during swallowing. *Gastroenterology, 97,* 1469-1478.

Jean, A., & Car, A. (1979). Inputs to the swallowing medullary neurons from the peripheral afferent fibers and the swallowing cortical area. *Brain Research, 178,* 567-572.

Kahrilas, P. J., Logemann, J. A., Krugler, C., & Flanagan, E. (1991). Volitional augmentation of upper esophageal sphincter opening during swallowing. *American Journal of Physiology, 260,* G450-G456.

Kaplan, S. (1951). Paralysis of deglutition: A post poly-poliomyelitis complication treated by section of the criopharyngeus muscle. *Annals of Surgery, 133,* 572-573.

Kilman, W., & Goyal, R. (1976). Disorders of pharyngeal and upper esophageal sphincter motor function. *Archives of Internal Medicine, 136,* 592-601.

Larnert, G., & Ekberg, O. (1995). Positioning improves the oral and pharyngeal swallowing function in children with cerebral palsy. *Acta Paediatrica, 84,* 689-692.

Lazarus, C., & Logemann, J. A. (1987). Swallowing disorders in closed head trauma patients. *Archives of Physical Medicine and Rehabilitation, 68*, 79-87.

Lazarus, C. L., Logemann, J. A., Rademaker, A. W., Kahrilas, P. J., Pajak, T., Lazar, R., & Halper, A. (1993). Effects of bolus volume, viscosity and repeated swallows in non-stroke subjects and stroke patients. *Archives of Physical Medicine and Rehabilitation, 74,* 1066-1070.

Lazzara, G., Lazarus, C., Logemann, J. A. (1986). Impact of thermal stimulation on the triggering of the swallowing reflex. *Dysphagia, 1,* 73-77.

Linde, L., & Westover, J. (1962). Esophageal and gastric abnormalities in dysautonomia. *Pediatrics, 29,* 303-306.

Logemann, J. A. (1993, July). *Aging effects on swallow in young and old men.* Paper presented at the International Congress on Aging, Budapest, Hungary.

Logemann, J. A., Kahrilas, P. J. (1990). Relearning to swallow post CVA: Application of maneuvers and indirect biofeedback-A case study. *Neurology, 40,* 1136-1138.

Logemann, J., Kahrilas, P., Kobara, M., & Vakil, N. (1989). The benefit of head rotation on pharyngoesophageal dysphagia. *Archives of Physical Medicine & Rehabilitation, 70,* 767-771.

Logemann, J. A., Pauloski, B. R., Colangelo, L., Lazarus, C., Fujiu, M., & Kahrilas, P. J. (1995). Effects of a sour bolus on oropharyngeal swallowing measures in patients with neurogenic dysphagia. *Journal of Speech and Hearing Research, 38,* 556-563.

Logemann, J. A., Shanahan, T., Rademaker, A. W., Kahrilas, P. J., Lazar, R., & Halper, A. (1993). Oropharyngeal swallowing after stroke in the left basal ganglion / internal capsule. *Dysphagia, 8,* 230-234.

Marguiles, S., Brunt, P., Donner, M., & Silbiger, M. (1968). Familial dysautonomia: A cineradiographic study of the swallowing mechanism. *Radiology, 90,* 107-112.

Martin, R. E., Neary, M. A., & Diamant, N. E. (1997). Dysphagia following anterior cervical spine surgery. *Dysphagia, 12,* 2-8.

McPherson, K. A., Kenny, D. J., Koheil, R., Bablich, K., Sochaniwskyj, A., & Milner, M. (1992). Ventilation and swallowing interactions of normal children and children with cerebral palsy. *Developmental Medicine and Child Neurology, 34,* 577-588.

Meadows, J. (1973). Dyspgagia in unilateral cerebral lesions. *Journal of Neurology, Neurosurgery, and Psychiatry, 36,* 853-860.

Miller, A. J. (1982). Deglutition. *Physiologic Review, 62,* 129-184.

Nash, M. (1988). Swallowing problems in the tracheotomized patient. *Otolaryngologic Clinics of North America, 21,* 701-709.

Pearson, J. (1979). Familial dysautonomia (A brief review). *Journal of the Autonomic Nervous System, 1,* 119-126.

Robbins, J., Hamilton, J. W., Lof, G. L., & Kempster, G. B. (1992). Oropharyngeal swallowing in normal adults of different ages. *Gastroenterology, 103,* 823-829.

Robbins, J., & Levine, R. (1988). Swallowing after unilateral stroke of the cerebral cortex: Preliminary experience. *Dysphagia, 3,* 11-17.

Robbins, J. A., & Levine, R. (1993). Swallowing after lateral medullary syndrome plus. *Clinics in Communication Disorders, 3*(4), 45-55.

Rogers, B. T., Arvedson, J., Msall, M., & Demerath, R. (1993). Hypoxemia durin oral feeding of children with cerebral palsy. *Developmental Medicine and Child Neurology, 35,* 3-10.

Rudolph, C. D. (1994). Feeding disorders in infants and children. *Journal of Pediatrics, 125,* S116-S124.

Sloan, R. (1977). The cinefluorographic study of cerebral palsy deglutition patterns. *Journal of Osaka Dental University, 11,* 58-73.

Smith, D. S., & Dodd, B. A. (1990). Swallowing disorders in stroke. *The Medical Journal of Australia, 153,* 372-373.

Sparberg, M., Knudsen, K., & Frank, S. (1968). Dysautonomia and dysphagia. *Neurology, 18,* 504-506.

Tracy, J., Logemann, J., Kahrilas, P., Jacob, P., Kobara, M., & Krugler, C. (1989). Preliminary observation on the effects on oropharyngeal deglutition. *Dysphagia, 4,* 90-94.

Wade, D., & Hewer, R. (1987). Motor loss and swallowing difficulty after stroke: Frequency, recovery, and prognosis. *Acta Neurology Scandinavia, 76,* 50-54.

Wright, A. (1985). An unusual but easily treatable cause of dysphagia and dysarthria complicating stroke. *British Medical Journal, 291,* 1412-1413.

Yorkston, K. M., Honsingner, M. J., Mitsuda, P. M., & Hammen, V. (1989). The relationship between speech and swallowing disorders in head-injured patients. *Journal of Head Trauma Rehabilitation, 4*(4), 1-16.

|10장|

퇴행성 질환과 관련된 삼킴장애

많은 퇴행성 질환이 병의 진행경과 중에서 이르건 늦건 간에 삼킴의 문제를 보이게 되며 일반적으로 병이 진행되면서 악화되어 간다. 아직까지는 ① 각 진단에 있어서 삼킴장애의 진행, ② 비슷한 상태에 있는 모든 환자의 진행을 예측할 수 있는지의 여부에 대한 정보는 비교적 많지 않다. 대부분의 연구가 신경학적 질환을 대상으로 이루어져 왔다. 신경학적 질환과 관련된 삼킴 문제를 조사한 초기 연구들은 같은 질환으로 진단된 동질적인 집단의 환자를 대상으로 하기보다는 다양한 질환의 여러 환자를 평가하였다. 최근에 들어서 연구자들은 특정 질환이 있는 좀 더 동일한 집단의 환자를 조사하였지만, 항상 신경학적 시스템의 퇴화 단계에 따라 환자들을 범주화한 것은 아니다. 그렇게 범주화했던 연구자들은 질환의 단계와 그 결과로서의 삼킴장애의 중증도 혹은 특성 간에 관계에 대해 확정적인 결과를 발견하지는 못했다. 환자의 삼킴장애의 진행을 확인하기 위해 신경학적 증상이 시작되었을 때부터 환자를 추적조사하는 연구가 더 많이 이루어져야 한다. 그런 연구는 병이 진행되는 과정에서 특정한 시기에 가장 적절한 관리 프로그램을 디자인할 수 있는 가능성을 제공할 수 있을 것이다. 현재 퇴행성 질환이 있는 환자를 위한 치료 설비는 질환에 따라 다양하다.

퇴행성 질환이 있는 환자에서의 삼킴장애 관리는 보통 점차적으로 책략을 변경하고, 식이를 바꾸고 간혹 식이의 특성(보통 점도)을 제한하거나 일부 환자는 결국 구강식사에서 구강식사와 비구강식사를 겸하는 방식으로 바꾸도록 권고되며, 그 후에는 비구강식사로 종결하게 된다. 흔히 환자의 구강식사 후에 비구강식사를 공급하여 모든 열량을 입으로 섭취해야 하는 압박감을 줄이고, 또한 즐거움을 주기 위해 약간의 음식을 입으로 먹게 할 수 있다. 환자의 삼킴을 정기적으로 평가하는 것이 중요한데, 이를 통해 ① 점차적으로 악화되는 기능을 가능한 한 보상할 수 있도록 하고, ② 심각한 흡인과 폐의 문제에 대한 위험을 최소화하고, ③ 필요한 경우 적절한 비구강식사 방법을 도입하여 최적의 영양과 수분 공급이 유지되도록 해야 한다.

이런 목표와 전반적인 경과에 대해 환자와 상담하는 것이 매우 중요하다. 환자와 보호자에게 권고되는 모든 방법의 위험성과 이로운 점에 대해 알려 주어야 한다. 구강식사의 특성과 구강식사를 계속 유지할지에 대한 궁극적인 결정은 환자가 내리는 것이다.

1. 신경학적 질환 혹은 신경근육 질환과 관련된 삼킴장애

다수의 퇴행성 신경학적 질환 그리고 신경근육 질환들은 다음에 설명되어 있는 바와 같은 삼킴장애를 일으킨다.

1) 알츠하이머병

알츠하이머병(Alzheimer' s disease)은 진행성 치매를 특징으로 하는 질환으로 식사와 삼킴에 많은 장애를 초래한다. 처음에 환자는 종종 음식에 대한 실인증

(agnosia)을 보이는데, 즉 환자는 앞에 놓여 있는 음식을 보고도 그것을 음식으로 인지하지 못하는 것이다. 가령 만일 환자에게 샌드위치와 연필, 가위 중에서 먹을 수 있는 것을 변별하여 인지하도록 하면, 환자는 샌드위치를 먹을 것으로 분간해내지 못한다. 이로 인해 환자는 음식을 입 안에 넣고 삼키는 것이 어렵게 되고, 환자가 입을 벌리고 음식을 받아들이는 데 시간이 오래 걸리는 이유가 설명된다. 치매가 진행됨에 따라 이런 환자는 종종 식사와 삼킴에 모두 실행증을 보이게 된다. 식사실행증(feeding apraxia)이 있는 환자는 스스로 음식을 먹기 위해 도구를 사용하는 것이 어렵다. 환자가 숟가락이나 포크를 들고 마치 어느 쪽으로 사용해야 하는지를 알아내려는 듯이 손으로 이리저리 돌려보는 것을 관찰할 수 있을 것이다. 삼킴실행증(swallowing apraxia)은 삼킴의 구강단계를 시작하는 것을 어렵게 한다. 환자는 음식을 입 안에서 이리저리 움직이며 마치 음식을 어떻게 해야 할지, 그리고 어떻게 삼키기 시작할지를 알아내려는 듯한 탐색행동을 보이거나 혹은 아무런 혀의 움직임을 보이지 않은 채 몇 분 동안 음식을 입 안에 물고 있기도 할 것이다. 이와 같은 환자는 또한 음식에 대한 구강촉각실인증(oral tactile agnosia)을 보인다. 입 안의 음식을 인지하지 못하므로 환자가 삼킴의 구강단계를 시작할 이유가 없어지고, 이것이 음식을 삼키지 않고 입 안에 물고 있게 하는 하나의 원인이 되는 것이다.

알츠하이머병 환자는 삼킴실행증뿐만 아니라 삼킴의 생리학적 측면에서도 변화를 보일 수 있는데, 여기에는 씹기를 위한 혀의 측면운동의 저하, 인두삼킴 유발의 지연, 양측 인두약화, 후두상승의 감소, 혀의 기저부의 뒤쪽 움직임 저하를 포함한 인두의 비정상적인 움직임이 포함된다(Horner, Hlberts, Dawson, & Cook, 1994). 보통 실인증(agnosia)과 삼킴실행증이 먼저 나타나고 점차적으로 환자의 구강식사가 심하게 느려지며 적절한 영양과 수분을 섭취하는 것을 위협하는 정도까지 악화되어 간다(Suski & Nielsen, 1989). 일부 환자는 한 번 삼키는 데 3~4분이 걸리기도 한다.

이에 기초하여 알츠하이머병 환자의 식사와 삼킴을 평가할 때 입 안에 음식을 넣는 데 걸리는 시간과, 삼킴의 구강단계를 시작하는 데 걸리는 시간을 측정하는 것은 매우 중요한 요소가 된다. 보호자가 환자를 먹이는 데 얼마나 많은 시간이 소요되는가? 식사를 하는 데 지체되는 정도가 영양과 수분을 공급하기에 아주 심각한 상태일 수도 있다. 종종 제6장에서 설명한 바와 같이 입 안에 음식을 넣기 전에 그리고/또는 음식이 입 안에 있을 때 감각입력(sensory input)을 높이는 방법이 입에 음식을 받아들이는 것과 삼킴의 구강단계를 시작하는 것을 빠르게 할 것이다. 모든 감각 강화방법이 보호자나 먹여 주는 사람의 조절하에 있기 때문에 얼마 동안은 치매환자에게 성공적으로 사용될 수 있다. 알츠하이머성 치매는 천천히 진행될 수도 있고 진행 속도가 빠를 수도 있다. 어느 쪽이든 삼킴치료전문가가 환자의 식사나 삼킴을 두드러지게 향상시키는 데 능력의 한계를 느낄 만큼 환자가 퇴행하는 시점이 올 것이다. 삼킴치료전문가는 반드시 환자가 더 이상 삼킴치료에서 얻는 효과가 없는 시점을 확인하고 환자관리를 중지해야 한다.

2) 다른 유형의 치매가 구강인두 삼킴에 미치는 영향

다른 유형의 치매 또한 구강인두삼킴 능력에 영향을 미칠 수 있다. 현재 다양한 유형의 치매환자에게서 나타나는 삼킴패턴의 차이를 명확하게 규명한 연구는 없다. 그러나 저자의 경험에 따르면 일부 치매환자, 보통 기질적 뇌증후군(organic brain syndrome) 혹은 다발성 뇌졸중으로 인한 치매환자는 대뇌겉질에서 조절되는 삼킴의 측면과 뇌줄기(brainstem: 숨뇌, medulla)에 의해 조절되는 삼킴의 부분(즉, 삼킴의 구강준비 그리고 구강단계와 삼킴의 인두단계적 측면)이 분리되는 양상을 보인다. 즉, 이런 환자는 정상적인 혀의 움직임으로 음식덩이를 구강에서 밀어 넘기며 지시에 따라 삼킴을 시작하지만 인두삼킴은 유발되지 않는다. 환자에게 다시 한 번 삼키라는 지시를 하면 일반적으로 환자는 '삼켰다' 고 한다. 이는 환자가 자발적으로 대뇌겉질에서 조절하는 삼킴의 측면을 시작했지만, 삼킴의 구강단계를 조절하는 대뇌겉질과 삼킴의 인두단계를 조절하는 숨뇌 사이의 신경통로가 분명

차단된 것을 말한다. 일반적으로 음식덩이가 인두 안의 여러 곳에 고인 지 몇 분 후에야 이런 환자는 운동적인 면에서 정상적인 인두삼킴이 유발된다. 아마도 대뇌겉질에서부터 숨뇌에 이르는 신경신호(neural signal)의 전달 속도와 지속성에 문제가 있는 것으로 보인다. 이들에게는 제6장에서 설명한 바와 같이 강한 맛을 통해 감각입력을 높이는 것이나, 큰 음식덩이 혹은 온도-촉각자극법과 같은 구강감각을 높이는 기법이 효과적이다.

3) 근육 위축 가쪽 경화증

근육위축가쪽경화증(amyotrophic lateral sclerosis, ALS)은 진행성 질환이다. 이 질환은 보통 상부운동신경(upper motor neuron)과 하부운동신경(lower motor neuron)이 점차적으로 퇴화되고, 이는 겉질숨뇌로(corticobulbar tracts)나 겉질척수로(corticospinal trackts) 혹은 양쪽 모두에 두드러진 영향을 미칠 수 있다. 겉질숨뇌로에 주로 영향이 있는 환자는 삼킴장애가 종종 혀의 움직임의 감소로 시작되어 환자가 음식을 씹기 위해 측면으로 움직이는 일이 어렵게 되고 구강에서 음식물을 조절할 수 없게 된다(Dworkin & Hartman, 1979; Kilman & Goyal, 1976). 환자는 음식의 점도가 증가됨에 따라 필요한 혀의 압력을 증가시킬 수가 없다. 따라서 음식의 농도가 짙어지면 어려움이 더욱 가중된다. 환자는 보통 된 음식과 씹기를 필요로 하는 음식을 먹는 것을 자연적으로 꺼리기 시작한다. 종종 입술 폐쇄가 감소되어, 침이나 음식물이 입 밖으로 흘러나오게 된다. 입천장 기능이 저하될 수도 있는데, 이로 인해 음식덩이를 입 안에 물고 있기 위해 입천장이 앞쪽으로 돌출되는 것과 삼킬 때 입천장이 상승되는 것이 감소된다(Robbins, Logemann, & Kirshner, 1982). 보통 질환이 진행되는 후반부에, 후두상승이 감소되면서 기도 입구를 완전히 폐쇄하는 데 장애가 생겨 삼키는 동안 음식물이 기도에 침습되고, 삼킴 후에 침습된 음식물이 흡인된다. 병의 진행 초기에는 혀의 기저부의 뒤쪽 움직임과 인두의 수축이 감소되어 삼킴 후 인두에 음식 잔여물이 남아 있게 된다. 그러면 이 음식물은 환자가 삼킴 후 숨을 들이쉴 때 흡인될 수 있다. 보통 혀의 기저부의 뒤쪽 당김과 인두의 수축은 같은 시기에 영향을 받게 되어 인두삼킴의 유발이 지연된다. 이 시기에 종종 온도-촉각자극법은 약 6~12개월 정도의 기간 동안 도움이 된다. 환자에게 스스로 이 기법을 사용하도록 교육할 수 있다. 그러나 신경계가 계속 퇴화되어 가기 때문에 어느 시점에서 이 방법의 효율성이 감소된다. 기도를 보호하기에 적절한 정도의 후두기능이 남아 있기만 하다면, 환자는 점차적으로 식단의 점도를 액체와 묽게 으깬 음식 농도로 바꾸어 가면서 입으로 먹을 수 있다.

노스웨스턴 의과대학에서 주로 겉질숨뇌로의 문제를 보이는 ALS환자 20명을 대상으로 삼킴장애가 시작됐을 때부터 구강식사를 할 수 없게 되었을 때까지 추적조사를 하였다. 이런 환자는 모두 구강근육조직의 문제에서부터 질환이 시작되었고, 이후로 호흡과 팔다리의 신경근육 조절의 문제로 진행이 되었다. 삼킴의 신경근육 조절의 퇴화로 진행된 것은 그중 16명으로 구강부분의 혀 조절, 혀의 기저부의 움직임 그리고 인두 수축의 저하로 시작되었고 그 다음 인두삼킴의 유발의 지연이 나타났다. 몇몇 환자는 반지인두근장애(cricopharyngeal disorder)를 보였는데, 이는 보통 후두 움직임의 저하로 인한 것이었다(Smith, Mulder, & Code, 1957). 이런 환자에게 보통 반지인두근 절단술은 효과적이지 않았는데, 아마도 반지인두근 문제가 후두 움직임의 저하와 관련이 있기 때문이며, 또한 삼킴의 인두, 후두 그리고 구강 측면에서의 인두삼킴의 유발을 포함한 삼킴장애의 중증도 때문일 것이다. 환자들은 상부식도조임근이 열린다고 해도 상부소화관으로 음식물을 밀어 넘기기 위한 적절한 압력을 생성하는 일이 불가능하다.

겉질척수로(corticospinal tracts)에 주된 문제가 있는 환자는 종종 초기 진단 후 몇 년이 지날 때까지 삼킴의 변화를 느끼지 않는다. 그들의 삼킴장애 특성은 일반적으로 겉질숨뇌로에 주된 문제를 보이는 환자와는 매우 다르며 종종 입천장 움직임의 저하와 인두벽 수축 저하의 문제를 나타낸다. 이런 환자의 삼킴장애의 첫 번째 징후는 아마도 천천히 진행되는 체중감소일 것이다. 그래서 환자 자신은 아무런 삼킴의 문제를 감지하지 못할 것이다.

보통 ALS 환자의 삼킴 관리는 단순히 피로감만을 가져올 수 있는 적극적인 훈련보다는 보상적인 방법을 사용한다. 삼킴장애는 운동신경질환의 첫 번째 징후일 수 있다. 이는 혀의 근육부분수축(fasciculation)과 함께 나타날 수 있고 말소리(speech)의 변화를 수반할 수 있다.

4) 아동의 운동신경질환: 버디히-호프만씨병

버디히-호프만씨병(Werdnig-Hoffmann disease)은 약 12~18개월 된 유아에게서 운동발달지표(motor milestone)가 나타나지 않기 시작했을 때 진단되는 아동 운동신경질환 중 하나로 심한 형태를 띤다. 보통 아동은 3세에서 3 1/2세까지 어깨에서부터 아래로 마비가 된다. 삼킴의 인두단계는 종종 약 18~24개월 정도 되었을 때, 말이나 삼킴에 대한 구강기능은 정상인 상태에서 영향을 받기 시작한다. 노스웨스턴 기념병원에서 이 질환이 있는 6명의 아동을 추적조사하는 종단연구를 실시하였다. 모든 아동이 보통 약 3세쯤 되는 시점에서 어깨부터 아래로 완전히 마비되고 인공호흡기를 하고 있을 때조차도 정상 조음과 씹기 위한 구강운동기능, 삼킴 동안 구강이동이 유지되었다. 그 시기에 인두삼킴은 인두삼킴의 지연, 편측 혹은 양측 인두벽 수축의 심한 기능저하, 그리고 후두상승의 저하로 인해 전혀 기능적이지 못하였다. 나중에는 삼킴 후 만성 흡인을 보였다.

이 질환과 관련된 삼킴장애를 위한 관리책략은 일반적으로 보상책략(compensatory strategies)이 사용되는데, 적극적인 훈련은 일반적으로 피로를 가져오기 때문이다. 여기에는 자세 변경, 온도-촉각자극법과 같은 감각강화기법이 포함된다. 가벼운 성문위삼킴 또한 도움이 될 수 있다. 그러나 운동신경질환이 있는 성인과 마찬가지로 이런 모든 책략은 신경계가 계속적으로 퇴화함에 따라 결과적으로는 효과가 없어진다. 이런 아동이 비구강식사를 한다고 해도, 머리 자세변경은 분비물(secretions)을 관리하는 데 도움이 될 수 있다.

5) 파킨슨병

파킨슨병(Parkinson' s disease) 환자는 삼킴의 세 단계에서 모두 다양한 삼킴장애를 보일 수 있다(Blonsky, Logemann, Boshes, & Fisher, 1975; Donner & Silbiger, 1966; Hurwitz, Nelson, & Haddad, 1975; Kilman & Goyal, 1976; Leopold & Kagel, 1996; Logemann, Blonsky, & Boshes, 1975; Nowack, Hatelid, & Sohn, 1977; Robbins et al., 1982, 1986). 삼킴의 구강단계에서 파킨슨병 환자는 종종 전형적으로 음식덩이(bolus)를 혀로 밀어 넘기는 데 있어서 반복적인 앞-뒤 굴림(anterior-posterior rolling) 패턴을 보인다. 음식덩이는 삼킴이 시작될 때 정상적인 위치에 자리잡는다. 그런 다음 혀의 중간선(midline)에서 음식덩이를 뒤쪽으로 굴린다. 그러나 종종 혀 뒤가 아래로 내려가지 않고 음식덩이는 다시 앞쪽으로 굴러간다. 이런 음식덩이의 뒤쪽-앞쪽 움직임은, 한 번의 앞쪽-뒤쪽 혀 움직임으로 음식덩이를 충분히 밀어 넘겨 결국엔 음식덩이를 통과시킬 수 있을 만큼 혀 뒤를 내릴 때까지 여러 번 반복될 수 있다(Blonsky et al., 1975; Massengill & Nashold, 1969a). 이런 혀 근육조직에서의 '서두름증(festination)' 유형은 어느 정도의 근육경직(rigidity)을 수반할 수 있다(환자는 삼킴의 준비 자세에서 음식덩이를 물고 있기 위해 한 번 뒤쪽 혀를 올리면 이를 내릴 수가 없다.).

일부 파킨슨병 환자는 보통 경미하기는(2~3초) 하지만 인두삼킴의 유발에 지연을 보인다. 한 번 인두삼킴이 유발되면, 인두벽의 수축과 혀의 기저부의 뒤쪽 움직임이 종종 감소되어 삼킴 후에 후두계곡과 조롱박굴에 음식 잔여물이 남게 된다(Donner & Silbiger, 1966; Silbiger, Pikielney, & Donner, 1967). 이 잔여물은 매번 연속해서 삼킬 때마다, 특히 음식물이 만약 진한 으깬 음식 혹은 푸딩 농도라면 증가할 것이다. 질환의 후기 단계에 환자는 후두 근육조직의 문제가 심해질 수 있어서, 삼킴 동안 후두상승과 후두폐쇄가 불완전하게 되고 삼킴 도중 일부 음식물이 기도로 들어가게 된다. 이런 환자의 흡인은 혀의 기저부와 인두벽의 기능저하로 인해 삼킴 후 인두에 남아 있는 음식물에 의해 더욱 자주 일어난다. 이 잔여물은 환자가 삼킴 후 숨을 들이쉴 때 열려 있는 기도 안으로 떨어진다. 간혹 파킨슨병 환자는 반지인두근 접합부(cricopharyngeal junction) 혹은 상부식도조임근(upper esophageal sphincter)의 장애를 보이는데, 이는 보통 후두상승의 저하와 혀의 기저부 그리고/또는 인두벽 움직임의 저하 모두와 관련이 있다. 일부 저자는 이런 환자에게서 반지인두근 장애의 발생률이 높다고 보고하였고(Donner & Silbiger, 1966), 조임근에서 반지인두 근육조직부분의 이완에 문제가 있는 것을 지적하였다.

저자의 경험에 따르면, 파킨슨병 환자의 삼킴장애의 진행은 혀의 기저부의 뒤쪽 당김의 저하와 혀의 반복적인 회전-굴림(rocking-rolling) 움직임에서 시작된다. 그리고 인두삼킴 유발이 지연된다. 병이 진행됨에 따라 혀의 기저부 움직임과 인두수축이 악화되고 삼킴 동안 후두의 상승과 폐쇄 또한 부적합하게 될 수 있다. 반지인두근 기능저하도 발생할 수 있다. 모든 파킨슨병 환자가 심지어 병이 진행된 단계에서도 심한 삼킴장애를 보이는 것은 아니며, 장애와 환자 사이의 진행에 어느 정도 다양성이 있다는 것에 주의해야 한다.

많은 파킨슨병 환자가 휴식 시 머리와 목의 다양한 구조들에 떨림(tremor)을 보인다. 떨림은 턱, 구강 부분의 혀 혹은 혀의 기저부, 여린입천장 그리고/또는 후두에 발생할 수 있다. 파킨슨병 환자 혹은 다른 운동장애 환자에게 방사선촬영 검사를 시작할 때, 임상가는 환자의 입에 음식을 넣기 전에 비디오투시조영기(videofluoroscopy)를 켜고 휴식 시에 환자의 구강과 인두에 떨림이 있는지 관찰해야만 한다. 파킨슨병 환자와는 대조적으로 본태떨림(essential tremor) 환자는 삼킴장애가 없는 것으로 나타났지만(Blonsky et al., 1975), 머리와 목의 구조에 역시 약간의 떨림을 보일 수 있다.

구강인두 삼킴의 문제가 파킨슨병의 첫 번째 징후일 수 있다. 앞서 설명한 혀의 회전-굴림 움직임은 특히 이 병의 진단학적 징후 중의 하나다. 만일 삼킴치료전문가가 환자의 구강인두 삼킴장애의 원인으로 파킨슨병의 가능성이 의심된다면, 신경과 의사에게 의뢰하는 것이 좋다. 만일 진단이 확정되지 않는다면, 삼킴치료전문가와 신경과 의사는 가능한 증상의 진전이나 변화에 대한 추적조사를 위해 6개월에서 1년 후에 환자를 재평가해야만 한다.

파킨슨병 말기에는 치매가 발생할 수 있는데, 이는 식사와 삼킴의 관리를 어렵게 만들 것이다(Bine, Frank, & Mcdade, 1995). 환자는 어떤 치료책략을 사용하기 위해 지시에 따르는 일이 불가능해질 수 있으며, 그런 경우에는 보상 방법을 사용하는 것이 아마도 가장 효과적일 것이다. 환자는 또한 심한 경직을 보일 수 있는데, 이로 인해 자세 변경방법(postural changes)을 사용하기 어렵게 된다. 따라서 일부의 경우, 식단의 조절 혹은 비구강식사가 필요할 수도 있다.

파킨슨병으로 인한 삼킴장애 환자는 최근 진단을 받은 환자가 약물치료를 시작했을 때 혹은 약물을 새로운 것을 바꾸었을 때 삼킴기능의 향상을 보일 수 있다. 파킨슨병으로 인한 삼킴장애로 최근 진단된 환자에게 임상가는 삼킴치료를 시작하기 전에, 환자의 삼킴에 대한 약물의 효과를 확인하기 위해 몇 주 동안 기다려 보고 싶어 할 수도 있다. 일부 파킨슨병 환자의 경우, 삼킴장애는 환자가 최적의 약물 용량에 도달했을 때, 흡인 없이 기능적인 수준으로 눈에 띄게 향상된다(Bushmann, Dobmeyer, Leeker, & Perlmutter, 1989; Fonda, Schwarz, & Clinnick, 1995).

파킨슨병에서 약물이 삼킴에 미치는 효과에 대한 종단연구(longitudinal studies)가 필요하다. 파킨슨병 환자는 종종 혀, 입술 그리고 후두상승을 위한 적극적인 운동범위 훈련(range-of-motion exercise)에 매우 좋은 반응을 보인다. 입술과 혀의 훈련과 함께 노력삼킴, 멘델슨법, 노력숨참기(effortful breath-hold) 그리고 가성발성 훈련(falsetto exercise)도 모두 함께 사용할 수 있다. 보통 환자에게 이런 훈련을 아침과 밤에 각각 10~12분간 하도록 권장한다.

6) 회색질척수염후 증후군

1950년대 유행한 회색질척수염(postpolio syndrome)을 앓은 환자, 특히 숨뇌회색질척수염(bulbar polio)이 있었던 환자가 현재에 와서 종종 삼킴의 문제를 포함한 근육의 약화가 심해지는 것을 보인다(Bosma, 1953; Buchholz, 1994c). 흥미롭게도 이런 환자는 초기에 회색질척수염을 앓고 있던 기간 중에는 삼킴의 문제를 보이지 않았을 수도 있다(Ivanyi, Phoa, & de Visser, 1994; Sonies & Dalakas, 1991). 이런 환자가 보이는 삼킴 문제에는 편측 그리고 양측 인두벽의 약화, 혀의 기저부의 뒤쪽 당김(retraction)의 저하 그리고 후두상승의 저하로 인한 후두 안뜰(laryngeal vestibule)의 폐쇄저하가 포함된다. 이런 모든 장애로 인해 인두의 여러 곳에 잔여물이 남게 되고, 이는 삼킴 후 흡인의 위험요인이 된다. 보통 환자의 삼킴생리에 맞게 선택된 자세 변경이 흡인의 위험을 감소시키고 좀 더 안전한 삼킴을 촉진시킨다. 그러나 흥미롭게도 이런 환자 중 다수가 자세변경으로 삼킴의 효율성이 증가한 사실을 받아들이지 않아서 반드시 임상가와 함께 비디오테이프를 재검토하면서 그 가치를 설명하고 토의해야만 한다. 대부분의 경우 적극적인 훈련은 삼킴의 메커니즘을 강화시키기보다는 피로하게 한다. 따라서 보통 보상책략 방법을 선택한다.

7) 다발성경화증

다발성경화증(multiple sclerosis, MS) 환자는 보통 대뇌겉질에서부터 뇌줄기 그리고 소뇌에서 숨뇌척수로로 이어지는 신경 시스템에 다발성 플라크(multiple plaque)가 생긴다. 이런 환자가 삼킴에서 보이는 장애는 대뇌겉질에서부터 뇌줄기 그리고 뇌신경이 분포하는 말초신경의 신경학적 손상과 관련이 있을 것이다. 이런 손상은 단일하게 혹은 다발적으로 뇌신경에 영향을 미칠 수 있기 때문에, MS환자는 다양한 유형의 삼킴장애를 보일 수 있다(Daly, Code, & Andersen, 1962; Kilman & Goyal, 1976). 만일 혀밑신경(hypoglossal nerve)이 손상되었다면, 음식덩이의 조절, 씹기 그리고 구강통과(oral transit)에 대한 환자의 혀 조절이 어느 정도 감소될 것이다. 만일 X번 뇌신경이 손상되었다면, 환자는 혀의 기저부의 움직임, 인두벽 운동 그리고 후두기능에 저하를 보일 것이다. 만일 IX번 뇌신경이 손상되면 인두삼킴의 유발이 지연될 것이다(Silbiger et al., 1967). 만일 이 세 가지 모두 혹은 다른 뇌신경이 손상되면 환자는 복합적인 삼킴장애를 보일 것이다.

노스웨스턴 의과대학에서 MS 환자 150명을 대상으로 한 연구를 보면, 인두삼킴의 지연(delayed swallowing reflex)과 인두벽수축의 저하가 이런 환자에게 가장 흔하게 발생하는 문제였다. 삼킴의 문제를 호소하는 MS 환자 그룹과 삼킴에 문제를 호소하지 않는 MS 환자 그룹을 비교 연구한 결과, 모든 환자가 삼킴장애를 보이는 것으로 나타났다(Fabiszak, 1987). 문제를 호소하지 않는 환자는 경미한 삼킴의 문제를 보였다. 이 연구에서 가장 흔하게 나타나는 삼킴장애는 인두삼킴 유발의 지연과 후두계곡에 잔여물을 남기는 혀의 기저부의 뒤쪽 당김과 인두벽 수축의 저하였다. 숨뇌 손상을 보이는 환자는 혀 기능의 저하와 함께 후두폐쇄 또한 저하되는 경향이 있었다. 그러나 후에 언급한 장애는 매우 드물었으며, 병이 진행된 모든 환자에게서 나타나지는 않았다. MS 환자는 인두삼킴의 유발을 향상시키기 위한 온도-촉각자극법(thermal-tactile stimulation)과 같이 감각입력을 높이도록 고안된 치료방법에 좋은 반응을 보인다(Sorensen, Brown, Logemann, Wilson, & Herndon, 1994).

MS 환자가 새로 약물을 복용했을 때 종종 삼킴기능이 향상되는 것을 볼 수 있으나, 아직 이런 환자의 삼킴에 대한 약물의 효과를 체계적으로 조사한 연구는 없다. 일부 MS 환자에게는 인지기능장애와 치매가 발생한다. 이와 같은 환자에게는 보상책략, 특히 자세변경과 감각강화 방법이 매우 중요하다.

8) 중증근무력증

근육신경 접합부(myoneural junction)의 생화학 변화로 인해 발생하는 신경학적 질환인 중증근무력증(myasthenia gravis)은 일반적으로 근육조직의 반복적인 사용에 따라 피로도가 더해지는 것으로 나타난다(Carpneter, McDonald, &

Howard, 1979; Donner, 1974; Silbiger et al., 1967). 발병 초기부터 가장 흔히 뇌신경이 영향을 받는다. 보통 안구근육이 가장 우선적으로 영향을 받아 눈꺼풀 처짐(ptosis)이 발생한다고 하지만, 뇌신경의 지배를 받는 다른 근육조직 또한 초기 증상으로 관련될 수 있다(Aronson, 1971, 1980; Carpenter et al., 1979; Donner, 1974; Donner & Silbiger, 1966). Aronson(1974)은 중증근무력증의 첫 번째 증상으로 후두기능장애를 보인 예를 보고하였다. 노스웨스턴 의과대학에서는 초기 증상으로 식사 중 삼키는 동안에만 인두벽에 영향이 있었던 두 명의 환자가 있었다. 이런 환자에게서, 인두수축은 여러 번 반복함에 따라 점차적으로 감소되어 나중에는 인두수축이 전혀 나타나지 않았다. 중증근무력증의 초기 증상이 인두수축근에만 단독적으로 나타나는 것은 비교적 드문 일이며, 환자가 식사를 시작했을 때 그리고 계속적으로 약 15~20분간 삼킴 후에 투시조영 검사(fluoroscopy)를 완료하지 않고서는 종종 증거기록을 남기기가 어렵다. 중증근무력증 환자는 감정적인 문제로 인한 삼킴장애로 잘못 진단되어, 심리치료나 심리치료적 접근(psychotherapeutic treatment)을 위해 의뢰될 수 있다. 그런 환자 중 한 명은 중증근무력증을 정신과질환으로 잘못 진단하여 6개월간 전기충격치료(electroshock therapy)를 받았다. 따라서 삼킴치료전문가는 가능한 삼킴장애의 한 원인으로, 특히 사용함에 따라 삼킴이 악화되고 쉬고 나면 향상되는 문제가 있는 병력이 있으면 중증근무력증을 염두에 두는 것이 중요하다. 실제로 임상에서, 말하는 동안 콧소리(nasality)를 증가시키고 삼킬 때 코 안으로 음식물의 환류를 초래하는 혀 근육조직이나 입천장기능(velar function)에만 문제가 있는, 혹은 환자의 씹는 능력에 영향을 미치는 씹기 근육에만 문제가 있는 중증근무력증 환자를 경험한 일이 있다.

중증근무력증에 대한 진단적 평가로 텐실론을 투약하기 전과 후의 삼킴, 언어, 혹은 다른 기능을 평가하는 텐실론 검사(tensilon test)를 할 수 있다. 마찬가지로 환자에게 15~20분 동안 식사를 하게 하고, 먹기 전후로 수정된 바륨삼킴 검사(modified barium swallow)를 반복하여 피로효과를 평가하는 데 이용할 수 있다. 일반적으로 이 병에 대한 약물치료가 삼킴기능을 향상시킨다. 삼킴관리에서는 보상책략이 보통 가장 최선의 방법이 되는데, 왜냐하면 적극적인 훈련은 피로를 가중시키기만 하기 때문이다. 또한 환자에게 특정 근육의 관련 여부에 근거하여 가장 잘 삼킬 수 있는 식단을 추천해 주고, 하루에 세 번 많은 양의 식사를 하는 것보다 조금씩 여러 번 먹도록 해야 한다.

9) 근육퇴행위축

근육퇴행위축(muscular dystrophy)의 많은 유형이 삼킴 메커니즘에 영향을 미친다. 지속적인 수축과 관련 근육을 이완시키는 것이 어려운 특성을 보이는 **근육긴장퇴행위축**(myotonic dystrophy)은 종종 씹는 근육인 목빗근(sternocleidomastoid)과 반지인두(상부식도)조임근(cricopharyngeal(upper esophageal) sphincter)에 영향을 미쳐서 조임근의 근육부분, 즉 반지인두근이 적절하게 이완되지 못하여 삼키는 동안 후두의 움직임과 조임근의 열림이 잘 이루어지지 않는다(Casey & Aminoff, 1971; Donner & Silbiger, 1966; Hughes, Swann, Gleeson, & Lee, 1965; Kilman & Goyal, 1976; Siegel, Hendrix, & Collins, 1966). 이런 환자는 반지인두근 접합부(cricopharyngeal juncture)를 통과하지 못한 음식물이 조롱박굴에서 넘쳐흘러 기도로 들어가기 때문에 흡인을 보일 수 있다. 만일 자세한 평가에서 반지인두근의 과다긴장이 밝혀진다면, 아마도 반지인두근 절단술이 적합할 것이다.

눈과 인두근육에 선택적으로 영향을 미치는 근육퇴행위축인 **눈인두근퇴행위축**(oculopharyngeal dystrophy)은 인두수축의 저하와 반지인두근 접합부(cricopharyngeal juncture)의 근육 부분에 기능장애를 가져올 수 있다(Aarli, 1969; Duranceau, Letendre, Clermont, Levisque, & Barbeau, 1978; Kilman & Goyal, 1976). 이런 환자는 종종 인두수축의 강도가 저하되어 인두를 통해 음식물을 밀어 넘길 수 없으며, 또한 반지인두조임근의 근육 부분이 이완되지 않아서 후두의 앞쪽 그리고 위쪽 움직임과 조임근의 열림이 이루어지지 않아 음식물이 반지인두조임근을 통과하지 못한다.

근육퇴행위축의 다른 유형 또한 인두에 영향을 미쳐서 인두수축의 강도가 감소될 수 있다. 어떤 유형의 근육퇴행위축 환자든지 간에 이것이 가장 공통적인 삼킴장애다(Silbiger et al. 1967). 일반적으로 다양한 유형의 근육퇴행위축의 삼킴장애 관리에서 가장 효과적인 것은 보상책략(compensatory strategies)이다.

10) 근육긴장이상

근육긴장이상(dystonia)은 불수의적이고 불규칙적인 머리, 목, 몸통, 팔다리 근육의 만성적인 비틀림(contortions)의 특성을 보이는 비교적 드물게 나타나는 만성 질환으로, 언어 그리고/또는 삼킴에 영향을 미칠 수 있다. Bosma 등(1982)은 약물로 인해 초래된 근육긴장이상 환자 한 명을 대상으로 자세한 삼킴 검사를 시행하였다. Bosma에 따르면 근육긴장이상은 삼킴을 위한 준비에서 음식물을 조작하기 위한 자발적인 움직임을 시작하려고 할 때 악화될 수 있다고 한다. 근육긴장이상의 움직임이 악화됨에 따라 입술 밀폐(labial seal)도 잘되지 않아서 음식물을 입에서 놓치게 된다. 삼킴을 시작하기 위해 음식덩이를 모으는 것에 아마도 심한 장애를 보일 것이며, 일부 음식물이 미숙한 상태로 혀의 기저부 너머로 흘러내릴 수 있다. 구강통과시간(oral transit times)이 늦으며, 음식덩이를 밀어 넘기는 혀의 움직임이 체계적이지 않다. 일단 인두삼킴이 유발되면, 삼킴의 인두단계의 운동 조절은 보통 정상적이다.

11) 피부근육염

피부근육염(dermatomyositis)은 다발근육염(polymyositis) 혹은 여러 근육이 관련되는 것이 독특한 특성인 아교질 질환(collagen disease)이다. 다발근육염은 보통 삼킴장애를 일으킨다(Dietz, Logemann, Sahgal, & Schmid, 1980; Metheny, 1978). 인두수축의 저하와 반지인두근 기능장애가 이런 환자에게서 관찰되는 두

가지 주된 삼킴의 문제다.

12) 신경학적 질환의 초기 징후로써의 구강인두 삼킴장애

진행성 신경학적 질환이 있는 일부 환자에게 삼킴장애가 가장 먼저 나타나는 증상인 경우가 있다. 파킨슨병, 중증근무력증, 근육위축가쪽경화증 그리고 길랭-바레 모두 초기에 삼킴장애를 보일 수 있다(Buchholz, Neumann, Jones, & Ravich, 1995). 파킨슨병 환자는 혀의 회전-굴림(rocking-rolling) 움직임만 단독적으로 보이거나 혹은 혀의 기저부의 움직임의 저하 그리고/또는 입술폐쇄의 저하 그리고 후두상승의 저하를 함께 보일 수 있다. 중증근무력증 환자는 보통 삼킴 동안 선택적인 근육의 사용에 따른 피로를 보인다. 따라서 이런 환자에게는 비디오투시조영 검사 동안 피로도 검사를 하는 것, 즉 먹기 전과 후로 검사를 반복하는 것이 권고된다. ALS 환자는 입술폐쇄의 저하, 미세한 혀의 조절기능 감소, 혀의 근육부분수축(fasciculations)을 동반한 혹은 동반하지 않은 씹기를 보일 수 있다. 또한 여린입천장에 영향이 있을 수도 있다. 길랭-바레 환자는 모든 인두 구조의 운동범위가 감소되고 전반적으로 약한 삼킴을 보일 수 있다. 뇌줄기 종양(brainstem tumor) 환자 또한 점차적으로 삼킴장애가 진행될 수 있는데, 보통 인두 삼킴의 유발에 영향이 있으며, 후두상승의 저하 그리고 혀의 기저부 움직임의 저하를 보인다.

의학적 진단이 확인되지 않은 환자가 비디오투시조영 검사에서 심한 구강인두 삼킴장애를 보일 때는 구강인두삼킴 동안 구강과 인두의 운동패턴을 주의 깊게 관찰하고, 특정 신경학적 질환 환자에게서 나타나는 삼킴운동 패턴과 비교해 보아야 한다. 또한 삼킴치료전문가는 환자의 자세, 걸음 그리고 미세운동조절을 관찰해야 하는데, 종종 이런 것은 신경학적 진단에 결정적인 역할을 하는 환자의 운동조절 기능의 변화를 반영하기 때문이다. 뿐만 아니라 문제가 진행되어 가는지 여부를 확인하기 위해 병력을 세밀하게 조사해야 한다. 일반적으로 그런 환자는 우선적으로 신경과 의사에게 의뢰되어야 한다. 삼킴치료전문가는 신경과 의사에게 삼킴검사에 대한 결과기록지를 보내는 것뿐만 아니라 환자가 진료를 받기 전에, 의사에게 신경학적 질환 혹은 손상의 지표일 가능성이 있는 환자의 삼킴장애 특성을 미리 알리고 설명해야 한다(Buchholz, 1994a, 1994b). 뇌졸중, 특히 뇌줄기의 작은 뇌졸중 또한 삼킴기능장애만을 야기할 수 있다(Buchholz, 1993).

2. 삼킴장애를 일으키는 다른 퇴행성 질환

퇴화되는 특성을 보이는 다른 퇴행성 질환 혹은 상태가 삼킴의 문제를 가져올 수 있다. 그중 류머티즘 관절염(rheumatoid arthritis, RA)과 만성폐쇄성폐질환(obstructive pulmonary disease)을 들 수 있다.

1) 류머티즘 관절염

류머티즘 관절염이 삼킴에 관여하는 몇몇 구조에 영향을 미칠 수 있다. 이는 반지호미관절(cricoarytenoid joint)을 침범하여 삼키는 동안 호미연골의 움직임을 제한적으로 만들 수 있다. 호미연골은 성대를 내전시키기 위해 회전하며, 앞쪽으로 기울어져 기도 입구를 폐쇄하는 데 기여하기 때문에 반지연골(cricoid cartilage) 위의 호미연골의 움직임은 정상적인 삼킴에 중요한 역할을 한다. 돌발적인 류머티즘 관절염은 반지호미관절과 호미연골에 부기를 가져올 수 있어서 음식물이 호미연골 주변 그리고/또는 기도입구에 모여 있다가 삼킴 후 흡인이 될 수 있다. 환자 중 한 명은 후두암의 가능성을 배제하기 위해 생검(biopsy)을 해야 할 만큼 호미연골에 심한 부기를 보였다. 생검 결과 류머티즘 관절염과 일치하는 염증에 따른 변화인 것으로 나타났다.

류머티즘 관절염은 또한 목뼈(cervical vertebrae)의 부기를 초래하기도 하는데,

이것이 뒤쪽 인두벽에 영향을 미칠 수 있다(Ekberg, Redlund-Johnell, & Sjoblom, 1987). 이런 척추의 류머티즘성 변화는 삼킴기능을 향상시키기 위한 자세변경의 사용 또한 더 어렵게 할 수 있다. 더욱이 류머티즘 관절염은 턱관절(temporomandibular joint)에 손상을 입혀서 씹는 데 통증을 일으킬 수 있다. 류머티즘 관절염 환자의 질환이 갑자기 심해지면, 보통 문제를 완화시키기 위해 약물을 바꾸거나 혹은 양을 증가시킨다. 약물치료는 부종을 줄이고 삼킴을 향상시켜야 한다. 삼킴치료전문가는 관련 구조의 염증이 사라질 때까지 가능한 경우 구강식사를 촉진시킬 수 있는 보상책략을 소개할 필요가 있다.

2) 만성 폐쇄성 폐질환

호흡과 삼킴은 긴밀한 협응관계를 이루기 때문에, 만성 폐쇄성 폐질환(chronic obstructive pulmonary disease, COPD)과 같은 호흡기능의 변화는 삼킴의 문제를 일으킬 수 있다. COPD는 만성적인 호흡기류의 제한을 일으키는 생리학적 이상들을 일컫는 포괄적인 용어다(Coelho, 1987; Gold, 1985). COPD 환자에게서 나타나는 삼킴의 문제를 조사한 연구는 극소수며, 이런 환자군에서의 삼킴장애 발생률은 잘 알려져 있지 않다. 그러나 COPD에서의 삼킴장애에 관한 몇몇 논의에서 기도폐쇄의 어려움과 삼킴 중 흡인을 발견하였다.

기도폐쇄의 어려움이 만성 폐쇄성 폐질환으로 인한 것인지 혹은 폐질환으로 인해 가중된 문제인지의 여부에 대해서는 알려져 있지 않다. 일반적으로 이런 환자에게는 보상책략을 사용하는 것이 가장 좋은데, 왜냐하면 다른 유형의 훈련은 스트레스를 가중시키고 호흡 시스템을 사용해야 하며, 비효과적이기 때문이다. 자세변경, 식이변경, 감각강화 방법의 사용과 같은 보상책략은 일반적으로 근육운동이나, 특히 호흡계질환이 있는 환자에게 문제가 되는 기도폐쇄 시간을 증가시키지 않는다.

참고문헌

Aarli, J. (1969). Oculopharyngeal muscular dystrophy. *Acta Neurologica Scandinavina, 45,* 484-492.

Aronson, A. (1971). Early motor unit disease masquerading as psychogenic breathy dysphonia: A clinical case presentation. *Journal of Speech and Hearing Disorders, 36,* 116-124.

Aronson, A. (1980). *Clinical voice disorders: An interdisciplinary approach.* New York: Thieme Stratton.

Bine, J. E., Frank, E. M., & McDade, H. L. (1995). Dysphagia and dementia in subjects with Parkinson's disease. *Dysphasia, 10,* 160-164.

Blonsky, E., Logemann, J., Boshes, B., & Fisher, H. (1975). Comparison of speech and swallowing function in patients with tremor disorders and in normal geriatric patients: A cinefluorographic study. *Journal of Gerontology, 30,* 299-303.

Bosma, J. (1953). Studies of disability of the pharynx resultant from poliomyelitis. *Annals of Otology, Rhinology and Laryngology, 64,* 529-547.

Bosma, J., Geoffrey, V., Trach, B,, Weiffenbach, J., Kavanagh, J., & Orr, W. (1982). A pattern of medication induced persistent bulbar and cervical dystonia. *The International Journal of Orofacial Myology, 8,* 5-19.

Buchholz, D. W. (1993). Clinically brainstem stroke presenting primarily as dysphagia and nonvisualized by MRI. *Dysphagia, 8,* 235-238.

Buchholz, D. W. (1994a). Dysphagia associated with neurologic disorders. *Acta Oto-Rhino Laryngologica Belgica, 48,* 143-155.

Buchholz, D. W. (1994b). Neuorogenic dysphagia: What is the cause when the cause is not obvious? *Dysphagia, 9,* 245-255.

Buchholz, D. W. (1994c). Postpolio dysphagia. *Dysphagia, 9,* 99-100.

Buchholz, D., Neumann, S., Jones, B., & Ravich, W. (1995). Neurogenic dysphagia: Results of swallowing center neurologic evaluation of 228 cases [Abstract]. *Dysphagia, 10,* 137.

Bushmann, M. M., Dobmeyer, S. M., Leeker, L., & Perlmutter, J. S. (1989). Swallowing abnormalities and their response to treatment in Parkinson's disease. *Neurology, 39,* 1309-1314.

Carpenter, R., McDonald, T., & Howard, F. (1979). The otolaryngologic presentation of myasthenia gravis. *Laryngoscope, 89,* 922-927.

Casey, E., & Aminoff, M. (1971). Dystrophia myotonica presenting with dysphagia. *British Medical Journal, 2* (Suppl.), 443.

Coelho, C. (1987). Preliminary findings on the nature of dysphagia in patients with chronic obstructive pulmonary disease. *Dysphagia, 2.* 28-31.

Daly, D., Code, C., & Andersen, H. (1962). Disturbances of swallowing and esophageal motility in patients with multiple sclerosis. *Neurology, 12,* 250-256.

Dietz, F, Logemann, J., Sahgal, V., & Schmid, F. (1980). Cricopharyngeal muscle dysfunction in the differential diagnosis of dysphagia in polymyositis. *Arthritis and Rheumatism, 23,* 491-495.

Donner, M. (1974). Swallowing mechanisms and neuromuscular disorders. *Seminars in Rosentgenology, 9,* 273-282.

Donner, M., & Silbiger, M. (1966). Cinefluorographic analysis of pharyngeal swallowing in neuromuscular disorders. *American Journal of Medical Science, 251,* 600-616.

Duranceau, C., Letendre, J., Clermont, R., Levisque, H., & Barbeau, A. (1978). Oropharyngeal dyspgagia in patients with oculopharyngeal muscular dystrophy. *Canadian Journal of Surgery, 21,* 326-329.

Dworkin, J., & Hartman, D. (1979). Progressive speech deterioration and dysphagia in amyotrophic lateral sclerosis: Case report. *Archives of Physical Medicine and Rehabilitation, 60,* 423-425.

Ekberg, O., Redlund-Johnell, I., & Sjoblom, J. G. (1987). Pharyngeal function in patients with rheumatioid arthritis of the cervical spine and temporomadibular joint. *Acta Radiologica, 28,* 35-39.

Fabiszak, A. (1987). *Swallowing patterns in neurologically normal subjects and two subgroups of multiple sclerosis patients.* Unpublished doctoral dissertation. Northwestern University, Evanston, IL.

Fonda, D., Schwarz, J., & Clinnick, S. (1995). Parkinsonian medication one hour before meals improves symptomatic swallowing: A case study. *Dysphagia, 10,* 165-166.

Gold, P. M. (1985). Chronic obstructive pulmonary disease. In R. Conn (Ed.), *Current diagnosis* (pp. 339-343). Philadelphia: W. B. Saunders.

Horner, J., Alberts, M. J., Dawson, D. V., & Cook, G. M. (1994). Swallowing in Alzheimer's disease. *Alzheimer Disease and Associated Disorders, 8*(3), 177-189.

Hughes, D., Swann, J., Gleeson, J., & Lee, F. (1965). Abnormalities in swallowing associated with dystrophia myotonica. *Brain, 88,* 1037-1042.

Hurwitz, A., Nelson, J., & Haddad, J. (1975). Oropharyngeal dysphagia: Manometric and cine-esophagraphic findings. *Digestive Disease, 20,* 313-324.

Ivanyi, B., Phoa, S. S. K. S., & deVisser, M. (1994). Dysphagia in postpolio patients: A videofluorographic follow-up study. *Dysphagia, 9,* 96-98.

Kilman, W., & Goyal, R. (1976). Disorders of pharyngeal and upper esophageal sphincter motor function. *Archives of Internal Medicine, 136,* 592-601.

Leopold, N. A., & Kagel, M. A. (1996). Prepharyngeal dysphagia in Parkson's disease. *Dysphagia, 11,* 14-22.

Logemann, J., Blonsky, E., & Boshes, B. (1975). Dysphagia in Parkinsonism. *Journal of the American Medical Association, 231,* 69-70.

Massengill, R., & Nashold, B. (1969a). Cinefluorographic evaluation of swallowing in patients with involuntary movements. *Confinia Neurologica, 31,* 269-272.

Metheny, J. (1978). Dermatomyosities: A vocal and swallowing disease entity. *Laryngoscope, 88,* 147-161.

Nowack, W., Hatelid, J., & Sohn, R. (1977). Dysphagia in Parkinsonism. *Archives of Neurology, 34,* 320.

Robbins, J., Logemann, J., & Kirshner, H. (1982). *Velopharyngeal activity and during speech and swallowing in neurologic disease.* Paper presented at the American Speech-Language-Hearing Association annual meeting, Toronto.

Robbins, J., Logemann, J., & Kirshner, H. (1986). Swallowing and speech production in Parkinson's disease. *Annals of Neurology, 19,* 283-287.

Siegel, C., Hendrix, T., & Collins, J. (1966). The swallowing disorder in myotonia dystrophica. *Gastroenterology, 50,* 541-549.

Silbiger, M., Pikielney, R., & Donner, M. (1967). Neuromuscular disorders affecting the pharynx: Cineradiographic analysis. *Investigative Radiology, 2,* 442-448.

Smith, A., Mulder, D., & Code, C. (1957). Esophageal motility in amyotrophic laterla sclerosis. *Mayo Clinic Proceedings of the Staff Meetings, 32,* 438-441.

Sonies, B. C., & Dalakas, M. C. (1991). Dysphagia in patients with the postpolio syndrome. *New England Journal of Medicine, 324,* 1162-1167.

Sorensen, P., Brown, S., Logemann, J. A., Wilson, K., & Herndon, R. (1994). MS Care: Communication disorders and dysphagia. *Journal of Neurologic Rehabilitation, 8*(3), 137-143.

Suski, N. S., & Nielsen, C. C .(1989). Factors affecting food intake of women with Alzheimer's type dementia in long-term care. *Journal of the American Dietetic Association, 89,* 1770-1773.

|11장|

삼킴장애의 의학적 치료

삼킴장애의 관리에 이용되는 의학적 치료방법에는 여러 가지 유형이 있는데, 여기에는 특정한 해부학 혹은 생리학적 삼킴장애를 개선하기 위해 고안된 여러 기법, 오랫동안 지속되는 흡인을 개선하거나 조절하기 위한 조치, 비구강식사를 통해 영양과 수분을 공급하기 위한 조치, 그리고 삼킴장애를 개선시키기 위한 약물 치료 등이 포함된다.

1. 특정 삼킴장애를 위한 치료기법

특정한 유형의 삼킴장애를 개선시키기 위해 여러 가지 의학적 조치가 고안되었지만 널리 사용되지는 않는다. 이런 기법에는 수술에 의한 뼈돌기(osteophytes)의 제거, 성대(vocal fold)의 내측화(medialization)나 테플론(Teflon)과 같은 물질을 재건된 혹은 손상된 성대에 주입하여 삼키는 동안 성대폐쇄를 개선시키는 방법, 감소된 후두상승(laryngeal elevation)을 보상하기 위한 후두걸기(laryngeal suspension) 방법, 반지인두(crycopharyngeal) 영역의 상처조직에 대한 확장술(dilatation), 경직된 반지인두근육을 절개하는 반지인두근 절제술, 그리고 반지인두근육에 보톡스를 주입하는 방법 등이 있다.

1) 뼈돌기의 수술적 제거

경부 뼈돌기는 경부 척추 뼈 조직이 과도하게 성장하는 것으로 이것이 뒤쪽 인두벽(posterior pharyngeal wall)을 앞쪽으로 밀게 된다. 이로 인해 인두가 심하게 좁아지면, 목의 측면을 절개하고 인두주변공간(parapharyneal space)으로 접근하여 제거하는 수술을 할 수 있다(Blumberg, Prapote, & Viscomi, 1977; Parker, 1989; Valadka, Kubal, & Smith, 1995). 척추의 뼈막(periosteum)을 뒤로 젖히고, 과도하게 성장한 뼈를 제거하는 것이다. 경부 뼈돌기가 삼킴에 미치는 영향에 대해서는 아직도 논란이 있지만, 경부 뼈돌기가 지나치게 크면 인두 공간이 매우 좁아지게 되고, 이로 인해 큰 음식덩이나 농도가 진한 음식덩이가 통과하기 어렵게 된다는 데에는 이견이 없을 것이다. 또한 Press와 Leffall(1972)은 뼈조직의 과도한 성장이 경부 신경근(nerve roots)을 눌러 삼킴장애의 느낌을 일으킬 수 있다고 보고한 바 있다. 그러나 목 부위를 통해 시행하는 수술적 방법은 상처조직을 만들 수 있고, 삼킴에 관여하는 구조를 지배하는 신경에 손상을 가하여 오히려 삼킴장애를 초래하는 등 부작용을 일으킬 수도 있다.

2) 성대폐쇄를 향상시키는 방법

비활성 물질(inert substance)을 손상된 쪽의 성대(vocal fold)에 주입하는 것은, 한쪽 성대나 혹은 기도 위쪽에 있는 조직의 부피를 증가시켜 삼키는 동안 성대폐쇄를 향상시키고 기도를 보호하기 위한 목적으로 고안된 것이다. 손상된 쪽의 성대나 재건된 성대의 부피를 증가시키면, 움직일 수 있는 좀 더 정상적인 다른 쪽의 성대와의 접촉이 향상되고 결과적으로 기도폐쇄가 가능해진다고 생각된다(Arnold, 1962; Lewy, 1963; Sessions, Zill, & Schwartz, 1979; Ward, Hanson, & Abermayor, 1985; Yarington & Harned, 1971). 이 방법은 기도를 보호하기 위한 후두폐쇄(adduction) 기능이 훈련 프로그램만으로는 충분히 개선되지 않는 환자에게 주로 이용된다. 보통은 두경부 수술 환자, 특히 부분후두절제술(partial laryngectomy)을 시행한 후 후두에 남아 있는 조직이 충분하지 않아 기도의 적절한 폐쇄에 의해 기도를 보호하는 일이 어려운 환자에게 사용되어 왔다. 이 방법의 제한점은 주입이 시행되는 조직의 밀도와 관계가 있는데, 주입되는 물질을 충분히 수용할 만한 조직의 공간이 있어야만 한다. 이런 주입 방법은 파킨슨병(Parkinson's disease)이나 근육위축가쪽경화증(amyotrophic lateral sclerosis) 환자와 같이 성대폐쇄가 불충분한 신경학적 환자에게도 사용되어 왔다. 글리세린, 젤폼(gel foam) 혹은 다른 종류의 물질을 주입하여 일시적으로 영구적인 것과 흡사한 효과를 얻을 수 있다.

만일 흡인을 일으키는 삼킴장애의 원인이 성대 수준에서 후두폐쇄가 불충분한 것 때문이라면, 이런 주입 방법이 효과적인 치료가 될 수 있다. 그러나 방사선촬영검사를 통해 환자의 삼킴을 세밀하게 평가하지 않은 상태에서라면, 그리고 환자가 흡인이 되는 원인이 성대 수준에서의 문제가 아니라 기도입구의 폐쇄가 불충분한 경우, 혹은 흡인이 혀 조절의 감소나 인두삼킴의 지연 혹은 결여 또는 인두벽 수축의 감소나 혀의 기저부의 움직임 감소로 야기되는 경우라면, 후두폐쇄를 위해 물질을 주입하는 것은 삼킴기능을 향상시키거나 흡인을 감소시키지 못할 것이다. 불행하게도 일부 문헌에서는 성대폐쇄가 적절히 이루어지지 않는 것이 흡인의 가장 흔한 원인인 것처럼 기술하고 있다. 하지만 우리의 경험에 따르면 불충분한 성대폐쇄에 의해 유발되는 흡인은 10% 정도나 그 이하인 것으로 보인다. 손상된 쪽의 성대를 중간선(midline)에 가깝게 옮기기 위해 성대의 내측화(medialization) 방법도 사용되어 왔다(Koufman, 1986).

3) 저하된 후두상승을 위한 후두걸기

환자의 후두가 충분히 올라가지 않고, 앞쪽으로 움직이지 않는다면 기도입구의 폐쇄나 반지인두의 열림에 나쁜 영향을 미칠 수 있다. 간혹 이런 경우 수술을 통해 후두걸기(laryngeal suspension)가 시도된다(Calcaterra, 1971; Edgerton & Duncan, 1959; Goode, 1976). 턱의 중심에서부터 후두연골(laryngeal cartilage)까지 봉합하고, 후두를 들어 올려 혀의 기저부 밑에 기울어지게 한다. 이 기법은 두경부암 환자에게 간혹 행해지지만 신경학적 환자에게는 거의 사용되지 않는다.

4) 반지인두 영역의 상처조직 확장술

반지인두 영역의 상처조직에 대한 확장술은 수은이 채워진 고무 튜브(확장기, bougies)를 점점 크기를 증가시켜 가면서 반지인두 영역에 넣고 통과시키는 것으로, 반지인두 영역을 서서히 확장시키고 상처조직을 찢는 기술이다. 대부분의 임상가가 이런 확장술의 효과가 일시적인 것이어서 약 1~3개월 정도밖에 지속되지 않는다는 것을 발견했다(Calcaterra, Kadell, & Ward, 1975; Palmer, 1974; Zinninger, 1966). 또한 이와 같이 상처조직이 형성된 환자는 상부식도조임근(upper esophageal sphincter)의 저항이 증가되어 있으므로 확장기가 통과하기가 어렵고, 심지어 천공이 생길 수도 있다(Duranceau, Letendre, Clermont, Levisque, & Barbeau, 1978). 따라서 확장술은 신경학적 손상과 관련된 반지인두근의 기능저하가 있는 환자에게는 그다지 도움이 되지 않는다.

5) 반지인두근 절단술

반지인두근 절단술(cricopharyngeal myotomy)은 바깥쪽 목의 측면(주로 왼쪽)을 절개하여 반지인두근까지 들어간 다음, 영구적으로 조임근(sphincter)이 열려 있도록 하기 위해 근섬유를 보통은 뒤쪽 중간선을 위에서부터 아래로 세로로 찢는 방법이다. 절개선의 범위는 보통 위로는 하부수축근섬유(inferior constrictor fibers)의 일부가, 그리고 아래로는 식도근육조직이 포함되는 정도로 한다(Calcaterra et al., 1975). 환자들은 보통 절단술을 하고 나서 1주일 안에 식사를 시작할 수 있다(Mitchell & Armanini, 1975). 연구에 따르면, 이 수술의 성공률은 60%에서 78%까지 보고된다(Lebo, Sang, & Norris, 1976; Mills, 1973). 이런 연구에서 수술의 대상이 된 환자 선택 기준을 자세히 살펴보면, 반지인두근 기능장애 이외의 다른 문제로 인한 삼킴장애 환자가 이 수술을 받은 일이 있으며, 이런 환자의 경우 반지인두근 절단술의 효과는 거의 없었기 때문에 이들을 포함했다는 사실이 이 수술의 성공률에 영향을 미쳤을 것이다. 다음과 같은 기준에 따라 환자를 잘 선택하면 근 절단술의 성공률은 매우 높아질 것이다. ① 반지인두근 기능장애가 반드시 주된 문제여야 하며, ② 환자는 삼킴의 구강단계, 인두단계를 통해 음식물을 반지인두 영역까지 밀어 넘길 수 있어야 하고, ③ 환자는 삼키는 동안 자발적으로 기도를 닫을 수 있는 능력이 있어야 한다(Aki & Blakeley, 1974; Blakeley, Garety, & Smith, 1968; Wilkins, 1964).

역사를 살펴보면, 반지인두근 절단술은 파킨슨씨병, 근위축가쪽경화증, 눈인두퇴행위축(occulopharyngeal dystrophy)을 포함한 여러 유형의 삼킴장애 환자에 대한 일반적인 치료로 행해져 왔다(Aki & Blakeley, 1974; Asherson, 1973; Calcaterra et al., 1975; Chodosh, 1975; Cruse, Edwards, Smith, & Wyllie, 1979; Dayal & Freeman, 1976; Duranceau et al., 1978; Ellis, Schlegel, Lynch, & Payne, 1969; Henderson & Marryatt, 1977; Mills, 1964; Mladick, Horton, & Adamson, 1971; Palmer, 1974; Stevens & Newell, 1971; Wilkins, 1964). 현재 이 방법은 반지인두 영역에 장애가 있어 상부식도조임근의 근육 부분(즉, 반지인두근육)의 경직으로 후두가 위쪽과 앞쪽으로 움직이지 못하는 극히 일부의 환자군에게만 제한적으로 시행되고 있다. 이와 같은 환자는 극히 일부분이며, 반지인두근의 기능장애를 보이는 대부분의 환자는 반지인두근의 이완 능력은 정상인데, 반지인두근을 열리게 하는

후두의 앞쪽, 위쪽 움직임에 어려움이 있다. 후자에 해당하는 환자에게는 후두의 움직임을 향상시키기 위한 훈련 프로그램이 필요하다.

일반적으로 반지인두근 절단술은 초기 회복과정에 있는 뇌졸중이나 머리손상(head injury), 척수손상(spinal cord injury) 환자에게는 시행해서는 안 된다. 대부분의 이런 환자는 삼킴장애가 잘 회복되기 때문이다. 하지만 극히 일부의 환자는 회복되지 않으며, 뇌줄기 뇌졸중이 발생한 지 6개월이 지난 다음에도 여전히 반지인두 영역의 열림이 이루어지지 않아 심한 삼킴장애를 보이는 경우가 있다. 몇몇 임상가는 근절단술이 과연 삼킴을 향상시키는지, 아니면 최소한 환자가 좀 더 성공적으로 멘델슨법을 사용하는 데 도움을 주는지에 대해 의문을 제기하였다(Buchholz, 1995; Robbins & Levine, 1993). 이 방법을 시행할 때는 대상환자의 선택을 매우 신중하게 해야 할 것이다.

반지인두근 절단술은 성문위 후두절제술(supraglottic laryngectomy)이나 혀의 기저부 절제술을 받은 환자에게 잠재적으로 발생할 수 있는 삼킴장애를 방지하기 위해 예방적으로 시행되기도 했다(Mladick, Horton, & Adamson, 1961). 그러나 Radiation Therapy Oncology Group(RTOG, 필라델피아)에 의해 시행된 임상연구에서 무작위로 선정된 두 그룹의 환자를 대상으로, 한 그룹은 반지인두근근 절단술을 종양수술 중에 함께 시행하였고, 다른 그룹은 시행하지 않았다. 이 두 그룹 간에는 구강인두 삼킴의 효율성에 있어서 차이가 없는 것으로 나타났으며, 이는 종양 수술을 할 때 근절단술을 하는 것은 성문위 후두절제술이나 편도/혀의 기저부 절제술을 받은 환자의 수술 후 삼킴기능을 향상시키지 못한다는 것을 말한다(Jacobs et al., 1997; T. Pajak, 사적인 의견교환, October 5, 1996).

근절단술을 받은 일부 환자는 자세변경이나 멘델슨법을 함께 사용하지 않으면 수술로 인한 이익을 전혀 얻을 수 없기도 하다. 보통 환자에게 수술하지 않은 쪽으로 머리를 돌리게 하는데, 이는 수술을 받아서 좀 더 열려 있을 것으로 생각되는 쪽의 조롱박굴을 통해 음식물이 내려가게 하려는 것이다. 일부 환자는 머리 돌리기와 멘델슨법을 함께 사용해야 하는 경우도 있다.

반지인두근 기능저하와 더불어 혀 조절 기능의 저하, 지연된 인두삼킴, 인두수축의 저하 등 성도(vocal tract)에 여러 가지 기능장애가 있는 환자에게는 이 방법이 적절하지 못하다. 만약 인두삼킴이 제대로 유발되지 않는다면 후두는 열린 채로 있게 되어 혀의 기저부를 지나 인두로 넘어 들어오는 모든 음식물이 후두 안으로 들어오게 것이다. 근절단술의 합병증으로는 목 부위를 절개하는 수술 자체로 유발되는 합병증에 더하여, 출혈 혹은 되돌이 후두신경(recurrent laryngeal nerve)의 손상 등이 있다(Lund, 1968).

6) 보툴리눔 독소 주입법

반지인두근육(cricopharyngeal muscle)에 보툴리눔 독소(Botulinum toxin)를 주입해서 삼킴기능이 매우 향상된 한 환자에 대한 사례 보고가 있다(Kostas, Karam, Langhans, & Vasquez, 1995). 하지만 반지인두근육이 반지연골(cricoid cartilage) 뒤에 가려져 있기 때문에 정확한 위치에 독소를 주입하는 것은 매우 어렵다. 부정확한 위치에 독소를 주입하게 되면 그 주변에 있는 다른 근육을 마비시켜 삼킴장애를 오히려 악화시킬 수도 있다.

2. 지속적인 흡인을 조절하기 위한 방법

지속되는 흡인을 개선하거나 조절하기 위한 여러 가지 수술적 방법이 문헌에 보고되어 있다. 이런 방법에는 후두덮개를 접어 내리는 방법(epiglottic pull-down), 양쪽 성대를 봉합하는 방법, 양쪽 가성대를 봉합하는 방법, 후두우회술(laryngeal bypass), 기관절개술(tracheostomy), 전체후두절제술(total laryngectomy) 등이 있다(Baredes, Blitzer, Krespi, & Logemann, 1992; Habal & Murray, 1972; Mendelsohn, 1993a, 1993b). 이런 방법은 대부분 기관절개술이 필요하며, 이로 인해 음성산출에 심한 변화가 발생된다. 따라서 적절한 삼킴장애 치료법을 시도해 보기 전에는 위의 어떤 방법도 시행되어서는 안 된다.

1. **후두덮개 접어 내리기**(epiglottic pull-down): 후두덮개를 접어 내리는 방법에는 여러 가지 방법이 있다. 가장 흔히 사용되는 것은 후두덮개, 호미후두덮개주름(aryepiglottic folds), 호미연골(arytenoids), 호미사이 영역(interarytenoid area) 주위를 절개하고 후두덮개를 호미연골에 봉합하는 방법이다. 이 방법은 다시 원래대로 복구할 수 있는 가능성이 있다. 봉합한 후두덮개가 떨어져 나와 실패로 끝나는 경우도 드물지 않다.
2. **성대봉합**(suturing the vocal folds together): 이 방법은 보통 양쪽 성대의 상피층(epithelium)을 벗겨내서 그것들을 봉합하는 방법이다(Montgromery, 1975). 불행하게도 간혹 성대가 찢어져 시술이 실패로 끝나기도 한다. 또한 이 시술은 보통 원상복귀할 수 없다.
3. **가성대봉합**(suturing the false vocal folds together): 이 기술은 양쪽 가성대의 상피층을 벗겨 낸 후 그것들을 봉합하는 방법이다(Kitahara et al., 1993). 이 방법의 장점은 원래대로 다시 복구할 수 있다는 것과, 가성대는 상대적으로 찢어지는 일이 드물다는 것이다.
4. **후두우회술**(laryngeal bypass) 혹은 **기관식도전환술**(tracheoesophageal diversion): 이 방법은 기관의 약 3~4번째 고리 부근을 절개하고, 인접한 쪽 끝(proximal end)을 경부 식도에 봉합함으로써 공기와 음식이 지나가는 통로를 따로 분리하는 것이다(Lindeman, 1975). 반대쪽 끝은 앞으로 구부린 후 피부 쪽으로 가져와 피부 바깥으로 통로를 낸다. 이는 비교적 영구적인 방법이다.
5. **기관절개술**(tracheostomy): 보통 기관절개술은 흡인을 예방하고, 호흡배출(pulmonary toilet)을 향상시킨다고 기술되어 있다(Baredes et al., 1992). 흡인을 방지하기 위해서는 가압대가 달린 기관절개튜브를 사용하고 가압대를 팽창시켜 두어야 한다. 제5장에서 설명한 바와 같이 이는 그리 좋은 방법이 아

닌데, 가끔 가압대 주위로 누출될 수가 있고, 가압대를 팽창시키면 기도에 자극을 줄 수 있기 때문이다.

⑥ **전체후두절제술**(total laryngectomy): 전체후두절제술은 목뿔뼈와 후두 전체를 제거하는 방법이다. 기관의 남은 부위는 앞으로 구부려 환자의 목 피부에 봉합시켜 기관구멍(tracheostoma)을 만든다. 이는 식사와 호흡을 위한 통로를 완전히 분리시키는 영구적인 방법이다. 환자의 흡인을 해결할 다른 방법이 없는 경우에만 이 방법을 사용해야 한다. 이 시술은 보통 부분후두절제술(partial laryngectomy) 후에 삼키는 것을 다시 배울 수 없는 환자에게 사용되어 왔다(Baredes et al., 1992).

3. 비구강식사 방법

입을 통해 영양이나 수분을 공급할 수 없는 환자를 위해 여러 가지 방법을 사용할 수 있다. 여기에는 코위영양관식사(nasogastric feeding)와 그 변형된 방법으로 인두창냄술(pharyngostomy), 식도창냄술(esophagostomy), 경피적(percutaneous) 또는 수술적 위창냄술(gastrostomy), 경피적 또는 수술적 빈창자창냄술(jejunostomy) 등의 방법이 있다(Bergstrom, Larson, Zinmeister, Sarr, & Silverstein, 1995; Heine, Reddihough, & Catto-Smith, 1995; Kirby, 1995; Park et al., 1992). 이러한 비구강식사 방법은 구강식사 방법에 비해 위식도역류(gastroesophageal reflux)의 가능성이 더 높다(Heine et al., 1995). 하지만 적절한 관리를 통해 이런 합병증을 최소화 할 수 있다. 위의 모든 방법은 일시적인 것으로 언제든 제거할 수 있으나, 환자와 가족은 보통 이러한 비구강식사 방법이 일시적인 조치라는 것을 잘 이해하지 못한다. 따라서 삼킴장애팀에서 이러한 조치를 취하기로 한 경우, 환자와 그의 가족을 잘 이해시키는 것이 중요하다. 이때 구강식사를 못하게 되었다는 사실보다는 권고되거나 사용하게 될 비구강식사 방법의 특징과 그것을 통해 환자가 얻게 되는 것(예, 적절한 영양과 수분 공급)을 더욱 강조해야 한다.

1) 코위영양관식사

코위영양관식사(Nasogastric feeding)는 코를 통해 튜브를 넣어 인두와 식도를 지나 위까지 도달하게 하는 방법이다([그림 11-1] 참조). 다양한 굵기의 튜브가 있지만 가느다란 튜브가 더 선호되는 이유는 튜브가 인두, 특히 식도 위에 있는 반지인두접합부(cricopharyngeal junction)를 지날 때 그곳에 가해지는 자극이 덜하기 때문이다. 튜브를 통해 음식물이 위까지 공급되는데, 하루에 몇 번 음식물을 공급하는지, 그리고 한 번 공급할 때 주어지는 양은 얼마나 되는지는 기관에 따라

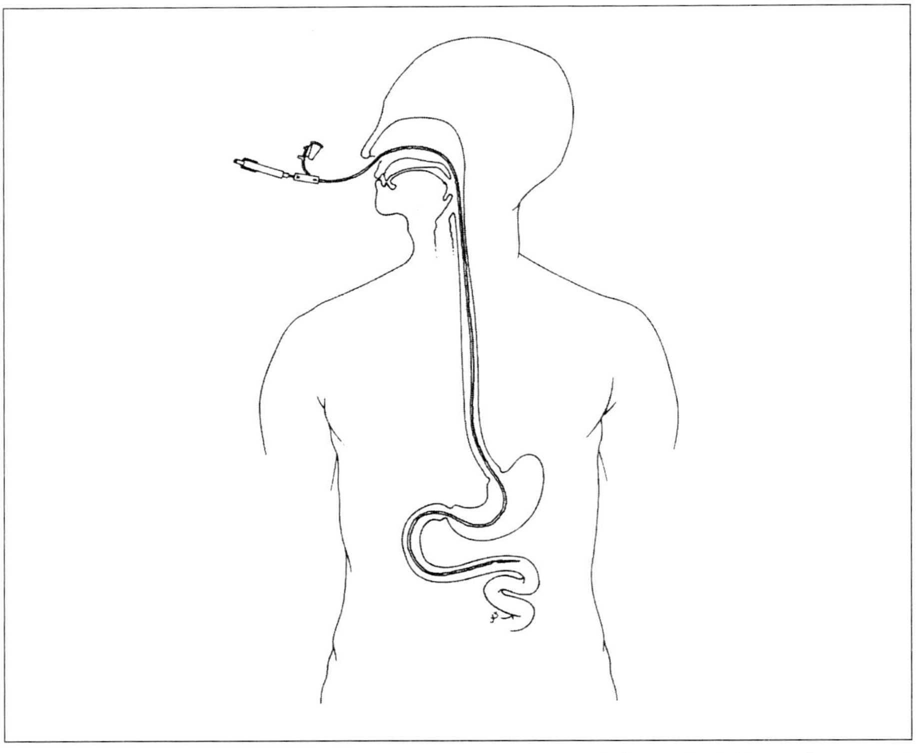

[그림 11-1] 코를 통해 위장과 창자 안으로 들어가는 Dobhoff 식사튜브의 위치를 보여 주는 그림.

다르다. 하지만 매번 음식물을 공급한 후에는 적어도 120~240cc 정도의 물을 넣어서 튜브를 깨끗이 하고, 적절한 수분공급이 이루어지도록 한다(Sessions et al., 1979). 일반적으로 환자는 급식 후에 1시간 정도는 위식도역류(gastroesophageal reflux)의 위험성을 감소시키기 위해 몸을 눕히지 말아야 한다.

코위영양관식사의 단점은 코, 인두, 식도에 물리적으로 튜브가 들어가 있다는 것과 음식물이 위에서부터 식도와 인두로 역류될 가능성이 있다는 점이다. 또한 튜브로 공급되는 음식물은 주로 유동식으로 구성되는데, 가격이 비싸기도 하다. 도브호프튜브는 창자까지 길이를 연장해서 역류와 흡인의 위험성을 줄이도록 고안된 것이다. 이것은 또한 매우 가늘기 때문에 코와 인두에 가해지는 자극이 덜할 것이다. 코위영양튜브의 사용이 환자의 삼킴기능에 어떤 영향을 미치는지에 대해서는 아직 보고된 바가 없는데, 삼킴장애가 있는 환자에서 코위영양튜브의 사용 여부가 삼킴에 미치는 영향에 대한 연구가 진행되어야 한다. 코위영양튜브가 적절히 삽입된 환자에게서 중대한 문제가 발생했다는 보고는 아직 없다. 그러나 관찰하기 어려운 약간의 미묘한 변화는 있을 것으로 추측된다.

코위영양관식사는 일반적으로 구강식사에 문제가 있는 경우 일시적인 해결책으로 사용되며, 3~4개월 후에도 환자가 삼킴장애를 보일 때는 더욱 영구적인 방법으로 대체하는 경우가 대부분이다. 그러나 일부 환자의 경우는 코위영양튜브를 5~6개월 또는 그 이상 사용하기도 한다. 이런 환자나 가족에게는 매 식사 때마다 코위영양튜브를 삽입하고 제거하는 방법을 교육할 수 있다.

2) 인두창냄술

인두창냄술(Pharyngostomy)은 피부에서 인두로 구멍을 뚫어서, 튜브가 그곳을 통해 식도와 위까지 들어가게 하는 방법이다. 코위영양튜브와 비교해 봤을 때, 인두창냄술의 장점은 코를 통해 튜브가 들어가 있는 상태가 아니므로 자극이 덜하고, 사회생활에도 영향이 적다는 점이다. 단점은 나중에 구멍을 수술로 봉합해야 하고, 인두에 상처가 남을 수 있다는 것이다. 일부의 두경부암 환자는 인두창냄술이 자연발생적으로 되기도 한다.

3) 식도창냄술

식도창냄술(Esophagostomy)은 피부에서 경부 식도로 구멍을 뚫어서, 그곳을 통해 튜브를 식도와 위까지 넣는 방법이다. 이 방법의 장단점은 인두창냄술과 비슷하다.

4) 위창냄술

위창냄술(Gastrostomy)은 일반외과 수술과 같이 전신마취로 시행될 수도 있고, 국소마취를 하고 내시경을 이용하여 피부경유식(percutaneous)으로 시행될 수도 있다. 후자는 PEG, 즉 피부경유내시경 위창냄술(percutaneous endoscopic gastrostomy)이라고 한다. 어느 경우든, 배 바깥쪽에 구멍을 만들고, 그것이 위까지 이어지도록 한다([그림 11-2] 참조). 환자는 구멍에 얇은 붕대를 대서 유연한 튜브를 둘러싸고 조임근과 같은 양상으로 구멍이 닫히도록 한다. 음식물은 튜브를 통하여 위로 직접 들어가게 된다. 환자는 일반 식사를 잘 갈아서 튜브를 통해 먹을 수 있다.

이 방법은 삼킴장애가 심한 환자에서 사용되는 장기적인 방법인데, 왜냐하면 코위영양튜브로 인해 발생할 수 있는 코와 인두의 자극을 없앨 수 있기 때문이다. 나중에 환자가 다시 입으로 음식을 먹을 수 있게 되면 원상태로 복구할 수 있다. 이 방법의 단점은 구멍을 뚫은 자리에 누출이 생기거나 혹은 그 자리가 감염되거나, 아프고 불편한 느낌이 있을 수 있다는 것이다.

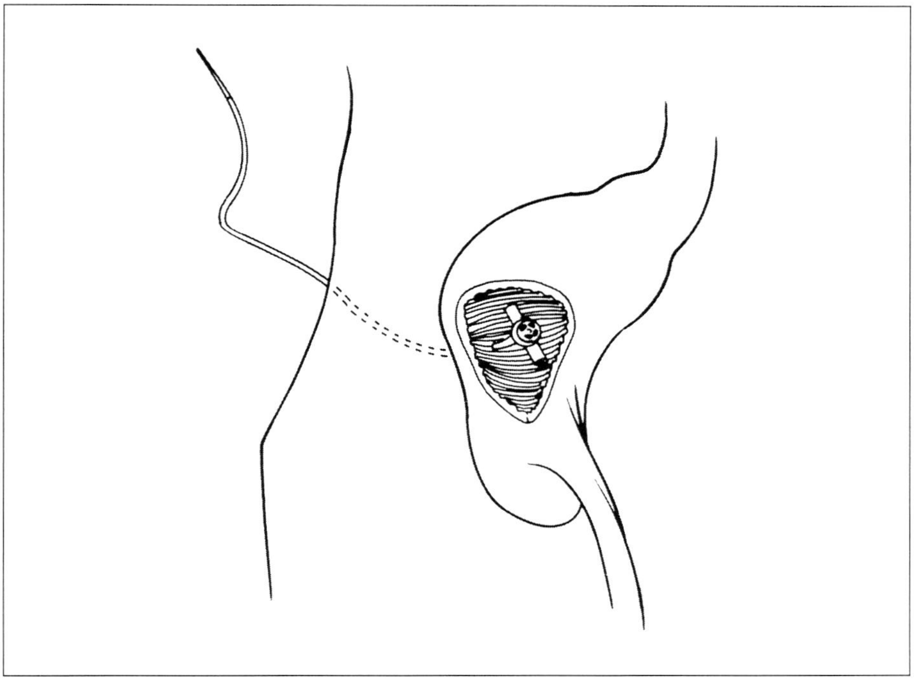

[그림 11-2] 경피내시경위창냄술의 내부 및 외부의 위치를 보여 주는 그림.

5) 빈창자창냄술

빈창자창냄술(jejunostomy)은 배 바깥쪽에 구멍을 만들고 그 구멍을 통해 창자까지 도달하도록 하는 방법이다. 위창냄술에서와 같이 빈창자창냄술도 일반외과 수술에서처럼 전신마취를 하고 시행할 수도 있고, 국소마취를 하고 내시경을 이용하여 피부경유식(percutaneous)으로 시행할 수도 있다. 창자는 위장 아래에 있는 소화관이므로 어떤 종류의 빈창자창냄술이든지 급식용 음식물을 준비해야 하고, 이는 비구강식사의 가격을 더욱 높이는 요인이 된다. 빈창자창냄술은 종종 역류의 위험을 낮추기 위해 시행된다. 하지만 빈창자창냄술을 통해 음식물을 공급해도 위식도역류(gastroesophageal reflux)가 되는 환자가 있다.

6) 위바닥주름술-역류방지 수술

위창냄술이나 빈창자창냄술을 시행받은 아동이나 이와 같은 방법으로 비구강식사를 하는, 역류 병력이 있는 성인 환자에게 비구강식사의 역류 위험성을 감소시키기 위해 종종 위바닥주름술(fundoplication)을 시행한다. 위바닥주름술은 하부식도조임근(lower esophageal sphincter) 주변의 위장 윗부분을 뒤틀어서 조임근의 기능을 강화시킴으로써 역류를 감소시키는 일반외과 수술방법이다(Little, 1996). 하지만 만일 너무 단단하게 뒤틀어 맨다면 환자가 음식을 위장으로 보내는 데 장애가 생길 수 있다.

7) 비구강식사 방법의 기준

비구강식사 방법은 환자에게 필요한 영양과 수분을 충분히 공급할 수 있어야 한다. 시도적 치료를 사용했음에도 불구하고 심한 흡인을 보이는(모든 농도의 음식에서 10% 이상 흡인되는) 환자 혹은 농도에 상관없이 어떤 종류의 음식이든 음식덩이를 한번 삼키는 데 10초 이상이 걸리는 환자는 최소한 영양공급을 위해 비구강식사를 사용해야 한다. 일반적으로 환자의 삼킴장애가 특성상 단기간(1개월 혹은 그 이하)일 것이라고 생각된다면 코위영양튜브가 좋다. 만약 삼킴재활치료가 1개월 이상이 걸릴 것으로 예상된다면, 환자가 식사 때마다 매번 코위영양튜브를 넣었다 빼는 방법을 배우지 않는 한 PEG가 더욱 적합할 것이다. 현재 일부 기관에서는 단기간의 삼킴장애인 경우에도 PEG를 사용하기도 한다.

4. 약물치료

현재 특정한 구강 혹은 인두 삼킴장애를 향상시킬 수 있는 약물은 개발되어 있지 않지만, 식도 장애(esophageal disorders)를 개선시키는 약물은 많다. 파킨슨병, 중증근무력증(myasthenia gravis), 다발성경화증(multiple sclerosis)과 같은 신경학적 문제로 인해 삼킴장애를 보이는 환자에게는 그 질환에 대한 약물을 사용할 경우, 삼킴기능의 향상을 보일 수 있다.

참고문헌

Aki, B., & Blakeley, W. (1974). Late assessment of results of cricopharyngeal myotomy for cervical dysphagia. *American Journal of Surgery, 128,* 818-821.

Arnold, G. (1962). Vocal rehabilitation of paralytic dysphonia: IX technique of intracordal injection. *Archives of Otolaryngology, 76,* 358-368.

Asherson, N. (1973). Dysphagia in pharyngeal paralysis treated by cricopharyngeal sphincterotomy. *Lancet, 1,* 722.

Baredes, S., Blitzer, A., Krespi, Y., & Logemann, J. A. (1992). Swallowing disorders and aspiration. In A. Blitzer, M. F. Brin, C. T. Sasaki, S. Fahn, & K. S. Harris (Eds.), *Neruological disorders of the larynx* (pp. 201-213). New York: Thieme Medical.

Bergstrom, L. R., Larson, D. E., Zinmeister, A. R., Sarr, M. G., & Silverstein, M. D. (1995). Utilization and outcomes of surgical gastrostomies and in an era of percutaneous endoscopic gastrostomy: A population-based study. *The Mayo Clinic Proceedings, 70,* 829-836.

Blakeley, W., Garety, E., & Smith, D. (1968). Section of the cricopharyngeus muscle for dysphagia. *Archives of Surgery, 96,* 745-762.

Blumberg, D., Prapote, C., & Viscomi, G. (1977). Cervical osteophytes producing dysphagia. *Ear, Nose and Throat Journal, 56,* 15-21.

Buchholz, D. W. (1995). Cricopharyngeal myotomy may be effective treatment for selected patients with neurogenic oropharyngeal dysphagia. *Dysphagia, 10,* 255-258.

Calcaterra, T. (1971). Laryngeal suspension after supraglottic laryngectomy. *Archives of Otolaryngology, 74,* 306.

Calcaterra, T., Kadell, B., & Ward, P. (1975). Dysphagia secondary to cricopharyngeal muscle dysfunction. *Archives of Otolaryngology, 101,* 726-729.

Chodosh, P. (1975). Cricopharyngeal myotomy in the treatment of dysphagia. *Laryngoscope, 85,* 1862-1873.

Cruse, J, Edwards, D., Smith, J., & Wyllie, J. (1979). The pathology of a cricopharyngeal dysphagia. *Histopathology, 3,* 223-232.

Dayal, T., & Freeman, J. (1976). Cricopharyngeal myotomy for dysphagia in oculopharyngeal muscular dystrophy. *Archives of Otolaryngology, 102,* 115-116.

Duranceau, C., Letendre, J., Clermont, R., Levisque, H., & Barbeau, A. (1978). Oropharyngeal dysphagia in patients with oculopharyngeal muscular dystrophy. *The Canadian Journal of Surgery, 21,* 326-329.

Edgerton, M. T., Duncan, M. M. (1959). Reconstruction with loss of the hyomandibular complex in excision of large cancers. *Archives of Surgery, 78,* 425-436.

Ellis, F., Schlegel, J., Lynch, V., & Payne, W. (1969). Cricopharyngeal myotomy for pharyngoesophageal diverticulum. *Annals of Surgery, 170,* 340-350.

Goode, R. L. (1976). Laryngeal suspension in head and neck surgery. *Laryngoscope, 86,* 349.

Habal, M. B., & Murray, E. (1972). Surgical treatment of life-endangering chronic aspiration pneumonia. *Plastic and Reconstructive Surgery, 49,* 305-311.

Heine, R. G., Reddihough, D. S., & Catto-Smith, A. G. (1995). Gastro-oesophageal reflux and feeding problems after gastrostomy in children with severe neurological impairment. *Developmental Medicine and Child Neurology, 37,* 320-329.

Henderson, R., & Marryatt, G. (1977). Cricopharyngeal myotomy as a method of treating cricopharyngeal dysphagia secondary to gastroesophageal reflux. *Journal of Thoracic and Cardiovascular Surgery, 74,* 721-725.

Jacobs, J., Logemann, J., Pajak, T. F., Pauloski, B. R., Collins, S., Casiano, R. R., & Schuller, D. E. (1997, May). *Failure of cricopharyngeal myotomy to improve dysphagia following head and neck cancer surgery.* Paper presented at American

Society of Head and Neck Surgery's Annual Meeting, Scottsdale, AZ.

Kirby, D. F. (1995). Editorial: Surgical gastrostomies versus endoscopic gastrostomies: A tube by any other name ... *The Mayo Clinic Proceedings, 70,* 914-916.

Kitahara, S., Ikeda, M., Ohmae, Y., Nakanoboh, M., Inouye, T., & Healy, G. (1993). Short communication: Laryngeal closure at the level of the false cord for the treatment of aspiration. *The Journal of Laryngology and Otology, 107,* 826-828.

Kostas, S. P., Karam, F., Langhans, J. J., & Vasquez, A. B. (1995). Treatment of dysphagia resulting from cricopharyngeal dysfunction with BOTOX; Preliminary thoughts and observation. *FLASH, 15,* 22-26.

Koufman, J. A. (1986). Laryngoplasty for vocal cord medialization: An alternative to Teflon. *Laryngoscope, 96,* 726-731.

Lebo, C., Sang U. K., & Norris, F. (1976). Cricopharyngeal myotomy in amyotrophic lateral sclerosis. *Laryngoscope, 86,* 862-868.

Lewy, R. (1963). Glottic reformation with voice rehabilitation in vocal cord paralysis. *Laryngoscope, 73,* 547-555.

Lindeman, R. A. (1975). Diverting the paralyzed larynx: A reversible procedure for intractable aspiration. *Laryngoscope, 85,* 157-180.

Little, A. G. (1996). Nissen fundoplication for gastroesophageal reflux disease: How does Nissen fundoplication prevent reflux? *Diseases of the Esophagus, 9,* 247-250.

Lund, W. (1968). The cricopharyngeal sphincter: Its relationship to the relief of pharyngeal paralyis and the surgical treatment of the early pharyngeal pouch. *Journal of Laryngology and Otology, 82,* 353-367.

Mendelsohn, M. (1993a). A guided approach to surgery for aspiration: Two case reports. *The Journal of Laryngology and Otology, 107,* 121-126.

Mendelsohn, M. (1993b). New concepts in dysphagia management. *The Journal of Otolaryngology Supplement, 1,* 5-24.

Mills, C. (1964). Dysphagia in progressive bulbar palsy relieved by division of the cricopharyngeus. *Journal of Laryngology and Otology, 78,* 963-964.

Mills, C. (1973). Dysphagia in pharyngeal paralysis treated by cricopharyngeal sphincterotomy. *Lancet, 1,* 455-457.

Mitchell, R., Armanini, G. (1975). Cricopharyngeal myotomy: Treatment of dysphagia. *Annals of Surgery, 181,* 262-266.

Mladick, R., Horton, C., & Adamson, J. (1961). Immediate cricopharyngeal myotomy: An adjunctive technique for major oral-pharyngeal resections. *Plastic and Reconstructive Surgery, 47,* 6-11.

Mladick, R., Horton, C., & Adamson, J. (1971). Cricopharyngeal myotomy. *Archives of Surgery, 102*(6), 1-5.

Montgomery, W. W. (1975). Surgery to prevent aspiration. *Archives of Otolaryngology, 109,* 809-811.

Palmer, E. (1974). Dysphagia due to cricopharyngeus dysfunction. *American Family Physician, 9,* 127-131.

Park, R. H., Allison, M. C., Lang, J., Spence, E., Morris, A. J., Danesh, B. J., Russell, R. I., & Mills, P. R. (1992). Randomised comparison of percutaneous endoscopic gastrostomy and nasogastric feeding in patients with persisting neurological dysphagia. *British Journal of Medicine, 304,* 1406-1409.

Parker, M. D. (1989). Dysphagia due to cervical osteophytes: A controversial entity revisited. *Dysphagia, 3,* 157-160.

Press, H. D., & Leffall, L. D. (1972). Hoarseness and dysphagia secondary to cervical hyperostosis: Report of an unusual case. *Medical Annals of the District of Columbia, 41,* 26-28.

Robbins, J. A., & Levine, R. (1993). Swallowing after lateral medullary syndrome plus. *Clinics in Communication Disorders, 3*(4), 44-45.

Sessions, D., Zill, R., & Schwartz, J. (1979). Deglutition after conservation surgery for cancer of the larynx and hypopharynx. Otolaryngology, *Head and Neck Surgery, 87,* 779-796.

Stevens, K., & Newell, R. (1971). Cricopharyngeal myotomy in dysphagia. *Laryngoscope, 81,* 1616-1620.

Valadka, A. B., Kubal, W. S., & Smith, M. M. (1995). Updated management strategy for patients with cervical osteophytic dysphagia. *Dysphagia, 10,* 167-171.

Ward, P. J., Hanson, D. C., & Abemayor, E. (1985). Transcutaneous Teflon injection of the paralyzed vocal cord: A new technique. *Laryngoscope, 95,* 644-649.

Wilkins, S. (1964). Indications for section of the ciropharyngeus muscle. *American Journal of Surgery, 108,* 533-538.

Yarington, C., & Harned, R. (1971). Polytef (Teflon) injection for postoperative deglutition problems. *Archives of Otolaryngology, 94,* 274-275.

Zinninger, G. (1966). Dysphagia and esophageal dilatation. J*ournal of the American Medical Association, 196,* 128-129.

|12장|

임상적 의사결정

삼킴치료전문가는 각각의 삼킴장애 환자의 치료에 있어서 일련의 임상적 결정 과정을 거쳐야 한다. 이 장에서는 의사결정에서의 주요한 사항, 그리고 각각의 결정을 내릴 때 임상가가 고려해야 하는 정보의 종류에 대해 살펴볼 것이다.

1. 올바른 의사결정을 위한 필수조건

올바른 임상적 결정을 내리기 위해서는 환자가 보이는 삼킴장애의 해부학적 그리고 생리학적 문제에 대해, 또한 환자의 인지 및 행동조절과 환자의 손상 혹은 질병의 진행 특성 및 이것이 삼킴에 미치는 잠재적 영향에 대한 확고한 지식을 가지고 있어야 한다. 또한 방사선촬영 검사와 기타 진단 검사를 올바르게 해석할 수 있는 임상가의 능력을 필요로 하는데, 이는 환자가 보이는 삼킴장애의 증상과 생리학 그리고 해부학적 삼킴장애를 밝혀 내는 면 모두에 있어서 그러하다. 삼킴장애 환자를 치료하는 데 사용될 수 있는 의료장비에 대한 전반적 지식도 필요하다.

2. 임상적 결정

환자가 삼킴장애를 가지고 있는가? 혹은 삼킴장애의 위험성이 높은가?

삼킴장애가 의심된다는 의뢰가 들어왔을 때, 삼킴치료전문가가 가장 먼저 내려야 하는 결정사항은 과연 이 환자가 구강인두 삼킴장애의 위험성이 높은 환자인지의 여부에 대한 것이다. 이것은 제5장에서 설명한 선별 검사와 관련이 있다. 임상가는 환자에게 적합한 유형의 선별검사를 선택해야 한다. 선별 검사는 일반적으로 신속하고 비용효과적이어야 하며, 보통 간단한 차트 검토와 환자 관찰을 포함하는데, 환자에게 위험한 것이어서는 안 된다.

환자가 심도 깊은 진단검사를 받아야 하나?

이런 선별 검사 후, 임상가는 환자가 비디오투시조영 검사(videofluorographic study)와 같은 심도 깊은 진단검사를 받아야 할 필요가 있는지에 대해 결정해야 한다. 환자의 진단, 병력과 증상 등으로 보아 삼킴의 인두단계에서의 문제가 의심된다면 일반적으로 비디오투시조영 검사를 시행한다. 다른 도구적 검사도 유용하지만 제3장에서 언급한 바와 같이 현재 그런 검사는 삼킴 생리의 한 단면만을 설명해 줄 뿐이다. 단 한 차례의 검사로서 가장 많은 정보를 알려 주는 진단 검사는 수정된 바륨삼킴 검사(modified barium swallow)로 알려진 비디오투시조영 검사다. 하지만 간혹 임상가는 어떤 환자에 대해 좀 더 특정적인 진단을 위한 의문점을 갖게 될 수 있으며, 이에 대한 최선의 답을 얻기 위해 다른 진단 장비를 이용해야 할 필요가 있을 수 있다. 도구의 선택에 있어 임상가는 '환자에게 삼킴치료를 시행해야 하는지, 그리고 어떤 치료를 시작해야 하는지를 결정하는 데 있어서 내가 환자에 대해 알아야 할 정보는 무엇인가?' 를 자문해 보아야 한다. 만일 해부생리적으로 '환자의 인두 삼킴에 어떠한 이상이 있는가?' 를 알아야 한다면 비디오투시조영 검사가 도움이 된다. 하지만 '인두를 포함한 두경부암 수술 이후 환자의 인두 해부학적 구조는 어떠한가?' 라는 질문에 대해서는 비디오내시경 검사(Videoendoscopy)를 통해 인두를 윗면 촬영상(superior view)으로 살펴보는 것이 더 좋다. 만일 '환자가 체계적으로 음식을 넘기기 위한 적절한 압력을 생성하는지' 를 알아보기 위해서는 계측검사가 필요하다. 이런 질문은 환자의 진단에 기초하여 나올 수 있는 것이다. 예를 들어, 인두암에 대한 방사선치료는 보통 인두벽의 기능에 손상을 주어 압력을 저하시킨다. 계측검사로 압력을 측정하는 동안 투시조영검사로 효율적인 삼킴에 필요한 압력을 형성하는 인두의 움직임을 볼 수 있도록 인두계측 검사와 비디오투시조영 검사를 결합하여 사용할 수도 있다.

진단과정에서 어떤 치료책략이 평가되어야만 하는가?

일단 진단 과정이 진행되면, 임상가는 환자 삼킴의 해부생리학적 특성과 삼킴기능을 호전 시킬 수 있는 치료중재 책략에 대해 결정해야 하는데, 진단과정 중에 이에 대한 평가가 가능하다. 어떤 자세기법이 환자의 삼킴기능을 개선시킬까? 환자의 질환을 고려할 때, 감각입력을 강화시키기 위해서는 어떤 방법이 적절할까? 환자가 쉽게 삼킬 수 있도록 음식을 제공하고 먹게 할 수 있는 다른 방법이 있을까? 삼킴기능을 향상시킬 수 있는 삼킴기법과 같은 치료책략이 있나? 마지막으로 환가가 가장 안전하고 먹기 쉬운 특정한 음식의 점도가 있는가? 진단 과정 중에 이루어지는 이와 같은 임상적 의사결정은 환자가 가능한 한 빨리 구강식사를 다시 할 수 있게 하는 데 또는 가능한 한 오래 구강식사를 유지할 수 있도록 하는 데 중요하다. 이런 방법이 삼킴기능의 효율성과 안전성을 바로 향상시킨다면 환자는 좀 더 빨리 구강식사로 돌아올 수 있다.

환자에게 치료가 도움이 될 것인가?

삼킴치료는 환자의 삼킴기능 및 입을 통해 음식을 먹을 수 있는 능력을 향상시키기 위해 고안된 것이다. 그러나 현재 사용되고 있는 삼킴치료 방법으로는 삼킴기능이 호전될 수 없는 환자가 있다. 예를 들면, 말기의 운동신경질환(motor neuron disease)은 결국 삼킴치료에 반응하지 않는 심한 삼킴장애를 초래한다. 말기의 치매환자가 보이는 삼킴장애 역시 치료되지 않는다. 임상가는 환자의 병력, 의학적 진단 그리고 평가 과정과 시도적 치료에 대한 반응을 검토하여, 환자가 삼킴치료 서비스를 통해 효과를 얻을 수 있을지의 여부를 판단해야 한다. 이런 결정은 임상가에게 어려울 수 있지만 서비스가 과용되거나 부적절한 치료가 시행되지 않도록 하기 위해 반드시 해야만 한다. 그 이후에도 삼킴치료전문가는 환자와 보호자 상담을 할 수 있고, 영양사 등 협력전문 분야팀의 구성원과 함께 일할 수 있다.

삼킴치료는 식사시간에 혹은 식사과정의 일부로 시행되어야 하는가?

삼킴치료는 언어치료와 마찬가지로 보통 근육기능을 회복시키거나 근육활동의 새로운 순서를 교육하거나, 혹은 감각입력을 강화하여 자극을 제공하도록 고안된 것이다. 일반적으로 치료는 식사시간이 아닌 별도의 시간에 시행되어야 한다. 만일 환자가 입으로 먹기 위해 특정 치료책략이 요구되는 경우, 삼킴치료전문가는 이러한 치료를 고안해 내고, 이를 유지하도록 보호자에게 교육해야 한다. 즉, 삼킴치료전문가는 프로그램을 짠 다음, 이에 따라 환자가 식사를 할 수 있도록 보호자에게 이를 교육하고, 교육을 받은 보호자가 이를 수행하는 것이다. 다른 시간대에 환자는 삼킴치료전문가에게 치료를 받기도 할 것이다. 단, 환자가 특정 치료책략을 이용하여 비구강식사에서 구강식사로 이행하는 과정 중일 경우에만 삼킴치료 전문가가 '식사'에 참여해야 한다.

언제 삼킴치료를 종료해야 하나?

일반적으로 1개월 이상 환자의 삼킴기능 향상이 정체상태를 보인다면, 임상가는 환자에게 적극적인 치료를 계속할 것인지, 혹은 독립적으로 훈련을 지속하도록 환자나 보호자를 격려하고 6개월에서 1년 후에 재평가할지에 대해 다시 평가해야 한다. 심한 머리손상이나 척수손상 또는 중증 뇌졸중 환자는 회복과정에서 정체상태를 보일 수 있으며, 몇 개월 동안 아무런 변화를 보이지 않다가 갑자기 뚜렷한 증세의 호전을 보이며 삼킴기능이 되돌아오기도 한다. 일반적으로 환자의 삼킴기능이 4주 동안 정체상태를 보이면, 적어도 일시적으로 적극적인 삼킴치료는 중단할 것이 권고되나, 상태의 변화가 나타날 때까지 삼킴훈련은 계속하는 것이 좋다.

삼킴치료전문가는 환자의 삼킴관리의 일부를 언제 보조자에게 넘겨야 할 것인가?

치료 프로그램이 온도-촉각자극법이나 운동범위훈련과 같이 하루에도 몇 번씩 반복해야 하는 과제며, 한 번 할 때마다 측정이 가능한 것이라면 이런 치료는 보조자가 시행할 수 있다. 환자의 수행이 삼킴치료전문가, 보통은 자격이 있는 언어치료전문가(speech-language pathologist, SLP)가 설정한 역치(가령 '인두지연이 10초에서 2초로 일관적으로 감소해야 한다거나 혹은 혀 앞부분의 상하 운동범위가 1cm가 되어야 한다.')에 도달할 때까지 전문적인 판단은 필요하지 않다. 목표하는 역치에 도달하게 되면 자격증이 있는 언어치료전문가/삼킴치료전문가는 치료시간을 갖고 환자를 위해 새로운 목표와 훈련을 다시 수립하게 된다. 자격증이 있는 언어치료전문가/삼킴치료전문가는 각각의 환자에 있어서 초기의 '중지' 신호 목록(즉, 목록에 해당되는 일련의 행동이 관찰된다면 보조자는 환자와의 훈련을 중지하고 SLP를 치료과정으로 호출하는 것)을 제공할 수도 있다.

보조자의 역할이 필요한 또 하나의 상황은 유지 프로그램(maintenance program)을 시행하는 것이다. 환자가 적극적인 치료를 통해서는 더 이상 호전을 보이지 않지만 자세기법과 같은 치료책략을 이용하여 입으로 먹을 수 있는 상황이라면, 이런 전략을 지속적으로 사용하는 것이 바로 유지 프로그램이며, 자격증이 있는 삼킴치료전문가의 감독하에 보조자가 이를 수행해야 한다.

환자를 위한 최선의 치료방법을 어떻게 선택하는가?

치료 방법을 선택하는 첫 번째 단계는 환자의 의학적 상태와 예후, 행동 및 인지기능을 고려한 상태에서의 해부생리학에 대한 세심한 평가다. 환자가 독립적인 연습이 가능한가? 환자가 지시에 적절하게 따를 수 있는가? 만일 그렇다면 환자는 운동범위훈련과 삼킴기법과 같은 것을 이용할 수 있다. 만일 환자가 지시에 따를 수 없거나 비협조적이라면 자세변경, 음식의 특성을 통해 감각입력을 강화하는 것, 그리고 식사 방법을 바꾸는 것과 같이 보호자의 통제하에 이루어지는 방법이 가장 효과적일 것이다. 환자의 해부학적 혹은 생리학적 삼킴장애가 이러한 유형의 치료에 적합하지 않다면, 환자의 삼킴치료의 성공 여부는 매우 낮을 것이다. 환자가 쉽게 피로를 느끼는가? 그렇다면 삼킴기법과 같은 방법은 힘들어할 것이다. 치료계획을 세울 때 임상가는 특정 해부학적 혹은 생리학적 삼킴장애에 대해 사용 가능한 치료의 범위를 검토해서 각각의 환자가 가장 쉽게 사용할 수 있는 방법을 찾아내야 한다. 예를 들어, 알츠하이머병 환자가 인두삼킴의 유발이 지연된 경우 신맛이 나는 큰 음식덩이와 같이 특정한 형태의 음식덩이를 제공하는 것만으로 치료에 성공할 수도 있다. 하지만 온도-촉각자극법에는 비협조적이며 이를 스스로 적용할 수 없을 것이다. 반면 운동신경질환(motor neuron disease) 환자나 두경부암 수술을 받은 환자는 온도-촉각자극법을 잘 받아들일 뿐만 아니라, 그들에게 가장 효과적인 빈도만큼 세 번째 혹은 네 번째 반복하여 삼키기 전에 이를 스스로에게 시행할 수도 있을 것이다.

언제, 그리고 누구에게 의뢰해야 하는가?

전문가에게 의뢰하는 것이 점차적으로 제한되어 가는 현재 (미국의) 의료보험 제도에서 삼킴장애가 있는 모든 환자마다 전체 전문가팀을 구성하는 것은 비현실적이다. 대신 삼킴치료전문가(보통 언어병리전문가)가 완전하고 정확한 의학적 진단을 위한 추가적인 의뢰가 필요한지의 여부를 결정하기 위해, 환자의 구강인두의 해부와 생리, 전반적인 병력, 행동, 전체적인 운동조절(걸음걸이, 미세운동협응), 음성산출 등에 대한 평가를 한다. 불명확한 의학적 진단과 함께 삼킴장애를 호소하는 환자들은 전문가에 대한 의뢰가 매우 중요하다. 의학적 진단이 내려지지 않은 환자들이 구강인두 삼킴장애를 호소하는 경우 대부분 신경학적 손상이나 질환이 있는 경우가 많기 때문이다. 이런 환자가 뇌종양(특히 뇌줄기 종양, brainstem tumors), 운동신경질환, 파킨슨병, 중증근무력증(myasthenia gravis), 뇌졸중(특히 뇌줄기 뇌졸중), 길랭-바레(Guillain-Barré) 그리고 눈인두퇴행위축(occulopharyn-geal dystrophy)이나 근육긴장퇴행위축(myotonic dystrophy)인 경우가 있다. 이와 같은 임상적 경험에 기초하여, 환자는 우선 신경학적 삼킴장애의 징후와 증상에 대한 지식을 갖춘 신경과전문의에게 의뢰되어야 하고 뇌신경에 대한 평가가 이루어져야 한다. 삼킴장애를 호소하는 환자가 쉰목소리를 함께 보인다면 이비인후과전문의에게 먼저 의뢰하는 것이 적합할 것이다. 첫 번째 의뢰를 통해 삼킴장애의 원인이 되는 진단이 내려지지 않았다면, 다른 전문가에게 의뢰되어야 한다. 유감스럽게도 현재 (미국의) 의료보험제도에서는 많은 전문가에게 광범위하게 의뢰하는 것이 허용되지 않는다. 만일 환자가 가슴의 압박감이나 가슴이나 목에 타는 듯한 느낌 혹은 불편감을 호소하거나, 또는 밤에 기침이나 구토로 잠이 깬다면 소화기내과 전문의에게 의뢰하는 것이 좋은데, 이는 위식도역류(gastroesophageal reflux)나 다른 식도 기능장애에서 흔히 나타나는 증상이기 때문이다.

3. 올바른 임상적 의사결정과 관련된 윤리적인 문제

임상적 의사결정을 하는 데 있어서 윤리적인 문제는 중요한 요인이 될 수 있으며 또한 되어야만 한다(American Speech-Language-Hearing Association, 1994; Groher, 1990; Logemann, 1996; Sharp & Genesen, 1996). 운동신경질환(motor neuron disease)이나 알츠하이머병과 같이 죽음에 이르는 병을 가진 환자를 보는 삼킴치료전문가는 환자나 가족에게 구강식사를 중단하고 비구강식사 방법을 통해 영양과 수분을 공급하도록 권고할 수 있다. 대부분의 경우 결정권은 환자나 가족에게 있다. 환자는 폐렴에 걸릴 위험성이 높으며, 이것이 생명을 앗아갈 수도 있다는 것을 알면서도 계속 입으로 먹고 싶다는 희망을 표현할 수 있다. 이런 환자에게 임상가는 안전하지 않은 방법 중에서 그나마 가장 안전한 방법에 대해 알려 주어야 할까? 예를 들어, 턱을 내린 자세에서 먹으면 20%의 흡인을 보이고, 정상적인 자세에서 먹는 경우 50%의 흡인을 보인다면, 임상가는 입으로 식사를 하되, 턱 내리기 자세로 먹도록 해야 할까? 이런 경우, 나는 임상가에게 식사에 대한 모든 상황들과 상대적인 안전도(가령, 환자가 각각의 조건에서 어느 정도의 양이 흡인되는지)를 쉬운 용어로 명확하게 설명한 보고서를 문서로 작성하여 환자와 가족 혹은 보호자에게 제공하는 방법을 추천한다. 임상가는 환자가 어떤 특정한 방법으로 먹도록 주장할 필요가 없다. 안전하지 못한 구강식사를 추천하지 않는 대신 임상가는 환자, 가족 혹은 보호자에게 스스로 결정을 내리도록 충분히 필요한 정보를 제공할 수 있다.

삼킴치료전문가는 대부분 언어병리전문가(speech-language pathologists)이기 때문에, 언어병리전문가는 환자가 자신의 선택과 구강식사에 대한 위험성을 완전히 이해했는지 그리고 환자의 희망사항이 의료진에게 명확하게 전달되고 이해되었는지를 확인하는 등 다른 측면에서의 윤리적 의사결정에 관여할 수 있다. 일부의 경우, 삼킴장애 환자는 의료진과의 의사소통을 어렵게 만드는 심한 언어장애를 가지고 있을 수 있다. 언어치료전문가는 이런 의사소통의 어려움을 해소하고, 환자가 의사결정에 필요한 정보를 이해했는지의 여부를 확인하는 데 도움이 될 수 있다.

참고문헌

American Speech-Language-Hearing Association. (1994, March). Code of Ethics/Issues in Ethics. *Asha, 36*(Suppl. 13), 1-27.

Groher, M. E. (1990). Ethical dilemmas in providing nutrition. *Dysphagia, 5,* 102-109.

Logemann, J. A. (1996). Speaking out: Should treatment for pharyngeal swallowing disorders begin before instrumental assessment is completed? *Asha, 38,* 14-15.

Sharp, H. M., & Genesen, L. B. (1996). Ethical decision-making in dysphagia management. *American Journal of Speech-Language Pathology, 5,* 15-22.

|13장|

삼킴장애를 위한 협력 접근

구강인두 삼킴장애 환자에 대해 여러 분야의 다양한 건강관리 전문가의 참여가 필요한 이유는 많다(Logemann, 1983; Logemann, Sisson, & Wheeler, 1980; Newman, Dodaro, & Welch, 1980; Thresher & Kehoe, 1992; Trible, 1967; Tuchman & Walter, 1993). 일부 환자는 그들의 삼킴장애에 대한 검사를 하고 그 원인(삼킴장애를 일으킨 의학적 진단)을 밝히기 위해 삼킴장애 센터(swallowing center)를 찾는다. 보통 이들은 삼킴장애를 가지고 있거나 혹은 명확하게 원인이 밝혀지지 않은 문제를 가지고 있다. 이런 환자는 (원인불명의 삼킴장애를 일으키는 가장 흔한 이유인) 신경학적 질환이나 (삼킴장애의 원인으로는 흔하지 않지만) 두경부암 혹은 다른 의학적 질환이 있을 수 있다(Lazarus & Logemann, 1987; Logemann & Bytell, 1979; Logemann et al., 1993; Pauloski et al., 1993; Robbins, Logemann, & Kirshner, 1986; Veis & Logemann, 1985).

많은 경우 이런 환자는 다양한 의학 혹은 의료 관련 전문가를 만나 보았지만 삼킴장애의 원인을 밝히지 못했는데, 보통 그 이유는 구강인두 삼킴의 생리학에 대한 자세한 평가를 받지 않았기 때문이다. 최근 정상적인 또한 비정상적인 구강인두삼킴에 대한 관심이 높아지고, 구강인두 삼킴장애를 다양한 질환으로 인해 나타나는 하나의 증상으로 인식하는 의학과 다른 의료관련 전문가가 증가하고 있음에도 불구하고, 여전히 생리학적인 이상이 있는데도 정신과적인 치료를 받는 환자들이 간혹 있다. 환자가 삼킴장애를 호소할 때 이것을 심리적인 것으로 분류하기에 앞서, 생리학적인 원인으로 인한 가능성을 배제하기 위해 구강인두, 식도삼킴에 대한 자세한 평가 및 전문 분야 협력팀에 의한 전체적인 검사를 받도록 해야 한다.

전문분야 협력 접근을 하는 두 번째 이유는 삼킴장애 치료의 복잡성 때문이다. 삼킴장애 환자의 대부분은 뇌졸중, 머리손상, 두경부암과 같이 그 원인이 밝혀진 경우가 많지만, 구강인두와 식도삼킴장애를 동시에 갖고 있는 경우에는 구강인두 삼킴치료를 위한 삼킴치료전문가와 위식도 치료를 위한 소화기내과전문의가 모두 필요하다. 특히 60세 이상의 환자와 선천적인 신경학적 장애를 가진 아동은 구강인두와 식도삼킴 장애를 동시에 갖고 있을 가능성이 더 높다(Logemann, 1993; Tuchman & Walter, 1993).

1. 전문 분야 협력팀의 구성원

전문 분야 협력 접근에 있어서 보통 언어치료전문가이기도 한 삼킴치료전문가들이 초기평가 및 검사를 하게 된다(Logemann, 1983; Strandberg, 1982). 초기평가는 환자의 삼킴장애 증상과 그 진행 경과에 대한 자세한 내용뿐만 아니라 복용하고 있는 약물을 포함한 상세한 병력을 조사하고, 구강인두 운동기능을 평가한다. 그런 다음 보통 삼킴치료전문가와 방사선과 전문의가 구강인두에 대한 방사선촬영검사를 시행한다. 제5장에서 언급한 바와 같이, 이 검사는 1~10ml의 액체를 정확히 측정하여 공급하고, 컵으로 마시게 하는 것뿐만 아니라 푸딩이나 쿠키와 같이 다양한 농도의 음식을 사용하여 시행되어야 한다. 환자가 특정 음식에 대한 삼킴 장애가 있다면 검사 중에 그 음식을 바륨이나 다른 방사선 비투과물질과 섞어 공급한다.

구강인두의 방사선촬영 검사가 끝난 후, 환자는 식도 검사를 위해 소화기내과 전문의에게 의뢰되거나 필요한 경우 다른 의학 혹은 의료관련전문가에게 의뢰될 수 있다. 또한 환자는 상세한 신경학적 검사, 특히 삼킴에 관여하는 근육을 지배하는 뇌신경에 대한 자세한 검사와 삼킴장애증세를 보이는 파킨슨병이나 운동신경질환, 중증근무력증(myasthenia gravis)과 같은 신경학적 질환의 감별을 위해 신경과전문의에게 의뢰될 수 있으며, 두경부에 대한 구조검사와 인두, 후두의 감각운동검사를 위해 이비인후과전문의에게 의뢰될 수도 있다.

만일 환자가 폐렴이 있거나 반복적인 폐렴을 보이는 경우 혹은 다른 폐의 문제가 자꾸 재발되는 경우에는 호흡기내과전문의에게 의뢰할 필요가 있다. 환자가 아동인 경우는 소아과전문의의 검진이 중요하다. 재활센터에 있는 환자라면 환자의 전체적인 재활치료 계획에 삼킴치료 계획을 맞추기 위해 재활의학과전문의의 평가가 중요하게 된다. 80세 이상의 환자의 경우, 환자를 위해 실현 가능한 치료목표를 설정하는 일과 삼킴장애와 관련된 약물의 확인에 있어서 노인의학전문가(gerontologist)의 참여가 도움이 된다. 혀의 기능장애로 보철중재방법이 필요한 경우나 수술 후 손상으로 폐쇄가 필요한 환자는 턱얼굴보철전문가(maxillofacial prosthodontist)가 팀에 참여해야 한다(Leobad & Gillis, 1982; Wheller, Logemann, & Rosen, 1980).

의치(denture)를 보수하기 위해서는 일반치과전문의의 도움도 필요하다. 대부분의 노인 환자는 여러 가지 약을 함께 복용하고 있기 때문에, 이런 약의 상호작용 혹은 개개의 약효에 의해 입안이 마르거나 구강건조증(xerostomia)이 발생할 수 있으며, 이로 인해 삼킴의 구강, 인두단계를 시작하는 데 어려움이 생길 수 있다. 이때 약사는 삼킴에 영향을 미칠 수 있는 약물 간의 상호작용의 가능성에 대한 정보를 제공해 줄 수 있다. 작업치료사는 식사를 위한 보조기구를 제공하는 것뿐만 아니라 음식을 입 안에 넣기 위한 손과 팔의 조절기능에 대해 직접 치료를 해 줄 수 있다. 물리치료사는 환자가 식사를 할 때 가장 좋은 자세를 취할 수 있도록 돕는다. 일부 기관에서는 작업치료사와 물리치료사가 직접 삼킴치료전문가로 일하며 삼킴장애에 대한 평가와 치료를 담당하기도 한다.

영양사는 혈액의 화학적 분석, 체중 검토, 칼로리 측정 등을 통해 환자의 영양 평가를 하는 데 중심적인 역할을 담당한다(American Dietetic Association, 1980). 삼킴치료전문가와 영양사 간의 계속적인 정보교환은 필수적인데, 이는 환자가 비구강식사로부터 가장 안전하게 먹을 수 있는 농도의 음식으로, 그리고 완전한 구강식사로 점차 호전되기 때문이다. 비구강식사에서 구강식사로의 이행과정에서 영양사는 매일 환자가 구강으로 섭취하는 열량을 모니터하고 이에 따라 환자의 비구강식사를 줄여 나간다. 영양사, 삼킴치료전문가, 담당의사는 서로 상의해서 환자가 안전하게 구강으로 적절한 영양을 섭취할 수 있는 시점을 결정하고 비구강식사를 완전히 중단하도록 한다.

호흡치료 담당자나 간호사도 입원 환자 중에서 삼킴장애가 있는 환자를 초기에 발견하는 데 중요한 역할을 하는데, 삼킴장애 증상을 보이는 환자가 종종 이와 같은 전문가들을 통해서 확인되기 때문이다. 따라서 이러한 전문가를 위해 삼킴장애 징후와 증상에 대한 기관 내 교육(in-service education)이 필수적이다. 일부 병원에서는 간호사가 직접적인 삼킴치료를 시행하기도 한다.

스스로 음식물을 먹을 수 없는 환자를 먹여 주는 직원은 삼킴장애팀에서 매우 중요하다(Buckely, Addicks, & Maniglia, 1976: Gaffney & Campbell, 1974; Thresher & Kehoe, 1992; Tuchman & Walker, 1993). 삼킴장애 환자는 너무 많은 양의 음식을 너무 빨리 주면 흡인이 될 수 있기 때문에, 음식을 먹이는 방식에 따라 환자는 안전할 수도 있고 위험하게 될 수도 있다. 그러므로 삼킴장애 환자를 먹여 주는 직원은 삼킴치료전문가의 감독하에 반드시 권고된 방법을 그대로 따라 각 환자의 급식을 시행해야 한다. 음식을 먹여 주는 직원은 환자의 식판을 잘 살펴서 음식이 정확하게 제공되었는지, 음식이 환자의 시야 안에 있는지를 확인하고, 식사하는 중에 환자가 어떠한 문제를 보이면 즉시 먹이는 것을 중단하고 삼킴치료전문가에게 알려야 한다. 삼킴치료전문가는 음식을 먹여 주는 직원에게 정상적인 삼킴 생리학의 복잡성과 삼킴장애의 범위와 환자 개개인에 따른 식사계획의 필요성에 대해 원내 교육을 시행해야 한다. 특히 강조되어야 할 점은, 환자를 먹여 주는 것은 각각의 환자에 따라 개별화되어야 한다는 것과, 삼킴치료전문가는 음식을 먹여주는 직원에게 각 환자마다의 특정 식사방법을 교육시켜야 한다는 점이다. 그런 다음 삼킴치료전문가는 음식을 먹여 주는 직원을 감독하고 필요한 경우 상담을 한다.

2. 방사선촬영 검사 설립

방사선촬영 검사를 시작하기 위해서는 삼킴치료전문가는 구강인두 삼킴의 다양한 해부학적 그리고 생리학적 장애에 대한 방사선 소견을 알고 있어야 한다(Logemann, 1993). 삼킴치료전문가가 속한 과의 일원이나 과장은 방사선과 과장과 만나서 삼킴치료전문가와 방사선과전문의가 함께 참여하는 방사선촬영 검사 방법에 대해 논의하고, 가능하다면 함께 보고서에 서명하는 것이 좋다. 삼킴치료전문가는 필요한 방사선촬영 검사 절차, 그 절차의 모든 측면에 대한 근거, 그리고 이런 검사가 표준바륨삼킴 검사나 상부위장관 검사와 어떤 점에서 다른지에 대한 논의가 가능하도록 준비해야 한다(제5장에 요약되어 있음).

일단 절차에 대한 합의가 끝나면 검사에 대한 수가를 결정해야 하는데, 대부분의 기관은 세 가지 비용을 책정한다. 장비의 사용에 대한 비용, 방사선과전문의 비용, 삼킴치료전문가 비용이다. 이는 새로운 검사방법을 수립하는 것이므로, 이런 비용에 대해서 그 기관의 관리자와 함께 논의해야 한다. 삼킴치료전문가는 이런 새로운 검사에 대한 시행을 요청할 때, 다른 관련 전문가와 이야기를 하기 전에 의뢰를 하는 의사나 병원의 관리자와 가장 먼저 상의해야 한다.

3. 팀 구성원 간의 의사소통 방법

팀 구성원 간의 의사소통 방법은, 매주 얼굴을 마주하는 회의, 전화를 통한 대화, 그리고 전자메일 등 여러 가지가 있다. 의사소통의 수단은 의사소통의 질보다는 중요하지 않다. 즉, 팀의 구성원은 각자의 전문성을 존중해야 하며, 빠르고 쉽게 정보교환을 해야 한다. 만약 팀의 어떤 구성원이 다른 구성원에게 응답하는 데 일주일이 걸린다면, 의사소통은 중단될 것이다. 마찬가지로 각 구성원이 다른 구성원의 전문적 의견을 존중하지 않는다면, 환자 치료의 질은 저하될 것이다. 각 삼킴장애팀은 팀의 특성을 파악하고 각 구성원이 효과적이고 효율적으로 의사소통할 수 있는 방법을 찾아야 한다.

4. 전문 분야 협력 치료의 효과

일반적으로 삼킴장애의 복잡성에 대한 측면에서 생각해 보면 전문 분야 협력치료가 필요할 것으로 생각되지만, 특정 의학적 문제와 치료의 면에서, 전문 분야 협력치료가 폐렴 발생률을 감소시키고 영양과 수분공급을 향상시키는 효과가 있다는 사실을 증명하는 자료는 그리 많지 않다(Bach et al., 1989; Donner & Jones, 1985; Jones & Altschuler, 1987; Lierman, Wolff, Hazelton, Pesquera, & Wilson, 1987; Martens, Cameron, & Simonsen, 1990; Ravich et al., 1985; Thresher & Kehoe, 1992). 이런 연구 중에서 전문 분야 협력접근을 한 경우와 그렇지 않은 경우의 삼킴치료 비용을 비교 조사한 것은 없다. 이는 오늘날과 같은 (미국의) 의료수가억제 시대에는 중요한 문제다.

각 삼킴장애팀이 팀 운용의 비용효과를 검토하고, 팀의 운용에 관한 필수적인 질문을 던져 보는 것은 중요하다. 예를 들어 과연 모든 삼킴장애 환자가 정례적으로 팀의 모든 구성원에게 검사를 받아야 할 것인가, 혹은 일부 환자는 팀 구성원의 몇몇 사람만 봐도 괜찮은가? 후자의 모델을 선택한다면 과연 어떤 환자가 팀 구성원의 일부에게만 검사나 치료를 받아야 하나?

대부분의 팀에서, 환자의 삼킴장애에 대해 정확한 진단이 내려지지 않은 경우에만 확진이 될 때까지 모든 팀의 구성원이 보게 된다. 그리고 삼킴장애의 원인이 밝혀지면 선발된 팀의 구성원이 환자를 치료하게 된다. 예를 들어, 삼킴장애를 호소하는 환자가 파킨슨병으로 진단될 수 있다. 일단 진단이 내려지면 팀 내의 신경과전문의는 파킨슨병을 계속 치료하게 되고, 삼킴치료전문가와 소화기내과전문의는 환자의 삼킴장애에 필요한 재활치료를 하게 된다. 두경부암 수술 후 이차적으로 발생한 삼킴장애와 같이 잘 알려진 병인으로 인한 삼킴장애 환자는 팀의 모든 구성원을 만날 필요 없이, 이비인후과전문의-두경부외과전문의(이런 경우, 대부분 환자의 담당의사)와 삼킴치료전문가만 보면 된다. 요즘 같은 의료수가억제 시대에는, 원인불명의 인두삼킴장애를 가지고 있는 환자는 보통 신경학적 문제와 관련된 삼킴장애에 대해 잘 알고 있는 삼킴장애팀의 신경과전문의에게 먼저 의뢰되어야 하는데, 왜냐하면 원인이 밝혀지지 않은 삼킴장애 환자의 대부분은 신경학적 질환이나 손상으로 인한 경우가 많기 때문이다.

5. 삼킴장애팀에 의한 직원교육

전문 분야 협력팀이 구성되면, 팀은 기관 내의 의학과 의료 관련 전문가에게 간단하고 체계적인 교육을 제공해야 한다(Thresher & Kehoe, 1992; Tuchman & Walter, 1993). 이런 교육 프로그램의 목적은 삼킴장애와 그 증상에 대한 직원의 인식을 높이고 환자를 팀에 의뢰하는 방법을 알리기 위한 것이다. 팀에서 제공하는 서비스(진단과 재활치료)에 대해서도 설명해야 한다.

이런 프로그램은 과별 직원회의 정도의 소모임 형식일 때 가장 효과적이다. 내과, 신경과, 이비인후과, 재활의학과가 우선적인 대상이 된다. 매번 방사선촬영 진단 검사에 대해 설명하고, 이 검사는 흡인을 보이는 환자를 대상으로 해도 안전하다는 점과 삼킴장애에 대한 정확한 해부학적 혹은 생리학적 진단의 중요성을 강조해야 한다. 때로 특정 삼킴장애 환자를 위한 여러 가지 치료방법을 간단하게 함께 살펴보는 것도 좋다. 팀의 구성원은 교육 프로그램에 참석하여 질문에 답을 할 수 있어야 한다. 프로그램이 만들어졌다는 공지가 나간 다음부터 환자가 몰려올 수도 있으며, 이로 인해 초기부터 종종 과부하가 생기는 경우가 많으므로 삼킴재활팀의 모든 구성원은 이에 대해 준비가 되어 있어야만 한다. 치료가 필요한 환자의 대략적 비율을 확인하기 위해 기관 내의 환자군에 대해 면밀히 조사하는 것은 프로그램을 설립하고 유지하는 데 필요한 전문가의 작업 시간을 추정하는 데 유용하다.

참고문헌

American Dietetic Association. (1980). *Study guide-Dysphagia: The dietitian's role in patient care* [Audiocassette series]. Chicago: Author.

Bach, D. B., Pouget, S., Belle, K., Kilfoil, M., Alfieri, M., McEvoy, J., & Jackson, G. (1989). An integrated team approach to the management of patients with oropharyngeal dysphagia. *Journal of Allied Health, 18,* 459-468.

Buckley, J., Addicks, C., & Maniglia, J. (1976). Feeding patients with dysphagia. *Nursing Forum, 15,* 69-85.

Donner, M. W., & Jones, B. (1985). The multidisciplinary approach to dysphagia. *Gastrointestinal Radiology, 10,* 193-261.

Gaffney, T., & Campbell, R. (1974). Feeding techniques for dysphagic patients. *American Journal of Nursing, 74,* 2194-2195.

Jones, P. L., & Altschuler, S. L. (1987). Dysphagia teams: A specific approach to a non-specific problem. *Dysphagia, 1,* 200-205.

Lazarus, C., & Logemann, J. A. (1987). Swallowing disorders in closed head trauma patients. *Archives of Physical Medicine and Rehabilitation, 68,* 79-87.

Leonard, R., & Gillis, R. (1982). Effects of a prosthetic tongue on vowel intelligibility and food management in a patient with total glossectomy. *Journal of Speech and Hearing Disorders, 47,* 25-30.

Lierman, C., Wolff, R., Hazelton, J., Pesquera, K., & Wilson, E. (1987). Multidisciplinary treatment of feeding disorders in the home. *Pediatric Nursing, 13,* 266-270.

Logemann, J. A. (1983). *Evaluation and treatment of swallowing disorders.* Austin, TX: PRO-ED.

Logemann, J. A. (1993). *Manual for the videofluorographic study of swallowing* (2nd ed.). Austin, TX: PRO-ED.

Logemann, J. A., & Bytell, D. E. (1979). Swallowing disorders n three types of head and neck surgical patients. *Cancer, 44,* 1095-1105.

Logemann, J. A., Pauloski, B. R., Rademaker, A. W., McConnel, F. M. S., Heiser, M. A., Cardinale, S., Shedd D., Stein, D., Beery, Q., Johnson, J., Saunders, A., & Baker, T. (1993). Speech and swallow function after tonsil/base of tongue resection with primary closure. *Journal of Speech and Hearing Research, 36,* 918-926.

Logemann, J., Sisson, G., & Wheeler, R. (1980). The team approach to rehabilitation of surgically treated oral cancer patients. *Proceedings of the National Forum on Comprehensive Cancer Rehabilitation and Its Vocational Implications,* (pp. 222-227).

Martens, L., Cameron, T., & Simonsen, M. (1990). Effects of multidisciplinary management program on neurologically impaired patients with dysphagia. *Dysphagia, 5,* 147-151.

Newman, L., Dodaro, R., & Welch, M. (1980, May). *A comprehensive program for dysphagia rehabilitation.* Workshop conducted at Mercy Hospital and Medical Center, Chicago.

Pauloski, B. R., Logemann, J. A., Rademaker, A., McConnel, F., Heiser, M. A., Cardinale, S., Shedd, D., Lewin, J., Baker, S., Graner, D., Cook, B., Milianti, F., Collins, S., & Baker, T. (1993). Speech and swallowing function after anterior tongue and floor of mouth resection with distal flap reconstruction. *Journal of*

Speech and Hearing Research, 36, 267-276.

Ravich, W. J., Donner, M. W., Kashima, H., Bucholz, D. W., Marsh, B. R., Hendrix, T. R., Kramer, S. S., Jones, D., Bosma, J. F., Siebens, A. A., & Linden, P. (1985). The swallowing center: Concepts and procedure. *Gastrointestinal Radiology, 10,* 255-261.

Robbins, J., Logemann, J., & Kirshner, H. (1986). Swallowing and speech production in Parkinson's disease. *Annals of Neurology, 19,* 283-287.

Strandberg, T. (1982, January). *Establishment of a swallowing rehabilitation program.* Lecture presented at workshop on swallowing rehabilitation, Sarah Bush Lincoln Health Center, Matton, IL.

Thresher, J. C., & Kehoe, E. A. (1992). *Working with swallowing disorders: A multidisciplinary approach.* Tucson, AZ: Communication Skill Builders.

Trible, W. (1967). The rehabilitation of deglutition following head and neck surgery. *Laryngoscope, 77,* 518-523.

Tuchman, D., & Walter, R. (1993). Disorders of feeding and swallowing in infants and children: Pathophysiology, diagnosis and treatment. San Diego: Singular.

Veis, S., & Logemann, J. (1985). The nature of swallowing disorders in CVA patients. *Archives of Physical Medicine and Rehabilitation, 66,* 372-375.

Wheeler, R., Logemann, J., & Rosen, M. (1980). Maxillary reshaping prostheses: Effectiveness in improving speech and swallowing of post-surgical oral cancer patients. *Journal of Prosthetic Dentistry, 43,* 313-319.

|14장|

삼킴기능과 치료효과의 측정: 미래

삼킴의 생리에 대한 측정방법이 도입된 것은 불과 10년 전의 일이다(Jacob, Kahrilas, Logemann, Shah, & Ha, 1989; Kahrilas, Lin, Logemann, Ergun, & Facchini, 1993; Lazarus, Logemann, & Gibbons, 1993; Logemann, Kahrilas, Kobara, & Vakil, 1989; Platt, Logemann, Rademaker, Kahrilas, & Lazarus, 1994). 이전까지는 정상적인 삼킴 생리학에 대한 연구조차도 다양한 영상검사를 통해 관찰하는 것에 그쳤다(Bosma, 1973). 그 이후로 근육활동의 시작과 종결 시점을 기술하는 정도에 그치긴 했지만 근전도 검사를 통한 측정이 이루어졌고, 최근 식도에 대한 계측검사(manometric study)도 널리 이용되고 있다(Doty & Bosma, 1956; Kobara-Mates, Logemann, Larson, & Kahrilas, 1995; Reimers-Neils, Logemann, & Larson, 1994).

1. 삼킴기능의 측정

최근 들어 음식덩이의 움직임이나 삼킴의 구강 및 인두단계의 활동에 대한 지속시간, 그리고 시간에 따른 이러한 활동들의 협응에 대한 측정을 포함한 구강인두삼킴의 생리학에 대한 여러 종류의 측정방법이 개발되었다. 현재까지 사용된 특정 측정방법의 예를 〈표 14-1〉에 제시하였다. 이런 측정에 대한 일부 정상 성인의 자료가 다양한 연령대별로 알려져 있지만(Jacob et al., 1989; Rademaker, Pauloski, Logemann, & Shanahan, 1994; Robbins, Hamilton, Lof, & Kempster, 1992; Tracy et al., 1989), 정상 규준에 대한 좀 더 많은 연구가 필요하다. 특히 지속적으

〈표 14-1〉 구강인두삼킴을 측정하는 방법의 예

음식덩이의 움직임
• 구강통과시간(oral transit time): 음식덩이를 뒤로 밀어넘기는 혀의 움직임이 시작되는 시점부터 음식덩이가 혀의 기저부를 통과하는 시점까지의 시간 간격 • 인두통과시간(pharyngeal transit time): 음식덩이가 혀의 기저부를 통과한 시점부터 반지인두조임근을 통과하는 시점까지의 시간 간격 • 인두지연시간(pharyngeal delay time): 음식덩이가 혀의 기저부를 통과한 시점부터 인두반응(인두삼킴)을 나타내는 후두상승이 시작되는 시점까지의 시간 간격 • 인두반응시간(pharyngeal response time): 인두운동반응의 지속시간(후두상승이 시작한 시점부터 음식덩이가 반지인두조임근을 통과하는 시점 혹은 반지인두조임근이 닫히는 시점까지) • 식도통과시간(esophageal transit time)): 음식덩이가 반지인두근(상부식도조임근)을 통과하는 시점부터 하부식도조임근을 통과하는 시점까지의 시간 간격
움직임의 시간측정
• 연인두폐쇄(velopharyngeal closure) 지속시간: 여린입천장이 뒤쪽 인두벽에 닿아 있는 시간 • 최대후두상승 지속시간: 후두가 평상시 위치에서 가장 높은 위치로 올라가 있는 시간 • 후두폐쇄 지속시간: 후두 입구가 닫혀 있는 시간(기도입구에 공기가 없는 상태) • 반지인두열림(cricopharyngeal opening) 지속시간: 반지인두조임근이 열려 있는 시간
삼킴협응의 시간측정
• 반지인두열림과 관련된 연인두폐쇄의 시점 • 반지인두열림과 관련된 후두상승의 시점 • 반지인두열림과 관련된 후두폐쇄의 시점

로 방사선에 노출되어야 하는 문제 때문에 아직 정상 아동의 인두단계에 대한 규준은 전혀 마련되어 있지 않다.

또한 컴퓨터 분석을 통하여, 삼킴의 다양한 측면에 대한 생체역학적 측정(biomechanical measures)이 이루어져 왔다(Logemann, Kahrilas, Begelman, & Pauloski, 1989). 컴퓨터 분석은 삼킴의 시작에서 종결시점까지 인두나 구강 구조들의 움직임이나 혹은 관심이 있는 삼킴의 다른 어떤 부분이라도 추적할 수 있게 해 준다. 이 기술을 통해 정상적인 그리고 비정상적 삼킴에 대해 그리고 치료효과에 대해 더욱 상세한 연구가 가능하게 되었다.

현재 구강인두 삼킴장애 환자의 재활치료에 사용되고 있거나 앞으로 사용하게 될 중재책략에 대한 타당성을 검증하기 위해 치료효과에 대한 더욱 많은 연구가 필요하다.

2. 치료효과의 측정 기준

앞서 설명한 방법이나 혹은 그와 유사한 모든 측정방법은 삼킴장애에 대한 특정한 치료법의 효과를 검증하는 데 사용될 수 있다(Kahrilas, Logemann, & Gibbons, 1992; Kahrilas, Logemann, Krugler, & Flanagan, 1991; Lazarus et al.,1993; Logemann, Kahrilas, Kobara, & Vakil, 1989). 치료효과에 대한 연구를 계획하고 자료를 모을 때는 아래와 같은 기준에 합당한지 우선 고려해야 한다(Logemann, 1987).

1. **장애 정도와 치료효과의 수량화**: 치료의 대상이 되는 장애와 치료법 자체에 대해 의미 있는 측정방법을 정해야 한다. 임상연구자 혹은 임상가는 환자의 장애와 치료효과를 잘 반영할 수 있는 삼킴생리학의 가장 중요한 측면에 대한 지표가 무엇인지 고려해 봐야 한다.
2. **검사방법의 표준화**: 방사선촬영 검사나 자료를 수집하기 위한 다른 검사를 시

행할 때, 각 환자에서 또한 각 자료수집 시점에서 검사조건은 항상 같게 정량화되고 또한 반복검사를 하였을 때 같은 결과를 보여야 한다. 환자의 머리 위치, 자세, 음식물의 점도, 음식덩이의 크기, 음식물을 공급하는 순서 등과 같은 요인은 반드시 주의 깊게 통제되어야 하는데, 이 중의 어떤 요인이든 삼킴의 생리를 변화시킬 수 있기 때문이다. 무선추출 방식에 의한 삼킴검사의 순서도 고려해 보아야 한다.

3. **대상 환자군의 선정기준**: 특정 치료를 받게 될 환자군은 다음과 같은 여러 특성에서 동질성이 있어야 하는데, ① 삼킴장애의 생리학적, 또는 해부학적 특성, ② 삼킴장애를 일으킨 원인질환이나 기능장애의 특성, ③ 치료 시점에서의 질병이나 회복과정의 단계가 이에 해당된다. 환자의 나이 또한 고려되어야 한다.
4. **치료 프로토콜의 정의**: 평가 대상이 되는 치료 프로토콜을 만들 때 매우 주의 깊게 프로토콜을 기술해야만 한다. 이런 설명에는 시행될 치료법의 정확한 특성과 치료기간, 그리고 그것이 만약 훈련 프로그램이라면 직접치료시간 혹은 만나는 시간을 기술해야 한다. 만약 그것이 약물 프로토콜이라면, 환자가 독립적으로 혹은 가족과 함께 완료해야 하는 일의 특성과 기간, 환자에게 제공될 치료회기의 수, 치료 후 재평가를 하는 횟수와 어떤 종류의 재평가를 할 것인가 하는 것이 포함된다.

〈표 14-1〉에 나와 있는 음식물이나 구조의 움직임에 대한 시간적 측정이나 생체역학적 측정과 함께 치료가 환자의 전반적인 기능향상에 미친 영향을 측정하는 것이 중요하다. 치료를 통해 환자의 구강식사 기능이 향상되었는가? 치료를 통해 환자가 액체를 입으로 먹을 수 있게 되었는가? 치료법을 통해 환자가 완전히 혹은 부분적으로나마 구강식사를 하는 데 얼마나 오래 걸리나? 이런 것은 모두 치료책략이 환자에게 미친 주요 영향을 이해하기 위해 삼킴치료전문가가 고려해야 할 중요한 문제이다.

3. 임상가의 역할

각각의 삼킴장애 환자를 치료할 때, 삼킴치료전문가는 앞서 설명한 바와 같이 환자의 장애와 연구되고 있는 치료법에 대해 가능하고 적합한 많은 유형의 자료들을 될 수 있는 대로 많이 수집하는 것이 중요하다. 적절한 측정법을 사용하여 주의 깊게 평가된 치료로 구성된 사례 연구를 그런 문헌에 추가하는 것은 매우 중요하다. 또한 삼킴치료전문가는 치료책략이 환자에게 미치는 효과를 계속적으로 관찰하는 것이 필수적이다. 각 치료전문가는 또한 워크숍이나 다른 유형의 모임에서 새로운 치료법이 소개되면 이런 치료법이 타당한지를 이전의 자료를 바탕으로 조사해 보아야 한다. 치료효과에 대한 민감한 측정방법이 있을까? 삼킴치료전문가는 왜 그 치료법이 효과적이라고 알고 있는가? 치료책략의 유효성에 대한 자료가 문헌에 발표된 적이 있는가? 만일 치료효과에 대해 학술지에 발표된 적이 없다면, 치료전문가는 그 치료법을 시도할 경우 의료보험사에서 치료비를 받지 못하게 될 위험성도 있다. 또한 일부 환자들은 그 치료법을 사용함으로써 오히려 해를 입을 수도 있다.

4. 미 래

삼킴장애 평가와 치료의 미래는 전적으로, 구강인두 삼킴장애 환자들을 위해 현재 개발되어 있는 혹은 새롭게 개발될 치료법의 효과에 대해 임상가와 연구자들이 얼마나 많은 자료를 수집하느냐에 달려 있다. 모든 임상가는 그런 연구에 참여해야 할 의무가 있으며, 최소한 각 삼킴장애 환자의 치료효과에 대한 체계적인 자료를 수집해야 할 책임이 있다.

향후 10년에 걸쳐 몇몇 분야에 대한 연구는 특히 생산적인 것으로 입증될 수 있을 것이다. 여기에는 감각평가에 대한 연구와 삼킴장애 치료법에 대한 연구가 포함된다. 전문가들은 ① 다양한 연령대의 정상군과 특정 삼킴장애 환자군에서의 감각입력과 인식에 대한 더욱 체계적인 조사와 ② 구강인두 삼킴장애의 원인이 되는 감각 손상에 대한 보상 형태로서의 감각입력을 체계적으로 강화시키는 책략을 더 개발해야 한다.

앞으로의 연구에 있어서 또 다른 중요 분야는, 다양한 연령대의 정상군과 여러 유형의 삼킴장애 환자군에서의 호흡과 삼킴의 협응기능과 또한 한 가지 기능에 있어서의 장애와 나머지 기능장애 간의 관련성에 대한 것이다. 삼킴장애를 가지고 있는 폐질환 환자에 대한 초기 보고에 따르면, 호흡 문제가 개선됨에 따라 삼킴장애도 향상된다는 결과를 보였다(Loughlin & Lefton-Greif, 1994). 이런 유형의 환자에 대해 언제 그리고 어떻게 치료를 시작할 것인지에 대한 기준이 필요하다.

지난 10년간 이루어져 온 연구의 분위기가 앞으로도 계속된다면, 정상적인 그리고 비정상적인 삼킴에 대한 이해, 그리고 다양한 환자군에서 가장 효과적인 평가와 치료법에 관한 이 분야의 이해가 넓어질 수 있는 전망은 매우 밝다. 또한 삼킴장애에 대한 임상적 관심이 높아질수록, 이 분야의 연구에 대한 관심 또한 높아질 것이라는 점에 대해서는 의심의 여지가 없다.

참고문헌

Bosma, J. (1973). Physiology of the mouth, pharynx and esophagus. In M. Paparella & D. Shumrick (Eds.), *Otolaryngology volume 1: Basic sciences and related disciplines* (pp. 356-370). Philadelphia: Saunders.

Doty, R., & Bosma, J. (1956). An electromyographic analysis of reflex deglutition. *Journal of Neurophysiology, 19*, 44-60.

Jacob, P., Kahrilas, P., Logemann, J., Shah, V., & Ha, T. (1989). Upper esophageal sphincter opening and modulation during swallowing. *Gastroenterology, 97*, 1469-1478.

Kahrilas, P. J., Lin, S., Logemann, J. A., Ergun, G. A., & Facchini, F. (1993). Deglutitive tongue action: Volume accommodation and bolus propulsion. *Gastroenterology, 104,* 152-162.

Kahrilas, P. J., Logemann, J. A., & Gibbons, P. (1992). Food intake by maneuver: An extreme compensation for impaired swallowing. *Dysphagia, 7,* 155-159.

Kahrilas, P. J., Logemann, J. A., Krugler, C., & Flanagan, E. (1991). Volitional augmentation of upper esophageal sphincter opening during swallowing. *American Journal of Physiology, 260 (Gastrointestinal and Liver Physiology, 23),* G450-G456.

Kobara-Mates, M., Logemann, J. A., Larson, C., & Kahrilas, P. J. (1995). Physiology of oropharyngeal swallow in the cat: A videofluoroscopic and electromyographic study. *American Journal of Physiology, 268, (Gastrointestinal and Liver Physiology, 31),* G232-G241.

Lazarus, C., Logemann, J. A., & Gibbons, P. (1993). Effects of maneuvers on swallowing function in a dysphagic oral cancer patients. *Head & Neck, 15,* 419-424.

Logemann, J. A. (1987). Criteria for studies of treatment for oral-pharyngeal dyaphagia. *Dysphagia, 1,* 193-199.

Logemann, J., Kahrilas, P., Begelman, J., & Pauloski, B. R. (1989). Interactive computer programs for biomechanical analysis of videofluorographic studies of swallowing. *American Journal of Roentgenology, 153,* 277-280.

Logemann, J., Kahrilas, P., Kobara, M., & Vakil, N. (1989). The benefit of head rotation on pharyngoesophageal dysphagia. *Archives of Physical Medicine and Rehabilitation, 70,* 767-771.

Loughlin, A. M., & Lefton-Greif, M. A. (1994). Dysfunctional swallowing and respiratory disease in children. *Advances in Pediatrics, 41,* 135-161.

Platt, E. M., Logemann, J. A., Rademaker, A. W., Kahrilas, P. J., & Lazarus, C. L. (1994). Pharyngeal effects of bolus volume, viscosity and temperature in patients with dysphagia resulting from neurologic impairment and in normal subjects. *Journal of Speech and Hearing Research, 37,* 1041-1049.

Rademaker, A. W., Pauloski, B. R., Logemann, J. A., & Shanahan, T. K. (1994).

Oropharyngeal swallow efficiency as a representative measure of swallowing function. *Journal of Speech and Hearing Research, 37,* 314-325.

Reimers-Neils, L., Logemann, J. A., & Larson, C, (1994). Viscosity effects on EMG activity in normal swallow. *Dysphagia, 9,* 101-106.

Robbins, J., Hamilton, J. W., Lof, G. L., & Kempster, G. B. (1992). Oropharyngeal swallowing in normal adults of different ages. *Gastroenterology, 103,* 823-829.

Tracy, J., Logemann, J., Kahrilas, P., Jacob, P., Kobara, M., & Krugler, C. (1989). Preliminary observations on the effects of age on oropharyngeal deglutition. *Dysphagia, 4,* 90-94.

이 책에 사용된 용어

A

accelerometer 가속도계
achalasia 이완불능증
acoustic neuroma 속귀신경집종
acute care hospital 급성진료병원
additus (후두)입구
adductor paralysis 내전근마비
adenoid pad 아데노이드패드
aerodigestive tract 호흡소화관
afferent 구심
afferent impulses 구심흥분
airway 기도
airway protection 기도보호
alertness 각성수준
alveolar ridge 치조돌기
alveolus 치조
Alzheimer' s disease 알츠하이머병
amyotrophic lateral sclerosis 근육위축가쪽경화증
anterior belly of digastric muscle 앞배쪽두힘살근
anterior commissure 앞쪽 맞교차
anterior faucial arch 앞쪽구개활
anterior floor of mouth 앞쪽 구강바닥
anterior sulcus 앞쪽 고랑
apneic period 무호흡기간
apraxia of swallow 삼킴실행증
aryepiglottic fold 호미후두덮개주름
aryepiglottic muscle 호미후두덮개근
arytenoids cartilage 호미연골
aspiration before swallow 삼킴 전 흡인
aspiration during swallow 삼킴 중 흡인
aspiration 흡인
aspiration pneumonia 흡인성폐렴
attachment 연결
attention span 주의지속시간
augmentation 확대술
awareness 인식

B

backflow 환류
bifurcation 분기점
biopsy 생검
bite reflex 교합반사
blue dye test 청색소검사
bolus 음식덩이
brainstem 뇌줄기
bulbar polio 숨뇌 회색질척수염
burning sensation 작열감

C

carcinoma 암종
caries 충치
central pattern generator 중앙패턴생성기
cerebal cortex 대뇌겉질
cerebral palsy 뇌성마비
cervical 목/경부
cervical arthritis 목뼈 관절염
cervical auscultation 경부청진
cervical brace 목 고정기
cervical esophagus 경부식도
cervical fusion 목 고정술
cervical spinal cord injury 경부척수손상
cervical vertebra 목뼈
chemotherapy 화학요법
chin-down posture 턱 내리기
ciliary action 섬모운동
cinefluoroscopy 영화투시조영검사
circular layer 원형층
circumvallate papilla 성곽유두
closed head trauma 폐쇄머리외상
cohesive ball 응집력있는 덩어리
collagen disease 아교질 질환
combined treatment 복합치료
compensatory strategy 보상책략
composite resection 복합 절제술
connective tissue 결합조직
contortion 비틀림
corticobulbar tract 겉질숨뇌로
corticospinal tract 겉질척수로
cough reflex 기침반사
cricoid cartilage 반지연골
cricoid lamina 반지연골판
cricopharyngeal juncture 반지인두이음부
cricopharyngeal muscle 반지인두근
cricopharyngeal myotomy 반지인두근육 절단술
cricopharyngeal sphincter 반지인두조임근
cricothyroid muscle 반지방패근
cuff 가압대
cuneiform cartilage 쐐기연골
cure rate 치유율

D

deep proprioceptive receptor 심층고유감각수용체
degenerative disease 퇴행성질환
dermatomyositis 피부근육염
desensitization 둔감화
devascularize tissue 비혈관조직화
diadochokinetic rate 교대운동속도
diaphragm 횡격막
dilatation 확장술
dipper 입에 담기
distal flap 원거리피판
diverticulum 곁주머니

donor site 제공부위
drooling 침 흐름
dry swallow 마른 삼킴
dysphagia 삼킴장애
dystonia 근육긴장이상

E

easy breath hold 보통숨참기
edema 부종
efferent 원심
effortful breath hold 최대숨참기
effortful swallow 노력삼킴
electroglottography 성문전도검사
electromyography 근전도검사
elevator 올림근
endoscopy 내시경검사
epiglottis 후두덮개
esophageal phase 식도단계
esophageal voice 식도발성
esophagectomy 식도절제술
esophagostomy 식도창냄술
essential tremor 본태떨림
eustachian tube 귀인두관
exhalation 날숨
extended hemilaryngectomy 확장 반후두 절제술
external beam method 외부방출법

F

facial paralysis 안면마비
false negative 거짓부정
false positive 거짓긍정
false vocal folds 가성대
falsetto exercise 가성발성훈련
familial dysautonomia 가족자율신경이상
fasciculation 근육부분수축
fat pads 지방덩이
fatigue test 피로도 검사
faucial arch 구개궁
feeding 섭식, 식사, 영양
feeding apraxia 식사실행증
fenestrated 창이 난
festination 서두름증
fibrosis 섬유화
fine motor control 미세운동조절
fistula 누공
flap 피판
flexible fiberoptic examination 유연광섬유검사
floor of mouth 구강바닥
fluoride treatment 불소치료
food selectivity 편식
foramen cecum 막구멍
free flap 유리피판
free margin 자유모서리
frontolateral laryngectomy 앞쪽 측면 후두 절제술
front-to-back rolling motion 앞-뒤 굴림 운동
fundoplication 위바닥주름술

G

gastroenterologist 소화기내과전문의
gastroesophageal junction 위식도 경계
gastroesophageal reflux 위식도역류
gastrointestinal tract 위장관
gastrostomy 위창냄술

genioglossus muscle 턱끝혀근
geniohyoid muscle 턱끝목뿔근
glossopharyngeal nerve 설인신경
glossopharyngeus muscle 혀인두근
glottal attack 성문압박
glottic chink 성문틈
glottis 성문
graft 이식
guide plane prosthesis 안내보철판
Guillain-Barré 길랭-바레
gurgly voice 가릉거리는 음성

H

head injury 머리 손상
head trauma 머리외상
health care 의료보험
health care provider 의료관리전문가
hemilaryngectomy 반후두절제술
hemiparesis 반불완전마비
herniation 탈출
high-dose chemotherapy 고용량 화학요법
hooked-wire 갈고리철사
horizontal or supraglottic laryngectomy 수평 or 성문위후두절제술
hyoepiglottic ligament 목뿔후두덮개인대
hyoid 목뿔뼈
hyolaryngeal 목뿔후두-
hyomandibular 목뿔아래턱-
hypertonicity 과다긴장성

I

indirect laryngoscopy 간접후두경검사
inner cannula 내부 삽입관
innervated graft 신경지배이식
innervation 신경분포
impulsiveness 충동성
intraoral maxillary reshaping prothesis 구강내위턱재형성보철
intrinsic muscle 내재근
intubation 삽관
invasive 침습적
ischemia 허혈

J

jejunal graft 빈창자이식술
jejunostomy 빈창자창냄술

L

laryngeal bypass 후두우회술
laryngeal closure 후두닫기/폐쇄
laryngeal mirror 후두경
laryngeal strap muscle 후두띠근육
laryngeal ventricle 후두실
laryngectomy 후두절제술
laryngopharynx 후두인두
larynx 후두
larynx preservation protocol 후두보존 프로토콜
late opening 지연된 열림
lateral composite resection 측면 복합절제술
lateral plane 측면
lateral sulcus 측면고랑
lateral view 측면영상
levator muscle 올림근
levator palatal muscle 구개올림근

limited resection 제한절제술
lingual tonsil 혀편도
liquid 액체
local flap 국소피판
longitudinal layer 세로층
longitudinal study 종단연구
lower esophageal sphincter 하부식도조임근
lower motor neuron 하부운동신경

M

Mendelsohn maneuver 멘델슨법
mandible 아래턱
manometry 계측검사
masseter 깨물근
maxilla 위턱
maxillary alveolus 위턱치조
maxillofacial prosthesis 턱얼굴보철
maxillofacial prosthodontist 턱얼굴보철전문가
mechanical ventilation 인공호흡기
median raphe 중앙솔기
medulla 숨뇌
metastasis 전이
microsurgical technique 미세수술기법
microvascular free tissue 미세혈관유리조직
microvascular free tissue transfer 미세혈관유리조직전이
midline 중간선
midsagittal section 중간시상단면
minimal leak technique 최소누출기법
moderate 중등도
modified barium swallow 수정된 바륨삼킴검사
modified radical neck dissection 보존근치목절제술
morbidity 질병발생율
motility disorder 운동장애
motor milestone 운동발달지표
motor neuron disease 운동신경질환
mouth floor 구강바닥
mucosa 점막층
mucositis 점막염
mucuslike fluid 점액
multiple sclerosis 다발경화증
multiple stroke 다발성뇌졸중
multiple swallowing disorder 다발성 삼킴장애
muscle fiber 근육섬유
muscle tone 근긴장도
muscular dystrophy 근육퇴행위축
muscular process 근육돌기
myasthenia gravis 중증근무력증
mylohyoid muscle 턱목뿔근
myocutaneous distal flap 근육원심피판
myocutaneous flap 근육 피판
myoneural junction 근육신경접합부
myopathy 근육병증
myotomy 근육절단술
myotonic dystrophy 근육긴장퇴행위축

N

nasal cavity 비강
nasal regurgitation 비강역류
nasogastric tube 코위영양튜브
nasolabial fold 코입술주름
nasopharynx 코인두

neurectomy 신경절제술
neuromotor 신경운동
neuromuscular 신경근육의
neuropathy 신경병증
node 결절
nodule 결절
nucleus ambiguous 불투명핵
nucleus tractus solitarius 고립로핵

O

obstructive pulmonary disease 폐쇄성폐질환
obturator 밀폐기구
oculopharyngeal dystrophy 눈인두퇴행위축
oesteoradionecrosis 뼈의 방사선괴사
omohyoid muscle 어깨목뿔근
one-way valve 한 방향 벨브
open sore 열린 궤양
oral apraxia 구강실행증
oral carcinoma 구강암종
oral motor control 구강운동조절
oral onset time 구강시작시간
oral phase 구강단계
oral preparatory phase 구강준비단계
oral swallow 구강삼킴
oral tactile agnosia 구강촉각실인증
oral tongue 구강부분의 혀
oral transit time 구강통과시간
organ preservation protocol 기관보존 프로토콜
organic brain syndrome 기질적 뇌증후군
oropharynx 입인두
oscilloscope 오실로스코프
ossification 골화
osteophyte 골증식체
osteoradionecrosis 뼈방사선괴사
otolaryngologist 이비인후과 의사
otolaryngology 이비인후과학
outer cannula 외부 삽입관

P

palatal augmentation 구개확대술
palatal lift prosthesis 구개올림보철
palatal obturator 구개닫개
palatine tonsil 구개편도
palatoglossus 입천장혀근
palatopharyngeus muscle 입천장인두근
paralysis 마비
paresis 불완전마비
Parkinson' s disease 파킨슨병
parotid gland 귀밑샘
partial laryngectomy 부분후두절제술
partial tongue resection 부분혀절제술
paste 으깬 음식
pectoralis major 큰가슴근
pedicle 줄기
penetration 침습
percutaneous 경피(적)
pharyngeal constrictor 인두수축근
pharyngeal mucosa 인두점막층
pharyngeal pouch 인두주머니
pharyngeal phase 인두단계
pharyngeal portion of the tongue 인두부분의 혀
pharyngeal swallow 인두삼킴
pharyngeal transit time 인두통과시간
pharyngeal wall 인두벽

pharyngectomy 인두절제술
pharyngocutaneous fistula 인두피부누공
pharyngoesophageal 인두식도-
pharyngoesophageal myotomy 인두식도 근육절개술
pharyngoesophageal sphincter 인두식도 조임근
pharyngospasm 인두연축
pharyngostomy 인두창냄술
pillars of fauces 구개기둥
pipette 피펫
platysma 넓은목근
poliomyelitis 회색질척수염
polymyositis 다발근육염
polyp 폴립
pons 다리뇌
poor oral hygiene 구강위생불량
positive pressure principle 양압법
posterioanterior view 뒤앞방향영상/촬영
posterior belly of digastric muscle 뒤배쪽 두힘살근
posterior cricoarytenoid muscle 뒤쪽반지호미근
posterior faucial arch 뒤쪽구개활
posterior intrinsic muscle 뒤쪽내재근
posterior-anterior plane 뒤-앞면
posterolaterally 뒤쪽바깥쪽
premature spillage 미숙유출
primary closure 일차봉합
prompt 촉진
proprioceptive receptor 고유감각수용체
prospective payment plan 예상지불계획
prosthesis 보철
prosthodontist 보철전문가
pseudoepiglottis 유사후두덮개
pseudo-saliva 인공침
pterygoid plate 날개판
ptosis 눈꺼풀처짐
pulmonary airflow 폐기류
pulmonary complication 폐합병증
pulmonary function 폐기능
pulmonary toilet 호흡배출
puncture tract 천자관
puncture wound 천자구멍
puree 퓌레
pyriform sinus 조롱박굴

Q

quadrangular membrane 네모막

R

radical neck dissection 근치목절제술
radiotherapy 방사선치료
range-of-motion exercise 운동범위훈련
raphe 솔기
recess 오목공간
reconstruction 재건술
recurrent laryngeal nerve 되돌이 후두신경
redness 발적
reflux 역류
reserve 예비력
reshaping prosthesis 재건보형술
respiratory arrest 호흡정지
respiratory cycle 호흡주기
respiratory tract 호흡관
retraction 뒤쪽 당김
rheumatoid arthritis 류마티스 관절염
rigidity 경직

rocking-rolling motion 회전-굴림 동작
rubber catheter 고무도관

S

saliva management 침 관리
salivary flow 침의 유량
scar tissue 상처조직
scar tissue stricture 상처조직협착
scintigraphy 섬광조영검사
secretion 분비물
seed (종양의) 시드
sensate flap 감각피판
sensitivity 민감도
serous fluid 장액
shelf 판
shelves of muscle 근육판
shelves of soft tissue 연조직판
sign 징후
silent aspiration 무증상 흡인
simple resection 단순절제술
skin flap 피부 피판
skin graft 피부이식
skull base 머리뼈 바닥
smooth muscle 민무늬근
soft tissue 연조직
solid state manometry 고체계측검사
spasm 연축
spasticity 강직
specificity 특이도
speech-language pathologist 언어치료전문가
sphenoid bone 나비뼈
sphincter 조임근
spinal accessory nerve 척수부신경
Staffieri neoglottis procedure Staffieri 신성문방법
standard barium swallow 표준바륨삼킴
standard supraglottic resection 표준성문위절제술
stenosis 협착
sternocleidomastoid 목빗근
sternum 복장뼈
stoma 기관절개창
stomach pull-up 위장올리기
strap muscle 띠근육
striated muscle 가로무늬근
stricture 협착
stripping action 껍질벗기기
stroke 뇌졸중
styloglossus muscle 붓돌기혀근
stylohyoid muscle 붓돌기목뿔근
subcortex 겉질밑
subcutaneous 피하
subcutaneous tissue 피하조직
subglottic pressure 성문하압
subglottic sensory receptor 성문밑 감각수용체
subglottis 성문밑
sublingual gland 혀밑샘
submandibular 턱밑-
submandibular gland 턱밑샘
submandibular lymph node 아래턱밑의 림프결절
suck-swallow 흡입-삼킴
suction cup electrode 흡착배 전극
sulcus 고랑
superior constrictor 상수축근
superior laryngeal nerve 상후두신경
superior pharyngeal constrictor 상인두수

축근
super-supraglottic swallow 최대성문위삼킴
supine position 바로누운자세
supraglottic laryngectomee 성문위 후두절제 환자
supraglottic laryngectomy 성문위 후두절제술
supraglottic swallow 성문위삼킴
supraglottis 성문위
surface 표면
surface tactile receptor 표면촉각수용체
surgical prosthetic procedure 보철수술방법
suture line 봉합선
swallow center 삼킴중추
swallow maneuver 삼킴기법
swallowing apraxia 삼킴실행증
symptom 증상

T

tactile agnosia 촉각실인증
temporal bone 관자뼈
temporomandibular joint 턱관절
thermal-tactile stimulation 온도-촉각자극법
thoracic esophagus 흉부식도
thoracic vertebra 흉추
thyroarytenoid muscle 방패호미근
thyrohyoid ligament 방패목뿔인대
thyrohyoid muscle 방패목뿔근
thyroid cartilage 방패연골
thyroid notch 방패연골패임
tipper 혀끝 물기
tongue 혀
tongue base 혀의 기저부
tongue blade 혀날
tongue flap 혀 피판
tongue tip 혀끝
tongue trust 혀밀어내기
tonic bite 긴장교합
tonsil 편도
total glossectomy 전체 혀절제술
total laryngectomy 전체후두절제술
trachea 기관
tracheal ring 기관연골고리
tracheal stenosis 기관협착
tracheoesophageal diversion 기관식도전환술
tracheoesophageal fistula 기관식도누공
tracheoesophageal puncture 기도식도천자
tracheostoma 기관구멍
tracheostomy 기관절개술
transient ischemic attack 일과성허혈발작
trapezius muscle 등세모근
tremor 떨림
trigeminal nerve 삼차신경
triggering 유발
true negative 참된부정
true positive 참된긍정
true vocal folds 진성대
tumor 종양

U

ultrasonography 초음파촬영검사
ultrasound 초음파
uncuffed 무가압대
unfenestrated 창이 없는-
unilateral 편측, 한쪽
upper esophageal sphincter 상부 식도조임근
upper gastrointestinal series 상부위장관계열
upper motor neuron 상부운동신경
uvula 목젖

V

vagus nerve 미주신경
vallecula 후두계곡
velopharyngeal closure 연인두폐쇄
velopharynegeal 연인두-
velum 구개
vertical closure 수직봉합
vertical laryngectomy 수직 후두절제술
vestibule (후두)안뜰
videoendoscopy 비디오내시경
videofluoroscopy 비디오투시조영검사
viscosity 점도
vocal process 성대돌기
vocal tract 성도
vocalis 성대근
voice quality 음성의 질

W

wall of the trachea 기관벽
water manometry 액체계측검사
wet swallow 물 삼키기
wide local excision 확장국소절제술
worksheet 기록용지

X

xerostomia 구강건조증

찾아보기

2cm 여백 374
FEES 85
Singer and Blom(1908) 방법 387
Staffieri 신성문 방법 387
TNM 시스템 335

가성대 44, 373
가성대봉합 464
가성발성 훈련 306, 424
가압대 187, 190
가정간호 321
가족자율신경기능이상 428
각성수준 184
간접 치료 270
간호사 488
감각강화 408
감각수용체 51
감각-운동통합 277
감각입력 438
감각자극 278
감각적 피드백 398
감각특성 301
거르렁거리는 소리 219
검사 보고서 241
검사에 대한 수가 489
겉질밑 403
겉질밑 손상 407
겉질숨뇌로 439
겉질척수로 439
결여 301
결절 198, 371
경부 뼈돌기 138, 304, 458

경부 신경근 458
경부 척수손상 419
경부 청진 97
경직검사기 85
경피적 또는 수술적 빈창자창냄술 465
경피적 또는 수술적 위창냄술 465
계측검사 428
고개를 뒤로 젖히는 것 211
고랑 35
고용량 화학요법 369
고위험군의 환자 178
골화 65
과다구역질 202
관자뼈 35
교대운동속도 203
교합반사 201
구강 내 213
구강 내 보철 267
구강 내 위턱 재형성 보철 354
구강 초음파검사 84
구강 촉각실인증 120
구강감각 238
구강감각 자극 202
구강감각에 대한 인식 향상 264
구강건조 184
구강건조증 360, 487
구강단계 45, 51
구강민감도 297
구강민감도 검사 206
구강바닥 33, 335
구강바닥의 잔여물 122
구강반사 204
구강 부분의 혀 37
구강식사 236, 255
구강실행증 120, 408
구강암 346
구강암 삼킴치료 362
구강외상 124
구강운동기능 검사 200
구강운동조절 271
구강위생불량 333
구강의 악성 종양 331
구강인두 삼킴장애 251
구강인두 영역의 암 347
구강준비단계 45, 47, 114
구강통과시간 113, 119, 130, 217, 228, 496
구강해부검사 200
구개올림보철 267
구개재건보형술 268
구개편도 33
구개확대술 267
구개활 33, 207
구역반사 205, 206
구역질 181
국소 피판 342, 357

굳은입천장 33, 38
권고사항 242
궤양 360
귀밑샘 39
그룹 치료 313
근육 피판 344
근육경직 442
근육긴장이상 449
근육긴장퇴행위축 448
근육병증 411
근육신경 접합부 446
근육위축가쪽경화증 312, 439, 450, 459
근육퇴행위축 448
근전도 검사 94
근치목절제술 336, 338
글리세린 459
급성진료병원 316
기관 내 교육 488
기관보존 프로토콜 331, 369
기관식도 누공 153, 198
기관식도전환술 464
기관절개 튜브 311
기관절개술 415, 464
기관절개튜브 183, 184, 186, 194, 215, 410, 419
기도 위의 잔여물 143
기도 입구의 폐쇄 306
기도식도천자 387
긴장 교합 203
길랭-바레 425, 450
껍질 벗기기 51

넘기기 그리고 삼키기 기법 286
네모막 42
노력삼킴 239, 282, 289
노인의 삼킴 구조와 기능 65
노인의학전문가 487
뇌경색 403
뇌성마비 426
뇌졸중 397, 403
뇌줄기 52, 54, 403
누공 359
눈인두근퇴행위축 448

다리뇌 406
다발성경화증 445
다발성뇌졸중 409
단순절제술 332, 337
단숨에 마시기 73
대뇌겉질 52, 403
대뇌겉질 뇌졸중 407
돌리기 303
두경부암 332
두경부암 환자의 재활치료 363
뒤배쪽 두힘살근 37
뒤-앞면 방사선 촬영상 156
뒤-앞면 촬영상 230

뒤쪽 구개활 39
뒤쪽반지호미근 43
떨림 443

류머티즘 관절염 451
릴리-데이 증후군 428
림프관 배출 시스템 372

마사코법 302
만성 폐쇄성 폐질환 452
맛 70, 264
머리 303
머리 기울이기 262
머리 돌리기 261, 308, 383
머리외상 397
멘델슨법 239, 282, 290, 305, 306, 423
목 고정기 419, 421
목 고정술 422
목빗근 338
목뿔뼈 35, 56
목뿔뼈 운동 217
목뿔후두덮개 인대 42, 230
목뿔후두의 위쪽과 앞쪽 움직임 58
목젖 33
무가압대 187
무증상 흡인 219
무호흡기간 70
문화적 차이 314
물리치료사 488
미세수술기법 344
미세한 혀 통제기능 157
미숙유출 49, 115, 127
민감도 179

바닥에 눕기 262
바이오피드백 89, 308
반복적인 앞뒤 굴림 패턴 442
반지연골판 40
반지인두 영역 확장술 460
반지인두근 40
반지인두근 기능 305
반지인두근 기능장애 148
반지인두근 열림 57, 405
반지인두근 절단술 305, 406, 460
반지인두열림 지속시간 496
반지인두조임근 41
반후두절제술 379
방사선과 전문의 486, 489
방사선촬영 검사 설립 489
방사선치료 333, 346, 369, 370, 388
방패목뿔근 37, 56
방패목뿔인대 37
밸브 60, 148
버디히-호프만씨병 441
병력 198
병상 182
보상적 치료기법 258

보상책략 253, 441
보조자 481
보존근치목절제술 340
보철 295
보툴리눔 독소 463
복합절제술 332, 336, 338
볼 근육의 긴장도/근력 117, 157
볼 긴장도 293
볼의 지방덩이 62
부분 혀 절제술 353
부분 후두 절제술 285
분류 시스템 371
불소치료 361
불투명핵 52
붓돌기목뿔근 37
비공식적인 관찰 평가 400
비구강 식사 255
비구강식사 방법 465
비구강식사 튜브 311
비구조화된 혀 앞뒤운동 299
비디오내시경 265
비디오내시경 검사 85
비디오내시경 검사법 309
비디오카운트타이머 91
비디오투시조영 검사 89, 108, 220, 420, 478
비디오투시조영 검사법 310
비영상 검사 94
비정상적인 삼키기 전 자세 47
빈창자창냄술 255, 469
빨대로 마시기 73
빨아들여 삼키기 301
뼈의 방사선괴사 333

사회사업가 349
삼킴 20
삼킴 동안 흡인 383
삼킴 센터 405
삼킴 시도 210, 217
삼킴 전 감각입력을 강화 264
삼킴 전 흡인 115
삼킴 지시 214
삼킴 횟수 46
삼킴기법 239, 282
삼킴실행증 120, 202, 238, 264, 300, 408, 437
삼킴의 구강단계 119
삼킴의 구강준비단계 291
삼킴의 생리에 대한 측정방법 495
삼킴의 인두단계 136, 302
삼킴장애 센터 485
삼킴장애의 정의 17
삼킴장애의 중증도 253
삼킴장애의 징후 20
삼킴장애의 합병증 23
삼킴장애팀 23, 465, 488, 490

삼킴중추 54
삼킴치료전문가 235, 481, 484, 486, 499
삼킴–호흡 협응 패턴 71
삽관 183, 197
상부운동신경 439
상부호흡소화관 60
상승 56
상식도조임근 40
상악안면 보철전문가 296
상인두수축근 39
생리학적 장애 251
서두름증 442
선별 검사 21, 177, 478
설압자 214
섬광조영 검사 93
섬모운동 224
섬유화 346, 361
섭식 20
성곽유두 37
성대 높이 160
성대봉합 464
성대폐쇄 158, 458
성대폐쇄 훈련 275
성문 밑 감각수용체 194
성문압박 발성 275
성문위 후두절제술 288, 373, 375
성문위삼킴 239, 275, 282, 284, 306, 354, 423
성문전도 검사 96
소뇌 54
소량씩 삼킴 130
소아과전문의 487
소화기내과전문의 487
속귀신경집종 424
속도 변경 266
수술적 접근 315
수술적 폐쇄의 긴장도 385
수정된 바륨삼킴 검사 92, 220
수직봉합 304
수직후두절제술 379
숟가락의 누르는 압력 264
숨뇌의 그물체 54
시도 치료 233
식단의 변경 418
식도 41
식도근육조직의 연동파형 152
식도단계 46
식도발성 386
식도의 분기점 227
식도의 운동장애 60
식도창냄술 465, 468
식도통과시간 60, 228, 496
식사시간 관리 315
식사실행증 437
신경과전문의 487
신경병증 411

신경신호의 전달 속도 439
신경외과 치료방법 423
신경지배이식 345
신경학적 장애 398
실인증 437
쏟아넣고 삼키기 356
쐐기연골 42
씹기 293
씹는 기능 204

아데노이드패드 55
아래쪽 확장 수술 376
아래턱 33
아래턱 움직임 156
아래턱의 측면 운동 294
아래턱의 측면 회전동작 47
안내보철판 294
알츠하이머병 436
알츠하이머병 환자 312
암치료 전 상담 349
앞배쪽 두힘살근 35, 56
앞쪽 고랑의 잔여물 121
앞쪽 구강바닥 절제술 354
앞쪽 구개활 39, 53, 279
앞쪽 움직임 56
앤디 검프 337
약물 411
약물치료 315, 470
약사 487
양측 내전근마비 285
어깨목뿔근 338
언어 그리고 삼킴치료 347
언어병리 348
언어병리전문가 484
언어치료전문가 296, 349, 481, 486
여린입천장 33, 38
여린입천장 기능 204
역류 152, 155
연인두손상 347
연인두폐쇄 137, 205, 347
연인두폐쇄 지속시간 496
연축 305
열린 궤양 361
영상 검사 84
영상의 초점 227
영양사 488
영유아의 삼킴 생리학 63
영유아의 정상적인 상부 기도의 해부 62
영화투시조영 검사 220
영화투시조영술 89
예비력 66
예상지불계획 352
예후 253
온도 특성 264
온도-촉각자극법 264, 278, 301, 424
요양원 317

우선권시스템 129
운동범위 훈련 272, 346, 375
위바닥주름술 470
위식도역류 60, 152
위장관 384
위창냄술 255, 468
위치 213
위턱 재형성 보철 360
유사후두덮개 138, 304, 384
유연한 광섬유내시경 검사 87
유지 프로그램 311
음성의 질 207, 219
음식농도 266
음식농도 변경 240
음식농도 선택 213
음식덩이의 넘기는 훈련 274
음식덩이의 맛 변화 413
음식덩이의 양 71
음식덩이의 점도 72
음식덩이의 점도 변화 412
음식덩이의 조절 273, 296
음식덩이의 크기 49
음식덩이의 크기 변경 412
음식덩이의 형성 296
음식의 거부 181
음식의 검사 순서 232
음식의 양 266
음식의 종류와 양 223
이비인후과전문의 487
이완불능증 152
인공호흡기 183, 189, 196, 419
인두계측 검사 98, 150
인두 부분의 혀 38
인두단계 45, 54
인두반응시간 496
인두벽 39
인두벽의 코팅 139
인두벽의 흉터 304
인두삼킴 유발 52, 53, 217
인두삼킴 유발 54, 405
인두삼킴 유발 지점 52
인두삼킴 지연 52, 131, 301
인두수축 302
인두수축 파동 99
인두수축근 57
인두유발 55
인두의 흉터조직 142
인두잔여물 150
인두지연시간 113, 135, 217, 228, 496
인두창냄술 465, 467
인두통과시간 59, 113, 151, 228, 496
인두피부누공 142
인지장애 417
일과성허혈발작 411
일반치과전문의 487
일차봉합 346

임상적 결정 477
임상평가 182
입술기능 203
입술닫기 292
입술의 근긴장도/근력 117
입술폐쇄 114
입에 담기 47
입을 벌리는 것 201
입을 벌린 자세 181
입천장올림근 39
입천장인두근 39
입천장혀근 39

자세기법 236, 259
자세변경 386
작업치료사 487
잔여물 22, 158
장액 39
재건수술의 방법 357
재건술 160, 341, 353, 374
재활의학과전문의 487
재활치료 349
재활치료계획 352
재활치료팀 351
저항력 훈련 272
전문 분야 협력치료 490
전문가팀 482
전이 371
전체후두절제 환자 304
전체후두절제술 138, 384, 465
점액 39
정상적인 인두 잔여물 140
젠커의 곁주머니 153
조롱박굴 40, 139
조롱박굴의 잔여물 148
종양 371
종양의 단계 334
준비 검사 183
중력 298
중앙패턴생성기 49
중증근무력증 446, 450
중지 신호 목록 481
중추신경계 404
중환자실 신경학적 환자 399
지속성 439
직원교육 491
직접 치료 270
진단 252
진성대 45

차트 검토 178
차트와 병력의 검토 184
창이 나 있는 것 187
척수손상 397
청색소검사 196
청진기 98

초음파 309
촉각실인증 264
최대성문위 숨참기 424
최대성문위삼킴 239, 275, 282, 287, 306, 423, 424
최대후두상승 지속시간 496
최소누출기법 191
측면 고랑의 잔여물 121
측면 구강바닥/뒤쪽 복합절제술 359
측면 촬영상 112, 228
치과 검사 333
치과보철 355
치료 프로토콜 498
치료계획 252, 310
치료적 시도 258
치료종료 480
치료중재 책략 479
치료책략의 도입 236
치료효과 497
치매 438
치조돌기 47, 336
침샘 39, 360
침습 22
침의 유량 346

컵으로 마시기 72
코위영양관식사 465, 466
코위영양튜브 255

턱 내리기 261, 308, 383
턱 내리기 자세 133
턱 내리기와 머리 돌리기 262
턱 올리기 261
턱끝목뿔근 35, 56
턱목뿔근 35, 56
턱밑샘 39
턱얼굴보철전문가 349, 487
텐실론 검사 447
퇴행성질환 397, 435
투시조영 테이블 226
투시조영기계 227
튜브 60
특이도 179

파킨슨병 126, 312, 442, 450, 459
펌프운동 64
편식 181
편측 인두마비 303
편측 후두종양 379
폐 224
폐기능 검사 209
폐쇄머리외상 414
폐쇄훈련 285, 383
폐합병증 400
폴립 198
표면근전도 309
표면근전도 검사 95

표준 성문위 절제술 374
피로도 446
피로도 검사 399
피부근육염 449
피부피판 344
피판 342, 355
피펫 214

하부 뇌줄기 405
하부식도조임근 152
하부운동신경 439
하인두수축근 39
학교 317
한 방향 밸브 195
혀 33, 37, 336
혀 수축(연동운동)의 장애 125
혀 어내기 118, 121, 202, 297
혀 윤곽의 흉터 300
혀 인두근 302
혀 중앙 함몰부의 잔여물 123
혀끝에 물기 47
혀밑샘 39
혀의 강도 300
혀의 기능 203
혀의 기저부 38, 57
혀의 기저부 뒤쪽 당김 57
혀의 기저부 뒤쪽 운동 158
혀의 기저부 절제술 359
혀의 기저부 훈련 276
혀의 모양형성 157
혀의 모양형성/협응 기능 114
혀의 분절제술 후 268
혀의 불완전마비 212, 413
혀의 상승 157, 298
혀의 수직 운동 295
혀의 앞뒤 굴림운동 127
혀의 앞뒤 움직임 299
혀의 운동범위 또는 협응운동 116
혀의 잔여물 125
혀의 조절장애 118
혀의 측면운동 156
혀의 통제 157
혀의 피판 343
혀-입천장의 접촉 불완전 125
협력 접근 486
협착 152
호미연골 42, 43
호미후두덮개근 42
호미후두덮개주름 42, 373
호흡관 384
호흡기내과전문의 487
호흡기능 254
호흡-삼킴의 협응 185
호흡주기 71, 185
호흡치료 담당 488
호흡패턴 185

혼수상태 기간 415
혼합치료 335
확장국소절제술 340
확장반후두절제술 379
환류 22, 152
환자의 안전 24
회색질척수염 425, 444
회전–굴림 움직임 443
후두 37
후두 교대운동속도 208
후두걸기 460
후두경 214
후두계곡 42
후두계곡 잔여물 141
후두기능 검사 207
후두덮개 41, 373
후두덮개 접어 내리기 464
후두상승 훈련 277
후두상승근 56
후두실 44
후두안뜰 42
후두암 환자 369
후두암 환자의 언어 및 삼킴치료 389
후두우회술 464
후두의 3단계 조임근 45
후두의 내부구조 42
후두절제술 160
후두조절 검사 208
후두침습 144
후두폐쇄 56, 306
후두폐쇄 지속시간 496
흡인 22, 113, 257
흡입 190
흡입–삼킴 265, 424

저자 소개

Jerilyn(Jeri) A. Logemann

Northwestern University (B. A.)

Northwestern University (M. A.)

Northwestern University, NINCDS post doctoral fellowship(Ph. D.)

현재 Northwestern University의

Professor, Dept of Otolaryngology-Head & Neck Surgery and Neurology, Medical School

Ralph & Jean Sundin Professor, Communication science and disorders, School of Communication

Director of the Voice, Speech and Language Service and Swallowing Center, Northwestern University Medical School/Northwester Memorial Hospital

역자 소개

권미선 연세대학교 국어국문학 졸업
일본 국립 rehabilitation center 학원 언어청능전문 졸업
Miami University 언어병리학 석사
이화여자대학교 언어병리학 박사
연세대학교 신촌 세브란스 병원 언어치료실 연구원
Miami University teaching assistant
삼성서울병원 주임연구원
서울여자대학교, 한림대학교, 단국대학교 등 강사 역임
현재 서울아산병원 신경과 연구교수

김종성 서울대학교 의과대학 졸업
서울대학교 의과대학 신경과 수련의
서울대학교 의과대학 석사
서울대학교 병원 신경과 전임의
서울대학교 의과대학 박사
미국 Henry Ford 병원 뇌졸중 연구소 교환 교수
현재 서울아산병원 신경과 교수

춤추는 뇌(사이언스북스, 2005) 외 저서 및 논문 다수

삼킴장애의 평가와 치료

Evaluation and Treatment of Swallowing Disorders -2e-

2007년 1월 30일 1판 1쇄 발행
2026년 4월 20일 1판 7쇄 발행

지은이 • Jeri A. Logemann
옮긴이 • 권미선 김종성
펴낸이 • 김 진 환
펴낸곳 • (주) 학지사
04031 서울특별시 마포구 양화로 15길 20 마인드월드빌딩 5층
대표전화 • 02) 330-5114 팩스 • 02) 324-2345
등록번호 • 제313-2006-000265호
홈페이지 • http://www.hakjisa.co.kr
인스타그램 • https://www.instagram.com/hakjisabook

ISBN 978-89-5891-397-9 93370

정가 **25,000**원

역자와의 협약으로 인지는 생략합니다.
파본은 구입처에서 교환하여 드립니다.
